AF069792

Capaciteitsplanning in de zorg

Onder redactie van:
Bart Berden
Leo Berrevoets
Frits van Merode
Windi Winasti

Capaciteitsplanning in de zorg

Tweede, herziene druk

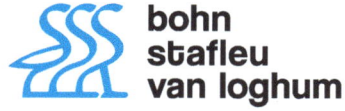

Houten 2021

Redactie
prof. dr. Bart Berden
Elisabeth Twee Steden Ziekenhuis
Tilburg, Nederland

prof. dr. Frits van Merode
Maastricht UMC+
Maastricht University
Maastricht, Nederland

ir. Leo Berrevoets
Adviesgroep PVI
Radboudumc
Nijmegen, Nederland

ir. Windi Winasti
Adviesgroep PVI Radboudumc
Nijmegen, Nederland

ISBN 978-90-368-2566-5   ISBN 978-90-368-2567-2 (eBook)
https://doi.org/10.1007/978-90-368-2567-2

© Bohn Stafleu van Loghum is een imprint van Springer Media B.V., onderdeel van Springer Nature 2021
Alle rechten voorbehouden. Niets uit deze uitgave mag worden vermenigvuldigd, opgeslagen in een geautomatiseerd gegevensbestand, of openbaar gemaakt, in enige vorm of op enige wijze, hetzij elektronisch, mechanisch, door fotokopieën of opnamen, hetzij op enige andere manier, zonder voorafgaande schriftelijke toestemming van de uitgever.
Voor zover het maken van kopieën uit deze uitgave is toegestaan op grond van artikel 16b Auteurswet j° het Besluit van 20 juni 1974, Stb. 351, zoals gewijzigd bij het Besluit van 23 augustus 1985, Stb. 471 en artikel 17 Auteurswet, dient men de daarvoor wettelijk verschuldigde vergoedingen te voldoen aan de Stichting Reprorecht (Postbus 3060, 2130 KB Hoofddorp). Voor het overnemen van (een) gedeelte(n) uit deze uitgave in bloemlezingen, readers en andere compilatiewerken (artikel 16 Auteurswet) dient men zich tot de uitgever te wenden.
Samensteller(s) en uitgever zijn zich volledig bewust van hun taak een betrouwbare uitgave te verzorgen. Niettemin kunnen zij geen aansprakelijkheid aanvaarden voor drukfouten en andere onjuistheden die eventueel in deze uitgave voorkomen. De uitgever blijft onpartijdig met betrekking tot juridische aanspraken op geografische aanwijzingen en gebiedsbeschrijvingen in de gepubliceerde landkaarten en institutionele adressen.

Eerste druk 2016
Tweede, herziene druk 2021

NUR 807
Basisontwerp omslag: Studio Bassa, Culemborg
Automatische opmaak: Scientific Publishing Services (P) Ltd., Chennai, India

Bohn Stafleu van Loghum
Walmolen 1
Postbus 246
3990 GA Houten

▶ www.bsl.nl

Voorwoord

Met veel plezier hebben wij de afgelopen tijd aan dit boek gewerkt. Het boek bevat bijdragen van ruim 25 collega's, werkzaam in ziekenhuizen, universiteiten en externe organisatiebureaus, met ruime ervaring in de gezondheidszorg. In *Capaciteitsplanning in de zorg* presenteren zij hun visie, kennis en ervaringen.

De eerste versie van dit boek kwam uit in 2016 en werd met enthousiasme ontvangen. Reden om te gaan werken aan een meer uitgebreide en geactualiseerde tweede versie. De realisatie van deze uitgave heeft te maken met ons aller overtuiging dat er op dit domein nog veel winst te behalen valt. De gezondheidszorg in Nederland kost immers veel geld en er werken meer dan 1,1 miljoen personen in deze sector. Goed doordacht en onderbouwd capaciteitsmanagement maakt grote stappen mogelijk waar het gaat om doelmatigheid en kwaliteit.

We schreven het boek voor managers, bestuurders, artsen, studenten op hbo- en universitair niveau, organisatieadviseurs en collega's werkzaam bij externe adviesbureaus. We spreken de hoop uit dat u de beschreven ideeën zult herkennen en dat ze u inspiratie geven om ermee aan de slag te gaan.

Bart Berden
Leo Berrevoets
Frits van Merode
Windi Winasti

Introductie: de context van capaciteitsplanning

Inleiding

Zorg wordt geleverd door mensen. Een tevreden of ontevreden patiënt oordeelt vooral op basis van de inzet en het handelen van die mensen, de zorgverleners. Een zorginstelling bestaat, voor alles, uit medewerkers en niet uit apparatuur, stenen of (gratis) parkeerplaatsen.

Het belang van de medewerker heeft over de jaren heen geleid tot toenemende aandacht voor het personeelsbeleid. Dat geldt voor de volle breedte, van werving en selectie, matching van taken en competenties tot en met continue scholing en toetsing.

Tot voor kort was er minder aandacht voor de planning van de inzet van medewerkers, terwijl een niet-passende bezetting aanzienlijke consequenties heeft: via de niet-gemotiveerde, onder- of overbelaste medewerkers kan het leiden tot mindere kwaliteit van zorg. Ook is het een directe aanslag op de doelmatigheid van de onderneming. Dit blijkt bijvoorbeeld in de mate van specialisatie bij zorgpersoneel en functiedifferentiatie. Beide zijn aanzienlijk toegenomen en worden verder bevorderd. Dit heeft evenwel grote capaciteitsconsequenties en kan de planning en het managen aanzienlijk compliceren.

Sinds een aantal jaren is dat aan het veranderen: capaciteitsmanagement staat steeds nadrukkelijker op de agenda van gezondheidszorginstellingen. Achtergrond: met nauwelijks toenemende middelen wordt meer gevraagd; door het verouderen van de bevolking, door meer mogelijkheden en door toenemende schaarste aan personeel. Ook in de recente COVID-crisis was dat heel goed zichtbaar. Het is deze constatering die de verantwoording vormt voor het onderwerp van dit boek.

Omvang is aanzienlijk

De gezondheidszorg is een van de grootste sectoren van Nederland: er werken inmiddels ruim 1,2 miljoen mensen. De verpleging, verzorging en thuiszorg (VVT) is de grootste branche, met meer dan een kwart van de werkgelegenheid. De ziekenhuizen (inclusief UMC's) zijn goed voor 20 % van de werkgelegenheid. De geestelijke gezondheidszorg (ggz), gehandicaptenzorg en overige zorg zijn kleinere branches, maar nog steeds van enorme omvang. De ggz en de ziekenhuizen bieden relatief veel werkgelegenheid op hbo- en hbo-plus-niveau, de VVT op lbo- en mbo-niveau. De gehandicaptenzorg neemt een tussenpositie in.

De afgelopen jaren groeide de werkgelegenheid in de zorg gestaag en naar verwachting zal ook de behoefte aan zorg verder groeien. Voorheen werd deze demografische ontwikkeling gelijkgesteld aan de noodzakelijke groei van de personele omvang in de zorgsector. Echter, zo vanzelfsprekend is dat niet meer. Onduidelijkheid over de effecten van recente maatregelen om de zorgkosten te beheersen maakt de prognoses over de werkgelegenheidsontwikkeling in de zorg onzeker. Een treffende illustratie hiervan is de overdracht van een belangrijk deel van de *care* naar de gemeente, zoals dat in 2015 geschiedde. De bij die operatie beoogde bezuiniging moest mede worden gerealiseerd door overdracht van taken van professionele zorgwerkers naar familie en omgeving.

Kosten zeer aanzienlijk

De zorgkosten in Nederland zijn sinds het begin van deze eeuw sterk gestegen: van € 34,8 miljard in 2000 naar € 80,9 miljard in 2019. Dat is naar boven afgerond 10,0 % van het bruto binnenlands product. In 2018 was dit 76,9 miljard euro, 9,9 % van het bruto binnenlands product. Deze groei legt een toenemend merkbare claim op onze ruimte voor collectieve voorzieningen, zoals infrastructuur en onderwijs.

Of wij deze stijging van de zorgkosten uiteindelijk accepteren, is vooral een politieke keuze, aangedreven door de maatschappelijke opvatting over zorg. Op individueel niveau wordt zorg zowel belangrijk gevonden als gewaardeerd. Dat neemt niet weg dat er ook bezorgdheid is over de kwaliteit; er zijn aanhoudend illustraties van verbeterpotentieel. In vergelijk met het buitenland gelden de kwaliteit en de toegankelijkheid van de Nederlandse zorg als zeer goed. Dat is echter geen automatische rechtvaardiging van het hoge niveau van uitgaven. Het is dan ook niet vreemd dat diverse Nederlandse regeringen hebben aangegeven het hoge kostenniveau niet te accepteren en zich hebben voorgenomen om de zorguitgaven terug te brengen.

Kostenbeheersing én behoud van kwaliteit

De vele medewerkers in de zorg maken de kwaliteit. Daarnaast vormt (de stijging van) de totale loonsom het leeuwendeel van (de stijging van) de kosten. Voor het beheersen van de kosten resulteert dat in een lastige opgave: hoe kunnen de kosten worden beheerst en hoe kan de kwaliteit worden behouden? En als er moet worden bezuinigd, ontstaat een nog aanzienlijk lastiger vraagstuk.

Voor dergelijke vraagstukken is het besef van belang dat de zorg een arbeidsintensieve sector is, waardoor loongroei en arbeidsproductiviteit de zorgprijsontwikkelingen voor een belangrijk deel bepalen. De zogenoemde 'wet van Baumol' schrijft voor dat, terwijl arbeidsproductiviteit in de rest van de economie ervoor zorgt dat er steeds minder mensen voor eenzelfde productie nodig zijn, de gemiddelde arbeidsproductiviteit in de zorg achterblijft. Er is sprake van maar weinig minder 'handen aan het bed' en het wassen van een patiënt duurt nog vrijwel even lang als dertig jaar geleden. Door het verschil in arbeidsproductiviteit neemt ook het verschil tussen lonen toe. Op een gegeven moment wordt dit verschil zo groot dat de lonen in de zorg toch gaan stijgen terwijl daar geen toename van arbeidsproductiviteit tegenover staat. Daarbij is ook het probleem dat bij groei van de zorguitgaven mogelijk ook de behoefte aan het aantal medewerkers toeneemt. Dat betekent dat een steeds groter deel van de arbeidsmarkt geclaimd wordt door de gezondheidszorg. Afgezien van de vraag of zoveel meer mensen willen werken in de gezondheidszorg, is dat waarschijnlijk ook niet goed voor het totale verdienvermogen van de Nederlandse economie. Ook vanuit dit perspectief is verdere ontwikkeling van capaciteitsmanagement van groot belang.

Het is niet de opgave van dit boek om het alomvattende onderwerp kostenbeheersing in de zorg uit te werken. Wel is de kop van deze paragraaf als vertrekpunt genomen, specifiek voor de inzet van medewerkers in zorgorganisaties. Daarbij is aangesloten bij het onderwerp personele planning. Ook omdat naar mening van de auteurs, geschraagd op hun ervaring, juist daar nog een wereld te winnen is.

Frequent worden kwaliteit van zorg en verloning genoemd. Daarnaast is het ook cruciaal om medewerkers voldoende gemotiveerd te houden – ook van belang waar het gaat over het thema 'langer doorwerken'. Werkers in de zorg hebben voldoende werklust en vermogen om langer productief blijven. Dat is van groot belang: de startende werkers van vandaag blijven zomaar eens tot hun 70^e aan het werk. Dit thema, duurzame inzetbaarheid, heeft daarmee ook alles van doen met doordachte inzet en planning van personeel.

Om deze redenen is de trias 'goede patiëntenzorg, kostenbeheersing en aantrekkelijk werkgeverschap' als uitgangspunt van dit boek genomen.

Inhoud boek

Het boek is ingedeeld in zeven delen:

1. Capaciteitsplanning algemeen

In het eerste hoofdstuk wordt het managen van capaciteit in de zorginstelling geïntroduceerd, ook in relatie tot zorglogistiek. Het biedt een raamwerk voor het aanpakken van vraagstukken die bij capaciteitsmanagement spelen.

Vervolgens (▶ H. 2) worden het organisatieontwerp en het bijbehorende proces besproken om te zorgen voor voldoende capaciteit voor patiëntenzorg.

Daarna (▶ H. 3) presenteren we elementen die in de praktijk een goedwerkend Integraal Capaciteitsmanagement (afgekort: ICM) vormen in ziekenhuizen. Met dit hoofdstuk kunnen ziekenhuizen de verschillende functies van ICM begrijpen en de juiste stappen zetten om ICM succesvol te implementeren. Als men het over ICM heeft, dan betekent de I van 'integraal' dat activiteiten, processen en capaciteiten op elkaar afgestemd worden vanuit een ziekenhuisbreed perspectief. Integratie is een belangrijke manier om het functioneren van ziekenhuizen te verbeteren

Aan de hand van een casus wordt dit in ▶ H. 4 uitgelegd. Zorglogistiek en capaciteitsmanagement zorgen ervoor dat een grote variatie aan verschillende patiëntenstromen soepel langs diverse stations stroomt en dat elk station zijn capaciteit afstemt op wat er nodig is voor deze patiënten.

Als de zorgvraag goed aansluit op de capaciteit, dan zorgt dat voor een vlottere doorstroming van patiënten – wat onder meer de patiënttevredenheid ten goede komt – en ook zorgt voor een gunstige capaciteitsbenutting (▶ H. 5). Het Amphia Ziekenhuis in Breda heeft ervoor gekozen om ICM in de organisatie te implementeren. Dit is gebeurd met behulp van de filosofie van het Shingo Institute, vanuit de gedachte dat menselijk gedrag doorslaggevend is bij het succesvol invoeren van veranderingen in een organisatie.

2. Personeelsplanning en HRM

De gezondheidszorg als arbeidsintensieve sector vraagt om een strategie en een visie op personeelsplanning. Hierover gaat ▶ H. 6.

We tonen diverse modellen en praktijkvoorbeelden waarbij de visie en daadkracht van leidinggevenden op alle niveaus van een organisatie centraal staan. Een concretisering van leiderschap komt tot uiting in het hoofdstuk over ziekteverzuim (▶ H. 7). Er wordt ingegaan op de wijze waarop het Elisabeth Twee Steden Ziekenhuis omgaat met zowel de inzetbaarheid als het verzuim van zijn medewerkers. De ervaringen met een verzuimreductie van zo'n 2 % worden gedeeld, evenals de worsteling om daarna het rond de fusie gestegen verzuim weer omlaag te krijgen. De cruciale rol daarbij van alle leidinggevende lagen wordt uitgebreid toegelicht, evenals de belangrijkste acties ten opzichte van de leidinggevenden om hen goed toe te rusten.

In de gezondheidszorg is *manpowerplanning* vitaal (▶ H. 8). Instellingen moeten voldoende personeel hebben om te kunnen voldoen aan de continue behoefte van patiënten aan zorg, onderzoek en behandeling. Met een model wordt een langetermijnbeleid voor opleiden ontwikkeld en vormt dat een instrument voor strategische personeelsplanning.

3. Kliniek

Om een goede verbinding te maken tussen productie en personele inzet zijn normen nodig; bijvoorbeeld: hoeveel patiënten kan één verpleegkundige verplegen? In de zorg heet dat de verpleegindex (▶ H. 9).

Een adequate inzet van verpleegkundigen is relevant voor patiënt, medewerker en organisatie. Onzekerheid in de vraag naar werk maakt het een complex proces. ▶ Hoofdstuk 10 beschrijft de verschillende besturingsniveaus van capaciteitsmanagement en de wijze waarop voorspelbaarheid vergroot kan worden. Ook wordt een voorbeeld uit de praktijk beschreven: een praktijkcasus van VieCuri Medisch Centrum.

4. Polikliniek

Hoe capaciteit op een polikliniek ingezet kan worden om gestelde doelstellingen te behalen, rekening houdend met onzekerheid, complexiteit en een unieke omgeving, wordt in ▶ H. 11 beschreven in het dynamisch capaciteitsplan.

Hoe te beginnen met het toepassen van capaciteitsmanagement op de polikliniek? In ▶ H. 12 wordt een stappenplan toegelicht dat de zorgmanager of zorgprofessional helpt om capaciteitsmanagement succesvol te introduceren, implementeren en controleren op de polikliniek.

Een uitdaging bij het maken van een operationele planning voor een polikliniek is om de personele inzet zo goed mogelijk te laten 'meebewegen' met de productie (▶ H. 13). Hiervoor is het belangrijk om een goed inzicht te hebben in de feitelijke en gewenste verhouding tussen de productie en personele inzet.

5. Medisch domein

Is rekenen op capaciteit ook toe te passen op medewerkers met andere regelgeving dan in de cao, zoals medisch specialisten? De relevantie: maatschapsvorming van medisch specialisten vraagt normen, inzicht in het takenpakket en duidelijke afspraken. In het verleden bestonden maatschappen van medisch specialisten veelal uit slechts enkele artsen in een klein ziekenhuis, maar met de toegenomen specialisering en veel minder maar wel grotere ziekenhuizen zijn maatschappen c.q. medisch specialistische bedrijven van twintig tot dertig personen geen uitzonderingen meer. In ▶ H. 14 wordt dit bij een groep medisch specialisten inzichtelijk gemaakt.

Arts-assistenten in opleiding tot medisch specialist (aios) vormen een grote en belangrijke groep medewerkers in veel ziekenhuizen. Door overheidsbeleid zijn substantiële veranderingen te verwachten in aantallen. In ▶ H. 15 worden deze veranderingen toegelicht en gekwantificeerd.

6. Rekenen rond capaciteit

Bestaat er een goed inzicht in de kosten van personeel? In ▶ H. 19 worden de kosten van personeel berekend.

Bij het begroten van personeel is de focus veelal het aantal benodigde formatieplaatsen. Formatieplaatsen worden gevormd door medewerkers die een bepaald aantal uren per jaar ingezet worden. Om dat goed uit te voeren wordt een aantal instrumenten gepresenteerd die vragen kunnen beantwoorden als: hoe bereken je de formatie die wenselijk is? (▶ H. 17) en hoe bereken je de netto-inzetbaarheid van een medewerker? (▶ H. 18).

Ook al geldt als doel het zo veel mogelijk en in redelijkheid bieden van de gevraagde zorg, is het in de praktijk vaak hollen of stilstaan; soms is er veel vraag naar zorg en soms weinig en dat is voor een deel aan toeval toe te schrijven. Dit vraagt om inzichtelijk maken en meten van productie. In het hoofdstuk Beddenmonitor (▶ H. 20) wordt daarbij stilgestaan.

In het verlengde hiervan wordt steeds gepoogd capaciteit zoals die van de operatieafdeling, MRI, maar ook van personeel goed te gebruiken. Als er wel capaciteit is maar geen of weinig werk, dan is er sprake van ondoelmatigheid. Soms is dat niet te voorkomen en dat wordt besproken in het hoofdstuk Bezettingsgraad (▶ H. 16).

7. Flexibiliteit

De zorgvraag is over het jaar gezien variabel: er zijn rustige en drukke perioden, en dit heeft gevolgen voor zowel de werkdruk als de aanwezigheid van personeel. Het is nuttig om dat goed op elkaar af te stemmen. Dat vraagt flexibiliteit van personeel (▶ H. 21) en inzicht en mogelijkheden om dat te realiseren (▶ H. 23).

RTDC (*realtime demand capacity*) is een managementsysteem dat vraag naar en aanbod van bedden in het ziekenhuis op elkaar afstemt. In ▶ H. 22 worden ervaringen gedeeld over de implementatie van deze methode.

Bart Berden
Leo Berrevoets
Frits van Merode
Windi Winasti

Inhoud

I Capaciteitsplanning algemeen

1 Capaciteitsmanagement in relatie tot de besturing en organisatie van zorg 3
Frits van Merode
1.1 Inleiding 5
1.2 De zorgorganisatie als landschap: een metafoor 6
1.3 Planning: van lange naar korte termijn 9
1.4 De structuur van het besluitvormingsproces 9
1.5 Rationele besluitvorming 11
1.6 Besluitvormingsprocessen en interne politiek 13
1.7 Onzekerheid en type uitdagingen 14
1.8 Aggregatie-/disaggregatieproblematiek 15
1.9 Eisen Integraal Capaciteitsmanagement aan de organisatie-inrichting 16
1.10 Sturen op coherentie 20
Literatuur 22

2 Het raamwerk en het proces van capaciteitsmanagement 23
Windi Winasti, Frits van Merode en Leo Berrevoets
2.1 Inleiding 25
2.2 Zorgaanbod en patiëntenstromen 25
2.3 Planning en control in ziekenhuizen 27
2.3.1 Een raamwerk voor resource planning en control 27
2.3.2 Verticale en horizontale integratie 30
2.4 Hoshin Kanri: het creëren van integratie in organisaties 31
2.4.1 De methode 32
2.4.2 Het afstemmingsproces in Hoshin Kanri 32
2.4.3 Een illustratie 33
2.5 Conclusie 36
Literatuur 38

3 Van raamwerk naar praktijk: de veelzijdigheid van Integraal Capaciteitsmanagement 41
Sanne van Logten en Windi Winasti
3.1 Inleiding 43
3.2 Elementen van Integraal Capaciteitsmanagement 43
3.2.1 Productie- en logistieke kaders bij ICM 44
3.2.2 Integraal overleg en communicatie 46
3.2.3 Capaciteitscentrum 48
3.2.4 Capaciteitsinrichting 50
3.2.5 (Plan)procesoptimalisatie 51
3.3 Randvoorwaarden 52
3.4 Beschouwing 52

3.4.1	En nu? Neem een besluit over de eerste stap!.	53
3.4.2	Uitdagingen.	53
3.4.3	Andere organisaties?.	54
	Literatuur.	54

4	**Capaciteitsmanagement en zorglogistiek – van fragmentatie naar samenhang**	55
	Annelies van der Ham	
4.1	**Inleiding**.	57
4.2	**Fragmentatie in onderzoek naar ziekenhuizen**.	57
4.3	**Zorglogistiek en capaciteitsmanagement: het sturen van variabele stromen**.	58
4.4	**Coördinatie van zorg door medewerkers met primair-procestaken**.	60
4.5	**Sociale netwerkstructuur: differentiatie, integratie en fragmentatie**.	63
4.6	**Het ziekenhuis integraal overzien en besturen**.	66
4.7	**Het ziekenhuis als technisch en sociaal samenhangend systeem**.	69
4.8	**Conclusie**.	72
	Literatuur.	72

5	**Het veranderingsvraagstuk**.	75
	Maurits van Thiel de Vries, Pim Sas en Hans Bodt	
5.1	**De filosofie van het Shingo Institute**.	76
5.2	**Integraal Capaciteitsmanagement (ICM) – wat is dat?**.	76
5.3	**Hoe wordt ICM geïmplementeerd?**.	77
5.4	**Het Shingo-model: toepassing bij de implementatie van ICM**.	78
5.4.1	Niveau 4 Duurzaam resultaat.	80
5.4.2	Niveau 3 Alignment.	81
5.4.3	Niveau 2 Processen.	83
5.4.4	Niveau 1 Medewerkers.	84
5.5	**Het beoordelen van en sturen op gewenst gedrag**.	85
5.6	**Waar staan we nu?**.	88
	Literatuur.	90

II Personeelsplanning en HRM

6	**Visie op personeelsplanning**.	93
	Margriet Kolkman en Bart van der Wijst	
6.1	**Inleiding**.	95
6.2	**Een visie op personeelsplanning**.	95
6.2.1	Een integrale benadering.	95
6.2.2	De belangendriehoek.	97
6.3	**Visie vertalen naar praktijk**.	98
6.3.1	Positionering van de planning.	99
6.3.2	De proceseigenaar.	101
6.3.3	Budgetten.	103
6.3.4	Sturing.	103
6.3.5	Wendbaarheid.	104
6.3.6	Plannings- en roostermethodiek.	107

6.4	Verbeteringen aanbrengen in personeelsplanning	109
6.5	Tot slot	111

7	**Het sturen op inzetbaarheid en verzuimreductie**	**113**
	Cecile Timmermans	
7.1	Inleiding	115
7.2	Relevantie van ziekteverzuimreductie	115
7.3	Besluitvorming	116
7.4	De aanpak	117
7.5	De resultaten van de pilot	119
7.6	Stijging verzuim rond de fusie	120
7.7	Andere ontwikkelingen	120
7.8	Beschouwing	124
	Bijlage	125

8	**Berekend opleiden (AORTA-model)**	**129**
	Leo Berrevoets en Bart Berden	
8.1	Inleiding	131
8.2	Aanleiding tot personeelsplanning	132
8.3	Het AORTA-model	132
8.4	Het model uitgewerkt	134
8.4.1	De opleiding	135
8.4.2	Afdelingen	138
8.4.3	Arbeidsmarkt	140
8.4.4	Invulling van het AORTA-model	141
8.4.5	Verwachte ontwikkelingen	146
8.5	Beschouwing	146
	Literatuur	148

III Kliniek

9	**Capaciteitsanalyse gebaseerd op verpleegindexen**	**151**
	Sylvia Elkhuizen	
9.1	Inleiding	153
9.2	Begrippen	153
9.3	Capaciteitsmodel	154
9.3.1	Beschrijving van het model	154
9.3.2	Toepassing van het model	158
9.4	Reflectie	162
	Literatuur	163

10	**Capaciteitsmanagement op verpleegafdelingen in ziekenhuizen**	**165**
	Carmen van der Mark	
10.1	Inleiding	166
10.2	Complexiteit	167
10.2.1	Variabiliteit; de *killer* van verpleegkundige capaciteit	167
10.2.2	Meetbaarheid; geen gouden standaard	169

10.3	**Het komen tot een adequate bezetting**	170
10.3.1	Regelvermogen en regelbehoefte	171
10.3.2	Zeven stappen bij het inzetten van verpleegkundig personeel	172
10.3.3	Besluitvormingsproces	172
10.3.4	Evalueren en leren	172
10.3.5	Voor de praktijk	176
10.4	**Praktijkcasus VieCuri Medisch Centrum**	177
10.4.1	Inleiding	177
10.4.2	Inrichting verpleegkundig capaciteitsmanagement	177
	Literatuur	181

IV Polikliniek

11 Optimaal beslissen over capaciteit op de polikliniek 185
Henri Boersma en Frits van Merode

11.1	**Inleiding**	186
11.2	**Capaciteitsplan**	188
11.2.1	Servicegraad	188
11.2.2	Servicestrategie	189
11.2.3	Aggregatieniveau	192
11.2.4	Planningstermijn	194
11.2.5	Taakdifferentiatie	195
11.2.6	Informatiesysteem	197
11.3	**Conclusie**	198
	Literatuur	198

12 Het toepassen van capaciteitsmanagement op de polikliniek 199
Henri Boersma en Sanne van Logten

12.1	**Inleiding**	200
12.2	**Toepassen van capaciteitsmanagement**	201
12.2.1	Doelstelling	201
12.2.2	Basisanalyse	203
12.2.3	Capaciteitsplan	206
12.2.4	Implementatie	206
12.2.5	Monitoring	208
12.3	**Conclusie**	210
	Literatuur	210

13 De statistiek van de polikliniek 213
André Groen en Dennis Moeke

13.1	**Inleiding**	215
13.2	**Inzicht in de kwaliteit van planning**	216
13.2.1	In hoeverre is er samenhang tussen productie en personeelsinzet?	216
13.2.2	Hoe groot is de variatie tussen productie en personele inzet?	218
13.2.3	Samengevat: inzicht in samenhang en variatie in werklast	220

13.3	Casus van poliklinieken in het LangeLand Ziekenhuis; een analyse van planning en capaciteit.	221
13.3.1	Personeelsinzet voor de ondersteuning van spreekuren	221
13.3.2	Benutting spreekuurcapaciteit.	224
13.3.3	Samenhang tussen variatie in werklast en spreekuurbenutting	225
13.3.4	Implementatie in het LangeLand Ziekenhuis	227
13.4	**Conclusie**	228
	Literatuur	228

V Medisch domein

14	**Het transparant maken van medische inzet.**	233
	Leo Berrevoets, Bart Berden, Nicole van de Kar en Miranda Snoeren	
14.1	**Inleiding**	234
14.2	**Bruto-nettofactor**	235
14.3	**Praktijkanalyse van een specialistengroep, gebruik in de praktijk**	237
14.3.1	Neonatologie, taken patiëntenzorg, casus 1	238
14.3.2	Vakgroep kindernierziekten, casus 2	239
14.3.3	Vakgroep Radiologie, casus 3	241
14.4	**Beschouwing**	243
	Literatuur	244

15	**De arts in opleiding tot medisch specialist in het ziekenhuis.**	245
	Leo Berrevoets, Roland Mommers en Bart Berden	
15.1	**Inleiding**	247
15.2	**Veranderingen in aanbod aan aios.**	248
15.3	**Modellen**	251
15.3.1	Inleiding	251
15.3.2	Model taken aios	251
15.3.3	Netto-inzetbaarheid van een formatieplaats.	252
15.3.4	Ontwikkeling aantal fte aios over de tijd	252
15.3.5	Gebruik en samenhang van deze drie modellen in een rekenmodel	252
15.4	**De drie modellen, toegepast op de opleiding Dermatologie (casus 1).**	254
15.4.1	Stap 1 Inzetbaarheid van een aios	254
15.4.2	Stap 2 Verandering capaciteit	255
15.4.3	Stap 3 Model indeling taken.	256
15.4.4	Stap 4 Balans	257
15.4.5	Stap 5 Langetermijnplan	258
15.4.6	Stap 6 Resultaat	258
15.4.7	Uitkomst van de casus	259
15.5	**Beschouwing**	260
	Literatuur	260

VI Rekenen rond capaciteit

16 De relatie tussen bezettingsgraden en patiëntenstromen: een optimalisatieaanpak 263
Leo Berrevoets, Windi Winasti, Maartje van de Vrugt en Frits van Merode
16.1 **Inleiding** 265
16.2 **Definities en begrippen rond capaciteit** 266
16.2.1 Begrip 'capaciteit' 266
16.2.2 Begrip 'bezettingsgraad' 267
16.2.3 Dilemma 268
16.3 **Meten van productie en capaciteit** 269
16.3.1 Productie 269
16.3.2 Capaciteit 269
16.4 **Redelijke bezettingsgraad** 272
16.4.1 Acute opnamen 272
16.4.2 Voorspelbare ligduur 277
16.4.3 Opname kan worden geweigerd 277
16.4.4 Uitwijkmogelijkheden 277
16.4.5 Basis versus complexe infrastructuur 278
16.4.6 Kapitaalintensieve afdeling 278
16.4.7 Logistiek eenvoudig proces 279
16.4.8 Capaciteit is passend 280
16.4.9 Grootte van de verpleegafdeling 280
16.4.10 Dagbehandelingen op de klinische verpleegafdeling 282
16.4.11 Sturing op seizoenpatroon 282
16.4.12 Verdeling eenpersoonskamers en meerpersoonskamers 283
16.4.13 Voldoende personeel 283
16.5 **Capaciteit in de zorgketen** 283
16.6 **Beschouwing** 284
       Literatuur 285

17 Het berekenen van benodigde formatie 287
Leo Berrevoets en Windi Winasti
17.1 **Inleiding** 289
17.2 **Het model** 289
17.2.1 Stap 1 De werklast 291
17.2.2 Stap 2 Het personeel 291
17.2.3 Stap 3 Balans tussen de werklast en het personeel 292
17.3 **Te inventariseren onderdelen in de praktijk** 293
17.3.1 Stap 1 De werklast 293
17.3.2 Stap 2 Het personeel 294
17.3.3 Balans tussen werklast en personele inzet 298
17.4 **Benchmarken** 301
17.5 **Beschouwing** 304

18	**Naar een dynamische bruto-nettofactor**	307
	Leo Berrevoets, Windi Winasti en Bart Berden	
18.1	**Inleiding en aanleiding**	309
18.2	**De inzetbaarheid van een medewerker; van bruto naar netto**	310
18.2.1	Verlof	310
18.2.2	Scholing	311
18.2.3	Ziekteverzuim	312
18.2.4	Buitengewoon verlof	314
18.2.5	De berekening van de BNF	314
18.3	**Toepassing in de praktijk**	315
18.3.1	Seizoensinvloed	315
18.3.2	Planbaarheid	318
18.4	**Discussie**	320
	Geraadpleegde literatuur	321
19	**De kostprijsbepaling van personeel**	323
	Leo Berrevoets, Bart Berden en Stado Bergervoet	
19.1	**Inleiding**	324
19.2	**Definitie van personele kosten**	324
19.3	**Berekenen van personele kosten**	325
19.3.1	Stap 1 Berekenen van directe personele kosten	325
19.3.2	Stap 2 Berekenen van inzetbaarheid van medewerkers	326
19.3.3	Stap 3 Berekenen van kosten per inzetbaar uur	327
19.4	**Beschouwing**	329
	Literatuur	329
20	**Beddenmonitoring**	331
	Leo Berrevoets, Windi Winasti, Sylvia Elkhuizen, Bart Berden en Guus de Vries	
20.1	**Inleiding**	333
20.2	**Begrippen**	334
20.3	**Praktische uitwerkingen**	338
20.3.1	Bedbezetting in realtime	338
20.3.2	Bedbezetting over de dag	338
20.3.3	Bedbezetting per dag	339
20.3.4	Gemiddelde bedbezetting over de dagen van de week	341
20.3.5	Bedbezetting over het jaar, seizoenpatroon	343
20.4	**Parameter warme bedtijd**	344
20.5	**Beschouwing**	348
	Literatuur	350

VII Flexibiliteit

21	**De spanning tussen vraag en aanbod van verpleegkundige zorg: flexibiliteitstrategieën**	353
	Windi Winasti, Mirjam Peters en Leo Berrevoets	
21.1	**Inleiding**	355
21.2	**Begrip**	355

21.2.1	Variabiliteit	356
21.2.2	Flexibiliteit voor de capaciteitsplanning van personeel	357
21.3	**Toepassing van flexibiliteitstrategieën op verpleegafdelingen**	360
21.3.1	Scenario 1 Jaarurensystematiek	361
21.3.2	Scenario 2 Specialistische versus generalistische verpleegkundigen	363
21.3.3	Scenario 3 Flexpool	365
21.3.4	Scenario 4 Flexibiliteit in de indeling van taken op een verpleegafdeling	367
21.4	**Beschouwing**	369
	Literatuur	370

22	**RTDC, een instrument van waarde**	**371**
	Windi Winasti, Ernst van Eijk en Marije Hansen-Stoffer	
22.1	**Inleiding**	373
22.2	**Realtime demand and capacity management**	374
22.2.1	Verpleegkundigen hebben de leiding	374
22.2.2	Stappen van RTDC	374
22.2.3	Implementatie	380
22.3	**Ervaringen met RTDC in het Radboudumc**	381
22.3.1	Context en methode	381
22.3.2	Resultaten van patiëntendoorstroomparameters	382
22.3.3	Empowerment verpleegkundigen	382
22.3.4	Wat zien we aan de capaciteit sinds de RTDC-implementatie?	382
22.3.5	Wat zijn echte knelpunten?	384
22.4	**Conclusie en discussie**	384
	Literatuur	385

23	**Een goed gebruik van de jaarurensystematiek**	**387**
	Windi Winasti en Leo Berrevoets	
23.1	**Inleiding**	388
23.2	**Kader**	389
23.2.1	Variatie in werklast en aanbod van personeel	389
23.2.2	Planningshorizon	390
23.2.3	Wat is JUS?	391
23.3	**Praktijkcasus van JUS**	392
23.3.1	Context	392
23.3.2	Stappenplan	392
23.4	**Beschouwing**	396
	Literatuur	397

	Bijlage	**399**
	Register	401

Redactie en auteurs

Redacteuren

prof. dr. Bart Berden
voorzitter Raad van Bestuur Elisabeth Twee Steden Ziekenhuis, Tilburg en hoogleraar Organisatieontwikkeling in de zorg aan de Radboud Universiteit, Nijmegen

ir. Leo Berrevoets
adviseur capaciteitsmanagement bij adviesbureau Procesverbetering en Implementatie (PVI), Radboudumc, Nijmegen

prof. dr. Frits van Merode
hoogleraar Logistiek en Operations Management in de Zorg, Maastricht UMC+/Maastricht University, Maastricht

ir. Windi Winasti
adviseur capaciteitsmanagement bij adviesbureau Procesverbetering en Implementatie (PVI), Radboudumc, Nijmegen

Auteurs

Stado Bergervoet
adviseur capaciteitsmanagement bij adviesbureau Procesverbetering en Implementatie (PVI), Radboudumc, Nijmegen

dr. Hans Bodt
zelfstandig organisatieadviseur, Bodt Consultancy, Eijsden

drs. Henri J.M.V. Boersma
arts-onderzoeker, Maastricht UMC+, Maastricht

Ernst van Eijk
adviseur bij adviesbureau Procesverbetering en Implementatie (PVI), Radboudumc, Nijmegen

dr. ir. drs. Sylvia Elkhuizen
universitair docent, Erasmus Universiteit, Erasmus School of Health Policy & Management, Rotterdam

André Groen ing.
adviseur, André Groen Advies, Wageningen

ir. Annelies van der Ham
adviseur en onderzoeker, Squrious, Amersfoort

dr. Nicole van de Kar
kinderarts-nefroloog, Radboudumc Amalia kinderziekenhuis, afdeling Kindergeneeskunde, Nijmegen

drs. Margriet Kolkman
senior consultant, PlanMen, Doorn

Sanne van Logten Msc
senior consultant, Q-Consult, afdeling curatieve zorg, Utrecht

Carmen van der Mark Msc
adviseur capaciteitsmanagement, Rijnstate, afdeling Capaciteitsmanagement, Arnhem

dr. Dennis Moeke
lector Logistiek & Alliantes, Hogeschool van Arnhem en Nijmegen, Academie Organisatie & Ontwikkeling, Arnhem

dr. Roland Mommers
dermatoloog/opleider, Radboudumc, afdeling Dermatologie, Nijmegen

Mirjam Peters MSc
consultant, IG&H, afdeling Health, Utrecht

drs. Pim Sas
manager bij Kenniskern Procesverbetering en Innovatie, Hospital Control Center, Amphia ziekenhuis, Breda

drs. Miranda Snoeren
radioloog, Radboudumc, afdeling Radiologie en Nucleaire Geneeskunde, Nijmegen

drs. RN. Marije Hansen-Stoffer
verpleegkundige en gezondheidswetenschapper manager bij adviesbureau Procesverbetering en Implementatie (PVI), Radboudumc, Nijmegen

drs. Maurits van Thiel de Vries
business partner Procesverbetering en Innovatie, Amphia Ziekenhuis, afdeling Procesverbetering en Innovatie, Breda

drs. Cecile Timmermans
manager HR, Elisabeth Twee Steden Ziekenhuis, afdeling Personeel en Organisatie, Tilburg

dr. ir. Guus de Vries
partner/organisatieadviseur, dev organisatieadviseurs, 's-Hertogenbosch

dr. ir. Maartje van de Vrugt
stafadviseur, Amsterdam UMC, afdeling Strategie en Innovatie, Amsterdam; postdoctoraal onderzoeker, Universiteit Twente, Center for Healthcare Operations Improvement and Research (CHOIR), Enschede

Bart van der Wijst
entrepreneur workforce management/ directeur, PlanMen, Breukelen

Capaciteitsplanning algemeen

Inhoud

Hoofdstuk 1 Capaciteitsmanagement in relatie tot de besturing en organisatie van zorg – 3
Frits van Merode

Hoofdstuk 2 Het raamwerk en het proces van capaciteitsmanagement – 23
Windi Winasti, Frits van Merode en Leo Berrevoets

Hoofdstuk 3 Van raamwerk naar praktijk: de veelzijdigheid van Integraal Capaciteitsmanagement – 41
Sanne van Logten en Windi Winasti

Hoofdstuk 4 Capaciteitsmanagement en zorglogistiek – van fragmentatie naar samenhang – 55
Annelies van der Ham

Hoofdstuk 5 Het veranderingsvraagstuk – 75
Maurits van Thiel de Vries, Pim Sas en Hans Bodt

Capaciteitsmanagement in relatie tot de besturing en organisatie van zorg

Frits van Merode

Samenvatting

In dit hoofdstuk wordt het managen van capaciteit in de zorginstelling geïntroduceerd, mede in relatie tot zorglogistiek. Het biedt een raamwerk voor het aanpakken van vraagstukken die bij capaciteitsmanagement spelen. Daarbij wordt het belang beschreven van coherente relaties tussen capaciteitsmanagement en andere beleidsgebieden van de zorginstelling. Capaciteitsmanagement betreft het geheel van beslissingsprocessen om de juiste capaciteit in de juiste hoeveelheid op de juiste plaats op de juiste tijd voor het juiste doel in te zetten. Om dit te bereiken dient er goed inzicht te bestaan in de structuur van besluitvormingsprocessen, de belangen en de momenten waarop besloten wordt. Daarbij wordt onderscheid gemaakt tussen strategische, tactische, operationele en realtime besluitvorming. Goed capaciteitsmanagement is zowel een 'technische' als een 'gedragsmatige' uitdaging en beide worden besproken.

1.1 Inleiding – 5

1.2 De zorgorganisatie als landschap: een metafoor – 6

1.3 Planning: van lange naar korte termijn – 9

1.4 De structuur van het besluitvormingsproces – 9

1.5 Rationele besluitvorming – 11

1.6 Besluitvormingsprocessen en interne politiek – 13

© Bohn Stafleu van Loghum is een imprint van Springer Media B.V., onderdeel van Springer Nature 2021
B. Berden et al. (Red.), *Capaciteitsplanning in de zorg*, https://doi.org/10.1007/978-90-368-2567-2_1

1.7	Onzekerheid en type uitdagingen – 14	
1.8	Aggregatie-/disaggregatieproblematiek – 15	
1.9	Eisen Integraal Capaciteitsmanagement aan de organisatie-inrichting – 16	
1.10	Sturen op coherentie – 20	
	Literatuur – 22	

1.1 Inleiding

Bij het doorlezen van de strategie- en visiedocumenten van zorginstellingen en het bundelen van de belangrijkste elementen daaruit, ziet de ideale zorginstelling er als volgt uit:
- Waarde voor de patiënt staat centraal.
- We meten, weten, beslissen en handelen samen met de patiënt.
- We werken samen in een netwerk, zowel intern als extern, om patiënten de juiste zorg te kunnen bieden.
- Zorg- en ondersteunende processen zijn goed doordacht en worden door informatietechnologie ondersteund.
- Alles is gericht op het minimaliseren van de doorstroomtijd (doorlooptijd) van de patiënt.
- De juiste capaciteit is op de juiste plaats op de juiste tijd bij de juiste patiënt.
- De lay-out van gebouwen, werkplaatsen, apparatuur is aangepast aan processen.
- Er is genoeg competent personeel dat graag bij ons werkt.

Om deze ideale zorginstelling te kunnen realiseren zou volledig inzicht in de behoeften en wensen van patiënten moeten bestaan, en zouden de zorg- en ondersteunende processen daarop perfect moeten aansluiten. Functies en taakstructuren zijn ontworpen om deze processen te realiseren. Het gaat daarbij om de *skillsmatrix* van ieder proces: wie doet welke werkzaamheden en welke werkzaamheden worden gebundeld tot een bepaalde functie? Apparatuur, ruimten, personeel, materiaal zijn precies voldoende om de zorg te kunnen leveren. De lay-out van het gebouw, de inrichting, de opstelling van apparatuur en middelen, vergemakkelijkt de flow ('de stromen') en dit alles wordt ondersteund door informatietechnologie.

Capaciteitsmanagement is belangrijk om bovenstaande te realiseren. Veel zorginstellingen hebben het inrichten van een groep Integraal Capaciteitsmanagement (ICM) hoog op de agenda staan of zijn er al mee bezig. Natuurlijk is de aanwezigheid van goed capaciteitsmanagement niet voldoende om bovenstaande te bereiken, maar het is een belangrijk element van de gehele planning en organisatie van het ziekenhuis. In de praktijk kunnen management van capaciteit en zorglogistiek niet los van elkaar worden gezien. Zorglogistiek is het inrichten van de stromen – vooral patiëntenstromen – in en tussen zorginstellingen. In zorginstellingen kunnen allerlei problemen voorkomen die vragen om capaciteits- en zorglogistiekmanagement. Later in dit hoofdstuk zullen we de verschillen tussen management van capaciteit en zorglogistiek verder uitwerken.

Voorbeelden van gevolgen van mogelijk minder dan optimaal capaciteitsmanagement:
- toegangs- en wachttijden voor patiënten;
- heel veel planningen (van polibezoeken, opnamen, operaties, verdeling van snijtijden enzovoort); planning vergt capaciteit die niet kan worden ingezet in de zorg;
- gebrek aan beschikbare capaciteit in combinatie met onderbenutting daarvan;
- functiedifferentiatie in combinatie met steeds zwaardere opleidingseisen; de huidige (zorg)processen passen blijkbaar niet bij het werkelijk beschikbare arbeidsaanbod; we 'organiseren ons eigen arbeidsmarktprobleem'.
- hoge ervaren werkbelasting door veel personeel.

Dit hoofdstuk bespreekt de context van capaciteitsmanagement en biedt een raamwerk voor vraagstukken die bij capaciteitsmanagement spelen. De hoofdstukken in dit boek sluiten zo veel mogelijk bij deze context en vraagstukken aan.

1.2 De zorgorganisatie als landschap: een metafoor

Door het landschap lopen stromen door dalen, meren en tussen bergen. Afhankelijk van de positie die ingenomen wordt in het landschap, heeft men een overzicht over een deel van een bepaalde stroom, soms meerdere stromen tegelijkertijd. Op het hoogste punt kan men ver zien. De horizon ligt ver weg, men overziet het geheel, maar de details ontbreken. Ook wordt het zicht belemmerd door bergen, schaduwen. Er is nooit compleet zicht.

We zien in zorginstellingen de volgende stromen:
- patiënten;
- medewerkers (dokters, verpleegkundigen, doktersassistenten, laboranten, …);
- patiëntmaterialen (bloed, urine, …);
- geneesmiddelen;
- materiaal (van pleisters tot implantaten);
- afval;
- apparatuur;
- bezoekers;
- informatie.

Het landschap heeft een bepaalde infrastructuur. Er zijn capaciteiten, zoals mensen, apparatuur, gebouwen, en deze zijn op een bepaalde manier met elkaar in verband gebracht. Als het om de sociale structuur gaat betreft het de organisatie van zorg, maar als gevolg van het belang van relaties tussen mensen, wordt de organisatie ook steeds vaker beschouwd als een sociaal netwerk. Er is alle reden om ook de infrastructuur als netwerk te zien: de zorgorganisatie als netwerk van stromen en capaciteiten of een netwerk van voorzieningen. We zullen dat laatste hierna kortweg als netwerk aanduiden. De relaties in een dergelijk netwerk hebben een bepaalde duurzaamheid of levensduur. De levensduur wordt bepaald door de functie of het nut van een capaciteit voor de stromen. 'Relatie' klinkt abstract, maar is heel concreet; als een patiënt een spreekuur van een dokter bezoekt, dan is daar een dokter, een ruimte, en mogelijk een doktersassistent voor nodig. Als een nieuw gebouw wordt ontwikkeld of processen worden geautomatiseerd, dan wordt veelal gepoogd de stromen te beschrijven.

De *state of art* aanpak is nog altijd dat daarbij gebruik wordt gemaakt van stroom- en procesdiagrammen. Sinds de jaren negentig van de vorige eeuw wordt steeds vaker geprobeerd zorg te standaardiseren via het beschrijven van zogenoemde 'zorgpaden', ook om de relatie met de benodigde capaciteit te bepalen en mogelijk te standaardiseren, zie bijvoorbeeld Janssen en Van Merode (1991) en Roth en Van Dierdonck (1995). ◘ Figuur 1.1 geeft een voorbeeld van zo'n zorgpad, ontleend aan Zuiderent-Jerak (2007). De hiervoor genoemde vragen met betrekking tot het gebruik van capaciteit kunnen daarin worden beschreven.

Monika Dommann (2011) beschrijft hoe de woorden 'stromen' en 'flow' nauw verweven zijn met de ontwikkeling en het gebruik van 'stroomdiagrammen' en 'processchema's' (*flowcharts* en *process charts*) in de Verenigde Staten in de jaren dertig

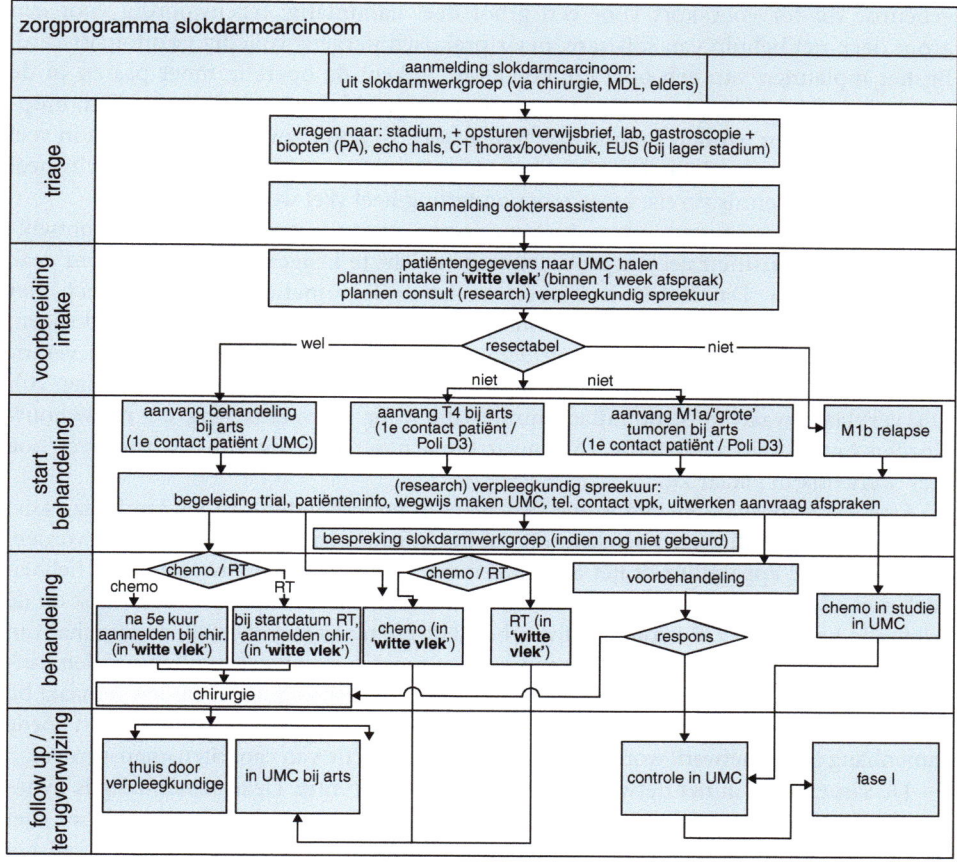

□ **Figuur 1.1** Flowchart van het zorgpad oesophagus carcinoma, zoals beschreven door Teun Zuiderent-Jerak in zijn onderzoek naar standaardisatie van zorgprocessen (Zuiderent-Jerak 2007). De flowchart bevat veel informatie: hij geeft het verloop van het zorgpad aan en de verschillende fasen daarin. Deze fasen lopen in deze tekening van boven naar onder in de chart en staan in de meest linker kolom vermeld. Bij iedere regel is aangegeven wat er moet gebeuren, door wie, waar en wat ervoor nodig is. Ook worden vragen gesteld die moeten worden beantwoord. Vervolgstappen kunnen afhankelijk zijn van de antwoorden op de vragen

van de vorige eeuw in het defensieapparaat en de industrie. De schema's werden daarbij geacht een representatieve, volledige weergave te zijn van de beschreven stromen. Het lezen en het gebruiken van het stroom- of procesdiagram gaan van bovenaf (van begin tot einde), waarbij de lengte van het schema veel zegt over de lengte van de stroom. Aangezien korte stromen efficiënter worden geacht dan lange, is een aangrijpingspunt om efficiënter te gaan werken, het inkorten van het stroom- of processchema. Zowel bij capaciteitsmanagement als zorglogistiek wordt veel gebruikgemaakt van deze technieken.

■ **Betekenis voor de zorginstelling**

In zorginstellingen zijn tal van relaties tussen middelen en stromen te vinden. Hoewel concreet, zijn ze vaak niet zichtbaar en is de rationale niet bekend. Een voorbeeld is het inplannen van een operatie van een bepaalde patiënt. In veel ziekenhuizen gebeurde dit tot voor kort voor een groot deel handmatig; tegenwoordig voor een groot deel met behulp van software, maar praktisch nergens volledig geautomatiseerd. Bij het inplannen van een operatie komt veel kijken: de operatie moet passen in de toegewezen bloktijden, het OK-team moet een bepaalde samenstelling hebben, hulpmiddelen moeten worden aangevraagd enzovoort. Er komt zoveel bij kijken dat in veel ziekenhuizen niemand alle kennis hierover heeft – niemand kan het alleen, er is heel veel impliciete kennis vereist en er moet onderling heel veel worden afgestemd.

Bij automatiseringsprojecten, bouwprojecten en andere grote capaciteitsontwikkelings- en acquisitietrajecten probeert men inzicht te krijgen in de relaties om deze te optimaliseren. Dat laatste is immers veelal de legitimatie voor het project. Het is echter vaak heel moeilijk om de totale samenhang in relaties duidelijk te krijgen. François Jullien spreekt van *dé-coïncidentie*: als de bestaande relaties worden veranderd – in feite verstoord – blijkt pas de werkelijke samenhang (Jullien 2017, pag. 10). Dit verklaart waarom stroomdiagrammen die voor automatisering en nieuwbouw worden ontwikkeld zeer nodig zijn, maar bijna nooit volledig kunnen zijn over hoe 'het' werkelijk in elkaar zit.

Even terug naar de metafoor: het inrichten en onderhouden van het landschap kost energie. Economisch gezien betekent dit dat in het landschap geïnvesteerd moet worden, in bijvoorbeeld apparatuur of het aantrekken van personeel. Deze investeringen hebben vaak niet alleen betrekking op de omvang en kwaliteit van die capaciteit, maar ook op de relaties in het netwerk. Zo zouden bijvoorbeeld de eisen aan personeel bij de aanschaf van een nieuw type apparaat kunnen veranderen, en moeten eventueel ruimten worden aangepast. Dat benodigde capaciteit er op tijd is, dat de juiste afwegingen worden gemaakt bij het verwerven, inzetten en onderhouden van capaciteit, maar vooral ook dat ze in goede samenhang in het netwerk worden ingezet, dat is de functie van capaciteitsmanagement.

De samenhang in het netwerk noemen we de coherentie. Deze samenhang is dynamisch, dat wil zeggen dat de relaties tussen capaciteiten onderling, de relaties met de stromen en de relaties tussen stromen voortdurend veranderen. De kunst van het plannen en sturen is om ondanks deze dynamiek de coherentie van het netwerk te bewaren. Hoe effectief en efficiënt capaciteitsmanagement is, hangt niet alleen af van het capaciteitsmanagement zelf maar ook hoe dat samenhangt en samenwerkt met andere elementen van de besturing en het management van de zorgorganisatie.

Wij kijken en zijn altijd in een deel van het landschap. Zelfs op het hoogste punt ziet men niet alles, er zijn horizonnen, namelijk die van ruimte en die van tijd. De horizon van ruimte geeft het deel van het landschap aan dat je fysiek overziet, je zou kunnen zeggen dat is het deel van de wereld waar je het mee moet doen. De horizon van de tijd is dat deel van de werkelijkheid waarin je het goede moet doen. Daarnaast hebben organisaties natuurlijk een missie en formuleren ze daarbij doelstellingen. De horizon van tijd geeft aan welke tijd men heeft om de doelstelling te behalen. Om de doelstellingen te realiseren zijn plannen noodzakelijk: wat gaan we realiseren? Hoe gaan we dat doen? Wat hebben we daarvoor nodig? En in het kader van capaciteitsplanning: welke capaciteiten gaan we wanneer en hoe inzetten?

Planning structureert ruimte en tijd. Het definieert het speelveld waarin de organisatieleden functioneren. Ze helpen de organisatieleden zich te oriënteren. Ook als plannen slechts gedeeltelijk worden uitgevoerd, structureren ze toch ruimte en tijd. Als we de zorgorganisatie, of het netwerk van zorg, vanuit het perspectief van het landschap zien, lijkt het capaciteits- en het stroommanagement veel meer op dat van een complex irrigatiesysteem dan van een fabriek (Van Merode 2010).

1.3 Planning: van lange naar korte termijn

Niemand kan het gehele landschap overzien. Een vergezicht, te vergelijken met de lange termijn, betekent dat details niet worden gezien; dichtbij kijken betekent dat het geheel uit beeld is. Voor een zorgorganisatie geldt hetzelfde. We maken daarom onderscheid tussen lange-, middellange- en kortetermijnplannen. De verantwoordelijkheid voor het tot stand komen van plannen verschilt naargelang de termijn van dat plan. Een organisatie van enige omvang heeft meerdere hiërarchische lagen. Hoe langer de termijn van het plan, hoe hoger in de organisatiehiërarchie de verantwoordelijkheid voor de totstandkoming en uitvoering in de organisatie is belegd. Voor kortere-termijnplannen geldt voornamelijk (en dus niet altijd) dat de verantwoordelijkheid lager in de organisatie is belegd. Daarmee is de verantwoordelijkheid voor de uitvoering meer gedeconcentreerd. Dat wil zeggen dat meerdere afdelingen relatief onafhankelijk van elkaar verantwoordelijk zijn voor de uitvoering van deze plannen. Bijvoorbeeld, er kan één langetermijnplan zijn om de werklast van verpleegkundigen omlaag te brengen en de afzonderlijke verpleegafdelingen moeten ieder jaar daar een deel van realiseren.

Twee concepten in het voorafgaande vergen nog verduidelijking: *deconcentratie* en *relatief onafhankelijk*:
- Deconcentratie wordt vaak verward met decentralisatie. Bij decentralisatie gaat het om de *macht* om besluiten te nemen. Bij deconcentratie gaat het om de *bevoegdheid* om besluiten te nemen. Deze bevoegdheid is vaak verbonden aan regels. Deconcentratie van beslissingsbevoegdheden in zorgorganisaties hoeft dus niet te leiden tot decentralisatie van macht. Het omgekeerde is vaak het geval. Door deconcentratie worden steeds meer regels opgelegd door interne delen van de organisatie (vooral de afdelingen kwaliteit, financiën, personeelszaken via sanctionering door de Raad van Bestuur/directie) en externe instanties (wet, beroepsverenigingen enzovoort).
- De relatief onafhankelijke verantwoordelijkheid van organisatiedelen; er zijn goede redenen om een organisatie op te delen, te structureren. Veel organisaties vallen echter in de valkuil van wat Mintzberg *reïficatie* van de organisatiestructuur noemt (Mintzberg 2017): het feit dat we de werkelijkheid, de organisatie, in delen beschouwen en managen, betekent niet dat die van elkaar onafhankelijk zijn. Dat gebeurt vaak wel; dit noemen we dan *silo's*. Reorganisaties helpen zelden bij het oplossen van silo's omdat je altijd moet structureren. Het voorkomen van silo's is geen organisatie-structureringsprobleem maar een fundamentele taak van bestuurders en managers: het bewaren van de coherentie van het netwerk door samenwerking en afstemming te bevorderen.

1.4 De structuur van het besluitvormingsproces

Wanneer wordt besloten tot het verwerven of vergroten van capaciteit? Als het gaat om grote investeringen, zoals nieuwe gebouwen, nieuw personeel of dure apparaten, kan het totale traject tussen het eerste idee en de daadwerkelijke implementatie soms jaren duren. Bij het nemen van besluiten hierover en over de daadwerkelijke inzet van capaciteit moet de tijdshorizon van het besluitvormingsproces worden vastgelegd. Het gaat daarbij om de vraag wanneer je wat wilt vastleggen op welke momenten? Niet alleen moet worden voorkomen dat activiteiten in het besluitvormingsproces te laat worden ondernomen, maar ook niet te vroeg.

Wat is het juiste moment? Dit vraagstuk maakt deel uit van het *push-pull*-vraagstuk. *Push-pull* is een concept uit de *Lean* of *Toyota Production System* (*TPS*)-methodiek: wordt het juiste op het juiste moment gedaan? Push is dan 'fout' en pull is 'goed'. Het probleem is dat in de *Lean* en *TPS*-methodiek push en pull niet goed gedefinieerd zijn. Hoogstens zou men kunnen stellen dat met push wordt bedoeld dat halffabricaat of werk in de keten wordt geduwd waarbij men niet weet of daar vraag naar is, of dat het werk daar verder kan worden uitgevoerd. Terwijl bij pull slechts die halffabricaten of dat werk in de keten wordt verplaatst waar behoefte aan is of dat verder kan worden uitgevoerd.

Een voorbeeld is het optimaliseren van polispreekuren. In vele zorginstellingen wil men de toegangstijd zo kort mogelijk houden. Als men dat realiseert, leidt dit er mogelijk toe dat de wachtlijsten voor de OK's toenemen. Een andere keuze is slechts die policapaciteit beschikbaar te stellen waarbij gegarandeerd kan worden dat alle te opereren patiënten binnen korte tijd na het polibezoek geopereerd kunnen worden. In welke van deze situaties is nu sprake van push, dan wel pull? Hopp en Spearman schrijven: 'Een pull system stelt een a priori limiet aan het onderhanden werk, een push systeem doet dat niet' (Hopp en Spearman 2011, pag. 358). Plannen en zaken van tevoren vastleggen is dan niet hetzelfde als push, zoals Hopp en Spearman in hun artikel *To Pull or Not to Pull: What Is the Question*? (Hopp en Spearman 2004) betogen. Zou dat wel zo zijn dan zou Toyota haar eigen methodiek niet volgen. Munavalli et al. (2019) benoemen dat het onderscheid tussen *open loop systems* en *closed loop systems* beter is. In open loop-systemen wordt het zorgorganisatiesysteem niet stabiel gehouden. Men handelt op een wijze waardoor voortdurend sprake is van instabiliteit. Die komt tot uitdrukking in gebrek aan afstemming tussen afdelingen, wachttijden en over- en onderbezetting. Het is in Nederlandse ziekenhuizen een veel voorkomend probleem dat polibezoeken ver vooruit worden gepland en vervolgens niet doorgaan. Of dat er meer policapaciteit binnen een bepaalde termijn beschikbaar is dan OK-capaciteit. Bij een closed loop-systeem zijn alle acties gericht op systeemstabiliteit, tot uitdrukking komend in voortdurende synchronisatie tussen afdelingen.

Globaal kunnen de volgende tijdshorizonnen voor planning worden onderscheiden:
- *Strategisch*: gebouw, technologie, specialisaties, tussen 3 en 5 jaar, en soms langer dan 5 jaar.
- *Tactisch*: bepalen van formatie en capaciteit van personeel, bepaalde apparatuur. Afhankelijk van het type capaciteit tussen 3 maanden en 3 jaar.
- *Operationeel*: personeelsplanning, roostering. Minder dan drie maanden, tot op dagniveau.
- *Realtime*: nu, of net ervoor.

Bij het onderscheid tussen strategische, tactische en operationele besluitvorming gaat het vooral om de structuur van het besluitvormingsproces. Zo schrijft Lawrence Freedman over strategie: 'Strategie wordt vaak verondersteld te starten met een beschrijving van de gewenste eindtoestand, maar in de praktijk is zelden sprake van een vooropgestelde, geordende aanpak om tot een verzameling doelstellingen te komen' (Freedman 2013, pag. xi). Een strategie is daarom niet hetzelfde als een plan: 'Een plan veronderstelt een sequentie van gebeurtenissen die je met vertrouwen veroorloven van de ene toestand naar de andere te gaan' (Freedman 2013). Een strategie is nodig als de toekomst onzeker is. Vooral omdat niet duidelijk is wat anderen (politiek, concurrenten, klanten) willen en gaan doen.

De structuur bij strategische besluitvorming is dus laag en we veronderstellen dat deze bij operationele besluitvorming hoog is. Natuurlijk is er wel veel verband tussen beide verschillen. Zo zijn besluiten over gebouwen, technologie en medische specialisaties meestal strategisch. Besluiten over formatieve personele capaciteit tactisch, maar soms ook strategisch. Toewijzing van bijvoorbeeld verpleegkundig personeel aan afdelingen is tactisch, maar is vaak heel operationeel. Roostering van personeel is operationeel. Ten slotte is er ook nog de realtime besluitvorming.

De mate waarin de besluitvormingsstructuur zich laat vertalen in plannen is niet gelijk aan het belang van het besluit. Zo kunnen besluiten zeer planmatig worden genomen omdat er een lage mate van onzekerheid is over wat het beste besluit is, terwijl het belang heel groot is. En het omgekeerde kan zich ook voordoen. Daarom moet de termijn van plannen worden onderscheiden van de structuur van besluitvorming (◘ fig. 1.2).

1.5 Rationele besluitvorming

Een opvatting van besluitvorming waar men niets op tegen kan hebben, is dat besluitvorming rationeel moet zijn. In de gezondheidszorg heeft dat ertoe geleid dat de toelating en vergoeding van nieuwe medische technieken gebaseerd moeten zijn op kosteneffectiviteitsanalyses. Een besluit wordt dus genomen als alle kosten en effecten tegenover elkaar zijn afgewogen. Vooral in complexe situaties is zo'n analytische wijze van besluitvorming rationeel. Volgens Newton en Van Deth (2016, pag. 336) wordt het volgende proces doorlopen:
1. Informatie wordt verzameld die nodig is voor de besluitvorming. Deze wordt zorgvuldig geanalyseerd en beoordeeld. Doelstellingen worden gedefinieerd en gerangschikt met daarbij de middelen waarop deze het meest efficiënt en effectief kunnen worden bereikt.
2. De kosten en effecten van alternatieve strategieën worden bepaald.
3. De meest kosteneffectieve strategie wordt gekozen.
4. De rationele actoren evalueren hun besluitvorming en de uitkomsten van de door hun gekozen strategie om te leren en toekomstige besluitvorming te verbeteren.

Hoewel we ook in dit boek voorbeelden zullen zien waarbij dit model wordt nagestreefd, is het een ideaalmodel dat in de praktijk zelden succesvol wordt toegepast. Volgens Newton en Van Deth (2016) is hiervoor een aantal oorzaken voor te noemen:
- Het model veronderstelt een enkelvoudige, gecentraliseerde besluitvormingscoördinatie. Dit is in Nederlandse zorgorganisaties bijna nooit het geval.
- Het veronderstelt dat interne politiek geen rol speelt.
- De benodigde informatie is niet beschikbaar of het proces om deze te verkrijgen is te kostbaar in tijd en geld.
- Besluitvormers hebben niet de benodigde competenties om besluiten via dit model te kunnen nemen.
- Rationele besluitvorming en het implementeren daarvan veronderstellen verschillende kwaliteiten van de betrokken actoren. Dus ook al wordt het goede besluit genomen, dat wil niet zeggen dat dat ook wordt uitgevoerd zoals bedoeld.

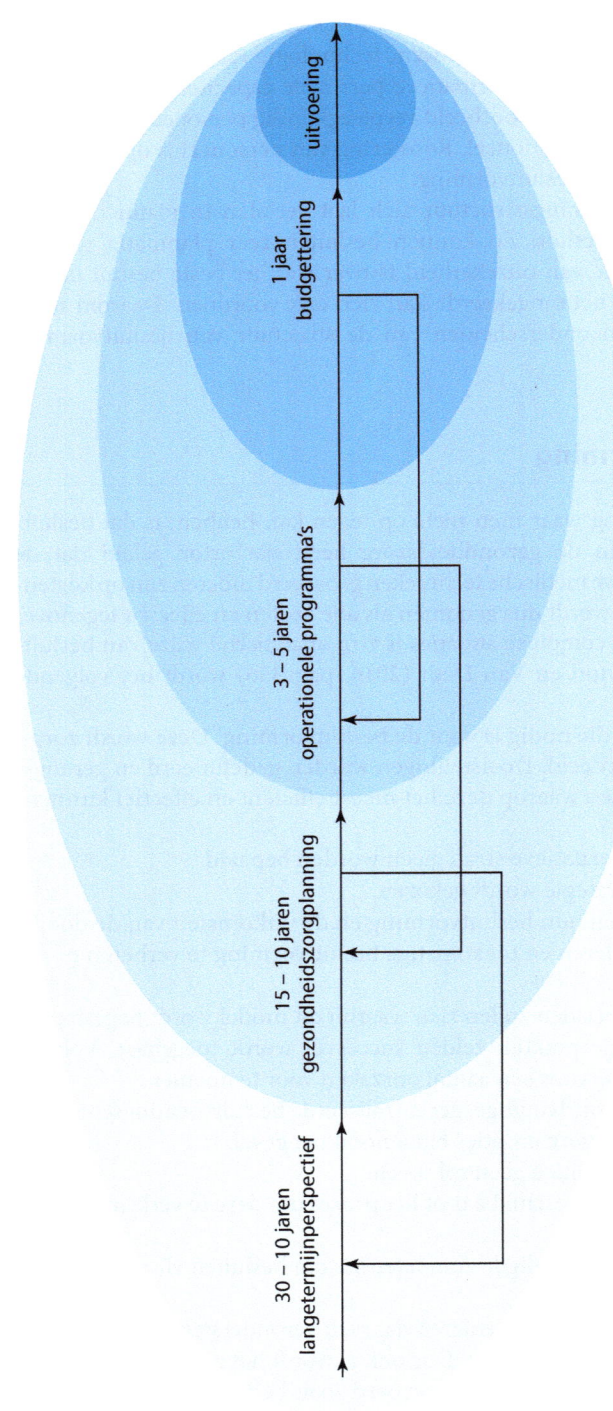

Figuur 1.2 Planningscycli bij besluitvorming en ontwerp ziekenhuizen (Le Mandat 1989, pag. 17). De langste planningscyclus is die van het langetermijnperspectief op het gebouw. Een ziekenhuis in Nederland of West-Europa wordt geacht wel veertig jaar mee te gaan. Dat wil niet zeggen dat er gedurende die veertig jaar geen veranderingen (renovaties, innovaties, uitbreidingen) plaatsvinden, maar de contouren van het complex worden bepaald door het perspectief van de lange termijn. Als eenmaal besloten is in nieuwbouw te voorzien, dan is de totale doorlooptijd van voornemen tot oplevering minstens tien jaar en soms nog (veel) langer. Deze periode kan worden gesplitst in de volgende fasen: visievorming, het opstellen van het conceptzorgmodel en capaciteitsplan, omzetting naar een conceptgebouw en programma van eisen, ontwerp van het gebouw, programmering en vervolgens de uitvoering

In de werkelijkheid komt het incrementele model van besluitvorming veel meer voor. Door Newton en Van Deth wordt dat model omschreven als: 'het model dat besluiten niet gebaseerd zijn op een goed samenvattend overzicht van problemen, maar op kleine, marginale wijzigingen van bestaand beleid' (2016, pag. 337). Het resultaat is geleidelijke veranderingen, ad hoc (of de schijn daarvan) besluitvorming, onderhandelen en compromissen sluiten.

1.6 Besluitvormingsprocessen en interne politiek

Strategische besluitvormingsprocessen kunnen in hoge mate een politiek karakter hebben. Dat zal vooral het geval zijn als sprake is van onzekerheid over de toekomst. Vaak wordt belangrijke informatie gemist om een besluit te kunnen nemen. Het rationele besluitvormingsmodel is dan moeilijk toepasbaar. Strategische onzekerheid nodigt uit tot politiek gedrag van organisatieleden. Als een onderwerp wordt 'verpolitiseerd', worden besluitvormingsprocessen 'geframed'.

Een voorbeeld is de besluitvorming rond ziekenhuisinformatiesystemen in Nederlandse ziekenhuizen. De laatste tien jaar, en ook nog de laatste drie jaar, hebben vele ziekenhuizen het besluit genomen om een nieuw ziekenhuisinformatiesysteem aan te schaffen. Deze ziekenhuisinformatiesystemen zullen mogelijk binnen vijf à tien jaar verouderd zijn gezien de huidige technologische ontwikkelingen. Daarom zou afwachten en blijven investeren in bestaande systemen verstandig zijn. Tegelijkertijd is niet duidelijk of die nieuwe technologie er echt aankomt en vooral wanneer dat het geval is. Wellicht duurt het ook nog tien jaar voordat nieuwe ziekenhuisinformatietechnologie beschikbaar komt. Vanuit dat laatste perspectief zou het nu vervangen van het ziekenhuisinformatiesysteem beter zijn. In de praktijk van de besluitvorming kan het afwegingsproces snel een politiek karakter krijgen. De 'afwachtstrategie' zal gekwalificeerd worden als 'besluiteloosheid' of als 'doormodderen'. Anderen in de organisatie vragen zich af of alle problemen worden veroorzaakt door de technologie: wellicht worden de problemen ook veroorzaakt door ondeskundigheid, (stille) sabotage, het niet aangepast zijn van processen aan de technologie, en mogelijk worden de ideeën om een nieuw ziekenhuisinformatiesysteem aan te schaffen door hen gekwalificeerd als een 'sprong voorwaartsstrategie': men koopt een nieuwe technologie die voorlopig de echte gedragsproblemen niet hoeft aan te pakken. Dus ook een groot, alomvattend besluit hoeft niet rationeel te zijn als het gaat om de kosteneffectiviteit van de uitkomsten.

Het is Lindblom die in *The Science of 'Muddling Through'* (Lindblom 1959) de rationaliteit van het volgen van het incrementele besluitvormingsmodel uitlegt, de rationaliteit van het 'doormodderen'. Het is een model dat niet alleen politiek realistischer is en beter bij de menselijke aard past om een goede oplossing te vinden in plaats van de beste, maar de uitkomsten zijn ook vaak beter. Wat schijnbaar een ad hoc proces is, heeft volgens hem aantoonbaar een impliciet rationeel verloop, en leidt via een wisselwerking van tegenstellingen uiteindelijk tot een optimale uitkomst.

Nederlandse zorginstellingen halen af en toe de pers met nieuwe ziekenhuisgebouwen die te duur of niet functioneel zijn. Of met mislukte of dure automatiseringsprojecten. Dit zijn bijna altijd projecten die direct of indirect gerelateerd zijn aan capaciteitsmanagement. Naarmate zorginstellingen steeds groter worden is er een reële kans dat het risico op mislukte 'megaprojecten' ook toeneemt. Dit is een algemene tendens in Westerse staten: het aantal en de omvang van megaprojecten nemen toe en tegelijkertijd de kans dat deze mislukken. Flyvbjerg et al. (2003, pag. 137) noemen als belangrijke oorzaak dat de voorstanders van een dergelijk project meestal niet de risico's dragen. Dit is bij grote projecten in zorginstellingen vaak niet anders: in ons zorgbestel zijn er feitelijk vaak geen economische eigenaren van megaprojecten. Tenzij men de overheid als economisch eigenaar ziet die, als het misgaat, afhankelijk van politieke druk wel of niet ingrijpt met financiële middelen, maar niet of marginaal betrokken is bij de besluitvorming over het project. In de eerdere metafoor van het landschap: megaprojecten in de zorg vinden veelal plaats onafhankelijk van het landschap.

Bij het nemen van een besluit over 'groot doorpakken' of 'doormodderen' moet daarom de politieke analyse worden gemaakt wie de risico's draagt. Het uitgangspunt zou kunnen zijn dat terughoudendheid wordt betracht als voorstanders geen economische eigenaren zijn. Door debacles in het verleden gaan veel grote projecten gepaard met risicomanagement. Dit is positief maar biedt geen garanties voor een goed verloop: het risicomanagement kan het innovatieve karakter reduceren waardoor het project 'lukt' maar de vraag blijft bestaan of de uitkomsten niet duur betaald zijn.

Ronald Heifetz (1994) maakt onderscheid bij besluitvorming tussen *adaptieve uitdagingen* en *technische uitdagingen*. Is een capaciteitsmanagementvraagstuk een strategische beslissing of kan het door bepaalde stakeholders zo worden gezien, dan is sprake van een strategische uitdaging. Technische problemen zijn duidelijk en vragen om een oplossing door een expert, een autoriteit op een bepaald kennisgebied. Maar vaak is sprake van een combinatie van technische en adaptieve uitdagingen. In zo'n combinatie zijn de adaptieve uitdagingen gedragsmatig, mogelijk politiek en vragen om oplossingen door de betrokken stakeholders en autoriteit. Ook al is de technische uitdaging wel duidelijk en de oplossing daarvan ook, dan nog kan het zijn dat de stakeholders er niet mee kunnen of willen werken. Er dient dus een manier te worden gevonden om te leren omgaan met de nieuwe techniek. Belangrijk is dat deze adaptaties op alle niveaus van de organisatie plaatsvinden. De derde categorie betreft puur adaptieve uitdagingen: veranderingen worden vereist die geen technische oplossing nodig hebben.

1.7 Onzekerheid en type uitdagingen

Leiderschap om de relatie te leggen naar de benodigde organisatieontwikkeling speelt in relatie tot voorgaande vraagstukken een grote rol. Zoals in de metafoor van het landschap geschreven, gaat het om het behouden van de samenhang van het geheel, de coherentie. We noemden de kunst van management en plannen het bewaren van de coherentie van het netwerk. De kunst van de leider is het vertalen van onzekerheid naar richting, want vaak is er sprake van veranderingen die zowel technisch als gedragsmatig zijn. Voor de strategische conversatie in de vorm van strategiebijeenkomsten, bedrijfsinterne communicatie, maar ook voor planning en budgettering, is het de leider die hierop stuurt. Omdat er onzekerheid over de toekomst is, kan de technische uitdaging ook een gedragsmatige uitdaging zijn, zie eerdere opmerkingen over 'doormodderen'. Deze onzekerheid komt ook omdat men de noodzakelijke toekomstige activiteiten nog niet kent of beheerst. Er bestaat dan een groot risico dat verkeerde keuzes worden gemaakt. Dit geldt vooral bij grote projecten zoals de aankoop, ontwikkeling en implementatie van een groot IT-systeem of de bouw van een nieuw ziekenhuis (zie ◘ fig. 1.3) waarbij geldt dat enerzijds veranderingsmanagement noodzakelijk is, maar anderzijds veel aandacht moet bestaan voor robuustheid, de multifunctionele inzetbaarheid van de nieuwe ruimten.

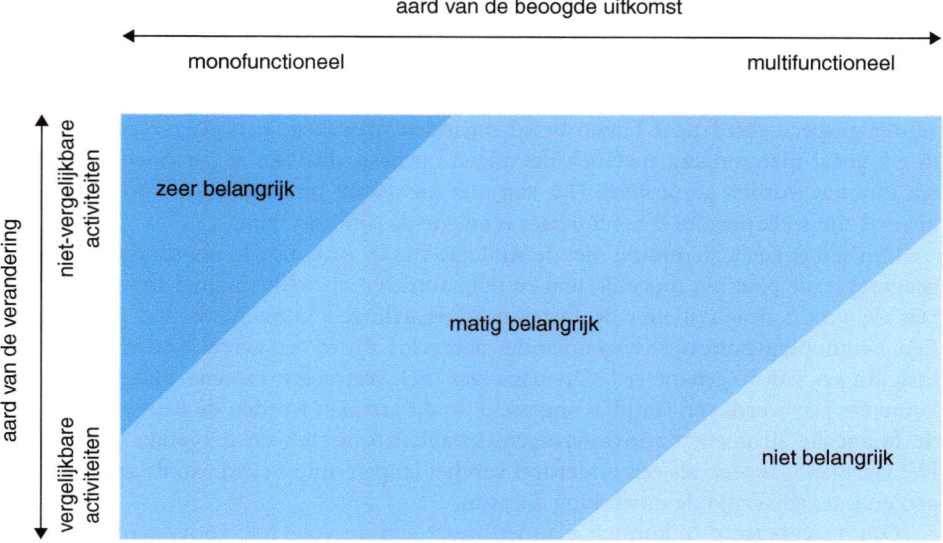

■ **Figuur 1.3** Impact van keuzes in capaciteitsmanagement (aangepast van Le Mandat 1989, pag. 20). Deze figuur laat zien hoe keuzes in capaciteitsmanagement impact hebben op de aard van de mogelijke veranderingsopgave en het risico dat de verkeerde keuze wordt gemaakt of de veranderingsopgave niet wordt gerealiseerd. Le Mandat (Le Mandat 1989, pag. 20) past dit toe op het vraagstuk of gekozen moet worden voor monofunctionele of multifunctionele bouw. Bij monofunctionele bouw gaat men ervanuit dat specifieke zorg en technologie worden gebruikt. Bij multifunctionele bouw wordt die veronderstelling niet gemaakt en kan men wachten tot bekend is wat er nodig is. Vooral als niet met de huidige praktijk overeenstemmende activiteiten worden uitgevoerd, is de veranderingsopgave en het risico foute keuzes te maken groot. Om de spijt, of de kans daarop, te minimaliseren is het vaak verstandig te kiezen voor multifunctionaliteit. Bij dat laatste wordt planning eenvoudig. Men kan dan uitgaan van geaggregeerde volumes. Hoewel de uitkomsten niet optimaal zijn, minimaliseert men wel de kans op spijt

1.8 Aggregatie-/disaggregatieproblematiek

Zoals eerder beschreven, bij vergezichten ziet men de details niet, en bij dichtbij kijken het grotere geheel niet. De informatieresolutie bij vergezichten is lager en de scope groter. Bij planning vertaalt zich dat in zogenoemde 'aggregatie-/disaggregatieproblematiek'. Voor de lange termijn worden de vraag en de benodigde capaciteit vooral op geaggregeerd niveau gepland: bijvoorbeeld in diagnosegroepen, op groepen van verrichtingen, maar niet op basis van individuele diagnoses en verrichtingen. Naarmate de termijn korter wordt, vindt er een disaggregatieproces plaats naar individuele diagnoses, verrichtingen enzovoort. Deze disaggregatie is echter alleen mogelijk voor deterministische processen. Dit zijn processen waarvoor alle parameters bekend zijn en constant blijven. Dat is niet altijd het geval. Disaggregatie van de langere naar de kortere termijn is maar in beperkte mate mogelijk (Van Merode et al. 2004, pag. 394-395). In praktijk kan daar alleen mee worden omgegaan als de capaciteit echt multifunctioneel inzetbaar is, zie ook ■ fig. 1.3 over de relatie tussen de aard van de bouw en de aard van de verandering.

Langetermijnplannen zijn 'geaggregeerde plannen'. Hierin worden de productieniveaus, de vereiste uitkomsten en kwaliteit, het benodigde personeel, de hoeveelheden materiaal en de benodigde capaciteit (bedden, operatiekamercapaciteit, functieonderzoekcapaciteit) vastgelegd. Voor zorginstellingen zal in het geaggregeerde plan vooral aandacht uitgaan naar de benodigde personele capaciteit. Daartoe zijn geaggregeerde plannen tot vijf jaar noodzakelijk. In Nederlandse zorginstellingen worden vooral geaggregeerde plannen gezien die overeenkomen met de budgetperiode – één jaar – en dan verder gespecificeerd naar bijvoorbeeld maanden of weken. Een geaggregeerd plan is in elk geval niet zodanig specifiek dat alleen op basis daarvan al personeel en patiënten kunnen worden geroosterd. Dat kan ook niet, want om te kunnen roosteren moet bekend zijn welk personeel beschikbaar is en wie de patiënten zijn.

Om een goede afstemming met de strategie van de instelling te waarborgen moet het geaggregeerde plan het mogelijk maken te beoordelen op welke manier in het komende jaar de productieactiviteiten de instellingsdoelstellingen kunnen worden gerealiseerd. Een aanknopingspunt is de zogenoemde 'jaarcyclus' die in een aantal Nederlandse zorginstellingen wordt gehanteerd. Op basis van het verwachte externe budget voor het komende jaar wordt een jaarplan opgesteld. In dit jaarplan worden de patiëntenstromen, de financiële stromen, de investeringen, kwaliteitsprojecten en dergelijke beschreven. Het jaarplan is te zien als een onderdeel van het langetermijnbeleid van de zorginstellingen en is tegelijkertijd de uitwerking daarvan.

Om geaggregeerd te kunnen plannen moet aan de volgende voorwaarden voldaan zijn (Heizer en Render 2000, pag. 530, geciteerd in Van Merode en Van Raak 2001, pag. 69):

- Er moet een logische eenheid bestaan voor het meten van werk en output (denk aan patiëntencategorieën of werklast).
- Een voorspelling van de vraag moet op een redelijke termijn mogelijk zijn.
- De beschikbare capaciteit moet kunnen worden voorspeld.
- De kosten moeten ingeschat kunnen worden.
- De voorspelde vraag en de verwachte kosten moeten aan elkaar kunnen worden gekoppeld.

Bij een situatie van grote onzekerheid over de werkelijke patiëntenvraag en/of de beschikbare capaciteit dient zo laat mogelijk een besluit te worden genomen over welke patiënten op welke manier worden bediend. Doet men dat niet, dan zal sprake zijn van wachttijden en/of onderbezetting van capaciteit. Wil men dat niet, dan zal gewerkt moeten worden aan het flexibiliseren van capaciteit en planningsmethoden die op de zeer korte termijn de match tussen de vraag van een patiënt en de inzet van personeel (en andere resources) kunnen inplannen (◘ fig. 1.4).

1.9 Eisen Integraal Capaciteitsmanagement aan de organisatie-inrichting

Eerder bespraken we in ▶ par. 1.3 dat een organisatie bestaat uit delen die relatief onafhankelijk van elkaar zijn. De mate en aard waarin zij onafhankelijk zijn, kunnen we bepalen door aan te geven of een eenheid over bepaalde zaken geheel onafhankelijk van andere eenheden (bijvoorbeeld een bovengelegen eenheid) een besluit kan nemen, dan wel dat zij bij het nemen van besluiten zich aan bepaalde regels moet houden. Het gaat

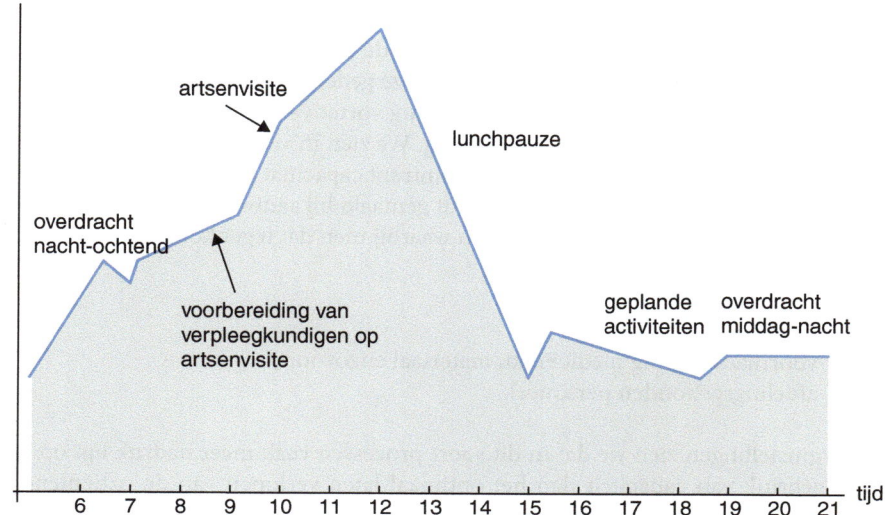

Figuur 1.4 Voorbeeld van capaciteitsbelasting van een verpleegafdeling (naar Claveranne en Pascal 2004, pag. 73). Er is sprake van gebrek aan coherentie op verpleegafdelingen. Vaak is er weinig afstemming tussen verschillende type capaciteiten. In de figuur een voorbeeld van hoe de werklast van verpleegkundigen onevenredig wordt verdeeld over de dag als gevolg van de werkwijze van artsen. Aandacht voor werksystemen en procesoptimalisatie zijn noodzakelijk voor goed capaciteitsmanagement. Het gaat in dit geval om een complete afdeling en niet om een werkcel

hierbij dus om de (de)centralisatie en (de)concentratie. De kwaliteit van de organisatiestructuur kan vanuit besluitvormingsperspectief vanuit twee perspectieven worden beoordeeld: *verticale* en *horizontale afstemming*:
- Bij verticale afstemming in relatie tot capaciteitsmanagement gaat het om bepalen van de totale benodigde capaciteit en de verdeling daarvan over de verschillende organisatiedelen. Bij zowel strategische als tactische besluitvorming speelt dat een rol. Denk bijvoorbeeld aan het inrichten van een nieuw gebouw of het verdelen van het totale zorgbudget. Verticale afstemming speelt niet of nauwelijks op operationeel of realtime niveau.
- Horizontale afstemming betreft afstemming tussen verschillende zorgafdelingen, gericht op het zo goed mogelijk laten verlopen van zorgprocessen. Zorginstellingen verschillen vaak in de mate waarin ze daar succesvol in zijn. Veelal vindt de afstemming plaats op tactisch niveau. Er worden dan bijvoorbeeld jaarlijks afspraken gemaakt wanneer welke poli's open zijn. Vooral als patiënten op meerdere plekken in de polikliniek moeten zijn, is het van belang dat de openingstijden en de bezetting van de polispreekuren op elkaar zijn afgestemd. Bijvoorbeeld: een poli anesthesie is dan open voor preoperatieve screening als ook poli's van snijdende vakken open zijn. Het betreft hier afstemming om de patiëntenstroom zo continu mogelijk te laten verlopen. Horizontale afstemming kan ook plaatsvinden in verband met beschikbaarheid van personeel. ICU-verpleegkundigen kunnen bijvoorbeeld in een ziekenhuis

worden ingezet op de SEH. Hoe houden we daarbij rekening mee bij het bepalen van de formatie en bezetting van zowel de SEH als de ICU? Verder kunnen verschillende patiëntenstromen gebruikmaken van dezelfde capaciteit. Op tactisch niveau zal dan een verdeling moeten plaatsvinden van deze gedeelde capaciteit, denk bijvoorbeeld aan OK-tijd. Deze tactische besluitvorming vormt vervolgens een gegeven voor de operationele en realtime besluitvorming. We zien in veel zorginstellingen dat er relatief veel tactische besluitvorming omtrent capaciteit plaatsvindt terwijl er toch inefficiënt gebruik van capaciteit wordt gemaakt bij aanwezigheid van wachttijden en doorstroomproblemen. Voorbeelden waarbij men dat tegenkomt zijn:
- opnameplanning;
- snijtijdenverdeling;
- geoormerkte bedden;
- voorraadvorming medicijnen, materiaal enzovoort;
- afdelingsgebonden personeel.

In zorginstellingen zien we dat in dit soort processen vaak meer nadruk ligt op het optimale gebruik van capaciteit dan het optimaal laten verlopen van de patiëntenstromen. Het lijkt een contradictie, maar als gevolg daarvan komen in zorginstellingen zowel lange wacht- en toegangstijden voor, in combinatie met ondergebruik van capaciteit. Dit heeft alles te maken met het *push-* of *open loop*-karakter van veel soorten van met name tactische afstemming.

Goed capaciteitsmanagement kan alleen maar bestaan bij een goed systeem van zorglogistiek. De wijze van werken van professionals en de logistiek moeten naadloos op elkaar aansluiten. En beide bestaan alleen maar als de organisatiestructuur daarvoor geëigend is. Dat is alleen het geval als de organisatie-inrichting zo veel mogelijk de structuur van zorgprocessen volgt. Henri Boersma bespreekt in het hoofdstuk 'Optimaal beslissen over capaciteit op polikliniek' de volumevariëteit-matrix en de typen servicestrategie gebaseerd op Heizer en Render (2000). We kunnen deze matrix toepassen op alle zorgprocessen in een zorgorganisatie. De gedachtegang daarbij is dat we alle zorg die we patiënten bieden, kunnen zien als een proces, een logische opvolging van activiteiten die door professionals op een bepaalde manier met bepaald materiaal met bepaalde apparatuur en op bepaalde plaatsen wordt aangeboden. Zorglogistiek is erop gericht dat patiënten met zo gering mogelijk doorlooptijd de verschillende activiteiten verkrijgen. Het optimaliseren van doorlooptijd betreft het reduceren van alle tijd die niet noodzakelijk is om de zorg te leveren. De meeste zorgorganisaties zijn in wezen *functioneel* (of *functionalistisch*) ingericht. Dat wil zeggen dat de organisatiestructuur ingericht is op het zo veel mogelijk bundelen van dezelfde expertise oftewel van dezelfde typen zorgprofessionals of medische disciplines. Dat kan heel goed passen bij bepaalde patiënten of zorgprocessen, maar heel vaak ook niet (Janssen en Van Merode 1991). De verdeling van capaciteiten in een dergelijke functionalistische structuur heeft vaak een politieke factor omdat het precieze inzicht in de benodigde capaciteit om aan bepaalde zorgvraag te voldoen ontbreekt. Het past vaak beter om expertises en capaciteiten te bundelen in eenheden van activiteiten die in zorgprocessen voorkomen. De werkwijze is dan dat je van alle zorgprocessen bepaalt wat, wie en waar nodig is en dan bepaalt wie en waar tot organisatie-eenheid wordt 'gebundeld'. De primaire vraag wordt dan echter hoe we zorgprocessen bundelen. Deze bundeling is een vorm van aggregatie zoals we die eerder bespraken in relatie tot de aggregatie-disaggregatieproblematiek.

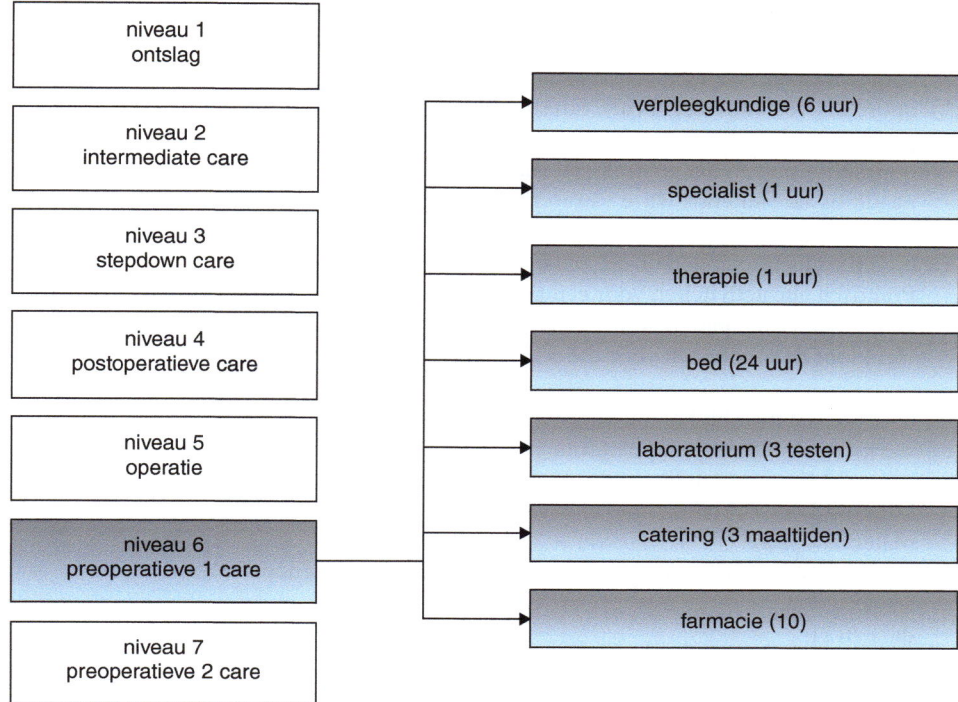

◘ **Figuur 1.5** Zorgpad als 'bill of resources' (ontleend aan Roth en Van Dierdonck 1995). Roth en Van Dierdonk ontwikkelden het model om zorgpaden te koppelen aan capaciteitsbehoeften (en aan materialen, zorg enzovoort). Op deze wijze kan een relatie worden gelegd tussen de geschatte toekomstige zorgvraag en de benodigde capaciteit. Echter, tot op zekere hoogte! Er bestaat niet alleen onzekerheid over de toekomstige zorgvraag, maar de benodigde capaciteit is ook sterk afhankelijk van de kwaliteit van de inrichting van de zorglogistiek

Tegenwoordig noemen we dat *patient journeys*, *care pathways* of 'zorgpaden'. Een bepaald zorgpad kan eventueel over meerdere plaatsen in de organisatie lopen. Afhankelijk van de variatie aan zorgprocessen en de variatie van zorgprocessen zelf worden typen afdelingen of werkplekken ingericht. Wij stellen voor dat het type wordt ingericht op basis van het zogenoemde 'werkcelprincipe'. Disaggregatie betekent dan dat voor iedere patient op basis van het vereiste zorgpad de route langs specifieke werkcellen wordt bepaald.

Een werkcel kan een assortiment zorgprocessen aan met een bepaalde variatiebreedte, en iedere bezetting van die werkcel binnen deze variatiebreedte kan worden gehanteerd door de medewerkers van die werkcel zelf. De omvang van de werkcel wordt bepaald door de kleinst mogelijke zorgteamomvang die nodig is om de zorg te kunnen leveren. De omvang van het zorgteam wordt alleen bepaald op basis van de zorgtaken. Alle andere taken worden gedaan c.q. overgenomen door ondersteunende diensten. Fysiek is de werkcel zodanig ingericht dat zorgmedewerkers praktisch altijd binnen hun werkcel kunnen blijven. Alle ondersteunende diensten worden naar de werkcel toegebracht.

Het zorgpad kan worden gezien als een *bill of resources* zoals in ◘ fig. 1.5 grafisch is weergegeven.

Het toepassen van de combinatie van zorgpaden, werkcelinrichting, capaciteitsmanagement en zorglogistiek leidt tot een geïntegreerd geheel van:
- zorgprocessen;
- optimaliseren van het gebruik van tijd en verplaatsingen ten behoeve van de klant/patiënt;
- optimaliseren van het gebruik van ruimte;
- naadloos aansluitende wijze van werken van professionals en logistiek.

De basisveronderstellingen bij het ontwerp van werkcellen zijn:
- Praktisch alle activiteiten voor een patiënt kunnen op één locatie worden uitgevoerd.
- Er bestaan typen patiënten die passen bij specifieke cellen.
- Het loont de moeite om voor die cellen specifiek zorgpersoneel te hebben.

De basisbouwstenen bij het ontwerp van een werkcel zijn:
- werkstations (bed, met apparatuur);
- zorgmedewerkers (skills-mix);
- hulpmiddelen (instrumenten enzovoort);
- materiaalopslag;
- aan- en afvoersysteem voor materiaal (inclusief medicijnen, patiëntmateriaal en afval);
- data en IT.

Werkcellen hebben een specifieke grootte. Deze wordt bepaald door de minimaal benodigde grootte van het team van zorgmedewerkers. Daarbij is er afhankelijkheid van de intensiteit van zorg: hoe intenser, hoe kleiner. Tegelijkertijd hebben verschillende cellen een verhouding met elkaar:
- (Bijna) gelijksoortige cellen kunnen personeel uitwisselen. Dus bijvoorbeeld 2x4 bedden/cellen naast elkaar.
- Cellen kunnen een harmonica vormen.

Voor iedere werkcel dient een skillsmatrix ontworpen te worden. Deze beantwoordt de volgende vragen bij het ontwerp van een bepaalde werkcel:
- Hoe zien de functieprofielen eruit?
- Voor welke mate van patiënt- c.q. taakspecialisatie wordt gekozen?
- Wie doet wat waar?
- Het gaat niet alleen om verpleegkundigen en artsen. Denk bijvoorbeeld ook aan catering- en logistieke medewerkers.

Verschillende cellen kunnen worden samengevoegd tot een afdeling. Aggregatie en disaggregatie – en daarmee de verschillende niveaus en vormen van capaciteitsplanning – lopen langs de lijnen van zorgpaden en werkcellen.

1.10 Sturen op coherentie

De vraag is hoe het beste op de coherentie (totale samenhang) kan worden gestuurd. Dit hangt zeer samen met de gekozen organisatiestructuur en -cultuur. De organisatiestructuur moet coördinatie van de verschillende stromen en benodigde capaciteiten makkelijk mogelijk maken. Belangrijker dan de organisatiestructuur is de aanwezigheid van een organisatiecultuur die gericht is op samenwerking en samenhangende besluitvorming op alle niveaus van de organisatie.

Sturen op samenwerking en samenhang is niet gemakkelijk. Ludwig et al. (2010) beschrijven op basis van analyses van data van Nederlandse algemene ziekenhuizen, dat ziekenhuizen die sterk sturen op efficiëntie, zeer efficiënte afdelingen kunnen hebben, maar dat zij meestal niet de meest efficiënte ziekenhuizen zijn. Ziekenhuizen die sturen op kwaliteit en samenwerking én daar goed in zijn, blijken ook vaak de meest efficiënte ziekenhuizen.

Tegelijkertijd blijkt het lastig om te bepalen hoe integrale capaciteit- en logistieke sturing er in de praktijk uit moet zien. In een recent artikel van Van der Ham (2019) wordt een literatuurstudie beschreven naar integrale patiënten- en/of materialenlogistiek in ziekenhuizen. Opmerkelijk genoeg was de oogst heel gering. Er zijn veel publicaties van toepassingen van logistieke sturing op afdelings- en soms op centrumniveau, maar niet op ziekenhuisniveau. Daarentegen kunnen wel publicaties worden gevonden over de theorie of over de logistieke besturing op ziekenhuisniveau. Empirische studies naar integrale logistiek op ziekenhuisniveau – en daarmee naar Integraal Capaciteitsmanagement (ICM) – ontbreken. Mogelijk zijn die toepassingen er wel, maar wordt er niet over gepubliceerd. Waarschijnlijker lijkt het dat integrale logistieke sturing en capaciteitsmanagement op ziekenhuisniveau een grote, mogelijk te grote uitdaging is die meestal niet wordt aangegaan.

ICM mag niet in de verleiding komen deze besturingsproblematiek in zijn eentje te veranderen. Naast het inzetten van de enorme, veelal cijfer- en modelmatige toolbox moet ICM vooral het procesritme versterken in de keten waardoor synchronisatie wordt bereikt, waarbij alle organisatieleden zich als deel van dezelfde organisatie blijven voelen. ICM heeft een belangrijke functie bij het creëren en in stand houden van de coherentie van de organisatie. Coherentie is volgens William Isaacs een opvatting, een houding, het besef in de dialoog tussen organisatieleden dat alles een geheel is, en dat je moet onderzoeken hoe dat is (Isaacs 1999, pag. 420). Iedereen heeft zijn motieven en dat kan ertoe leiden dat organisatieleden en -delen verschillende richtingen opgaan. Coherentie betekent samenhouden (Jullien 2012, pag. 77). Dit vereist ook consistentie in beleid. Er bestaat echter geen groot idee dat automatisch alles samenhoudt (Jullien 2014, pag. 72). ICM is niet het 'volgende grote idee', maar een functie ten behoeve van coherentie. Die slaagt alleen als zorgorganisaties echt veranderen in procesgerichte organisaties, dat zij een netwerk van zorgwerkcellen worden die de zorgpaden maximaal ondersteunen. Deze verandering is geen gemakkelijk proces. Dit proces dient zowel te worden 'ontworpen', als te worden 'ontdekt'. En dat vergt tegelijkertijd andere stuur- en communicatiemiddelen dan nu meestal in het kader van strategie, planning en control worden toegepast.

In het volgende hoofdstuk beschrijven we een aanpak voor capaciteitsmanagement, hoe dat kan worden ingebed in een proces dat tegelijkertijd strategievorming en implementatie is, én planning en control.

- **Verantwoording**

De auteur dankt de volgende personen die voorafgaande versies kritisch hebben beoordeeld: Bart Berden, Leo Berrevoets, Henri Boersma, Siebren Groothuis, Thijs Jacobs, Annelies van der Ham, Goord van Merode en Windi Winasti.

De auteur dankt Teun Zuiderent-Jerak voor het mogen gebruiken van de flowchart in ◘ fig. 1.1.

Literatuur

Claveranne, J.-P., & Pascal, C. (2004). *Repenser les processus à l'Hôpital: Une méthode au service de la performance*. Paris: Médica Éditions.
Dommann, M. (2011). Handling, flowcharts, logistik zur wissensgeschichte und materialkultur von warenflüssen. In David Gugerli, M. Hagner, C. Hirschi, A. B. Kilcher, P. Purtschert, P. Sarasin & J. Tanner (Red.), *Nach Feierabend 2011: Zirkulationen*. Zürich: Diaphanes.
Flyvbjerg, B., Bruzelius, N., & Rothengatter, W. (2003). *Megaprojects and risk: An anatomy of ambition*. Cambridge: Cambridge University Press.
Freedman, L. (2013). *Strategy: A history*. New York: Oxford University Press.
Heifetz, D. R. (1994). *Leadership without easy answers*. Carmbridge MA: Harvard University Press.
Heizer, J. H., & Render, B. (2000). *Operations management*. Englewood Cliffs: Prentice-Hall Inc.
Hopp, W. J., & Spearman, M. L. (2004). To pull or not to pull: What is the question? *Manufacturing & Service Operations Management, 6*(2), 133–148.
Hopp, W. J., & Spearman, M. L. (2011). *Factory Physics* (2nd ed.). Waveland Press: Long Grove, ll.
Isaacs, W. (1999). *Dialogue: The art of thinking together*. New York: Crown Publishing Group.
Janssen, R., & Van Merode, F. (1991). Hospital management by product lines. *Health Serv Manage Res, 4*(1), 25–31.
Jullien, F. (2012). *Entrer dans une pensée ou des possibles de l'esprit*. Paris: Éditions Gallimard.
Jullien, F. (2014). *Vivre de paysage: Ou l'impensé de la raison*. Paris: Éditions Gallimard.
Jullien, F. (2017). *Dé-coïncidence. D'ou viennent l'art et l'existence*. Paris: Éditions Grasset et Fasquelle.
Le Mandat, M. (1989). *Prévoir l'espace hospitalier*. Paris: Berger-Levrault.
Lindblom, C. E. (1959). The science of "Muddling Through". *Public Administration Review, 19*(2), 79–88. ▶ https://doi.org/10.2307/973677.
Ludwig, M., Van Merode, F., & Groot, W. (2010). Principal agent relationships and the efficiency of hospitals. *Eur J Health Econ, 11*(3), 291–304.
Mintzberg, H. (2017). *Managing the myths of health care: Bridging the separations between care, cure, control, and community*. Oakland, CA: Berrett-Koehler Publishers.
Munavalli, J. R., Rao, S. V., Srinivasan, A., & Van Merode, G. G. (2019). Integral patient scheduling in outpatient clinics under demand uncertainty to minimize patient waiting times. *Health Informatics Journal*. ▶ https://doi.org/10.1177/1460458219832044.
Newton, K., & Van Deth, J. W. (2016). *Foundations of comparative politics* (3rd ed.). Cambridge: Cambridge University Press.
Roth, A. V., & Van Dierdonck, R. (1995). Hospital resource planning: Concepts, feasibility, and framework. *Production and operations management, 4*(1), 2–29. ▶ https://doi.org/10.1111/j.1937-5956.1995.tb00038.x.
Van der Ham, A., Boersma, H., Van Raak, A. J. A., Ruwaard, D., & Van Merode, F. (2019). Identifying logistical parameters in hospitals: Does literature reflect integration in hospitals? A scoping study. *Health Services Management Research*. ▶ https://doi.org/10.1177/0951484818813488.
Van Merode, F. (2010). Stromen en complexiteit. In J. Benders, M. Rouppe van der Voort & B. Berden (Red.), *Lean denken en doen in de zorg; Acht verhalen uit de praktijk* (pag. 109–112). Den Haag: Uitgeverij Lemma.
Van Merode, G. G., & Van Raak, A. J. A. (2001). *Beheersing in de Zorg*. Maarsen: Elsevier Gezondheidszorg.
Van Merode, G. G., Groothuis, S., & Hasman, A. (2004). Enterprise resource planning for hospitals. *International Journal of Medical Informatics, 73*(6), 493–501.
Zuiderent-Jerak, T. (2007). Preventing implementation: Exploring interventions with standardization in healthcare. *Science as Culture, 16*(3), 311–329. ▶ https://doi.org/10.1080/09505430701568719.

Het raamwerk en het proces van capaciteitsmanagement

Windi Winasti, Frits van Merode en Leo Berrevoets

Samenvatting

Ziekenhuizen worden tegenwoordig uitgedaagd om de beperkte capaciteit aan te passen aan de groeiende vraag. In dit hoofdstuk worden het organisatieontwerp en het bijbehorende proces besproken om te zorgen voor voldoende capaciteit voor patiëntenzorg. We presenteren voorbeelden van verschillende capaciteitsbeslissingen en hun complexiteit bij elke planningshorizon (dat wil zeggen van strategisch tot realtime niveau) en van verschillende capaciteitsbeslissingen die centraal op ziekenhuisniveau of decentraal op afdelingsniveau worden genomen. En ten slotte signaleren we de behoefte aan integratie (verticaal en horizontaal) binnen en tussen afdelingen. Daarnaast geeft dit hoofdstuk een voorbeeld van het gebruik van de Hoshin Kanri-methode om de integratie in het ziekenhuissysteem mogelijk te maken. Al deze aspecten dragen bij aan het bereiken van de visie: 'Patiënten die zorg krijgen op het juiste tijdstip, op de juiste plaats en door de juiste zorgprofessionals.'

2.1　Inleiding – 25

2.2　Zorgaanbod en patiëntenstromen – 25

2.3　Planning en control in ziekenhuizen – 27
2.3.1　Een raamwerk voor resource planning en control – 27
2.3.2　Verticale en horizontale integratie – 30

2.4　Hoshin Kanri: het creëren van integratie in organisaties – 31
2.4.1　De methode – 32
2.4.2　Het afstemmingsproces in Hoshin Kanri – 32

© Bohn Stafleu van Loghum is een imprint van Springer Media B.V., onderdeel van Springer Nature 2021
B. Berden et al. (Red.), *Capaciteitsplanning in de zorg*, https://doi.org/10.1007/978-90-368-2567-2_2

2.4.3 Een illustratie – 33

2.5 Conclusie – 36

Literatuur – 38

2.1 Inleiding

> 'Patiënten krijgen de juiste zorg op het juiste moment op de juiste plaats bij de juiste zorgprofessionals.' Een dergelijke zorgvisie impliceert dat het zorgaanbod altijd past bij de zorgvraag. Dit betekent ook dat middelen om deze zorg te leveren – apparatuur, medewerkers, ruimte, materialen, geneesmiddelen – altijd beschikbaar zijn als ze nodig zijn.

Deze ambitie met woorden van gelijke strekking vinden we in veel strategie- en missienota's van zorginstellingen. Tegelijkertijd zijn de middelen schaars en kan er zelfs sprake zijn van structurele tekorten (denk aan verpleegkundigen, OK-assistenten enzovoort), en worden zorgorganisaties gedwongen hun diensten efficiënter en effectiever aan te bieden. Om die reden is het van belang om secuur met middelen om te gaan. Daarbij is een adequate capaciteit relevant.

In het navolgende gaan we vooral in op ziekenhuizen. De methodieken die we hier bespreken, kunnen ook op andere type zorginstellingen worden toegepast. Ziekenhuizen kunnen worden gezien als een geheel van stromen (*flows*) die moeten beschikken over de *schaarse middelen* om diensten te kunnen leveren. In ▶ H. 1 bespraken we de verschillende stromen die we kunnen onderscheiden. De belangrijkste stroom is natuurlijk die van patiënten die zich bewegen via verschillende ziekenhuisunits om zorg en behandeling te ontvangen (Hopp en Lovejoy 2014). Het aanbod – de middelen of *resources* – is het volume dat beschikbaar is om de zorg te leveren. Voorbeelden zijn verpleegkundigen, dokters, laboranten, ruimten, apparatuur, maar ook ondersteunende diensten, bijvoorbeeld voor transport van materiaal.

Om de patiëntenstromen en het zorgaanbod op elkaar af te stemmen zijn capaciteitsmanagement en patiëntenstroommanagement (zorglogistiek) dus van groot belang. Patiëntenstroommanagement richt zich in hoofdzaak op het organiseren van het bewegen ('doorstromen') van patiënten. Capaciteitsmanagement dient er dan voor te zorgen dat voldoende middelen beschikbaar zijn om de benodigde zorg te kunnen leveren. Vanuit het brede ziekenhuisperspectief wordt de effectiviteit van het ziekenhuis bepaald door de mate waarin het ziekenhuis in staat is om besluiten die in iedere unit worden genomen af te stemmen op elkaar. Ziekenhuizen die zich primair richten op interne en externe samenwerking zijn zowel effectiever als efficiënter dan ziekenhuizen die proberen hun afdelingen efficiënt te laten functioneren (Ludwig et al. 2010). Vooral als ziekenhuisunits veel met elkaar te maken hebben, is continue afstemming tussen deze units noodzakelijk; denk aan regels rond bijvoorbeeld opnameplanning of het sluiten van klinische bedden. Besluiten van de ene unit hebben dan effect op andere units. Zorglogistiek en capaciteitsmanagement zijn daarom altijd taken die niet geïsoleerd door ziekenhuisunits, dus los van anderen, kunnen worden gedaan (Hopp en Lovejoy 2014; Kolker 2013).

2.2 Zorgaanbod en patiëntenstromen

In ziekenhuisunits kunnen transacties met patiënten plaatsvinden en daartoe wordt capaciteit beschikbaar gesteld. Zoals in ▢ fig. 2.1 is weergegeven, zijn ziekenhuizen opgedeeld in verschillende functioneel onafhankelijke subsystemen: de spoedeisende hulp, de polikliniek, de diagnostische afdelingen, het operatiekamercomplex en de

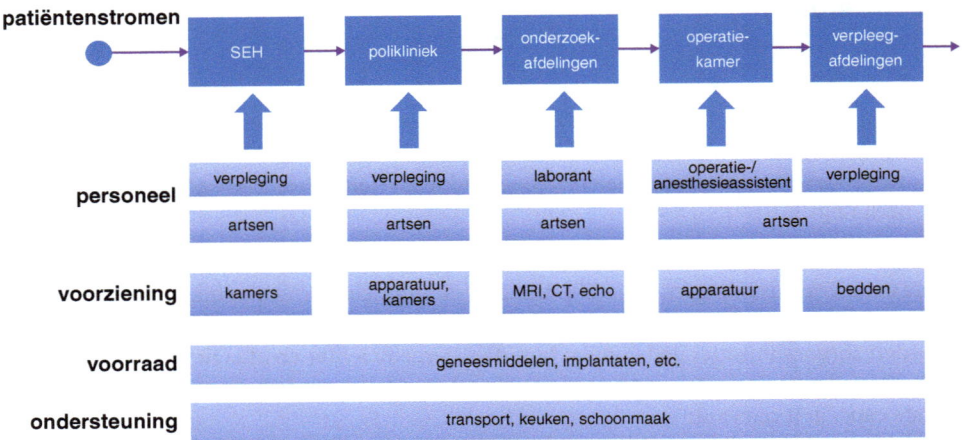

◘ **Figuur 2.1** Relaties tussen capaciteit en patiëntenstromen

verpleegafdelingen. Het voorbeeld in ◘ fig. 2.1 is relatief eenvoudig, en zal in deze vorm in de praktijk niet vaak voorkomen, maar toont wel de complexiteit van het ziekenhuis aan.

Planning in ziekenhuizen dient alle essentiële transacties tussen patiënten en zorgaanbod te ondersteunen. Veel zorgprofessionals zijn gespecialiseerd in het bieden van zorg aan specifieke patiëntengroepen en veelal verbonden aan afdelingen die functionalistisch georganiseerd zijn. Deze afdelingen hebben een mate van onafhankelijkheid die samenwerking om patiëntenstromen goed en vloeiend te laten verlopen in de weg kan staan. Zo'n subsysteem van het ziekenhuis vereist specifieke logistieke voorzieningen met betrekking tot bedden en medische technologie. Het valt op dat in zorginstellingen sommige stromen, zoals patiëntenstromen, vooral decentraal worden gemanaged en andere, zoals geneesmiddelenbevoorrading, vooral centraal.

Regelmatig hebben subsystemen veel met elkaar te maken (bijvoorbeeld gekenmerkt door grote aantallen patiëntenroutes tussen deze subsystemen) en zullen bepaalde besluiten in het ene subsysteem de mogelijkheid van andere subsystemen om patiënten zorg te bieden, beïnvloeden. Om continue patiëntenstromen te realiseren is het perspectief van coherentie (zie vorige hoofdstuk) nodig. Dat is het geval als sterk samenhangende subsystemen een werkbaar systeem vormen om een bepaald doel te bereiken. Zo bestaat er sterke samenhang tussen de Eerste Hart Hulp, de coronary care unit (CCU) en de cardiologische verpleegafdeling. Deze samenhang creëert een dynamiek tussen de capaciteit en de stromen van deze subsystemen. Een dergelijke dynamische samenhang pleit voor een coherentieperspectief. De effectiviteit van de zorg hangt niet alleen af van besluiten van een specifieke afdeling, maar ook van de manier waarop besluiten van verschillende afdelingen met elkaar samenhangen in het ziekenhuissysteem.

In de controlsysteemtheorie (regelsysteemtheorie) wordt onderscheid gemaakt tussen open loop- en closed loop-systemen. Het essentiële verschil tussen beide systeemtypen is de feedbackfunctie. In een open loop-systeem is de feedbackfunctie afwezig of functioneert niet naar behoren. Gebrek aan regelvermogen en synchronisatie van de capaciteit van subsystemen, en als gevolg daarvan het niet bereiken van gewenste uitkomsten (bijvoorbeeld continue patiëntenstroom), zijn eigenschappen van open loop-systemen. Door de dynamische samenhang tussen beschikbare capaciteit en stromen is een closed loop-systeem noodzakelijk (Munavalli et al. 2019). In een closed loop-systeem is de feedbackfunctie aanwezig, gekenmerkt door continue synchronisatie tussen stromen en capaciteiten in aan elkaar gerelateerde organisatie-eenheden. Besluitvorming is dan gericht op systeemstabiliteit (en bijvoorbeeld minder op over- en ondergebruik).

Door in een closed loop-systeem te werken, kunnen ziekenhuizen hun capaciteit efficiënt en effectief gebruiken. Allereerst moeten de patiëntenstromen beheerd worden (Hopp en Lovejoy 2014). Van Merode (2010) vergelijkt patiëntenstromen in ziekenhuizen met waterstromen in het Balinese irrigatiesysteem (*subak*). In een subak werken boeren samen om ervoor te zorgen dat water uit de bergen continu vloeit van stroomopwaartse rijstvelden naar stroomafwaarts gelegen rijstvelden. Een soortgelijk proces om stromen te managen zou ook in ziekenhuizen moeten plaatsvinden. In ziekenhuizen stromen patiënten door verschillende 'werkplaatsen' om hun complete zorgpad te realiseren. Daartoe moeten deze werkplaatsen zodanig samenwerken dat van een geïntegreerd zorgpad sprake is (bijvoorbeeld: continue flow, juiste diagnostiek en behandeling, volledige informatie en data-integratie). 'Planning en control' hebben belangrijke functies in het realiseren van deze integratie in een closed loop-systeem. Planning kan gedefinieerd worden als het bepalen wat er wanneer in de toekomst moet gebeuren. Control is het proces om te volgen wat van de planning terechtkomt en het ervoor zorgen dat de afstand tussen het geplande en de werkelijkheid wordt overbrugd. *Geïntegreerde* planning en control is gericht op het realiseren van samenhang en coherentie in besluitvorming en uitvoering op alle niveaus in de organisatie.

2.3 Planning en control in ziekenhuizen

2.3.1 Een raamwerk voor resource planning en control

In ▶ H. 1 werd de globale structuur van planning en besluitvorming in relatie tot de factor tijd beschreven: strategisch (meer dan drie jaar); tactisch (tussen drie maanden en drie jaar); operationeel (minder dan drie maanden tot een dag); en realtime (nu of net daarvoor). Hans et al. (2012) onderscheiden verder nog operationele besluitvorming in *operational offline* en *operational online*. Dit betreft het verschil tussen planning vooraf en reactieve controle op het realtime niveau.

Zoals besproken in ▶ H. 1 is het onderscheid tussen decentralisatie en deconcentratie van belang. Decentralisatie betreft de macht, de bevoegdheid, de autoriteit om besluiten te nemen. Deconcentratie betreft de plaats van besluitvorming. In het navolgende zullen we deze begrippen gebruiken om toe te lichten hoe decentralisatie en deconcentratie zich presenteren op elk planningsniveau.

- **Het strategisch niveau**

Voor capaciteitsplanning op strategisch niveau, zoals beschreven in Hulshof et al. (2012), worden de vraag en de benodigde capaciteit berekend op geaggregeerd niveau, dus op ziekenhuisniveau. Op dit niveau worden de aard, de samenhang en de omvang van capaciteit bepaald die nodig is om de zorgvraag te leveren. Het gaat dan bijvoorbeeld om het besluit een nieuwe ICU met een bepaalde omvang te bouwen, of om algemene bedden om te ruilen naar gespecialiseerde bedden. Dit zijn voorbeelden van gecentraliseerde besluitvorming. Natuurlijk kan de besluitvormer (i.c. de Raad van Bestuur) uitgebreid overleg voeren en zich uitvoerig laten informeren, maar het besluit wordt centraal genomen.

De strategische planningshorizon is tussen de 3 en 5 jaar. Deze termijn impliceert dat er vele onzekerheden zijn omtrent nieuwe technologieën, economische en maatschappelijke ontwikkelingen. Een plan dat geen rekening houdt met deze onzekerheden zal vaak onsuccesvol zijn omdat de werkelijkheid dikwijls afwijkt van een hypothetische toekomst (Haasnoot et al. 2013). Dat betekent dat een goed plan gekenmerkt wordt door een zekere mate van flexibiliteit, van aanpasbaarheid aan nieuwe omstandigheden en aan onverwachte gebeurtenissen. Dit betekent dat adaptief beleid moet worden gevoerd, beleid dat werkt onder verschillende omstandigheden – 'robuust adaptief beleid' (Hamarat et al. 2013). Dit impliceert dat beleid niet altijd gericht hoeft te zijn op het behalen van een optimum als dat een toekomst veronderstelt die niet zeker is. Het gaat wel om beleid dat acceptabel in alle of de meeste omstandigheden. Zorgorganisaties zullen daarom dynamisch adaptieve plannen moeten ontwikkelen en implementeren en planningen maken waarin mogelijkheden voor aanpassing is ingebouwd.

- **Het tactisch niveau**

Om strategische besluiten te kunnen implementeren, moet specificatie plaatsvinden. Strategische besluiten hebben vaak (en dus niet altijd!) een geaggregeerd karakter. Detaillering en specificatie om tot een concreet plan, eventueel zelfs een blauwdruk, te komen is noodzakelijk om kaderend te zijn voor het operationele niveau. Veelal leidt tactische besluitvorming tot normen die bepalen welke en hoeveel capaciteit en andere middelen worden toegedeeld aan verschillende taken, afdelingen, specialismen en patiëntengroepen. Een voorbeeld: de verpleegafdeling Orthopedie (met 30 bedden) hanteert de norm dat 10 verpleegkundigen voor de dagdienst worden ingepland, 6 voor de avonddienst en 4 voor de nachtdienst.

Tactische besluitvorming zal in Nederlandse zorginstellingen bijna altijd geconcentreerd zijn. De besluiten worden op tactisch niveau genomen, dus op afdelings- of eventueel op divisieniveau. Of er sprake is van gecentraliseerde of gedecentraliseerde beslissingsmacht hangt ervan af hoe vrij de tactische beslissers zijn om de normen zelf te bepalen. Veelal worden bijvoorbeeld normen rond bijvoorbeeld verpleegkundige bezetting niet vrijelijk door tactische beslissers genomen. Het zijn onderwerpen die bijvoorbeeld ook de Ondernemingsraad raken. De beslissingsbevoegdheid is dan niet volledig gedecentraliseerd. In veel organisaties speelt dit, met als gevolg dat het lijkt alsof tactische besluitvormers en hun afdelingen veel autonomie hebben, maar de schijn bedriegt. Doordat het mechanisme (de)centralisatie/(de)concentratie vaak niet doorzien wordt, leidt dat tot frustraties bij leidinggevenden. Er wordt bijvoorbeeld autonome besluitvorming van hen verwacht, maar tegelijkertijd zijn zij zeer gebonden aan regels. Een ander gevolg is de zogenoemde 'leemlaag' in organisaties, het middenkader. Het middenkader krijgt vaak de schuld als implementaties niet doorzetten. Het probleem is echter dat hun de facto beslissingsmacht vaak heel beperkt is en zij het daarom vaak 'niet goed *kunnen* doen'.

- **Het operationele niveau**

Op het operationele niveau zijn de kortetermijnbesluiten vooral gebaseerd op de normering door het tactische niveau. Kortetermijn-besluitvorming, zoals personeelsroostering en het opnemen van patiënten, bepaalt wie komt werken en welke patiënten worden opgenomen op een bepaalde dag. Bijvoorbeeld, in week 30 worden door de planner van de afdeling Orthopedie verpleegkundigen ingepland voor week

38, volgens een bepaalde tactische norm. In dit proces kan rekening worden gehouden met de wensen van individuele verpleegkundigen, bijvoorbeeld met betrekking tot verlofdagen, en de voorkeur voor specifieke diensten. Patiënten dienen echter ook te worden ingepland. Dat zou door dezelfde planner kunnen worden gedaan, maar vaak gebeurt dat niet. Bij het inplannen van patiënten kan ook rekening worden gehouden met hun voorkeuren. De horizonnen verschillen echter: individuele personeelsplanning wordt niet gerelateerd aan individuele patiëntenplanning. Deze besluitvorming kan worden gekarakteriseerd als gedeconcentreerd, met normen die elders zijn bepaald. De feitelijke beslissingsmacht is dus beperkt.

- **Het realtime niveau**

Besluitvorming kan ook realtime zijn, bijvoorbeeld als er iets gebeurt wat niet gewenst is. Vaak is variabiliteit of onzekerheid omtrent processen de oorzaak. Bijvoorbeeld: een personeelslid wordt plotseling ziek; een behandeling van een patiënt loopt uit; er worden ernstige traumapatiënten opgenomen. Een zorgorganisatie doet er goed aan om zo veel mogelijk variabiliteit en onzekerheid weg te nemen. Dat kan echter niet altijd en is vaak ook niet gewenst. Om hiermee om te gaan is zogenoemde 'reactieve beheersing' (*reactive control*) noodzakelijk. Deze functie maakt het de zorgorganisatie mogelijk capaciteitsaanpassingen op het laatste moment door te voeren opdat aan de zorgvraag kan worden voldaan.

Belangrijk om deze functie goed te laten vervullen is de beschikbaarheid van realtime data van het zorgsysteem. Dit betekent dat op ieder moment de werkelijke status van de zorgorganisatie bekend moet zijn. Deze informatie kan op verschillende manieren worden verstrekt en verwerkt:
1. In de vorm van feedbackinformatie waarbij constant vergeleken wordt wat voorspeld was en wat er werkelijk gebeurt.
2. In de vorm van het verschaffen van een actueel overzicht van de werkelijke situatie. Een voorbeeld daarvan is het *Centralized Operations Center* (Davenport en Carter 2018).
3. Via geautomatiseerde aanpassing van de planning. Een voorbeeld daarvan betreft de toepassing van realtime control in het grootste oogziekenhuis ter wereld, Aravind Eye Hospital, te Madurai, India (Munavalli et al. 2016, 2017, 2019).

Een voorbeeld van realtime beheersing die in Nederlandse ziekenhuizen wordt toegepast, betreft het plannen van verpleegkundigen voor bijvoorbeeld orthopedische verpleegafdelingen. Reactieve beheersing houdt dan bijvoorbeeld in:
– Vraag verpleegkundigen die nu op de orthopedieafdeling werken maar niet ingepland zijn voor direct patiëntgerelateerd werk (maar bijvoorbeeld onderzoek, administratie, onderwijs) om patiëntenzorg te gaan doen.
– Vraag aan andere afdelingen of zij verpleegkundigen op de orthopedieafdeling kunnen inzetten.
– Check de actuele medische status van de aanwezige patiënten om vast te stellen wie van hen 'medisch klaar' zijn en eventueel kunnen worden ontslagen uit het ziekenhuis.

Meestal, als reactieve functies aanwezig zijn, zijn deze gebaseerd op de lokale status, dus van een unit of een afdeling. Deze functie verbetert in eerste instantie (en vaak ook niet meer) de lokale situatie. Door het negeren van de globale, bijvoorbeeld de ziekenhuisbrede status kunnen deze maatregelen heel vaak contraproductief voor het geheel uitpakken (Kolker 2013).

2.3.2 Verticale en horizontale integratie

Wij introduceren dit organisatieontwerp vraagstuk met een kleine casus.

> **Casus**
>
> Mevrouw Smeets was door haar huisarts doorverwezen naar het ziekenhuis voor een probleem aan haar hart. De huisarts gaat ervanuit dat een hartoperatie noodzakelijk is. Nadat de verwijzing aan het ziekenhuis is gecommuniceerd, wordt haar situatie onmiddellijk (dezelfde dag) besproken door het hartteam. Het blijkt dat zij acuut moet worden behandeld. Mevrouw Smeets wordt erover geïnformeerd dat zij preoperatief gescreend moet worden op de polikliniek. Dat kan de volgende week. Daarvoor dient eerst een hartecho gemaakt te worden op een diagnostische unit van de cardiologieafdeling. Zij blijkt hier dezelfde middag nog terecht te kunnen. Ook hoort zij dat zij ook vandaag nog, meteen na het maken van de echo, de preoperatieve screening kan verkrijgen. Daar wordt haar verteld dat haar operatie over anderhalve week zal plaatsvinden, maar dat dit ook één of twee dagen later kan zijn. Uiteindelijk vindt de operatie op de afgesproken dag plaats. Met het plannen van de operatie worden ook de bedden in de intensive care unit en de verpleegafdeling gereserveerd voor mevrouw Smeets.

Dat mevrouw Smeets en alle andere patiënten zo snel kunnen worden geholpen is het resultaat van een goed georganiseerd zorgsysteem. Om alle patiënten op deze wijze door hun zorgpad te laten stromen is zowel verticale als horizontale integratie van besluitvorming omtrent capaciteit noodzakelijk. In de volgende paragrafen zullen we het 'wat' en 'hoe' van zulke integratie bespreken.

Figuur 2.2 laat zien hoe strategische besluiten door ieder decentraal subsysteem worden vertaald in concrete implementeerbare taken en vervolgens worden uitgevoerd via het tactische naar het operationele en het realtime niveau. We duiden dit aan als *verticaal geïntegreerde besluitvorming* (Hulshof et al. 2012).

De vertaling naar specifieke capaciteitsbesluiten is alleen gebaseerd op de specifieke vraagkenmerken van een gegeven subsysteem. Daarmee is er een grote kans dat er op systeemniveau, dus ziekenhuisniveau, geen sprake is van coherentie. Door op deze wijze besluitvorming op te splitsen naar subsystemen ontbreekt het coherentieperspectief. Veelal weet een bepaald subsysteem niet wat in andere subsystemen gebeurt (vrije bedden, patiënten die aanwezig zijn of worden verwacht, patiënten die worden ontslagen enzovoort). Subsystemen in ziekenhuizen hebben de neiging zeer gefocust te zijn op hun eigen lokale situatie. Daardoor kunnen zowel wachttijden en doorstroomproblemen voor patiënten ontstaan alsook onderbenutting van capaciteit elders in de organisatie. Om dit te vermijden is een bepaalde mate *van horizontale integratie* noodzakelijk. Dat betekent dat besluitvorming in afstemming met meerdere subsystemen plaatsvindt om coherentie te bewerkstelligen. Dit vereist samenwerking en communicatie (Lawrence en Lorsch 1967).

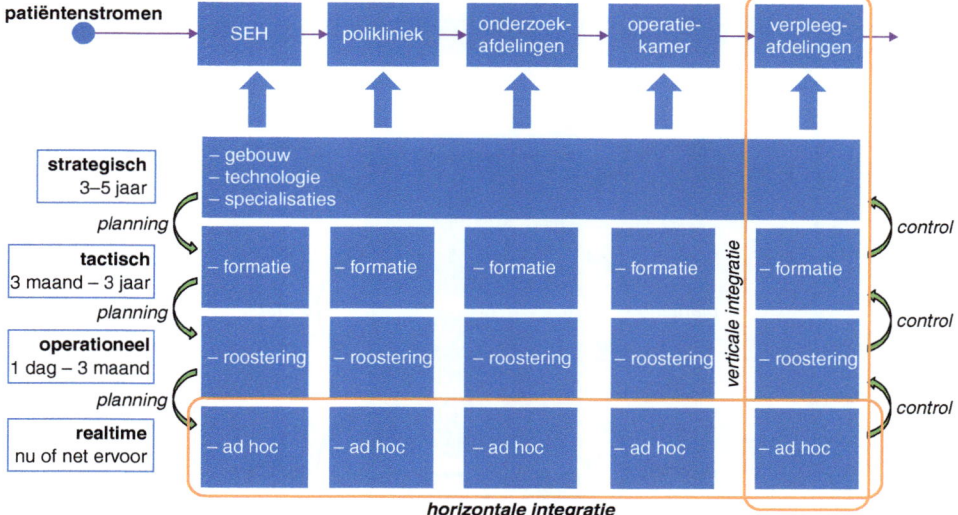

Figuur 2.2 Hiërarchie van planning en control

Voorbeelden van horizontale geïntegreerde planning en beheersingsbesluiten zijn:
- Als de omvang van een bepaalde verpleegafdeling moet worden bepaald, moet rekening worden gehouden met de behoefte aan post-chirurgiebedden.
- Als de operatiekamercapaciteit in bepaalde perioden is gereduceerd, moet ook het aantal verpleegkundigen op chirurgische verpleegafdelingen worden gereduceerd.

Voorbeelden van samenwerking en communicatie tussen subsystemen zijn: het creëren van een integratiefunctie in de vorm van een 'bedcoördinator' of 'casemanagement' ter bevordering van informatieoverdracht omtrent de actuele patiëntenvraag tussen verschillende subsystemen en op basis daarvan het oplossen van discrepanties tussen vraag en aanbod naar capaciteit.

2.4 Hoshin Kanri: het creëren van integratie in organisaties

Om zowel verticale als horizontale integratie te bereiken, dient daarop expliciet te worden gestuurd, te beginnen door de Raad van Bestuur van de zorgorganisatie. Een geschikte methode die daarbij behulpzaam kan zijn is de *Hoshin Kanri* (zie bijvoorbeeld Tennant en Roberts 2001). Hoshin Kanri komt uit het Japans. Letterlijk vertaald betekent *Hoshin* kompas en *Kanri* management of beheersing. Het is een methodiek die beoogt dat de strategische doelstellingen van een organisatie alle besluiten op alle niveaus bepalen (Tennant en Roberts 2001).

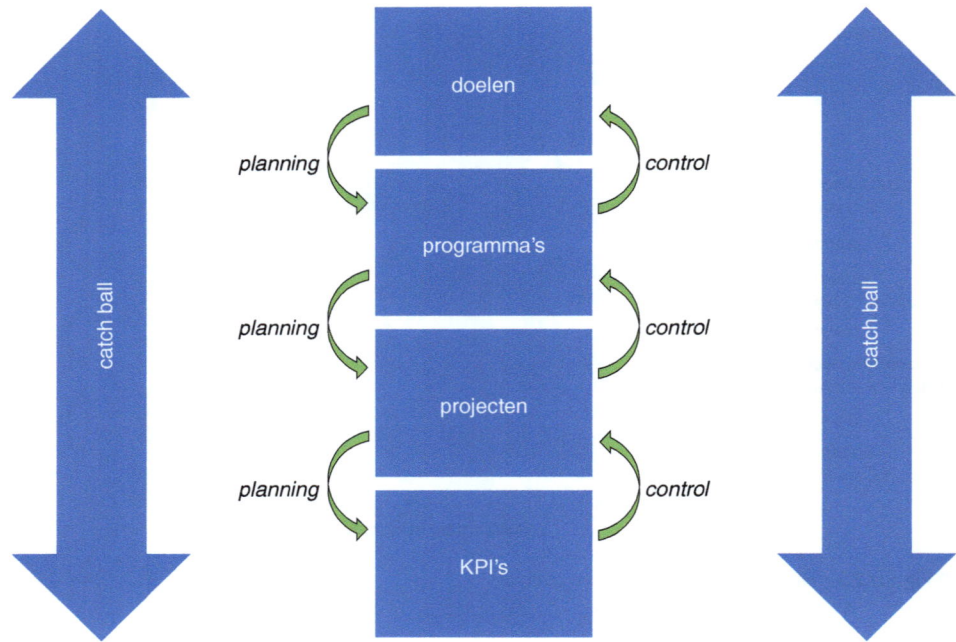

◻ **Figuur 2.3** Overzicht hoe Hoshin Kanri kan worden gekoppeld aan typen besluitvorming

2.4.1 De methode

◻ Figuur 2.3 laat zien dat de Hoshin Kanri-methodologie gebruikt kan worden om alle doelstellingen van een organisatie af te stemmen (*alignment*). Strategische doelstellingen worden afgestemd met tactische plannen, de kortetermijnbesluiten met de tactische en de operationele besluitvorming. Hoshin Kanri is een methode om besluitvorming constant af te stemmen. Deze afstemming gaat zowel top-down als bottom-up. Hoshin Kanri veronderstelt dat de organisatie een missie heeft en op basis daarvan en de afgeleide actuele strategische uitdaging, een visie heeft voor de komende drie tot vijf jaar.

2.4.2 Het afstemmingsproces in Hoshin Kanri

Hoshin Kanri loopt via een *catchball process*. In de reviewstudie van Jolayemi (2008) wordt een catchball gedefinieerd als '*a relative up, down, and horizontal discussions and joint analysis necessary for effective determinations of objectives, strategies, targets, and means.*' De *joint analysis*, de gemeenschappelijke analyse, is een proces dat de strategische dialoog aanmoedigt tussen de verschillende niveaus in de organisatie. Catchball-sessies zijn datagestuurd en op feiten gebaseerd.

Gedurende de catchball-sessies wordt informatie uitgewisseld tussen topmanagement, middenmanagement, operationeel management en mensen uit de zorg zelf. Catchball-sessies kunnen horizontaal en verticaal zijn. Horizontaal: de discussie en informatie-uitwisseling vindt plaats tussen medewerkers van organisatie-eenheden van hetzelfde hiërarchische niveau. Bij verticale catchball-sessies vindt de discussie

plaats tussen medewerkers van organisatie-eenheden die hiërarchisch verschillend zijn. Meestal betreft het dan organisatie-eenheden die één niveau van elkaar verschillen. In catchball-sessies gaat het erom dat:
- Doelstellingen/thema's voor de komende tijd worden begrepen, gedeeld en onderschreven. Dit is voor de gehele organisatie een beperkt aantal doelstellingen/thema's. Denk aan drie tot vijf.
- Deze doelstellingen en thema's worden vertaald in programma's waaraan de komende jaren gewerkt gaat worden.
- Projecten worden gedefinieerd op basis van de programma's.
- Deze projecten resultaten opleveren die langs de kritieke prestatie-indicatoren (KPI's) worden gemeten.
- Tijdens het Hoshin Kanri-proces zowel de KPI's als de daarbij behorende normen worden vastgelegd. Natuurlijk kunnen sommige KPI's voor de start van Hoshin Kanri al zijn gegeven, inclusief de bijbehorende normen. Tegelijkertijd is het ook de bedoeling van Hoshin Kanri om erachter te komen wat nu echt zinvolle KPI's en daarbij behorende normen zijn en hoe die direct te relateren zijn aan de doelstellingen die voor de komende jaren zijn gedefinieerd. Veel Hoshin Kanri-processen in organisaties dragen wel die naam, maar zijn het niet omdat alle KPI's van tevoren vaststaan.
- De organisatie zeer projectmatig te werk gaat om de doelstellingen te bereiken. Vandaar dat programma's altijd vertaald worden in projecten.
- De 'normale operationele organisatie' en de zorgprocessen worden verbeterd door projectmatig te werken!

De cascadering van strategisch, tactisch, operationeel en realtime loopt via de drijfveer 'verbetering' in de lijn van de doelstellingen voor de komende drie tot vijf jaar, en zowel top-down, bottom-up, horizontaal en geheel projectmatig. Dit afstemmingsproces wordt weergegeven, continu aangepast en geformaliseerd via een matrix. Een voorbeeld van een dergelijke matrix is gegeven in ◘ fig. 2.4.

Het is belangrijk dat de voortgang van KPI's voortdurend wordt gemonitord. Informatiesystemen en communicatiesystemen zijn dan heel belangrijk, en vooral ICT. Nog belangrijker zijn een cultuur en systeem van projectmatig werken. Projectmatig werken is niet hetzelfde als in 'projectstructuren werken'. In veel organisaties wordt wel met projectstructuren gewerkt, maar niet projectmatig! Een Hoshin Kanri kan ook als een dashboard functioneren (◘ fig. 2.5). Dat hoeft overigens niet per se geautomatiseerd te zijn. In zorginstellingen is projectmatig werken belangrijker dan automatiseren.

2.4.3 Een illustratie

Hoe gaat een dergelijk proces concreet in z'n werk? We beschrijven een voorbeeld: de Raad van Bestuur van het fictieve ziekenhuis Duinen en Stranden gelooft dat patiënten pas de beste zorg kunnen krijgen, als er genoeg en tevreden verpleegkundigen werken. Zij hebben zich ten doel gesteld dat zij dat in 2025 bereiken. Er zal dan geen tekort aan verpleegkundigen meer zijn in dit ziekenhuis. Zoals we in ◘ fig. 2.1 zagen, zijn verpleegkundigen op meerdere plaatsen, organisatie-eenheden, nodig. Besloten wordt dat het Hoshin Kanri-proces wordt begonnen met de verpleegkundigen zelf. Verpleegkundigen van verschillende afdelingen worden gevraagd deel te nemen in een sessie. Er worden

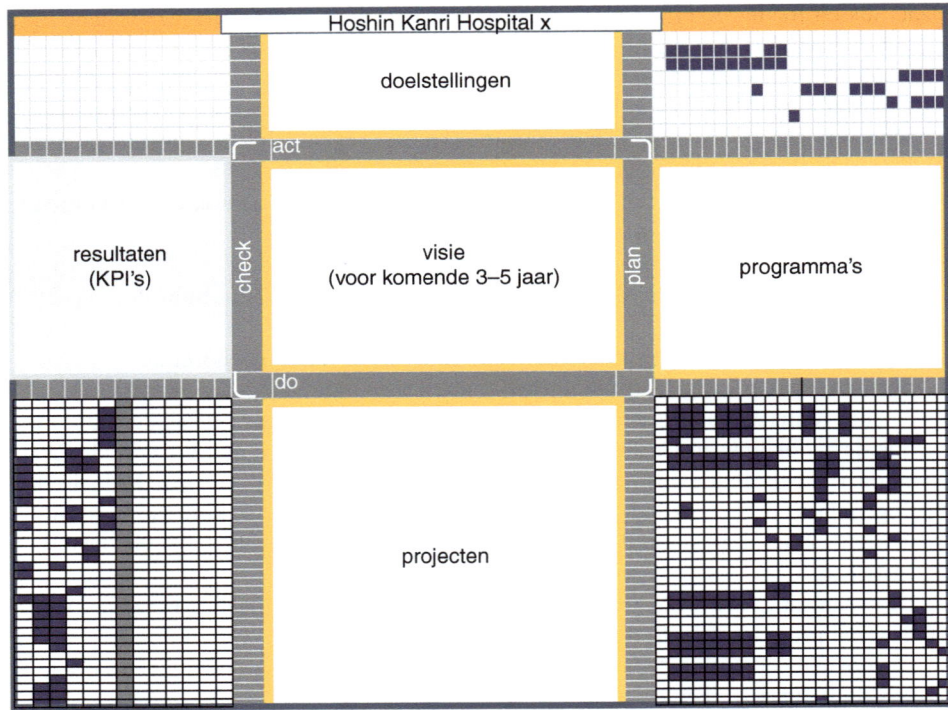

Figuur 2.4 Hoshin Kanri-matrix

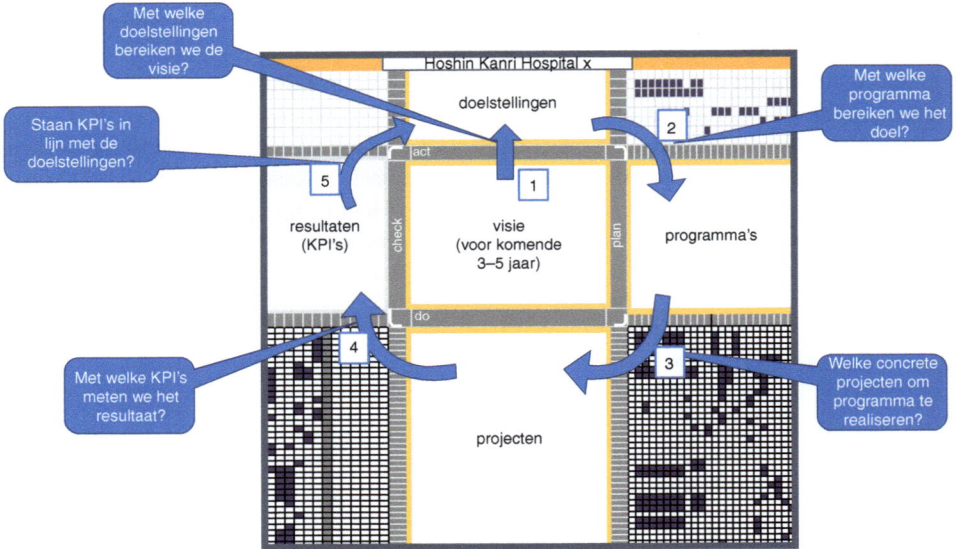

Figuur 2.5 Hoshin Kanri-stappen

meerdere sessies met verschillende samenstellingen gepland. Deze hebben een catchball-karakter omdat een Hoshin Kanri-matrix opgesteld of veranderd op basis van bepaalde sessies, wordt gebruikt als input in een volgende sessie.

Het eerste onderwerp in de sessies met verpleegkundigen is wat zij denken wat de langetermijndoelstellingen moeten zijn om de visie 'Iedereen wil in ziekenhuis Duinen en Stranden werken' in praktijk te brengen. En dan de ideeën over het bereiken van de doelstelling 'Duinen en Stranden heeft in 2025 genoeg verpleegkundigen'. Na discussies in sessies met verpleegkundigen van verschillende afdelingen worden twee langere-termijndoelstellingen vastgesteld:
- Doelstelling 1: Het ziekenhuis als werkgever moet aantrekkelijker worden.
- Doelstelling 2: Het gebruik van verpleegkundige capaciteit moet efficiënter en effectiever.

Na vaststelling van deze doelstellingen werd de verpleegkundigen gevraagd hoe deze doelstellingen het beste kunnen worden bereikt. Daarbij ligt de focus op zaken waarvan zij denken dat ze verbeterd kunnen worden.

Na brainstorming, discussies en een selectieproces vanuit het perspectief van verschillende afdelingen, werden de volgende onderwerpen genoemd die elk in programma's kunnen worden vertaald. Dit is de vertaling naar de tactiek om de doelstellingen te gaan behalen:
- Programma 1: Carrièrepaden voor verpleegkundigen
- Programma 2: Aantrekkelijker werkschema's
- Programma 3: Kortere toegangstijden voor personeel om op de verpleegafdelingen aan de slag te gaan na binnentreding in het ziekenhuisgebouw
- Programma 4: Gebalanceerde werkbelasting tussen afdelingen
- Programma 5: Een budget voor verpleegkundige capaciteit die past bij de zorgvraag
- Programma 6: Werkcel-organisatiestructuur (dit in analogie met cellmanufacturing)

Programma's 1, 2, 3, 4 en 6 worden ontwikkeld om de eerste doelstelling te bereiken. Programma's 3, 4, en 5 voor doelstelling twee. Na vaststelling van het voorafgaande werden in sessies de projecten besproken die zouden moeten plaatsvinden in het kader van deze programma's. Als eerste concrete projecten werden gedefinieerd:
- Project 1: Ontwikkel persoonlijke carrièrepaden voor verpleegkundigen.
- Project 2: Ontwikkel een roostersystematiek die rekening houdt met persoonlijke voorkeuren.
- Project 3: Ontwikkel een budgetsysteem waarin duidelijk onderscheid wordt gemaakt tussen 'werk direct aan patiëntenzorg gerelateerd' en 'ander werk'.
- Project 4: Ontwikkel een harmonicamodel voor verpleegafdelingen.
- Project 5: Bepaal de methodiek waarin afdelingen in werkcellen kunnen worden omgezet.
- Project 6: Vergroot de veiligheid op de parkeerplaats voor personeel en verbeter/verkort de verbinding met het ziekenhuis.

In de derde stap worden de projecten en de programma's op elkaar afgestemd. In de matrix wordt, door het plaatsen van een 'x', aangegeven dat er samenhang is. Er kunnen meerdere projecten bij een bepaald programma horen en projecten kunnen bij meerdere programma's horen.

Op basis van de concrete projecten wordt beoordeeld welke bijdragen deze kunnen leveren aan de KPI's, of worden KPI's toegevoegd (stap 4). Voorbeelden van KPI's hier zijn:
- KPI 1: Mate waarin over- en onderbezetting van verpleegkundigen voorkomen op afdelingen.
- KPI 2: De tijd (in percentage van het aantal gewerkte uren) die wordt besteed aan onderwijs/kennisontwikkeling.
- KPI 3: De tijd (in percentage van het aantal gewerkte uren) die wordt besteed aan indirecte zorg.
- KPI 4: Medewerkerstevredenheid van verpleegkundigen stijgt met 30 %.
- KPI 5: De uitstroom van verpleegkundigen is minder dan 10 % per jaar.

In de laatste stap (5) worden de KPI's gelinkt aan de doelstellingen van de komende 3 tot 5 jaar. Ook is te beoordelen of de doelstellingen worden behaald. Als er een fit is, en als deze Hoshin Kanri 'goed' is, kan een aantal acties volgen: de matrix komt in een uitvoeringsstatus, de programma's en projecten worden uitgevoerd, en/of de matrix wordt gebruikt om te 'catchballen' met die van andere organisatie-eenheden (fig. 2.6). Als beoordeeld wordt dat er een gat zit tussen wat de scores op KPI's zullen zijn, zal in twee richtingen moeten worden gekeken:
1. Naar de KPI's zelf: kan de normering daar omhoog?
2. Beoordeel wat de programma's gaan doen: zijn dit de juiste programma's en worden door deze programma's de juiste projecten gedefinieerd?

2.5 Conclusie

Ziekenhuizen zijn complexe systemen. In wezen is een ziekenhuis 'een verzameling van autonome actoren die samenwerken (of juist niet) en die een niet-triviale eenheid vormt' (Martínez-García en Hernández-Lemus 2013). Wat een ziekenhuis volgens Harper (2002) ook complex maakt, zijn de gedetailleerde regels die worden gehanteerd voor het opnemen van patiënten, het vrijhouden ('blokkeren') van capaciteit in verband met personele onderbezetting of door mogelijke aankomst van acute patiënten. Ook zijn er patiënten in 'buitengewesten' en 'kriskrasstromen' van patiënten. Organisatie-eenheden mogen veelal hun eigen regels hanteren of er zijn wel centraal vastgestelde regels, maar die worden per organisatie-eenheid verschillend geïnterpreteerd of toegepast. Deze wijze van besluiten nemen heeft vaak een groot (negatief) effect op andere organisatie-eenheden. De hier beschreven complexiteit bepaalt de bestuurbaarheid van het ziekenhuis en daarmee ook voor een groot deel de patiëntenzorg.

Om de effectiviteit en de efficiëntie van zowel besturing als het operationele proces (de zorg) te verbeteren, is zowel verticale als horizontale integratie bij besluitvorming omtrent capaciteit noodzakelijk. Alleen op deze wijze kan continue patiëntenflow worden gerealiseerd. Hoshin Kanri kan zeer behulpzaam zijn bij het realiseren van deze integratie. Daarmee kan, ondanks de complexiteit van de organisatie, een closed loop-systeem worden bereikt. En dat is noodzakelijk om te bereiken dat 'patiënten de juiste zorg krijgen op de juiste tijd, op de juiste plaats door de juiste zorgprofessionals.'

Het raamwerk en het proces van capaciteitsmanagement

Figuur 2.6 Voorbeeld van een Hoshin Kanri-matrix

Matrix (Hoshin Kanri), bestaande uit:

Missie: genoeg verpleegkundigen in het ziekenhuis in 2025

Doelstellingen (resultaten / KPI's):
- het ziekenhuis als werkgever moet aantrekkelijker worden
- efficiënter en effectiever gebruik van verpleegkundige capaciteit
- medewerkerstevredenheid van verpleegkundigen stijgt met 30%
- de uitstroom van verpleegkundigen is minder dan 5 per jaar
- de tijd (in percentage van het aantal gewerkte uren) die wordt besteed aan indirecte zorg
- de tijd (in percentage van het aantal gewerkte uren) die wordt besteed aan onderwijs/kennisontwikkeling
- minder over-/onderbezetting van personeel op afdeling

Programma's:
- werkcel organisatiestructuur (dit in analogie met cell manufacturing)
- een budget voor verpleegkundige capaciteit die past bij de zorg
- gebalanceerde werkbelasting tussen afdelingen
- kortere toegangstijden voor personeel op de verpleegafdeling
- aantrekkelijke werkschema's
- carrièrepaden voor verpleegkundigen

Projecten:
- ontwikkel persoonlijke carrièrepaden voor verpleegkundigen
- ontwikkel een roostersystematiek die rekening houdt met persoonlijke voorkeuren
- ontwikkel een budgetsysteem waarin duidelijk onderscheid wordt gemaakt tussen werk gerelateerd direct aan patiëntenzorg en ander werk
- ontwikkel een harmonicamodel voor verpleegafdelingen
- bepaal de methodiek waarin afdelingen in werkcellen kunnen worden omgezet
- vergroot de veiligheid op de parkeerplaats voor personeel en de verbinding met het ziekenhuis

Literatuur

Berlanga, J., Husby, B., & Anderson, H. (2018). *Hoshin kanri for healthcare: Toyota-style long term thinking and strategy deployment to unlock your organization's true potential*. New York: Taylor & Francis Group.

Davenport, P., & Carter, K. (2018). Integrating high-reliability principles to transform access and throughput by creating a centralized operations center. *The Journal of Nursing Administration, 48*(2), 93–99.

De Bruin, A. M., Van Rossum, A. C., Visser, M. C., & Koole, G. M. (2007). Modeling the emergency cardiac in-patient flow: An application of queuing theory. *Health Care Manage Science, 10*, 125–137.

Gnanlet, A., & Giland, W. (2009). Sequential and simultaneous decision making for optimizing health care resource flexibilities. *Decision Sciences, 40*, 295–326.

Haasnoot, M., Kwakkel, J. H., Walker, W. E., & Ter Maat, J. (2013). Dynamic adaptive policy pathways: A method for crafting robust decisions for a deeply uncertain world. *Global Environmental Change, 23*(2), 485–498.

Hamarat, C., Kwakkel, J., & Pruyt, E. (2013). Adaptive robust design under deep uncertainty. *Technological Forecasting & Social Change, 80*(3), 408–418.

Hans, E. W., Van Houdenhoven, M., & Hulshof, P. J. (2012). A framework for healthcare planning and control. In *Handbook of Healthcare System Scheduling* (pp. 303–320). Boston: Springer.

Harper, P. (2002). A framework for operational modelling of hospital resources. *Health Care Management Science, 5*(3), 165–173.

Hax, A., & Candea, D. (1984). *Production and inventory management*. Englewood Cliffs, New Jersey: Prentice-Hall, Inc.

Hopp, W., & Lovejoy, W. (2014). *Hospital operations: Principles of high efficiency health care*. New Jersey: Pearson Education.

Hulshof, P., Kortbeek, N., Boucherie, R., Hans, E., & Bakker, P. (2012). Taxonomic classification of planning decisions in health care: A structured review of the state of the art in OR/OM. *Health Science, 1*(2), 129–175.

Jolayemi, J. (2008). Hoshin kanri and hoshin process: A review and literature survey. *Total Quality Management, 19*(3), 295–320.

Kolker, A. (2013). Interdependency of hospital departments and hospital-wide patient flows. In R. Hall (Ed.), *Patient flow: Reducing delay in healthcare delivery* (pp. 43–63). Boston, MA: Springer.

Lawrence, P., & Lorsch, J. (1967). Differentiation and Integration in Complex Organizations. *Administrative Science Quarterly, 12*, 1–47.

Lipsitz, L. (2012). Understanding health care as a complex system: The foundation for unintended consequences. *JAMA, 308*(3), 243–244.

Litvak, E. (2005). Optimizing patient flow by managing its variability. *Front office to front line: Essential issues for health care leaders* (pp. 91–111). Oakbrook Terrace, IL: Joint Commission Resources.

Ludwig, M., Van Merode, F., & Groot, W. (2010). Principal agent relationships and the efficiency of hospitals. *Eur J Health Econ, 11*(3), 291–304.

Martínez-García, M., & Hernández-Lemus, E. (2013). Health systems as complex systems. *American Journal of Operations Research, 3*, 113–126.

Mintzberg, H. (1979). *Structuring of organizations: A synthesis of the research*. US: Pearson Education.

Munavalli, J. R., et al. (2016). The optimization in workflow management: Ophthalmology. *Journal of Health Management, 18*(1), 21–30.

Munavalli, J., Rao, S., Srinivasan, A., Manjunath, U., & Van Merode, G. (2017). A robust predictive resource planning under demand uncertainty to improve waiting times in outpatient clinics. *Journal of Health Management, 19*(4), 563–583.

Munavalli, J., Rao, S., Srinivasan, A., & Van Merode, G. (2019). Integral patient scheduling in outpatient clinics under demand uncertainty to minimize patient waiting times. *Health Informatics Journal, 26*(1), 435–448.

Rahimi, H., Kavosi, Z., Shojaei, P., & Kharazmi, E. (2017). Key performance indicators in hospital based on balanced scorecard model. *Journal of Health Management and Informatics, 4*(1), 17–24.

Tennant, C., & Roberts, P. (2001). Hoshin Kanri: A tool for strategic policy deployment. *Knowledge and Process Management, 8*(4), 262–269.

Van Merode, G. (2010). Stromen en complexiteit. In J. Benders, M. Van der Voort, & B. Berden (rred.), *Lean denken en doen in de zorg; Acht verhalen uit de praktijk* (pag. 109-112). Den Haag: Uitgeverij Lemma.

Van Merode, G. G., Groothuis, S., & Hasman, A. (2004). Enterprise resource planning for hospitals. *International Journal of Medical Informatics, 73*(6), 493-501.

Zhang, Z., & Xiao, R. (2009). Empirical study on entropy models of cellular manufacturing system. *Progress in Natural Science, 19,* 389-395.

Van raamwerk naar praktijk: de veelzijdigheid van Integraal Capaciteitsmanagement

Sanne van Logten en Windi Winasti

Samenvatting

Integraal Capaciteitsmanagement (ICM) krijgt in toenemende mate aandacht in zorginstellingen, met name in ziekenhuizen. Dit hoofdstuk geeft inzichten die nodig zijn om ICM te begrijpen, om de functies ervan in de volle breedte te bezien en de praktische vertaalslag te maken om ICM in de eigen organisatie te implementeren. Het biedt capaciteitsadviseurs de kans om hun rol op een onderdeel of juist in de volle breedte op te pakken doordat het laat zien dat ICM in de praktijk veel meer bevat dan alleen de capaciteitsanalyses of logistieke kaders. In dit hoofdstuk worden de essentiële elementen van ICM besproken: productie en logistieke kaders, integraal overleg en communicatie, capaciteitscentrum, capaciteitsinrichting en (plan)procesoptimalisatie. Dit hoofdstuk richt zich op ziekenhuizen. Echter, alle elementen van ICM die hier genoemd worden, zijn ook van toepassing op andere zorgorganisaties.

3.1   Inleiding – 43

3.2   Elementen van Integraal Capaciteitsmanagement – 43
3.2.1 Productie- en logistieke kaders bij ICM – 44
3.2.2 Integraal overleg en communicatie – 46
3.2.3 Capaciteitscentrum – 48
3.2.4 Capaciteitsinrichting – 50
3.2.5 (Plan)procesoptimalisatie – 51

© Bohn Stafleu van Loghum is een imprint van Springer Media B.V., onderdeel van Springer Nature 2021
B. Berden et al. (Red.), *Capaciteitsplanning in de zorg*, https://doi.org/10.1007/978-90-368-2567-2_3

3.3 Randvoorwaarden – 52

3.4 Beschouwing – 52
3.4.1 En nu? Neem een besluit over de eerste stap! – 53
3.4.2 Uitdagingen – 53
3.4.3 Andere organisaties? – 54

Literatuur – 54

3.1 Inleiding

Integraal Capaciteitsmanagement (ICM) krijgt in toenemende mate aandacht in zorginstellingen, met name in ziekenhuizen. Er worden veel initiatieven onder de noemer van ICM uitgevoerd. Voorbeelden zijn de tactische planning van verpleegkundigen, de operationele planning van bedden of het plannen van het operatieprogramma. Hoewel ziekenhuizen verschillende ideeën hebben over hun ICM-initiatieven, is de basis van ICM veelal dezelfde.

Deze basis is dat een ziekenhuis bestaat uit onderling verbonden afdelingen. Daarom is een samenhangend perspectief nodig voor de planning en control van ziekenhuismiddelen om ervoor te zorgen dat patiënten op het voor hen juiste moment door de verschillende afdelingen stromen (zie ook ▶ H. 2). ICM wordt daarom gedefinieerd als 'planning en control van ziekenhuismiddelen, gericht op het realiseren van samenhang en coherentie in besluitvorming en uitvoering op alle niveaus in de organisatie'.

Uit deze definitie blijkt dat ICM veelzijdig is. Het heeft veel verschillende aspecten en functies. Een belangrijk deel van ICM betreft het gebruik van informatie, gebaseerd op data, ter ondersteuning van besluitvorming rond capaciteitsgebruik (Hopp en Lovejoy 2014). Evenwel, ICM omvat meer dan alleen data-analyse voor en door afdelingen en de inzet van hun capaciteiten. ICM vraagt implementatie en daadkracht op een aantal elementen en samenhang tussen deze elementen. In dit hoofdstuk presenteren we karakteristieken die in de praktijk een goed functionerend ICM vormen in ziekenhuizen. Met dit hoofdstuk kunnen ziekenhuizen de verschillende functies van ICM begrijpen en de juiste stappen zetten om ICM succesvol te implementeren.

3.2 Elementen van Integraal Capaciteitsmanagement

Een organisatie waarbij ICM in de volle breedte werkt en onderdeel vormt van de bedrijfsvoering heeft de volgende vijf karakteristieken (zie ◘ fig. 3.1).
1. *Productie- en logistieke kaders*
   Het gaat om een raamwerk dat de productiekaders (diagnose-behandelcombinaties, DBC's) in lijn brengt met de logistieke kaders (bijvoorbeeld toegangstijden, bezettingsgraden en doorlooptijden).
2. *Integraal overleg en communicatie*
   Er is periodiek overleg – op strategisch, tactisch, operationeel en realtime niveau – met relevante stakeholders (afdelingen) om de afstemming tussen zorgvraag en zorgaanbod voor alle zorgdiensten te realiseren.
3. *Capaciteitscentrum*
   Een ingericht capaciteitscentrum met twee belangrijke taken:
   a. data-extractie en -analyse waarbij onder andere de relevante kritieke prestatie-indicatoren (KPI's) op het gebied van instroom, doorstroom en uitstroom reallife beschikbaar zijn op de verschillende planningsniveaus (strategisch, tactisch, operationeel en realtime).
   b. het geven van (veranderkundig) advies, inzicht en begeleiding, vanuit een onafhankelijke positie, om de lijn gezamenlijke keuzes te laten maken over de planning op strategisch, tactisch, operationeel en realtime niveau.

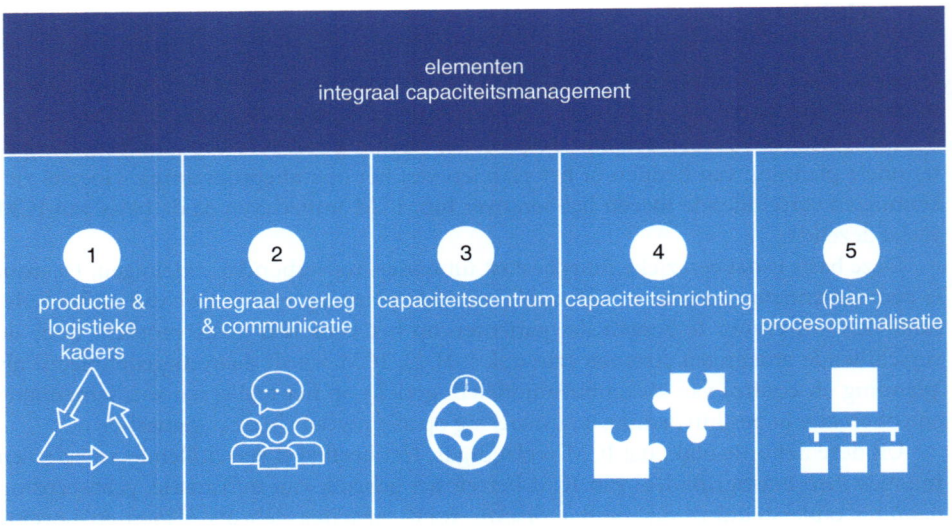

● **Figuur 3.1** Elementen van Integraal capaciteitsmanagement

4. *Capaciteitsinrichting*
'De basis per afdeling op orde'; om inzicht te geven en grip en sturing te verkrijgen gebruikt men de zogenoemde 'RIV-methode': *Richten* (richt zich op de verwachte productie van dat jaar), *Inrichten* (de afdeling wordt ingericht op basis van de verwachte productie van dat jaar), *Verrichten* (de werkelijke uitvoering van zorg).
5. *(Plan)procesoptimalisatie*
(Plan)processen verbeteren bestaat uit het stapsgewijs en gestructureerd analyseren van een proces om verspillende én waardevolle processtappen in kaart te brengen, en zo continu de Plan-Do-Check-Act-cyclus met elkaar te doorlopen om te blijven verbeteren.

We lichten de vijf elementen in de volgende paragrafen toe.

3.2.1 Productie- en logistieke kaders bij ICM

De productiekaders komen voort uit de begroting. Hierbij maakt een organisatie onder andere de vertaalslag van de te behalen DBC's naar de logistieke parameters (aantal opnamen, aantal operaties, aantal nieuwe polikliniekbezoeken enzovoort). Een organisatie formuleert de logistieke kaders zelf, enerzijds gedreven door wettelijke eisen en anderzijds door logistieke keuzes gemaakt op basis van de behoeften van de patiënt. Voorbeelden van logistieke kaders zijn: het beleid rondom 'vreemdliggers' ('buitengewesten'), gewenste instroom-doorstroom-uitstroom per afdeling, treeknormen, toegangstijden, wachttijden, doorlooptijden, benuttingspercentages en spreekuurtijden (Hopp en Lovejoy 2014; Rahimi et al. 2017).

Voor een optimaal ICM heeft de organisatie de productie- en logistieke kaders bepaald aan de hand van de planning & controlcyclus en deze doorvertaald op tactisch niveau. De aanwezigheid van kaders draagt bij aan de communicatie en afstemming tussen het strategisch, tactisch en operationeel niveau.

Het vertalen van de productiekaders vanuit de begroting kan op twee manieren:
1. Zet het aantal te behalen DBC's om naar logistieke parameters. Dit doet men door deze te vermenigvuldigen met het gemiddeld aantal zorgactiviteiten per DBC. Het voordeel van deze manier is dat ze relatief eenvoudig is. Het nadeel is dat in de praktijk de registratie van zorgactiviteiten niet precies overeenkomt met de werkelijke activiteit die wordt uitgevoerd. Hierdoor is het productiekader niet altijd herkenbaar voor de zorgprofessional. Voor het vertalen van de productiekaders moet men dus goed kijken hoe registratie aan de bron verloopt en op basis daarvan altijd in overleg met zorgprofessionals de aantallen vaststellen waarmee verder gerekend wordt.
2. Bepaal de productiekaders op basis van de werkelijk uitgevoerde activiteiten. Hierbij wordt aan de voorkant gekeken hoe de activiteiten vastgelegd worden en welke waarden aan de achterkant dus representatief zijn voor het aantal activiteiten. Dit wordt vertaald naar de werkelijke inzet aan activiteiten (zie voorbeeld).

- **Centrale versus decentrale (logistieke) kaders**

Zoals gepresenteerd in ▶ H. 1 (Van Merode) wordt onderscheid gemaakt tussen decentralisatie en deconcentratie. Terwijl decentralisatie gaat over de macht, de bevoegdheid en de autoriteit om besluiten te nemen, gaat deconcentratie over de plaats van besluitvorming. Logistieke parameters kunnen centraal of decentraal worden vastgesteld. De centrale, voor iedereen geldende parameters zijn parameters op basis van wettelijke eisen, eisen gesteld door zorgverzekeraars en algemene organisatiespecifieke eisen. Deze centrale parameters stelt de organisatie op geconcentreerd strategisch niveau vast. De verscheidenheid aan patiënten tussen de verschillende zorgprocessen vraagt om een gedecentraliseerde en gedeconcentreerde aanpak voor zorgspecifieke logistieke parameters. Deze formuleert men op tactisch niveau. Zowel de centrale als decentrale parameters hebben invloed op de in te zetten capaciteiten om de gewenste productie te behalen.

> **Voorbeeld**
> Een centrale parameter is de treeknorm 'binnen 4 weken heeft een patiënt een eerste afspraak op de polikliniek'. Polikliniek A, waar spoedgevallen nauwelijks voorkomen, heeft een bezettingsgraad van 90 % voor de spreekuurbenutting als decentrale parameter, terwijl polikliniek B, met geregeld spoedgevallen tussendoor, een bezettingsgraad van 80 % voor de spreekuurbenutting heeft (zodat er meer plekken vrij zijn voor spoed). De hoeveelheid benodigde spreekuren (bij gelijk aantal patiënten en zelfde tijdsinvestering) zal bij polikliniek B hoger zijn, dit vraagt dus ook meer capaciteit.

3.2.2 Integraal overleg en communicatie

Een van de zeer relevante componenten voor het succesvol uitvoeren van ICM zijn integrale overleggen en heldere communicatie. Zonder deze elementen blijft iedereen op zijn eigen eiland binnen de organisatie capaciteiten besturen en blijft benutting in de gehele keten, vanuit patiëntenperspectief, suboptimaal.

Integraal overleg en communicatie bij ICM betekent dat er op strategisch, tactisch, operationeel en realtime niveau periodiek overleg is met de betrokken stakeholders (de afdelingen). Zoals te zien is in ◘ fig. 3.2, zijn integraal overleg en communicatie nodig om twee soorten integraties mogelijk te maken: de verticale en de horizontale integratie. De verticale integratie gaat over de vertaling van de strategische beslissingen in concrete, uitvoerbare taken in de tactische, operationele en realtime niveaus binnen een specifieke (functionele) afdeling (Hulshof et al. 2012). De horizontale integratie heeft betrekking op geïntegreerde beslissingen tussen afdelingen, dat wil zeggen door de samenhang te betrekken bij het nemen van capaciteitsbeslissingen en door samenwerking en communicatie tussen afdelingen (Lawrence en Lorsch 1967).

Voor zowel verticale als horizontale integraties is integraal overleg en communicatie nodig, om te kunnen monitoren en te evalueren vanuit de logistieke kaders. Tevens zijn integraal overleg en communicatie essentieel om capaciteitsvraagstukken vanuit breed perspectief te bespreken om zo optimale integrale afstemming van zorgvraag en -aanbod op de lange, middellange en korte termijn en ook realtime te bewerkstelligen.

Een van de methoden die ingezet kunnen worden voor integraal overleg en communicatie bij ICM is de Hoshin Kanri-methodologie. Zoals uitgebreid besproken in ▶ H. 2 is Hoshin Kanri een methodiek die beoogt dat strategische doelstellingen van een organisatie de besluiten op alle niveaus bepalen (Tennant en Roberts 2001). Met de Hoshin Kanri-methodologie beoogt een organisatie alle doelstellingen van een organisatie op elkaar af te stemmen (*alignment*). Strategische doelstellingen worden dus afgestemd met tactische plannen en de kortetermijnbesluiten met de tactische en de operationele besluitvorming. Uiteindelijk helpt een goede overleg- en communicatiestructuur bij het komen tot afspraken over hoe besluiten gecommuniceerd worden naar andere niveaus en relevante stakeholders in de zorgorganisatie, en wat de follow-up ervan is.

Het overleg kan worden uitgevoerd met verschillende afdelingen (integraal), of alleen met een specifieke afdeling (binnen de eenheid). Dit is afhankelijk van de vraagstukken die er liggen, de samenwerking en verbinding die nodig zijn en de problemen die moeten worden aangepakt. Een overzicht van welk type overleg, integraal of binnen de eenheid, per niveau nodig is, staat weergegeven in ◘ fig. 3.3.

Zoals te zien is in ◘ fig. 3.3, is een integraal overleg met een afvaardiging van verschillende afdelingen nodig op strategisch niveau, om beslissingen te kunnen nemen over de te leveren zorg door het gehele ziekenhuis voor de komende jaren. Besluiten over bijvoorbeeld het bouwen van een post-recovery voor chirurgische afdelingen moeten bijvoorbeeld in overeenstemming zijn met de grootte c.q. de capaciteit van de operatiekamer en de meerjarenstrategie. Om de vraag over de dimensionering van de afdelingen te beantwoorden, is ook integraal overleg nodig, zowel horizontaal als verticaal tussen de afdelingen die in het proces vóór, tijdens en na de operatiekamer komen.

Op tactisch niveau is zowel het integrale overleg alsook het eenheidoverleg nodig. Het integrale overleg is nodig om normen op te stellen en onderling af te stemmen met betrekking tot vraag en aanbod; het eenheidoverleg is nodig om ervoor te zorgen dat aan de norm wordt voldaan. Op operationeel niveau is alleen eenheidoverleg nodig, omdat

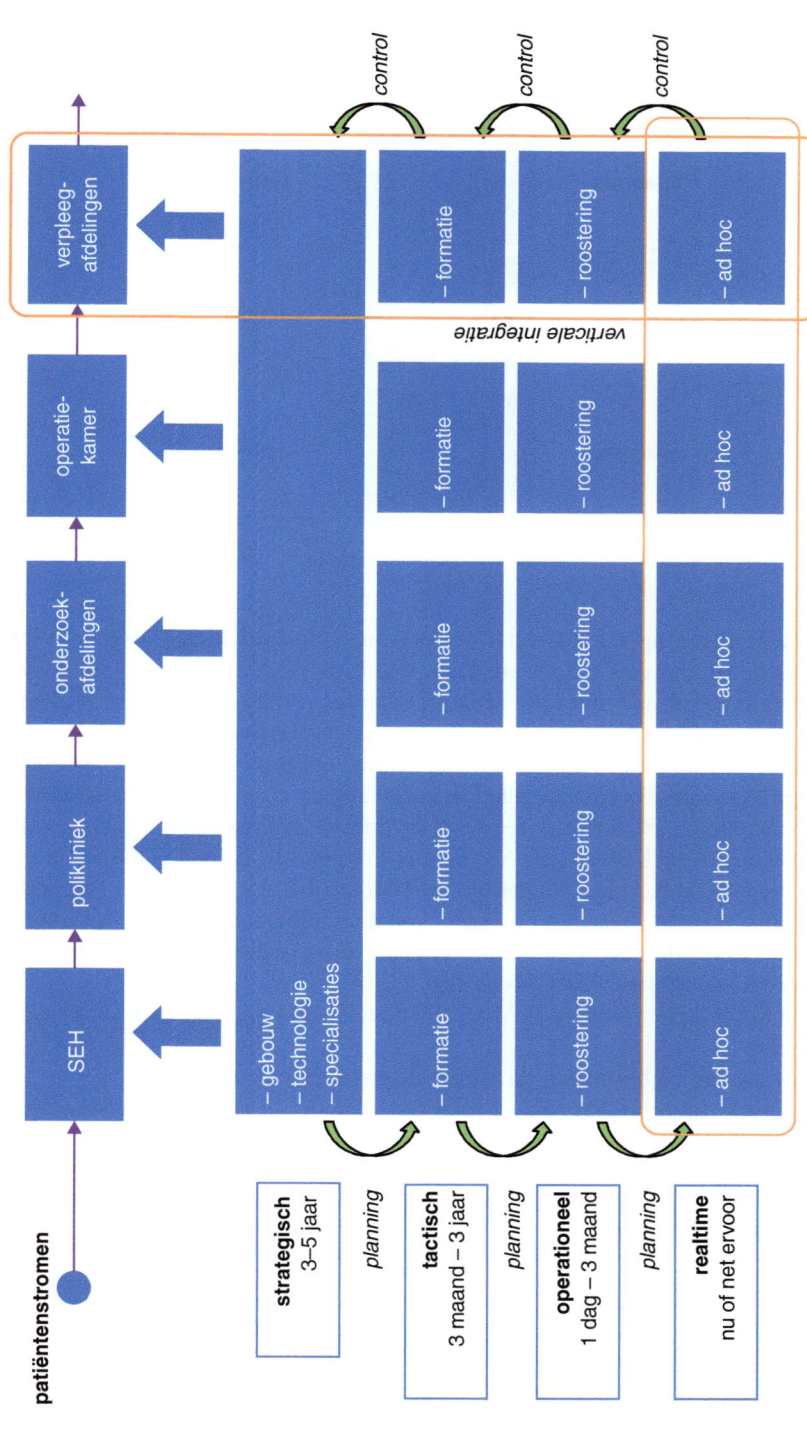

Figuur 3.2 Hiërarchie van planning en control

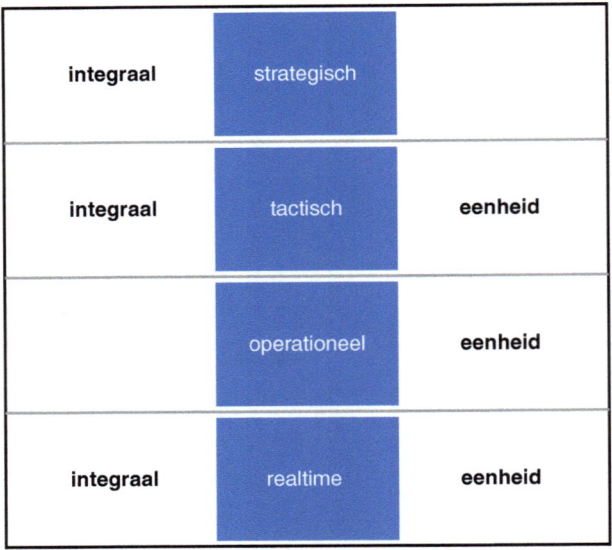

Figuur 3.3 Overzicht van de overlegtypen per planningsniveau

het gaat om de planning van patiënten en personeel op individueel niveau. Wanneer hier problemen binnen de eenheid ontstaan, wordt dit opgeschaald naar het tactische niveau en wordt het daar binnen de eenheid of indien nodig integraal besproken. Op realtime niveau, wanneer de zorgdiensten daadwerkelijk plaatsvinden, zijn echter beide – integraal en eenheidoverleg – nodig. Wanneer zaken die gepland zijn niet plaatsvinden zoals afgesproken, kunnen er verschillen in zorgvraag en zorgaanbod ontstaan met bijbehorende knelpunten. Eenheidoverleg heeft als doel de mismatches op te lossen als het alleen de specifieke afdeling betreft. Als dit niet het geval is, is integraal overleg nodig, omdat het mogelijk direct beslissingen vraagt rondom het zorgaanbod in verband met de aangepaste zorgvraag. Deze zijn dus gericht op de stabiliteit van het gehele ziekenhuis.

Als voorbeeld wordt in ◘ tab. 3.1 een overzicht van de relevante overleggen gegeven.
Tips voor het organiseren van ICM-overleg:
1. Sluit met het integraal overleg ICM aan bij de formele governancestructuur van het ziekenhuis.
2. Wees bewust van en beweeg in de informele governancestructuur.
3. Maak gebruik van de Hoshin Kanri-methodiek bij de verschillende overleggen (zie ► H. 2).

3.2.3 Capaciteitscentrum

Een ingericht capaciteitscentrum heeft twee belangrijke taken: data-extractie en data-analyse, en advisering/coaching. In de meest vergevorderde vorm is het capaciteitscentrum een *control room* waarbij onder andere de relevante KPI's op het gebied van instroom, doorstroom en uitstroom reallife beschikbaar zijn op de verschillende planningsniveaus (strategisch, tactisch, operationeel en realtime). Hierbij werkt het capaciteitscentrum nauw samen met de business intelligence (BI)-afdeling en kan

Tabel 3.1 Voorbeelden van overleggen

Overleg	Scope overleg voorbeelden	Frequentie
Strategisch overleg (Wat?)	Jaar X + 1: – Vraagstukken/besluiten voor het afstemmen van zorgvraag en aanbod op de lange termijn (> 1 jaar) voor het gehele ziekenhuis – Kaderstelling voor tactisch niveau Jaar X: – Monitoring en (bij)sturen op begroting en contractafspraken	Per 13 weken
Tactisch integraal overleg (Hoe?)	3 maanden–1 jaar: – Eenheidoverstijgende vraagstukken/besluiten voor het afstemmen van zorgvraag en -aanbod op middellange termijn – Integrale afstemming en inrichting van tactisch kader o.b.v. strategisch kader – Monitoring en (bij)sturen	Per 6 weken
Tactisch eenheidoverleg (Hoe?)	3 maanden–1 jaar: – Vraagstukken/besluiten binnen de eenheid voor het afstemmen van zorgvraag en -aanbod op middellange termijn – Tactische kaders invullen en operationele kaders stellen – Monitoring en (bij)sturen	Per 6 weken
Operationeel eenheidoverleg (Wie en wanneer?)	1 week–3 maanden: – Vraagstukken/besluiten binnen de eenheid voor het afstemmen van zorgvraag en -aanbod op korte termijn (minder dan 3 maanden) – Invullen operationele kaders en realtime kaders stellen – Monitoring en (bij)sturen *Voorbeeld: weekstarts op een polikliniek of in de kliniek*	Wekelijks
Realtime integraal overleg (Wie en wanneer?)	– Eenheidoverstijgende vraagstukken/besluiten voor het afstemmen van zorgvraag en -aanbod op realtime niveau – Realtime kaders onderling afstemmen – Monitoring en (bij)sturen *Voorbeeld: beddenoverleg in de kliniek*	Dagelijks
Realtime eenheidoverleg overleg (Wie en wanneer?)	– Vraagstukken/besluiten binnen de eenheid voor het afstemmen van zorgvraag en -aanbod op realtime niveau – Realtime kaders invullen – Monitoring en (bij)sturen *Voorbeeld: dagstart op een polikliniek of in de kliniek*	Meerdere keren per dag

gebruikgemaakt worden van verschillende soorten tooling. De KPI's, de capaciteitsanalyses en de doorberekening van scenario's vormen de basis voor het gesprek met de relevante betrokkenen voor het maken van keuzes.

Het capaciteitscentrum is meer dan alleen ICM-data-analisten en de KPI's. In het centrum vindt men ook de ICM-specialisten die de lijn kunnen adviseren op basis van deze data. ICM-adviseurs faciliteren vanuit een onafhankelijke positie om de lijn gezamenlijk keuzes te laten maken over de planning op strategisch (meerjarenkeuzes), tactisch, operationeel (dagelijkse/wekelijkse keuzes) en realtime (nu of net vóór) niveau. Dit gebeurt binnen de vastgelegde integrale overleg- en communicatiestructuur. De faciliterende rol van de adviseurs vraagt naast inhoudelijke kennis op het gebied van zorglogistiek- en capaciteitsmanagement om sterke vaardigheden op het gebied van coaching, procesbegeleiding en veranderkunde. De te maken keuzes gaan immers soms recht door de bestaande 'heilige huisjes' heen. Tevens ligt er voor de capaciteitsadviseur een rol weggelegd in het verhogen van het algehele kennisniveau over zorglogistiek en capaciteitsmanagement over alle lagen van de organisatie heen (zie randvoorwaarden).

> **De essentiële onderdelen voor het organiseren van het capaciteitscentrum**
> 1. Zorg voor aansturing van het centrum door **een manager die een duidelijke visie heeft** op het gebied van ICM en de verbinding kan maken op strategisch niveau met het bestuur en de vakgroepen.
> 2. **Breng de juiste profielen bij elkaar.** Kennis van capaciteitsmanagement is uiteraard voor iedereen in het centrum noodzakelijk. Maak daarnaast een mix tussen data-analisten (harde kant) en procesbegeleiders/adviseurs (zachte kant).
> 3. **Investeer in het optimaliseren van en komen tot de juiste data.** Ook bij ICM geldt voor de data: *garbage in = garbage out*. Maak gebruik van de BI-afdeling én de experts op de werkvloer. De werkvloer kan de data vaak het beste toetsen aan de dagelijkse praktijk.
> 4. **Maak verbinding met andere staffuncties.** Denk hierbij aan de BI-afdeling en staffuncties die zich bezighouden met *Value-Based Health Care*, continu verbeteren en kwaliteitsindicatoren. Hierdoor blijven al deze initiatieven geen losse projecten of programma's, en worden ze steeds meer onderdeel van de dagelijkse bedrijfsvoering en organisatie van het ziekenhuis.
> 5. Het opzetten van ICM binnen een organisatie is een veranderkundig proces dat niet van de ene op de andere dag is gerealiseerd. **Formuleer samen met het bestuur en de zorgafdelingen een stappenplan** om te komen tot een succesvolle toepassing van de vijf elementen en randvoorwaarden van ICM in de bedrijfsvoering van de organisatie.

3.2.4 Capaciteitsinrichting

Zonder grip op de eigen afdeling, kan een afdeling de impact van veranderingen op de eigen afdeling of andere afdelingen niet overzien. De basis op orde per afdeling is dus essentieel. Wat gebeurt er op de verpleegafdelingen als de OK besluit om een operatiekamer extra open te doen? Wat is het effect van het openen of sluiten van spreekuren op de polikliniek, op de OK of de verpleegafdeling?

Om inzicht te geven en grip en sturing te verkrijgen, gebruikt men de RIV-methode: Richten-Inrichten-Verrichten. De basis is als volgt:
1. *Richten*; elke afdeling richt zich op de toekomst, hoeveel patiënten of verrichtingen worden er voorspeld voor aankomend jaar of komende jaren (productiekaders), welke capaciteit kan daar tegenover worden gezet en welke logistieke kaders hanteren we? Op basis van de besluiten op strategisch niveau vertaalt een eenheid deze vragen op tactisch niveau om zo te bepalen wat de uitgangspunten zijn waarop de afdeling zich tijdens de inrichting richt.
2. *Inrichten*; de afdeling wordt ingericht op basis van de verwachte zorgvraag, de beschikbare capaciteit en logistieke kaders. Ook dit gebeurt op tactisch niveau. Denk hierbij aan het maken van een beddenplan, het ontwerpen van planrasters voor de polikliniek of OK met bijbehorende roosterregels, het ontwerpen van roosters van de zorgprofessionals en het berekenen van de benodigde ruimten, apparatuur en middelen. Belangrijk hierbij is om het verloop van de zorgvraag door het jaar heen te analyseren, zodat de inzet van de capaciteit daarop aangepast kan worden.
3. *Verrichten*; de patiënten worden daadwerkelijk ingepland of komen met spoed het ziekenhuis binnen. Er vindt verrichting van zorg plaats. Om operationeel tijdens de uitvoering zorgvraag en zorgaanbod optimaal op elkaar af te blijven stemmen, helpen vooraf gedefinieerde KPI's de juiste signalen af te geven (toegangstijd arts boven bepaalde termijn) om gericht de juiste interventies uit te voeren (patiënt bij andere arts plannen, extra spreekuur openen, ...).

Iedere afdeling volgt voor zichzelf de RIV-methode en bepaalt haar eigen normen en KPI's. ◘ Figuur 3.4 verbindt de RIV-methode per afdeling met de afstemming die tussen de afdelingen nodig is. Zo bepaalt iedere afdeling haar eigen richting, inrichting en verrichting tijdens de eenheidoverleggen op tactisch, operationeel en realtime niveau. Vervolgens is een integrale blik echter cruciaal. Wanneer een afdeling iets aanpast aan de productie (richten) of inrichting, heeft dit mogelijk invloed op een andere afdeling; afstemming is dan nodig en vindt plaats binnen het integraal tactisch overleg. Zo ook wanneer op verrichtingsniveau iets aangepast wordt wat effect heeft op een andere afdeling. Dit wordt dan besproken in het realtime integraal overleg.

3.2.5 (Plan)procesoptimalisatie

(Plan)processen verbeteren bestaat uit het stapsgewijs en gestructureerd analyseren van een proces om verspillende en waardevolle processtappen te identificeren (plan), het bedenken (plan) en implementeren (do) van verbetermaatregelen, het evalueren van het effect van de verbetermaatregelen (check) en daarop bij te sturen (act). De afdeling volgt daarin dus de Plan-Do-Check-Act-cyclus. Processen kan men dagelijks in het klein verbeteren, bijvoorbeeld met behulp van een dagstart of kijk op de week met verbeterborden. Ook kan men groot verbeteren: in verbeterprojecten die een doorlooptijd van maanden of jaren kennen, zoals de implementatie van een elektronisch patiëntendossier (EPD). Bij een solide organisatie van ICM in de organisatie wordt in de capaciteitsmanagementcyclus automatisch verbeterpotentie in processen blootgelegd. Doordat er, dankzij de periodieke monitoring op KPI's, continu inzicht is in bijvoorbeeld de doorstroom van de patiënt (toegangstijden en wachttijden) en benutting van capaciteiten, weet men waar in de organisatie processen kunnen (of moeten) verbeteren.

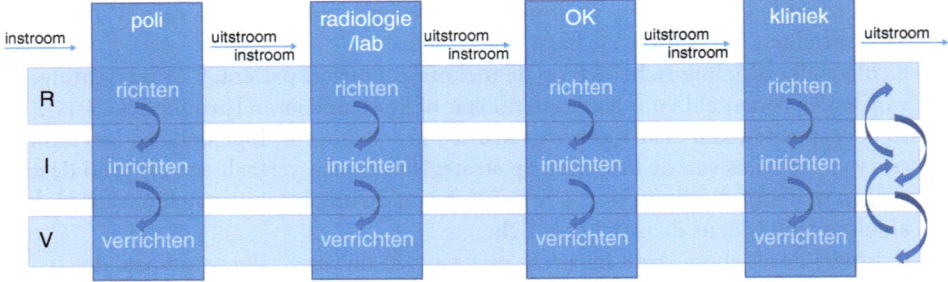

☐ **Figuur 3.4** Verbinding van capaciteitsinrichting met onderlinge afstemming per stap

3.3 Randvoorwaarden

Integraal Capaciteitsmanagement laten slagen in een zorgorganisatie vraagt om de volgende randvoorwaarden:

1. *Bekwaam personeel*
   Van operationele planners tot aan de Raad van Bestuur dienen medewerkers die een bijdrage leveren aan de logistieke inrichting te beschikken over kennis van de basis zorglogistieke- en capaciteitsmanagementprincipes en dienen zij deze op hun eigen niveau te kunnen toepassen. Daarnaast helpt het hierbij als de voltallige organisatie daarbij gebruikmaakt van een en dezelfde logistieke taal.
2. *Beschikbaarheid van data*
   Hierbij dient vastgesteld te worden per eenheid wat de juiste parameters zijn die gemeten moeten worden. De data moet op een juiste manier vastgelegd worden zodat de data-analyses een juiste afspiegeling zijn van de werkelijkheid en garbage in = garbage out wordt voorkomen. Een belangrijk aspect hierbij is dat iedere betrokken op het juiste moment toegang dient te hebben tot die data.
3. *Veranderbereidheid*
   Het draagvlak voor ICM hangt mede af van de uitgedragen visie, de juiste governancestructuur met heldere taken, verantwoordelijkheden en bevoegdheden (TVB's) en de aanwezigheid van een veranderklimaat gericht op continu verbeteren.

3.4 Beschouwing

Dit hoofdstuk geeft ziekenhuizen de inzichten die het nodig heeft om ICM te begrijpen, om de functies van ICM in de volle breedte te zien en de praktische vertaalslag te maken om ICM in de eigen organisatie te implementeren. Het biedt capaciteitsadviseurs de kans om hun rol op een onderdeel of juist in de volle breedte op te pakken, doordat het laat zien dat ICM ook in de praktijk veel meer omvat dan alleen de capaciteitsanalyses of logistieke kaders. Daarmee wordt ICM voor alle professionals interessant en heeft bijna iedere (zorg)professional wel een raakvlak met ICM, wat het draagvlak en commitment voor ICM kan verhogen.

3.4.1 En nu? Neem een besluit over de eerste stap!

Allereerst, wijs de verantwoordelijkheden toe voor het organiseren van de patiëntenstroom en het capaciteitsbeheer op alle planningsniveaus (strategisch tot en met operationeel). Dit kan door een multidisciplinair team samen te stellen met bijvoorbeeld vertegenwoordigers van de Spoedeisende Hulp (SEH), de operatieafdeling, de kliniek, de polikliniek, diagnostiek en andere afdelingen/organisatie-eenheden. Dit team kan, eventueel met advies van een capaciteitsadviseur, de verantwoordelijkheden onderling verdelen en vaststellen.

Zet vervolgens praktische stappen om capaciteiten effectief en efficiënt te gaan beheren. Te beginnen met een duidelijke doelstelling, een probleemformulering vergezeld van een basisanalyse en een capaciteitsplan (bijvoorbeeld gebaseerd op de vijf elementen genoemd in dit hoofdstuk). Voer het plan uit, en controleer ten slotte het plan.

3.4.2 Uitdagingen

In dit hoofdstuk werden de essentiële elementen van ICM besproken, er zijn echter ook enkele andere aspecten die belangrijk zijn voor een succesvolle implementatie. Het hoofdstuk bevat vijf elementen en drie randvoorwaarden. Ter discussie staat of daarmee alle elementen van ICM beschreven zijn.

Zo wordt er genoemd dat er nauwe samenwerking nodig is met de BI-afdeling rondom data-extractie en -analyse. Echter, ICM zonder informatiestructuur en data is onmogelijk. Wanneer de BI-afdeling losstaand georganiseerd is van ICM, brengt dit mogelijk een verschil in prioritering en focus van de afdeling ICM en BI. Dit zou pleiten voor integratie van BI en ICM.

Een tweede aspect dat een risico vormt, is de bepaling van de logistieke kaders op centraal en decentraal niveau. De wens om zo veel mogelijk decentraal te bepalen kan alleen gehonoreerd worden wanneer het kennisniveau op operationeel en tactisch niveau op orde is (een van de randvoorwaarden). Tevens zien we in de praktijk dat organisaties geen goed onderscheid maken tussen centraal richting geven en decentraal bepalen. Hiermee wordt er te veel ruimte gelaten aan het operationeel/tactisch niveau. Zo is het bijvoorbeeld cruciaal om centraal de kaders te stellen waarvan de organisatie minimaal verwacht dat erop gestuurd wordt, bijvoorbeeld op bezettingsgraden en doorlooptijden. Het is daarbij echter belangrijk deze kaders te stellen zonder daarbij voor te schrijven wat dan de norm moet zijn. Decentraal is er dan ruimte om de normen te bepalen, waarvan wel wordt verwacht dat deze sturen op de in het kader gestelde eisen. Vervolgens kan men de centrale norm berekenen door deze af te leiden van alle decentrale normen – de vraag is wel of dit voldoende zegt.

Een derde aspect is de verbinding met innovaties. Innovaties zoals e-health en technologische ontwikkelingen hebben een directe invloed op de inrichting van de processen en de inzet van de capaciteiten. Het niet verbinden van ICM met innovatie vormt een risico omdat de potentiële winst als gevolg van een innovatie niet benut wordt. Zeker wanneer bijvoorbeeld het gebruik van nieuwe technologieën de benodigde capaciteit kan verlagen en er sprake is van arbeidsmarktkrapte, is het cruciaal de invoering van de nieuwe technologie gepaard te laten gaan met een aanpassing van het zorgaanbod om deze besparing ook te verzilveren.

Als laatste zien we, reflecterend, dat de verbinding met voorraadbeheer en materiaalbestellingen nog geen aandacht heeft gekregen in dit hoofdstuk. In de praktijk zien we dat ICM en voorraadbeheer/bestelling los georganiseerd zijn. Men zou echter kunnen beargumenteren dat deze onlosmakelijk met elkaar verbonden zijn en dat integratie tot optimalisatie zou kunnen leiden.

3.4.3 Andere organisaties?

Dit hoofdstuk richt zich alleen op ziekenhuizen. Alle elementen van ICM die hier echter genoemd worden zijn ook van toepassing voor alle andere zorgorganisaties. De complexiteit per element en de invulling ervan kunnen echter verschillen en verdienen daarmee een verdere uitwerking. Zo zal in de langdurige zorg de aan- of afwezigheid van extramurale zorg met eventueel gedeelde capaciteiten met de intramurale zorg een andere (meer integrale) overlegstructuur vragen dan wanneer alle capaciteiten gescheiden zijn. Ook de manier waarop realtime gestuurd wordt is anders dan in ziekenhuizen. Het aantal patiënten heeft mogelijk een minder hoog verloop binnen de langdurige zorg en de variatie in zorgzwaarte (bijvoorbeeld in de thuiszorg) kan per dag/week verschillen en vraagt dus om andere KPI's en monitoring.

Literatuur

Hopp, W., & Lovejoy, W. (2014). *Hospital operations: Principles of high efficiency health care*. New Jersey: Pearson Education.

Hulshof, P., Kortbeek, N., Boucherie, R., Hans, E., & Bakker, P. (2012). Taxonomic classification of planning decisions in health care: A structured review of the state of the art in OR/OM. *Health Science, 1*(2), 129–175.

Lawrence, P., & Lorsch, J. (1967). Differentiation and integration in complex organizations. *Administrative Science Quarterly 12*, 1–47.

Rahimi, H., Kavosi, Z., Shojaei, P., & Kharazmi, E. (2017). Key performance indicators in hospital based on balanced scorecard model. *Journal of health management and informatics, 4*(1), 17–24.

Tennant, C., & Roberts, P. (2001). Hoshin Kanri: A tool for strategic policy deployment. *Knowledge and Process Management, 8*(4), 262–269.

Capaciteitsmanagement en zorglogistiek – van fragmentatie naar samenhang

Annelies van der Ham

Samenvatting

Zowel vanuit de literatuur als vanuit de praktijk wordt integratie gezien als een belangrijke manier om het functioneren van ziekenhuizen te verbeteren. Er is echter nog weinig over bekend en veel onderzoek richt zich op een deel van het ziekenhuis en niet op de ziekenhuisbrede samenhang. Zorglogistiek en capaciteitsmanagement zorgen ervoor dat een grote variatie aan verschillende patiëntenstromen soepel langs diverse stations stroomt en dat elk station zijn capaciteit afstemt op wat er nodig is voor deze patiënten. Een sociale-netwerkanalyse in de praktijk van het Slingeland Ziekenhuis laat zien dat deze stromen vooral door verpleegkundigen, artsen en een beperkt aantal coördinatoren in onderlinge afstemming worden gecoördineerd. Formele en vaste structuren, zoals de organisatiestructuur en ICT-systemen, lijken deze werkwijze niet te ondersteunen. Voor ziekenhuizen betekent dit dat een goede samenhang tussen integratie en differentiatie, tussen structuren en aanpassingsmechanismen, tussen lange- en kortetermijnplanning, tussen strategisch en operationeel management van essentieel belang zijn.

4.1   Inleiding – 57

4.2   Fragmentatie in onderzoek naar ziekenhuizen – 57

4.3   Zorglogistiek en capaciteitsmanagement: het sturen van variabele stromen – 58

© Bohn Stafleu van Loghum is een imprint van Springer Media B.V., onderdeel van Springer Nature 2021
B. Berden et al. (Red.), *Capaciteitsplanning in de zorg*, https://doi.org/10.1007/978-90-368-2567-2_4

4.4	Coördinatie van zorg door medewerkers met primair-procestaken – 60	
4.5	Sociale netwerkstructuur: differentiatie, integratie en fragmentatie – 63	
4.6	Het ziekenhuis integraal overzien en besturen – 66	
4.7	Het ziekenhuis als technisch en sociaal samenhangend systeem – 69	
4.8	Conclusie – 72	
	Literatuur – 72	

4.1 Inleiding

Zeg je 'capaciteitsmanagement' dan hoort daar 'integraal' bij. Pak je iets integraal aan, dan betekent dat je alles dat ertoe doet in ogenschouw neemt. Als je het dan over capaciteitsmanagement hebt, betekent 'integraal' dat activiteiten, processen en capaciteiten op elkaar afgestemd worden vanuit een ziekenhuisbreed perspectief. In de literatuur wordt integratie veelvuldig genoemd als de manier om ziekenhuizen te verbeteren. Daar is ook reden toe, want in veel landen maakt men zich zorgen over de kwaliteit, toegankelijkheid en betaalbaarheid van de zorg (Aguilar-Escobar en Garrido-Vega 2013; Peiro en Maynard 2015), en dan in het bijzonder van ziekenhuizen, omdat hier relatief hoge kosten mee gemoeid zijn (Morgan en Astolfi 2015). Er wordt herhaaldelijk in studies geclaimd dat een goed werkend logistiek systeem in ziekenhuizen (Aronsson et al. 2011; Meijboom et al. 2011) essentieel is om de kwaliteit van ziekenhuizen te verhogen en de kosten beter te beheersen of zelfs te verlagen (Aronsson et al. 2011; Feibert en Jacobsen 2015; Poulin 2003).

Integratie is dus belangrijk, maar er is nog weinig over bekend hoe integratie in de praktijk gerealiseerd wordt. In dit hoofdstuk wordt de stand van de wetenschap op dit gebied beschreven en staat vervolgens de vraag centraal hoe een ziekenhuis in de praktijk integratie realiseert voor zorglogistiek en capaciteitsmanagement. Ten slotte gaan we in op wat dit betekent voor het organiseren en besturen van zorglogistiek.

4.2 Fragmentatie in onderzoek naar ziekenhuizen

De oproep tot een meer geïntegreerde visie en aanpak klinkt door in vele studies met betrekking tot logistiek in ziekenhuizen. Tegelijkertijd zijn er nauwelijks studies waarin ziekenhuizen integraal, dat wil zeggen ziekenhuisbreed, worden onderzocht. Uit onderzoek naar de wereldwijde literatuur (Van der Ham et al. 2018) op dit gebied bleek 85 % van de artikelen gericht te zijn op het analyseren en verbeteren van een specifiek subsysteem en op het verbeteren van één of twee logistieke prestatie-indicatoren. Een subsysteem is een deel van de organisatie dat een bepaalde deeltaak uitvoert, zoals een afdeling (bijvoorbeeld de Spoedeisende Hulp-afdeling), een proces (bijvoorbeeld het ontslagproces) of een logistieke stroom (bijvoorbeeld bloedmonsters). Wij vonden 1.093 studies die gericht waren op 106 verschillende prestatie-indicatoren – zoals ligduur, wachttijd, kosten, toegangstijd, wisseltijd, leverbetrouwbaarheid – in 92 verschillende subsystemen van het ziekenhuis. Er waren studies over de ICU, het OK-complex, over één specifieke logistieke stroom zoals orthopedische patiënten of bloedmonsters, of studies die gericht zijn op het verbeteren van een specifiek proces, zoals het ontslagproces. Daarbij viel verder op dat verbetering van ziekenhuizen vaak gericht is op het verbeteren van één of twee logistieke prestatie-indicatoren. Het lijkt erop dat wat men probeert te verbeteren in ziekenhuizen nogal divers en gefragmenteerd is. Dat is problematisch, want uit onderzoek van Ludwig et al. (2010) blijkt dat ziekenhuizen die goed presteren hoog scoren op interne samenwerking, terwijl efficiënte afdelingen binnen een ziekenhuis niet noodzakelijk bijdragen aan de algehele efficiëntie van het ziekenhuis. Met andere woorden, het los van elkaar optimaliseren van al die subsystemen levert op ziekenhuisniveau mogelijk weinig voordeel op.

Dat de samenhang op operationeel niveau, ziekenhuisbreed, niet eenvoudig in literatuur is te vinden, is jammer, maar op zichzelf niet vreemd. Immers, op operationeel niveau hebben mensen niet het volledige systeem in beeld. Dat is meestal voorbehouden aan tactisch of strategisch management. Een vervolgliteratuurstudie naar de relatie tussen logistieke parameters en ziekenhuisstrategie leverde echter weinig artikelen op. Strategische doelen die genoemd worden in relatie tot logistiek zijn hoofdzakelijk het verbeteren van de kwaliteit van zorg, of de toegankelijkheid tot zorg en efficiency, maar ook hier geldt dat studies zich vaak richten op specifieke subsystemen en niet op het ziekenhuis als geheel.

Over de samenhang tussen de delen van het ziekenhuis en de samenhang tussen operationeel en strategisch niveau is er dus nog weinig bekend. En wat we tegenkomen stemt niet direct hoopvol of zelfs een tikje moedeloos, want hoe doe je dat: het totale ziekenhuissysteem integraal beheersen en besturen met 106 parameters in minstens 92 subsystemen? Diverse onderzoekers zijn hier ook al tegenaan gelopen, zoals af te leiden is uit hun opmerkingen dat het begrijpen en verbeteren van ziekenhuizen complex (Feibert en Jacobsen 2015), moeilijk (Matta en Patterson 2007), extreem uitdagend (Lega et al. 2013; Bhattacharjee en Ray 2014) of zelfs problematisch is (De Vries en Huijsman 2011).

Voor capaciteitsmanagement en zorglogistiek is een ziekenhuisbreed perspectief cruciaal; patiënten stromen door het ziekenhuis langs diverse stations met capaciteiten die nodig zijn om hen te helpen. Ook is duidelijk dat ziekenhuizen onder grote druk staan om efficiënt met capaciteit om te gaan, getuige een aantal faillissementen, aanhoudende berichten over personeelstekorten en het sluiten van acute zorgvoorzieningen in bepaalde regio's. Kortom, hoe complex het misschien ook is, we moeten echt iets gaan doen op het gebied van het integraal organiseren en besturen van ziekenhuizen.

Een onmisbare eerste stap daarbij is om te weten 'hoe het werkt'. Waar veel wetenschappelijk onderzoek gericht is op het veranderen van de realiteit – door *Lean*, door optimalisatie of door het kwantificeren van toekomstige verbeterpotentie – zal dit alleen succesvol kunnen zijn als we echt begrijpen hoe het huidige ziekenhuis in zijn geheel functioneert. In ▶ par. 4.3, 4.4 en 4.5 beschrijven we hoe zorglogistiek en capaciteitsmanagement in de praktijk van het Slingeland Ziekenhuis in Doetinchem werken, op basis van onderzoek dat in 2018 en 2019 is uitgevoerd (Van der Ham et al. 2020).

4.3 Zorglogistiek en capaciteitsmanagement: het sturen van variabele stromen

Om patiënten te opereren is een serie aan activiteiten nodig, niet alleen op het operatiekamercomplex zelf, maar ook op diverse andere afdelingen. ◘ Figuur 4.1 laat zien, van links naar rechts, hoe patiëntenstromen lopen. Patiënten komen binnen bij 1 van de 9 poliklinieken of de Spoedeisende Hulp en gaan via 12 verpleegafdelingen, de holding, 1 van de 8 operatiekamers (OK's), en de recovery door naar 1 van de 12 verpleegafdelingen, waar ze uiteindelijk uit het ziekenhuis ontslagen worden. Patiënten worden direct bij het eerste polikliniekconsult, op grond van de verwijzing van de huisarts, verdeeld naar specialisme of zij komen op de Spoedeisende Hulp binnen waar deze verdeling alsnog plaatsvindt. Daarna worden patiëntenstromen nog drie keer verdeeld. Eerst over verpleegafdelingen, dan over operatiekamers en ten slotte nog een keer over verpleegafdelingen. Waar het verdelingsprincipe bij de polikliniek het specialisme is, zien we bij

Capaciteitsmanagement en zorglogistiek – van fragmentatie naar …

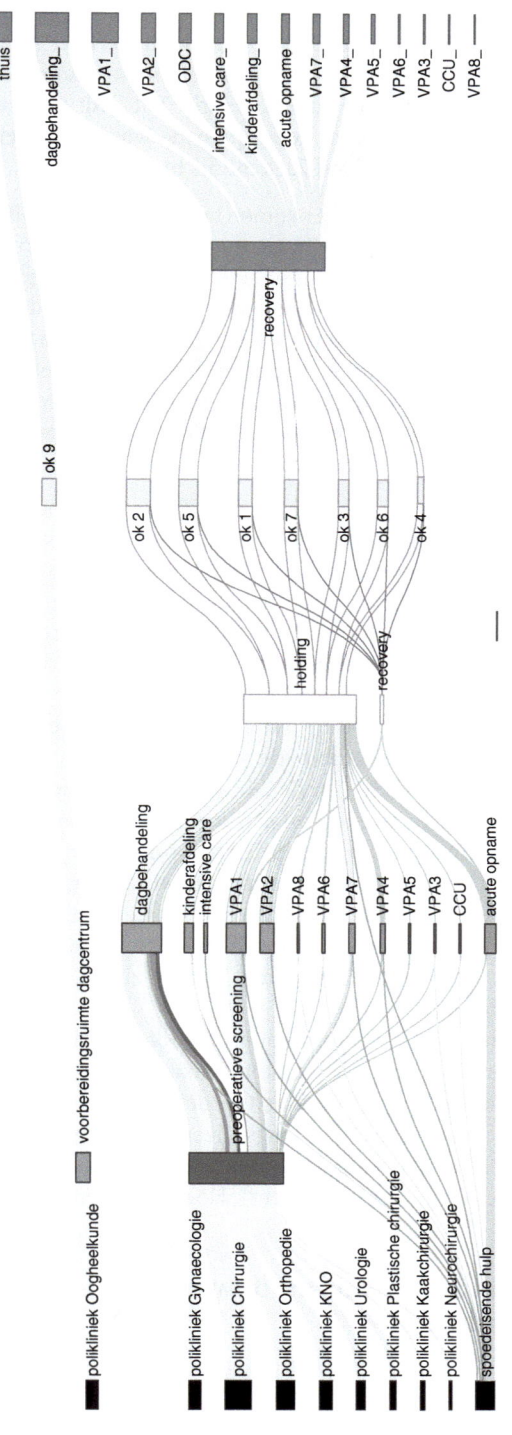

● **Figuur 4.1** Patiëntenstromen door een ziekenhuis. VPA: verpleegafdeling; CCU: coronary care unit

de verpleegafdelingen dat ligduur (bijvoorbeeld dagbehandeling) en doelgroep (bijvoorbeeld kinderen) ook een rol spelen. Ook zien we dat patiënten van verschillende specialismen verdeeld worden over verschillende operatiekamers. Hier speelt infrastructuur een rol bij de verdeling van patiënten omdat niet elke operatiekamer is uitgerust met de voorzieningen die nodig zijn voor elke soort operatie. Dit leidt tot een complex geheel aan stromen, waarbij het essentieel is dat deze op goede wijze door het ziekenhuis worden geleid, zoals een arts in het Slingeland Ziekenhuis hier omschrijft.

» 'De volgende beeldspraak heb ik altijd. Er komen heel veel patiënten hier en die willen allemaal maatwerk. Die komen vanaf de huisarts en ze worden hier in een karretje gezet en die moet langs bepaalde stations en uiteindelijk gaat de deur weer open en gaat de patiënt er weer uit. Het karretje moet goed zijn, het moet blijven rijden, maar het moet ook de goede richting hebben. Als ik een patiënt met een buikprobleem naar de uroloog stuur, in het karretje, en dat gebeurt op de Spoedeisende Hulp, dan ontstaan er complicaties, vertraging, extra kosten, moeite, ontevredenheid, wrevel en negatieve energie. Het karretje moet goed zijn, blijven rijden, de goede richting hebben en goed geprogrammeerd zijn.' (chirurg)

Niet alleen worden patiëntenstromen volgens verschillende principes verdeeld over afdelingen, patiënten worden ook specifiek door bepaalde artsen geopereerd, er zijn soms specifieke operatiekamerassistenten (OK-assistenten) nodig en specifieke materialen. Van de 347 verschillende soorten operaties die het ziekenhuis jaarlijks doet, werd in 2018 meer dan de helft slechts door één of twee specifieke artsen gedaan. Ook het feit dat voor 1 op de 3 operaties een unieke combinatie van instrumentensets gebruikt wordt, laat zien dat de middelen die nodig zijn om een operatie te kunnen uitvoeren, zeer specifiek zijn. Van de bijna 10.000 operaties in 2018 was er bij meer dan 40 % van de operaties sprake van een unieke combinatie van operatiesoort, operateur en anesthesist. Ook gelden voor meer dan 75 % van de 347 soorten operaties specifieke behoeften met betrekking tot capaciteit, variërend van een maximaal aantal osteotomieën op een operatiedag voor de Kaakchirurgie tot het regelen van ondersteuning bij een heuprevisie door een externe firma bij de Orthopedie. De variatie wordt nog groter als we ons realiseren dat voor eenzelfde soort operatie verschillende soorten patiënten andere eisen met zich meebrengen – een diabeet moet je bijvoorbeeld niet laat op de dag opereren, een kind juist aan het begin, en voor patiënten met andere ziekteprocessen of de bacterie MRSA gelden weer andere eisen.

Waar vanuit medische optiek veel operaties 'standaard' zijn, dat wil zeggen laag complex, vormt het totaal aan operaties vanuit logistiek perspectief een zeer complex systeem. De uitdaging voor een ziekenhuis is om deze grote variatie aan verschillende patiëntenstromen soepel te laten stromen langs diverse stations (zorglogistiek), waarbij elk station zijn capaciteit afstemt op wat de medewerkers moeten doen bij deze patiënten en hoeveel tijd dat kost (capaciteitsmanagement). Hoe organiseren ze dat?

4.4 Coördinatie van zorg door medewerkers met primair-procestaken

Het organiseren van zorg voor patiënten die geopereerd worden, bestaat uit het uitvoeren van primair-procestaken en uit de coördinatie van deze taken, en kent in dit ziekenhuis grofweg vier fasen, zoals in ◘ fig. 4.2 weergegeven is. Primair-procestaken hebben

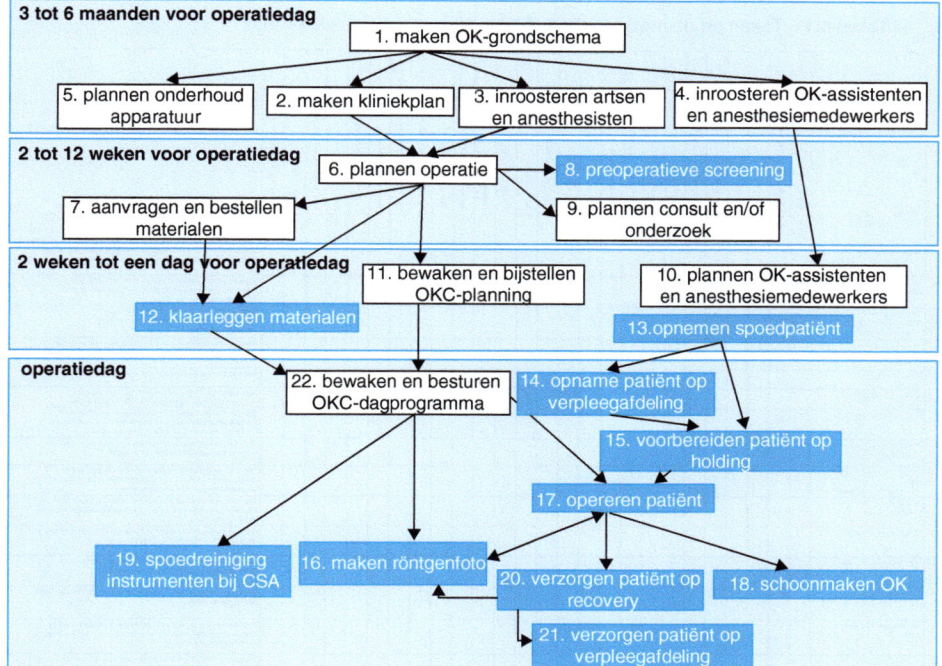

◘ **Figuur 4.2**   Activiteiten ten behoeve van opereren patiënten

direct met de zorg voor de patiënt te maken, in ◘ fig. 4.2 onderscheiden met donker gekleurde blokjes. Daarnaast is er de coördinatie van deze taken, in de figuur coördinatietaken (witte blokjes) genoemd. De meeste primaire taken vinden plaats op de dag van de operatie, zoals het opereren, het verzorgen van patiënten of het maken van een röntgenfoto tijdens of na de operatie, terwijl er langer van tevoren veel coördinatietaken worden uitgevoerd.

In de maanden en weken voor de operatiedatum vinden diverse coördinatietaken plaats waarmee tijd en ruimte op de operatiekamer, de verpleegafdelingen en personeel verdeeld worden over de negen opererende specialismen, operaties in het OK-rooster gezet worden en materialen gereserveerd en besteld worden.

Naarmate de operatiedatum nadert, wordt duidelijker welke capaciteiten precies nodig zijn en of de tot dan toe gealloceerde capaciteit daarbij past. Immers, als het OK-rooster gemaakt wordt, is nog niet duidelijk welke patiënten over een aantal maanden geopereerd moeten worden. Het maken van het OK-rooster, de toewijzing van bedden en personeel is daarom een dynamisch aanpassingsproces, waarbij het initieel plannen van capaciteit vooral bedoeld is om tijd en ruimte te structureren, op grond van wat 'vast en zeker' is. Zo is een bepaalde operatiekamer aan de Urologie toebedeeld in verband met de aanwezigheid van een 'urologieputje' in de vloer of is bepaald dat een dagdeel op de operatiekamer in principe maar door één operateur gebruikt wordt, om het aantal omstelmomenten te beperken. Zo zijn er meer variabelen die zes maanden van tevoren vaststaan. Naarmate de tijd vordert, worden meer variabelen 'vast en zeker', zelfs tot op de dag van de operatie.

Tabel 4.1 Taken en de medewerkers die bij deze taken betrokken zijn

#	Taken	Anesthesist	Anesthesiemedewerker	Arts-assistent	OK-manager	CSA-medewerker	Spoedeisende Hulp-arts	Spoedeisende Hulp-verpleegkundige	Medewerker medisch instrumentele dienst	Holding-verpleegkundige	Capaciteitsplanner OK	Schoonmaker OK	Dagcoördinator OK	Logistieke medewerker OK	OK-assistent	Secretaresse OK	Teamleider OK	Secretaresse-polikliniek	Apotheekassistent	Preoperatieve screening	Secretaresse-preoperatieve screening	Medewerker Radiologie	Recovery-verpleegkundige	Arts	Verpleegkundige verpleegafdeling	Chef kliniekplan	Teamleider verpleegafdeling	Omschrijving taak
1	Maken OK-rooster	x		x							x						x									x		Maken OK-rooster waarin tijdslots per operatiekamer en per week aan de medisch specialismen worden toegewezen.
2	Maken kliniekplan										x														x		x	Maken kliniekplan waarin bedden per verpleegafdeling en per week aan de medisch specialismen worden toegewezen.
3	Inroosteren artsen en anesthesisten	x															x							x				Bepalen werkrooster voor artsen voor komende 3 tot 6 maanden, o.a. wanneer zij poliklinieksconsulten doen en wanneer ze opereren.
4	Inroosteren OK-assistenten en anesthesiemedewerkers		x						x				x		x	x	x										x	Bepalen werkrooster voor OK-assistenten, anesthesiemedewerkers en holding, recovery-verpleegkundigen.
5	Plannen onderhoud apparatuur								x		x		x															Bepalen wanneer onderhoud bij welke apparatuur op het OK-complex uitgevoerd wordt.
6	Plannen operatie										x						x								x		x	Bepalen en vastleggen datum en tijd van de operatie.
7	Aanvragen en bestellen materialen										x		x		x		x								x			Aanvragen specifieke materialen t.b.v. een operatie en bestellen van deze materialen bij externe leverancier.
8	Preoperatieve screening	x																		x	x	x						Bepalen en vastleggen welke anesthesietechniek wordt gebruikt bij de operatie en welke voorbereidingen nodig zijn om de patiënt voor te bereiden op de operatie.
9	Plannen consult en/of onderzoek	x																x							x			Afspraak maken bij arts, laboratorium of radiologie voor test t.b.v. voorbereiding patiënt op de operatie.
10	Plannen OK-assistenten en anesthesiemedewerkers		x										x															Tijden en operatiekamers bepalen voor OK-assistenten, anesthesiemedewerkers en holding-medewerkers, recovery-verpleegkundigen voor komende week.
11	Bewaken en bijstellen OK-planning								x	x			x		x		x											Alle vereisten checken om operatie te laten plaatsvinden; volgorde operaties bepalen en de operatiekamerplanning definitief maken.
12	Klaarleggen materialen								x	x	x																	Alle materialen verzamelen die nodig zijn voor een operatie en deze aan de operatiekamer leveren.
13	Opname spoedpatiënt	x		x			x	x					x				x								x			Bepalen diagnose en behandeling voor patiënten op de Spoedeisende Hulp en plannen de operatie.
14	Opname patiënt op verpleegafdeling				x																				x		x	Verzorgen intake patiënt, geven premedicatie en voorbereiding patiënt voor operatie.
15	Voorbereiden patiënt op holding		x							x															x			Verplaatsen van patiënt van verpleegafdeling naar holding, voorbereiden op operatie en overdracht patiënt naar anesthesiemedewerker.
16	Maken röntgenfoto																					x			x			Verzoeken Radiologie om foto te maken op de operatiekamer of de recovery en het maken van de röntgenfoto.
17	Opereren patiënt	x	x	x											x										x			Doen van de operatie.
18	Schoonmaken operatiekamer											x	x															Verzoeken om de operatiekamer te reinigen na de operatie en het schoonmaken van de operatiekamer.
19	Spoedreiniging instrumenten bij CSA					x			x																			Verzoeken aan Centrale Sterilisatie Afdeling (CSA) om spoedreiniging van medische instrumenten uit te voeren.
20	Verzorgen patiënt op recovery	x	x																				x		x			Bewaken en verzorgen patiënt en ervoor zorgen dat deze voldoende hersteld om naar de verpleegafdeling te gaan.
21	Verzorgen patiënt op verpleegafdeling																								x		x	Verzorgen van patiënten na de operatie.
22	Bewaken en besturen OK-dagprogramma	x	x								x		x	x	x		x								x			Coördineren en aansturen van het dagprogramma van het OK-complex.
23	Besturen OK-complex				x						x		x												x			Coördineren en aansturen van het OK-complex.
	Totaal aantal betrokken functiesoorten	8	7	2	2	1	1	1	4	8	1	11	8	2	5	7	1	1	3	1	5	8	6	2	3			

In ◨ tab. 4.1 staat in meer detail wie bij welke taken betrokken is. We zien in deze tabel dat de dagcoördinator van het OK-complex bij de meeste taken betrokken is, 11 in totaal, gevolgd door de OK-capaciteitsplanner (8), anesthesiologen (8), chirurgen (8), OK-assistenten (8), anesthesiemedewerkers (7) en polikliniek-secretaresses (7). Er zijn 2 medewerkers, de OK-dagcoördinator en de OK-capaciteitsplanner, die louter coördinatietaken uitvoeren en 1 secretaresse die als 'chef kliniekplan' coördinatietaken op zich heeft genomen. Behoudens deze drie medewerkers, vervullen veel medewerkers die verantwoordelijk zijn voor primaire taken ook coördinatietaken. Opvallend is dat medewerkers met formele managementverantwoordelijkheden, zoals de OK-manager, de teamleiders van het OK-complex, verpleegafdelingen en de polikliniek, zeer beperkt betrokken zijn bij coördinatietaken.

4.5 Sociale netwerkstructuur: differentiatie, integratie en fragmentatie

Om zicht te krijgen op de manier waarop integratie in de praktijk wordt gerealiseerd, hebben we een sociale netwerkanalyse uitgevoerd in het Slingeland Ziekenhuis. Dit is een methode om de samenhang tussen de mensen in een netwerk in beeld te brengen. Integratie wordt gemeten op grond van het aantal verbindingen tussen mensen of door bepaalde mensen die groepen aan elkaar verbinden, die anders los van elkaar zouden functioneren. De sociale netwerkanalyse die wij uitgevoerd hebben, leverde diverse inzichten op over de integratie, differentiatie en fragmentatie in het ziekenhuisnetwerk. Voordat we hierop ingaan, lichten we deze begrippen kort toe.

Differentiatie wordt door Lawrence en Lorsch (1967) gedefinieerd als de mate waarin de organisatie verdeeld is in subsystemen. Integratie is het mechanisme dat ervoor zorgt dat de activiteiten in de subsystemen er samen toe leiden dat de taak van de totale organisatie uitgevoerd wordt. Goed presterende organisaties hebben een structuur waarin de verhouding tussen differentiatie en integratie goed afgestemd is op de eisen die de omgeving aan de organisatie stelt. Er is te weinig integratie als taken niet worden afgestemd, terwijl de omgeving dat wel eist, maar er kan ook sprake zijn van te veel integratie als bijvoorbeeld meerdere malen tussen verschillende mensen afstemming plaatsvindt over hetzelfde. Provan en Sebastian (1998) laat zien in onderzoek naar drie Amerikaanse zorginstellingen dat te veel integratie contraproductief te werkt. Hij toont aan dat de meest geïntegreerde zorgorganisaties minder goed presteren dan organisaties waarin relatief kleine, relatief autonoom werkende subsystemen verbonden worden door mensen die in meerdere subsystemen werken. Omgekeerd laat Ludwig et al. (2010) zien dat ziekenhuizen die op samenhang sturen beter presteren dan ziekenhuizen die op afdelingsniveau processen heel efficiënt weten te organiseren, maar die minder goed samenwerken. In het uiterste geval stemmen afdelingen hun activiteiten helemaal niet af en spreken we van fragmentatie. De mate van integratie die nodig is, luistert blijkbaar nauw.

In sociale netwerkanalyse wordt integratie gemeten door te kijken naar connectiviteit en centraliteit (Kilduff en Tsai 2018). Connectiviteit is het aantal connecties dat een medewerker heeft; centraliteit geeft aan in hoeverre de communicatielijnen in het totale netwerk via deze medewerker lopen. Een groepje sterk verbonden medewerkers, dat relatief losstaat van de rest, kan duiden op een subsysteem als zij een primaire taak uitvoeren, maar het kan ook juist een sterk geïntegreerde club mensen zijn, die taken afstemmen en coördineren. In de sociale netwerkanalyse van het Slingeland Ziekenhuis is voor alle taken uit ◘ fig. 4.2 uitgezocht wie met wie binnen het ziekenhuis communiceert om deze taken uit te voeren. Op basis van een sociale netwerkanalyse wordt dan duidelijk op welke wijze taken gedifferentieerd worden uitgevoerd en hoe integratie tot stand komt.

Op grond van onze sociale netwerkanalyse zien we in het Slingeland Ziekenhuis meerdere differentiatieprincipes, die naast elkaar bestaan en daardoor door elkaar heen lopen. Ten eerste zijn er subsystemen van sterk verbonden mensen die verantwoordelijk zijn voor een *taak* en die meestal ook in de organisatiestructuur bij elkaar horen. De Centrale Sterilisatie Afdeling, een polikliniek of een verpleegafdeling zijn hier voorbeelden van. Ten tweede is er sprake van *kennisdifferentiatie*. Er zijn negen medisch specialismen met elk hun eigen patiëntendoelgroep en verschillende soorten operaties die ze doen. Ook het onderscheid tussen verpleegafdelingen is deels op kennis gebaseerd en OK-assistenten zijn in clusters verdeeld op basis van medisch specialismen.

Binnen de verpleegafdelingen zien we nog drie andere principes: de *zorgzwaarte*, de *ligduur*, en de *leeftijd van de patiënt*. De ICU is een voorbeeld van een afdeling die ontstaan is omdat de zorgzwaarte van de patiënten die hier komen specifieke kennis en apparatuur vereist. De dagbehandeling is bijvoorbeeld specifiek bedoeld voor patiënten die binnen een dag naar huis kunnen gaan. En wat betreft de leeftijd is de kinderafdeling duidelijk bedoeld voor een groep patiënten tot 18 jaar.

Dat de verschillende differentiatieprincipes door elkaar heen lopen, leidt ertoe dat stromen zich van station tot station steeds herverdelen. Zo worden de 1.702 patiënten die op de polikliniek Orthopedie binnenkomen, verspreid over acht verpleegafdelingen om verzorgd te worden. Er is één verpleegafdeling die volgens de organisatiestructuur op orthopedische patiënten gericht is, maar 44 % van deze patiënten wordt na de operatie op een andere verpleegafdeling verzorgd, in verband met de ligduur (F2), specifieke eisen aan zorg (ICU) of leeftijd (kinderafdeling).

De verschillende soorten differentiatieprincipes maken zorglogistiek en capaciteitsmanagement tot een multidimensionale en zeer complexe puzzel. Om de verschillende subsystemen te verbinden, en de puzzel te leggen, zien we een aantal integratiemechanismen in het ziekenhuis. Ten eerste zien we een aantal structurele overlegvormen waarin coördinatietaken worden uitgevoerd of afgestemd. Het OK-rooster wordt bijvoorbeeld op geïntegreerde wijze tot stand gebracht. Vertegenwoordigers van de medische vakgroepen, het OK-management en de OK-capaciteitsplanner zitten elk kwartaal met elkaar om tafel in het Tactisch Plannings Overleg (TPO) om dit rooster gezamenlijk te bepalen.

Naast overlegvormen wordt een tweede vorm van integratie gerealiseerd door de mensen die in meer dan één subsysteem werken, waardoor zij de subsystemen verbinden. In dit ziekenhuis verbinden voornamelijk de OK-capaciteitsplanner en de OK-dagcoördinator de delen. De OK-capaciteitsplanner bepaalt in grote mate het OK-rooster (taak 1), bepaalt mede het kliniekplan (taak 2), stuurt polikliniekseсretaresses bij die operaties al dan niet op een handig moment inplannen (taak 6). Zonder deze mensen zouden deze subsystemen los van elkaar werken.

Niet alleen zij, ook verpleegkundigen en artsen hebben een groot aantal connecties. Dit vloeit grotendeels voort uit het feit dat zij voor hun primaire taken veel contacten hebben – doordat patiënten worden overgedragen tussen verpleegafdelingen, holding en recovery of door het visite lopen van de arts op de verpleegafdeling, – en die contacten ook gebruiken om coördinatietaken te vervullen die ze misschien strikt formeel niet hebben. Op grond van de sociale netwerkanalyse hebben anesthesiemedewerkers de meest centrale rol in het sociale netwerk, iets wat je op grond van hun functieomschrijving niet zou verwachten.

Fragmentatie zien we ten slotte vooral bij het roosteren van artsen en anesthesisten, aangezien elke vakgroep dit voor zichzelf doet, zonder dat zij dit afstemmen met anderen buiten de vakgroep (zie ◘ fig. 4.4). Bij het roosteren worden de in het OK-rooster toegewezen tijdslots aan individuele artsen toebedeeld. Dit leidt regelmatig tot uitdagingen, waarbij bepaalde combinaties van operaties tot capaciteitsproblemen leiden op de verpleegafdelingen, zoals de volgende citaten laten zien. Zowel de OK-capaciteitsplanner als de 'chef kliniekplan' zorgen er dan voor dat er geen mismatch tussen vraag en aanbod van capaciteit ontstaat.

> 'Nu doen ze vaak twee grote vaatoperaties op één dag, omdat er verder geen plek is in de roosters en vooral ook de artsenroosters hierbij leidend zijn. We hebben nu op donderdag bijvoorbeeld twee vaatchirurgen op twee OK's die allebei grote vaatoperaties doen. Dan heb je dus al twee operaties met grote kans op uitloop op één dag.' (OK-capaciteitsplanner)

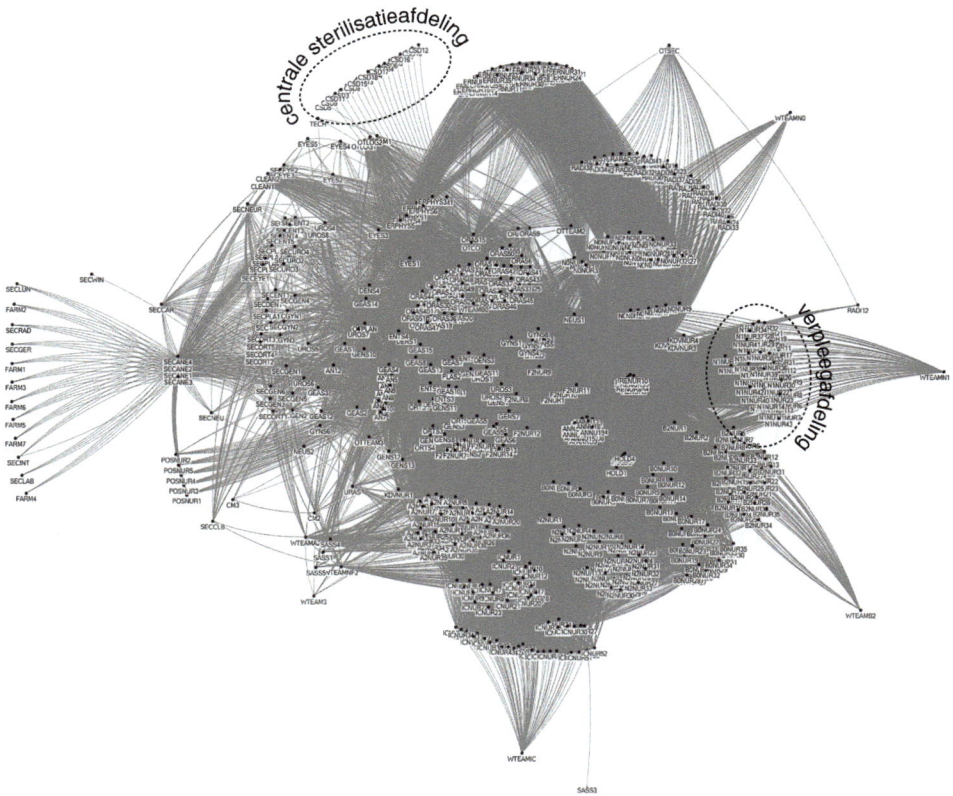

□ **Figuur 4.3** Sociaal netwerk van het ziekenhuis

» 'De manier waarop de OK-sessies zijn verdeeld over de specialisten, daar kijk ik naar. Bij wijze van spreken drie vaatchirurgen op één OK-sessie op één dag. Dat betekent dat alles op A2 komt. Dan denk ik: oké…, hoe?! Als je daar nou een mooiere verdeling van zou maken. Je zou er een GE-chirurg tegenover zetten en misschien een traumatoloog. Dan heb je misschien een vaatchirurg en een traumatoloog op één afdeling, maar vaak zit de traumatoloog ook nog wel op F2, en misschien heeft de vaatchirurg wat grotere vaat OK's en dus minder bedden nodig voor de opnamen, waardoor je dat veel beter in elkaar kan passen.' (Chef kliniekplan)

- **Sociale netwerkanalyse in het Slingeland Ziekenhuis**

In het sociale netwerk hebben 635 mensen 31.499 connecties (□ fig. 4.3). Twee mensen hebben een connectie als ze interactie hebben in het kader van de uitvoering van een taak. Aan de randen bevinden zich de mensen of groepen met de minste connecties en centraliteit – hier bijvoorbeeld de Centrale Sterilisatie Afdeling of een verpleegafdeling. □ Figuur 4.4 laat zien dat het roosteren van artsen gefragmenteerd gebeurt doordat elke vakgroep zijn eigen artsen in het OK-rooster inroostert.

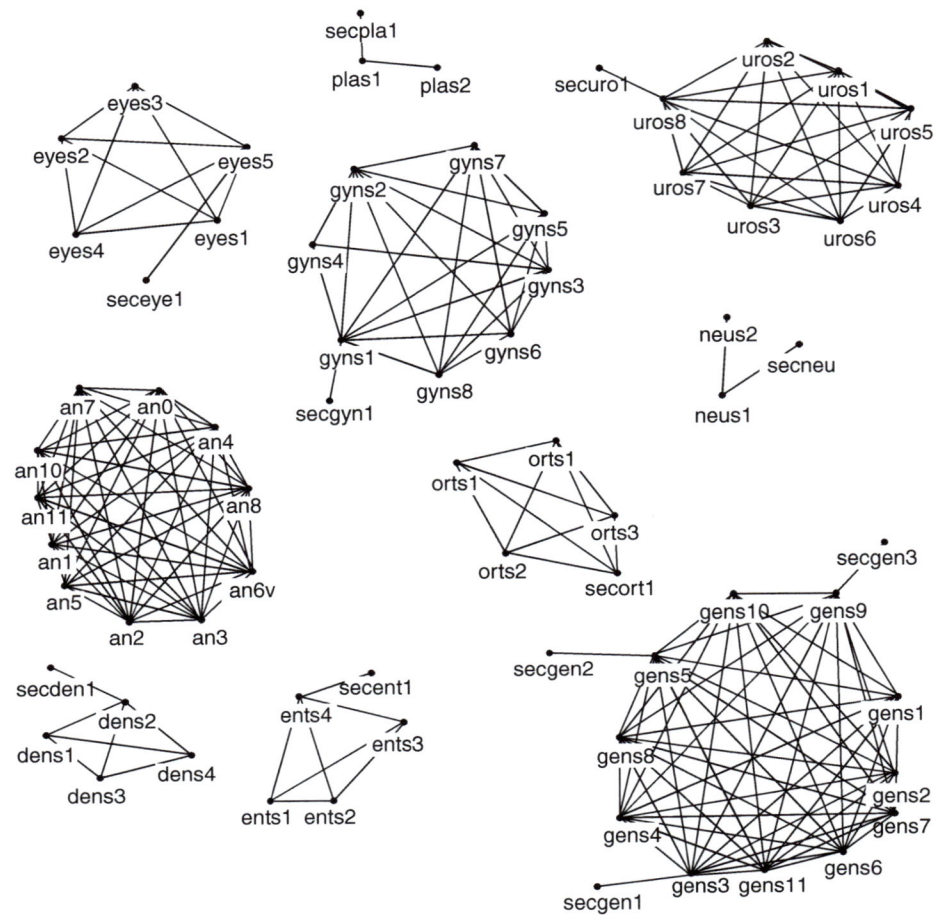

Figuur 4.4 Sociaal netwerk bij het roosteren van artsen en anesthesisten

In fig. 4.5 zien we dat de artsen van elke polikliniek, daarbij geholpen door secretaresses, operaties plannen, maar deze indien nodig afstemmen met de OK-capaciteitsplanner, die in de centrale middenpositie staat. Het plannen van operaties was tot medio 2019 decentraal georganiseerd, gedifferentieerd naar medisch specialisme.

4.6 Het ziekenhuis integraal overzien en besturen

Aan het begin van dit hoofdstuk benoemden we al dat het hanteren van een ziekenhuisbreed perspectief en het integraal besturen van een ziekenhuis geen eenvoudige taak is. Op grond van de sociale netwerkanalyse constateren we dat managers relatief weinig centrale posities innemen en de mensen die wel centraal staan, geen formele hiërarchische positie in het netwerk hebben. Omdat voor het besturen van het ziekenhuis van belang is dat er ook zicht op het geheel is, onderzoeken we hier daarom nog wat beter wie welk zicht op het netwerk heeft.

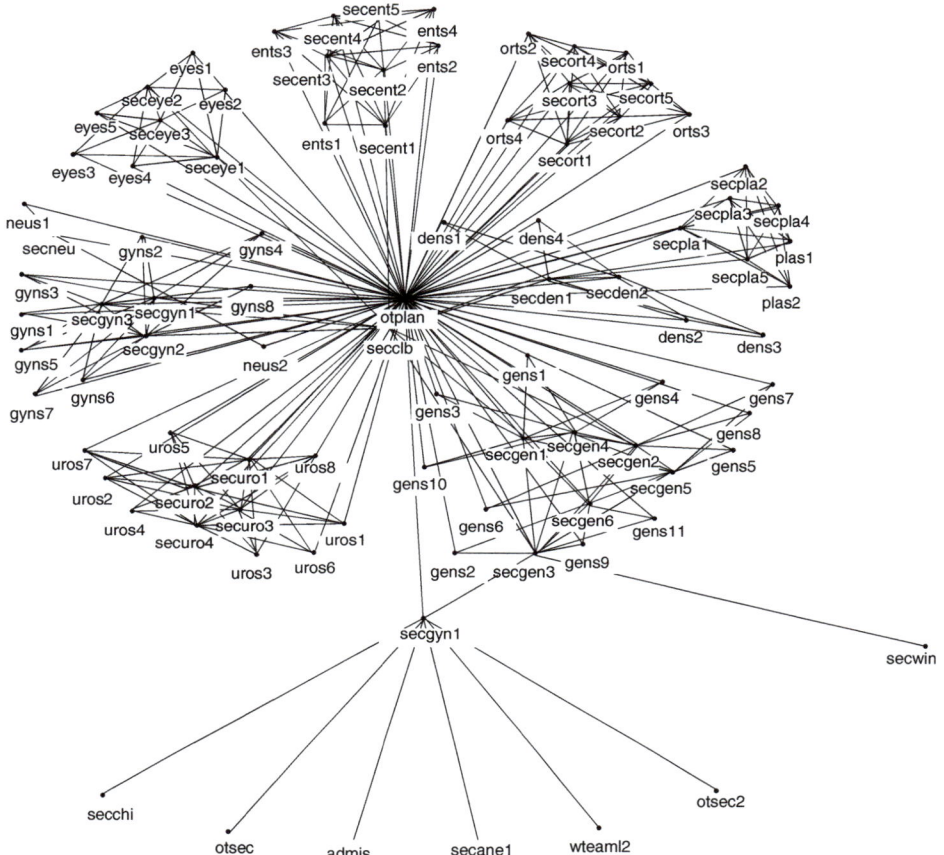

Figuur 4.5 Sociaal netwerk bij het plannen van operaties

Van Merode maakt gebruik van de landschapsmetafoor en maakt daarbij onderscheid tussen de ruimtehorizon als dat deel van het landschap dat je fysiek overziet en een tijdhorizon, als dat deel van de werkelijkheid waarin je actief bijdraagt aan het geheel en iets (goeds) doet. In ◘ fig. 4.6 zijn alle 635 mensen uit het netwerk naar tijd- en ruimtehorizon verdeeld, waarbij de grootte van de bol het aantal medewerkers weergeeft. We zien 'reizigers', die door het hele ziekenhuissysteem heen bewegen, zoals chirurgen en anesthesisten. Zij zien het hele ziekenhuis, maar zijn niet in detail op de hoogte van de werkwijze van elke afdeling die ze passeren, op de polikliniek na, wat vaak hun 'thuis' is. De 'buurtwerkers' werken vanuit één fysieke locatie – een verpleegafdeling bijvoorbeeld – en gaan regelmatig even naar de buurman, bijvoorbeeld om de patiënt op te halen. Zij hebben kort contact met elkaar, waarbij op basis van vaste en sterk geprotocolleerde procedures patiënten overgedragen worden. Dan is er een groep medewerkers die vrijwel altijd op hun thuishonk blijven, zoals de holding-medewerkers en de polikliniek-secretaresses. Zij zijn zeer goed geïnformeerd over de lokale stand van zaken, maar overzien het totale ziekenhuissysteem nauwelijks.

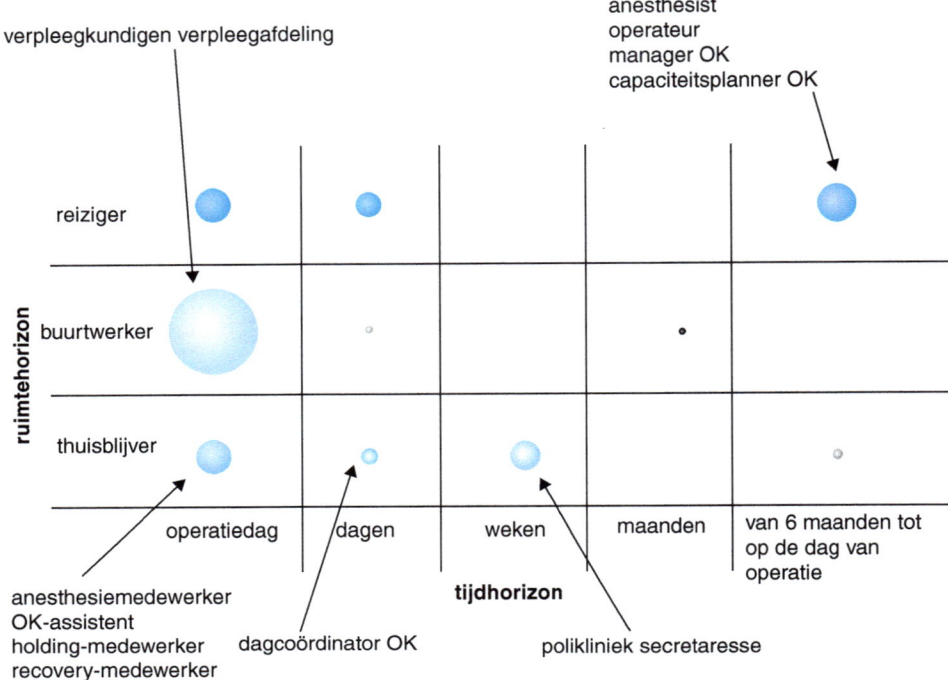

◘ **Figuur 4.6** Aantal medewerkers met een bepaalde tijd- en ruimtehorizon

Het grootste deel van de medewerkers – 75 % – hanteert een tijdhorizon van één dag; zij werken van (operatie)dag tot (operatie)dag. Dit zijn ook de medewerkers die zeer centraal staan in het sociale netwerk – de anesthesiemedewerkers voorop. De andere 25 % van de mensen kijkt wat verder vooruit. Aan het andere einde van het spectrum zitten de anesthesisten, operateurs, OK-manager en OK-capaciteitsplanner. Zij overzien de tijd- en ruimtehorizon het best, maar er zijn grote verschillen in de sociale contacten: de OK-manager heeft relatief weinig directe relaties met andere medewerkers en de OK-capaciteitsplanner juist heel veel, aangezien die veel sociale contacten heeft én bijna als enige zowel in ruimte als in tijd het systeem overziet.

Een voor de hand liggende vraag is of we tijd en ruimte dan niet met informatiesystemen kunnen overzien. Met de huidige informatie- en communicatietechnologie (ICT) is tijd en ruimte tegenwoordig op allerlei manieren te overbruggen. We constateren echter op grond van het onderzoek in het Slingeland Ziekenhuis, dat het ziekenhuisinformatiesysteem (ZIS) maar een van de bronnen is die daarvoor gebruikt wordt, en bovendien ook niet het volledige zicht op het ziekenhuis geeft. Dit is in lijn met Van Merode et al. (2004) die aangeven dat ERP-systemen uitgaan van een zekere mate van standaardisatie en zekerheid, die we niet altijd terugzien in ziekenhuizen. Het systeem kan gebaseerd op een formele en gesimplificeerde werkelijkheid, die er in de werkelijkheid niet is. Een typisch voorbeeld hiervan is de anesthesist die het verloop van het OK-programma op een tv-scherm in de anesthesistenkamer ziet, maar die desondanks toch ook nog langs de operatiekamer loopt om het met eigen ogen te zien of de intercom gebruikt om het te vragen, zoals het volgende citaat laat zien.

> 'In principe weet je wel hoelang een operatie duurt. Je weet wat voor ingreep het is en welke operateur sneller is dan de ander. Maar je hebt het ook in je schema staan, daar staan ook de tijden bij. Daar kijk je ook naar. Je weet het merendeel, zeker als je er wat langer werkt, een galblaas duurt een uur, een liesbreuk normaal gesproken een half uur, een bloedvatoperatie vijf uur. Op een gegeven moment weet je dat gewoon. En het hoeft ook niet stipt nauwkeurig. Je hebt via de intercom contact, je hebt de schermen op je kamer en je loopt ook gewoon even langs op de operatiekamer om te kijken hoever ze zijn.' (Anesthesist)

Blijkbaar zijn ICT-systemen wel een van de informatiebronnen, maar niet de enige waarmee men werkt – of kán werken. Planningen worden continu aangepast aan de situatie naarmate de operatiedatum nadert. Om zicht te krijgen op toekomstige gebeurtenissen wordt het systeem daarom gebruikt als iets wat lijkt op weermodellen: het model voorspelt de kans op regen en de meteoroloog interpreteert wat dit betekent om ons te vertellen wat we kunnen verwachten. Zo wil de holding-medewerker bijvoorbeeld weten wat de kans is dat alle patiënten tegelijk op de holding arriveren en kijkt zij in het systeem naar de status van de patiënt op de verpleegafdeling en naar de geplande starttijd van de operatie. Zij maakt op basis hiervan een eigen inschatting hoeveel infusen ze alvast moet voorbereiden voor de verwachte stroom patiënten. Het systeem geeft niet de werkelijkheid exact weer, maar heeft wel waarde als je het in de juiste context weet te plaatsen door het te combineren met eigen observaties en informatie uit sociale contacten. Hier volgen enkele citaten die dat illustreren.

> 'Om te weten hoe het werkt, moet je moet meer informatie hebben. Je moet ook mensen gaan vragen hoe ze werken. Wat je hier ziet aan data in het systeem, is niet de werkelijkheid.' (applicatiebeheerder OK)

> 'Wat blijkt dan nu, wij hebben op ons OK-bord ook vaak operaties dwars staan. Dus dan is het rooster voor ons wel vol, maar dat zien ze op de OK helemaal niet.' (polikliniek-secretaresse)

> 'Als er een spoedoperatie om 10 uur plaatsvindt, dan wordt deze toch aan de spoedsessie gekoppeld, ook al staat die in de middag.' (applicatiebeheerder OK).

4.7 Het ziekenhuis als technisch en sociaal samenhangend systeem

Het Slingeland Ziekenhuis doet het goed in de ranglijsten en ook de medewerkers spreken zich positief uit over hun werkomgeving. Zij wijzen in interviews herhaaldelijk op de goede onderlinge verhoudingen (zie de citaten) en vermoedelijk draagt de sociale structuur zoals we die gevonden hebben, bij aan het hanteren van de complexiteit van het systeem.

> 'Het is een fijn ziekenhuis om te werken, omdat het heel vriendelijk is en heel horizontaal. De schoonmaker mag mij aanspreken, me bij de voornaam noemen. We zijn vriendelijk voor elkaar, de patiënten zijn coöperatief, zijn blij dat er een ziekenhuis is.' (chirurg)

> 'Nu behalen we alle successen door het goede overleg dat we hebben, de band die we onderling hebben die heel goed is. Ik word vaak bij planningsvraagstukken erbij gehaald, maar vaak lukt het plannen me niet zozeer omdat er ergens ruimte is, maar door de samenwerking en het feit dat iedereen bereid is om mee te werken. Je behaalt resultaat op goede verhoudingen nu, maar niet op de goede inrichting van het systeem.' (OK-capaciteitsplanner)

> 'Het feit dat je het al vrij constant hebt is op zich al goed, en de verbinding die je steeds meer gaat maken met poli, OK en kliniek, met name die laatste twee, dus dat je die echt koppelt… dat zorgt ervoor dat je in je hele zorgketen een veel constanter proces krijgt.' (OK-manager)

Tegelijkertijd is het zeer opvallend dat wat Mintzberg 'onderlinge aanpassing' noemt (Mintzberg 1995) het meest voorkomende coördinatiemechanisme lijkt te zijn in het ziekenhuis. Onderlinge aanpassing is coördineren door simpelweg op elkaar te reageren en Mintzberg stelt dat dit coördinatiemechanisme over het algemeen in eenvoudige kleine organisaties gebruikt wordt of juist in organisaties die voor zeer complexe uitdagingen staan, zoals een raketlancering, waarbij van tevoren onbekend is wat er gedaan moet worden. Je zou denken dat een ziekenhuis dat naar eigen zeggen vooral standaardoperaties uitvoert, niet zo complex is als het verkennen van een nieuw sterrenstelsel. Dat deze manier van werken ook wringt in het ziekenhuis, laten de volgende citaten zien.

> 'Zelfs hoe de wachtlijst wordt gemeten en wat de lengte van de wachtlijst is, zelfs dat wordt door iedereen anders geïnterpreteerd. Als je aan een groep polikliniek-secretaresses vraagt hoe ze berekenen wat de wachtlijst is, dan geeft bijna iedereen een ander antwoord.' (OK-capaciteitsplanner)

> 'Er is ook standaardisatie van processen nodig. Je hebt het zelf gezien, er zijn talloze werkwijzen die gehanteerd worden. Waarom? We hebben een bronsysteem. Waarom werkt niet iedereen met dat bronsysteem? Waarom moeten er 80 verschillende werkwijzen zijn?' (OK-manager)

> 'Het is de vrijblijvendheid die mijn functie nu nog heeft – en ik ga ook niet wijzen naar mensen en zeggen wat ze moeten doen – maar het zou wel heel fijn zijn als mandaat gegeven wordt, zodat als we zeggen welke kant we op gaan, dat we het dan ook gaan doen.' (OK-capaciteitsplanner)

Toch lijkt Mintzberg in later werk tot andere inzichten gekomen te zijn, want in *Managing the Myths of Health Care* (Mintzberg 2012) stelt hij dat onderlinge aanpassing voor ziekenhuizen juist beter zou kunnen werken dan standaardisatie, met name vanwege de complexiteit van het ziekenhuis. De geleerden zijn er dus nog niet helemaal over uit hoe de beste organisatie van een ziekenhuis er uit moet zien.

Wij denken dat er zowel een goed werkend sociaal systeem, als ook een 'technisch ontworpen' systeem nodig is, met andere woorden een organisatiestructuur, gestandaardiseerde werkprocessen en werkafspraken. Een inspirerend voorbeeld waarin een sociale structuur in samenhang met een technisch systeem functioneert is het irrigatiesysteem, beschreven door Van Merode (2010), om als voorbeeld te dienen voor het aansturen van ziekenhuizen. Zijn verhaal is gebaseerd op het boek *Perfect Order: Recognizing Complexity in Bali* van Lansing (2006), waarin wordt beschreven hoe boeren er collectief belang bij hebben om water te verdelen in plaats van zich zo veel mogelijk water toe te eigenen voor eigen gewin. Het irrigatiesysteem is een sociaal systeem, dat niet alleen op basis van goede relaties functioneert, maar ook op een goed begrepen eigen belang, namelijk dat iedereen er baat bij heeft als het systeem in zijn geheel goed functioneert. Naast sociale structuur moet er ook een goed functionerend technisch systeem zijn waarmee water verdeeld wordt en bestrijding van insecten en plantenziektes is geregeld. En ook daarvoor geldt dat je moet weten hoe irrigatie werkt.

Waar het bij irrigatiesystemen gaat om verdeling van water en het voorkomen van insectenplagen en plantenziektes, gaat het bij het ziekenhuis om het sturen en regelen van stromen die zo soepel mogelijk langs meerdere afdelingen moeten gaan. Stuurt de polikliniek op het verkorten van toegangstijden, dan kan de instroom van patiënten mogelijk stuiten op een gebrek aan capaciteit op het OK-complex om deze patiënten te opereren. En is het OK-complex gericht op het maximaliseren van operatiekamerbenutting, dan kan het zo zijn dat er onvoldoende bedden zijn waarin de patiënt na de operatie kan herstellen. Daarvoor is een samenhangend raamwerk van logistieke prestatie-indicatoren nodig waarmee een optimale sturing ingesteld en beoordeeld kan worden. Systeembreed gaat het om de vlotte doorstroom van zowel patiënten als van de ziekenhuis-'reizigers' c.q. de artsen. Lokaal gaat het om het zo passend mogelijk maken van capaciteit op het aanbod van patiënten. Een hoge benuttingsgraad is een graadmeter voor hoe efficiënt je je capaciteit inzet en ook voor de kans dat er blokkades optreden in de stroom. Benutting zal dus in samenhang tot 'de dikte van de stroom' bezien moeten worden.

Een goede verhouding tussen centraal sturen en decentraal regelen is daarbij van belang. De centrale sturing is nu vaak nog erg kwetsbaar in ziekenhuizen. Het aantal medewerkers dat dit doet is erg klein en zij hebben weinig mandaat of zeggenschap op grond van hun functie. De positionering van mensen met coördinatietaken mag niet louter ontstaan door sociaal verworven posities of zelfgeïnitieerde nevenactiviteiten, maar moet formeel in de organisatie ingebed worden om daadwerkelijk effectief te zijn of te blijven. De informele en formele structuren moeten ook samenhangen, niet alleen op operationeel niveau maar ook tussen operationeel, tactisch en strategisch kader.

Voor het management van ziekenhuizen betekent dit dat hun kerntaak is de complexiteit te overzien en de juiste verbindingen te leggen tussen mensen en systemen. Volgens de landschapsmetafoor van Van Merode, staan zij op de berg, kijken zij welke verbindingen er (niet) zijn en zorgen zij dat die er op juiste plekken en op het juiste moment wel zijn.

Management heeft ook een belangrijke taak om het systeem robuuster te maken. Het systeem is nu vaak kwetsbaar omdat de kennis die medewerkers over het systeem hebben vergaard niet vastgelegd, reproduceerbaar of overdraagbaar is. Deels komt dit door de complexiteit, die inherent is aan medisch specialistische zorg, maar deels kan complexiteit verlaagd worden door processen eenvoudiger te maken. De paradox is nu dat de complexiteit van het systeem ervoor zorgt dat onderlinge aanpassing het enig werkbare coördinatiemechanisme lijkt, terwijl daardoor ogenschijnlijk eenvoudige taken toch complex blijven. Het is zaak om tot op zekere hoogte werkprocessen te standaardiseren (Mintzberg 1995), waarbij steeds een goede verhouding tussen formaliseren en standaardiseren enerzijds en flexibel in kunnen blijven spelen op veranderende omstandigheden moet worden gerealiseerd. Standaardiseren betekent niet dat er geen ruimte voor maatwerk is, maar wel dat begrippen, regels en prioriteiten ziekenhuisbreed gelden.

Een goed voorbeeld van een effectieve manier van standaardiseren is het inrichten van Master Data Management (MDM). Als er in een ziekenhuis vijf verschillende namen zijn voor elke operatie, artikel, kamer of functie, dan wordt complexiteit onhanteerbaar.

MDM zorgt ervoor dat namen en codes voor operaties, materialen, ruimten en andere entiteiten centraal en volgens standaardafspraken worden beheerd. Nu nog worden namen en codes voor operaties bepaald door artsen en financiële medewerkers, maar deze codes worden niet continu aangepast aan de actualiteit. Codes doen dan niet meer waar ze voor bedoeld zijn, namelijk het structureren en communiceerbaar maken van een complexe medische activiteit. Zo ontstaan er dagelijks misverstanden over wie wat waar moet doen en is er veel communicatie nodig over zaken die eigenlijk heel simpel zouden moeten zijn.

Ten slotte is een goede verhouding tussen lange- en kortetermijnplanning noodzakelijk, of beter gezegd, moeten we 'plannen' anders gaan benaderen of noemen. Voor de lange termijn lijkt het bepalen van een ritme – het doen van een bepaald aantal protheseoperaties per week – van belang om stabiliteit en regelmaat te realiseren, waar dat kan. Door het juiste te standaardiseren, wordt de onvermijdelijke variatie hanteerbaar. Solide data, informatietechnologie, een goed ingerichte organisatie en werkprocessen én een goed sociaal netwerk zijn daar onmisbaar voor.

4.8 Conclusie

Capaciteitsmanagement en zorglogistiek gaan over het goed op elkaar afstemmen van stromen en capaciteiten; dat betekent dat de uitvoering van gedifferentieerde taken op het juiste moment en op de juiste plek samen moeten komen. Verpleegkundigen, artsen en coördinatoren hebben hier een grote rol in en zorgen in een proces van continue aanpassing voor integratie. Deze manier van werken moet verder ontwikkeld worden door de besturing van het ziekenhuis, de ICT en de organisatiestructuren meer in lijn te brengen met deze werkwijze.

Verantwoording
Dit verhaal is gebaseerd op mijn promotieonderzoek waaraan meer dan honderd medewerkers van het Slingeland Ziekenhuis hebben meegewerkt en met name René Nummerdor, Annemijn Houwers, Anne Oostendorp en Nicole Wisselink mij enorm geholpen hebben. Verder hebben mijn begeleiders Frits van Merode, Arno van Raak en Dirk Ruwaard van de Universiteit Maastricht/MUMC+ een grote bijdrage geleverd aan de hier beschreven perspectieven op de ziekenhuisorganisatie. Ik dank ook Bart Berden, Erwin Frederiksen en Axel Olislagers voor het geven van feedback op dit verhaal.

Literatuur

Aguilar-Escobar, V. G., & Garrido-Vega, P. (2013). Lean logistics management in healthcare: A case study. *Rev Calid Asist, 28,* 42–49.
Aronsson, H., Abrahamsson, M., & Spens, K. (2011). Developing lean and agile health care supply chains. *Supply chain management: An international journal, 16,* 176–183.
Bhattacharjee, P., & Ray, P. K. (2014). Patient flow modelling and performance analysis of healthcare delivery processes in hospitals: A review and reflections. *Computers & Industrial Engineering, 78,* 299–312.
De Vries, J., & Huijsman, R. (2011). Supply Chain Management in health services: An overview. *Supply chain management: An international journal, 16,* 159–165.
Feibert, D. C., & Jacobsen, P. (2015). Measuring process performance within healthcare logistics – A decision tool for selecting track and trace technologies. *Academy of Strategic Management Journal, 14,* 33–57.

Kilduff, M., & Tsai, W. (2018). *Social networks and organizations*. London: SAGE, Ebook, accessed 6 September 2018.

Lansing, J. S. (2006). *Perfect order: Recognizing complexity in Bali*. Princeton: Princeton University Press.

Lawrence, P. R. L., & Lorsch, J. W. (1967). Differentiation and integration in complex organizations. *Administrative Science Quarterly, 12*, 1–47.

Lega, F., Marsilio, M., & Villa, S. (2013). An evaluation framework for measuring supply chain performance in the public healthcare sector: Evidence from the Italian NHS. *Production Planning & Control, 24*, 931–947.

Ludwig, M., Van Merode G. G., & Groot, W. (2010). Principal agent relationships and the efficiency of hospitals. *Eur J Health Econ. 11*, 291–304.

Matta, M. E., & Patterson, S. (2007). Evaluating multiple performance measures across several dimensions at a multi-facility outpatient center. *Health Care Management Science, 10*, 173–194.

Meijboom, B., Schmidt-Bakx, S., & Westert, G. (2011). Supply chain management practices for improving patient-oriented care. *Supply Chain Management: An International Journal, 16*, 166–175.

Mintzberg, H. (1995). *Organisatiestructuren* (1^e druk). Schoonhoven: Academic Service Economie en Bedrijfskunde.

Mintzberg, H. (2012). Managing the myths of health care. *World Hospitals and Health Services: The Official Journal of the International Hospital Federation, 48*(3), 4–7.

Morgan, D., & Astolfi, R. (2015). Financial impact of the GFC: Health care spending across the OECD. *Health Economics, Policy and Law, 10*, 7–19.

Peiro, S., & Maynard, A. (2015). Variations in health care delivery within the European Union. *European Journal of Public Health, 25*, 1–2.

Poulin, E. (2003). Benchmarking the hospital logistics process. *CMA Management, 77*, 20–23.

Provan, K. G., & Sebastian, J. G. (1998). Networks within networks: Service link overlap, organizational cliques, and network effectiveness. *The Academy of Management Journal, 41*(4), 453–463.

Van der Ham, A., Boersma, H., Van Raak, A., Ruwaard, D., & Van Merode, F. (2018). Identifying logistical parameters in hospitals: Does literature reflect integration in hospitals? A scoping study. *Health Services Management Research*. ▶ https://doi.org/10.1177/0951484818813488.

Van der Ham, A., Van Merode, G. G., Ruwaard, D., & Van Raak, A. Identifying integration and differentiation in a hospital's logistical system: a social network analysis of a case study. *BMC Health Serv Res 20*, 857 (2020). ▶ https://doi.org/10.1186/s12913-020-05514-w.

Van Merode, F. (2010). Stromen en complexiteit. In J. Benders, M. Rouppe van der Voort & B. Berden (Red.), *Lean denken en doen in de zorg; Acht verhalen uit de praktijk* (pag. 109–112). Den Haag: Uitgeverij Lemma.

Van Merode, G. G., Groothuis, S., & Hasman, A. (2004). Enterprise resource planning for hospitals. *International Journal of Medical Informatics, 73*, 493–501.

Het veranderingsvraagstuk

Maurits van Thiel de Vries, Pim Sas en Hans Bodt

Samenvatting

Een goed op de zorgvraag aansluitende beschikbaarheid van de capaciteiten (medisch specialisten, ondersteunend personeel en middelen) zorgt voor een vlottere doorstroming van patiënten – wat onder meer de patiënttevredenheid ten goede komt – en een gunstige capaciteitsbenutting. Daarom heeft het Amphia ziekenhuis in Breda ervoor gekozen om Integraal Capaciteitsmanagement (ICM) in de organisatie te implementeren. Dit is gebeurd met behulp van de filosofie van het Shingo Institute, vanuit de gedachte dat menselijk gedrag doorslaggevend is bij het succesvol invoeren van veranderingen in een organisatie.

5.1 De filosofie van het Shingo Institute – 76

5.2 Integraal Capaciteitsmanagement (ICM) – wat is dat? – 76

5.3 Hoe wordt ICM geïmplementeerd? – 77

5.4 Het Shingo-model: toepassing bij de implementatie van ICM – 78
5.4.1 Niveau 4 Duurzaam resultaat – 80
5.4.2 Niveau 3 Alignment – 81
5.4.3 Niveau 2 Processen – 83
5.4.4 Niveau 1 Medewerkers – 84

5.5 Het beoordelen van en sturen op gewenst gedrag – 85

5.6 Waar staan we nu? – 88

Literatuur – 90

5.1 De filosofie van het Shingo Institute

Het Shingo-model (Shingo Institute 2018) kan worden geïllustreerd aan de hand van een piramide met vier niveaus. Het fundament van de piramide bestaat uit de *mensen* en hun gedrag, gevolgd door de *processen*, *integrale afstemming* (*enterprise alignment* en *consistency of purpose*) en uiteindelijk het beoogde *resultaat* aan de top van de piramide. Om het fundament en de top van de piramide met elkaar in verbinding te brengen is volgens het Shingo Institute het gedrag van de medewerkers van cruciaal belang. Om dit gedrag richting te geven worden *guiding principles* voor het handelen van de medewerkers gedefinieerd, die aansluiten bij de verschillende niveaus in de piramide. Voor ieder van de vier niveaus zijn in het Amphia ziekenhuis in Breda concrete principes geformuleerd die als doel hebben ICM onderdeel te maken van het DNA van het ziekenhuis.

Om vervolgens meetbaar te maken in hoeverre de organisatie erin slaagt om de verandering te integreren, kunnen zogenoemde *Key Behavioural Indicators* (KBI's) helpen. Die geven de manager en medewerkers houvast om adequaat te kunnen handelen in het planningsproces, en anderzijds helpen ze om gewenst gedrag ten behoeve van een inhoudelijke beoordeling van de planning achteraf te kunnen vaststellen.

Het Shingo Institute onderscheidt verschillende transformatiefases die tot de uiteindelijk gewenste gedragsverandering leiden: van een *ad hoc driven* cultuur aan het begin van het veranderingsproces, naar *tools driven*, vervolgens naar *system driven* en uiteindelijk naar een *principle driven* organisatiecultuur. Op steeds meer plekken in Amphia is men er op het gebied van ICM in geslaagd om van geïsoleerde probleemoplossing (*ad hoc driven*) naar een cultuur van continu verbeteren (*system driven*) te komen, maar nog niet alle onderdelen van de organisatie bevinden zich op hetzelfde transformatieniveau. Amphia probeert voor te sorteren op een structuur die een *principle driven* verbetercultuur in de toekomst mogelijk maakt. Met de start die Amphia heeft gemaakt met de implementatie van ICM op basis van het Shingo-model is een eerste fundament gelegd.

5.2 Integraal Capaciteitsmanagement (ICM) – wat is dat?

Het sturen van (zorg)processen in een ziekenhuis is een complexe zaak. Alleen al qua aantal patiënten is een ziekenhuis een groot bedrijf. Een ziekenhuis als Amphia bijvoorbeeld heeft te maken met 600.000 polikliniekbezoeken, 37.000 dagbehandelingen, 40.000 klinische opnamen en 32.000 operaties per jaar (*Maatschappelijk jaarverslag Amphia* 2018). Zowel voor de acute als voor de planbare patiënten dient het planningsproces goed te verlopen. Vanuit ziekenhuisperspectief is het in de eerste plaats van belang kwalitatief hoogwaardige zorg te leveren tegen aanvaardbare kosten. Capaciteitsmanagement kan hieraan een bijdrage leveren.

In een ziekenhuis worden alle capaciteiten en de benutting daarvan voortdurend gepland. Daarvoor bestaan geautomatiseerde planningssystemen zoals afsprakensystemen en personeelsroosters. We spreken dan over systemen en instrumenten die door medewerkers van het ziekenhuis worden gebruikt om de patiëntenlogistiek adequaat te laten verlopen. In de praktijk blijkt dat ze weliswaar de planningsprocessen goed in kaart kunnen brengen en hanteerbaar maken, maar dat het menselijk gedrag van medewerkers uiteindelijk het succes van Integraal Capaciteitsmanagement (ICM) bepaalt.

Binnen een ziekenhuis kennen we drie soorten capaciteiten:
1. medisch specialisten;
2. ondersteunend personeel, zoals verpleegkundigen, paramedici, doktersassistenten en secretaresses, maar ook infrastructureel personeel op het gebied van automatisering, financiën, HR en management;
3. middelen, zoals ruimten en apparatuur.

Patiënten zijn 'beschikbaar' als zij zorgbehoeftig zijn en als het ware 'voor de deur staan'. Afhankelijk van het patiëntenaanbod dienen de capaciteitssoorten in het ziekenhuis in navenante mate beschikbaar te zijn om de zorg te kunnen verlenen. Hier is het in ▶ H. 1 en 2 genoemde begrip 'synchronisatie van processen' van toepassing. Een goed op de zorgvraag aansluitende beschikbaarheid van de capaciteiten zorgt voor een gunstige capaciteitsbenutting. Ten aanzien van de capaciteit van het ondersteunend personeel is met name de inzetbaarheid van belang, uitgedrukt in de kwalitatief juiste beschikbaarheid, rekening houdend met cao-voorschriften en de arbeidstijdenwet (zie ▶ H. 18).

Uitgaande van voldoende patiëntenaanbod is het zaak om de drie capaciteitssoorten voortdurend op elkaar af te stemmen. Afstemming betekent in dit verband dat wordt nagegaan of er een gewenste verhouding is tussen de drie soorten capaciteit. Dat wil zeggen: zijn de juiste medisch specialisten beschikbaar *en* het juiste personeel *en* de juiste middelen (ruimten, apparatuur), op het moment dat de zorg moet plaatsvinden? Het gaat dan om het voorspellen van deze gewenste verhouding. Maar juist dat is vaak lastig. Zo kan het zijn dat een bepaalde OK-capaciteit die werd gereserveerd voor een electieve ingreep op het laatste moment moet worden ingezet voor een spoedgeval, of dat de afdeling met onverwacht hoog ziekteverzuim wordt geconfronteerd, juist op het moment waarop de geplande operatie zou plaatsvinden. Van voorspelbaarheid is vaak geen of weinig sprake. De verhouding tussen de drie soorten capaciteit kan immers van moment tot moment veranderen en kan zelfs op het laatste moment, voordat de zorg daadwerkelijk moet plaatsvinden, 'ongewenst' zijn. Planningsinstrumenten kunnen dan nog zo goed zijn en door de gebruikers goed 'begrepen' worden, zij alleen zullen niet tot een adequate capaciteitsbenutting leiden. Daar is meer, of liever gezegd, iets anders voor nodig. Het Shingo Institute wijst er in dit verband op dat het hanteren van gedragsnormen in de vorm van *guiding principles* en *Behavioral Performance Indicators' (BPI's)* veel belangrijker is omdat daarmee het begrip bij medewerkers ontstaat over het juiste handelen bij planning. De gedachte daarbij is dat men juist niet alles in regels en instrumenten zou moeten vastleggen, maar dat de medewerker zelf vanuit zijn eigen begrip weet wat hij of zij moet doen om zaken als planning goed te laten lopen. Om een hoogwaardig planningsproces te realiseren, blijkt in de praktijk dat menselijk bijsturen van het grootste belang is, bijvoorbeeld om lege plekken tijdig op te vullen of om de wachttijd voor de patiënt per arts onder controle te houden door het tijdig herverdelen van patiënten. In dit hoofdstuk wordt invulling gegeven aan de toepassingen van Shingo's gedachtegoed.

5.3 Hoe wordt ICM geïmplementeerd?

De implementatie van ICM vindt vaak als volgt plaats. Binnen de organisatie worden systemen ontworpen om specifieke resultaten te bereiken, waarbij instrumenten ingezet worden om deze systemen te ondersteunen. Indien doelen niet bereikt worden, wordt getracht de systemen aan te passen of nieuwe instrumenten te implementeren om alsnog de doelen te bereiken. Deze instrumenten worden ingezet om dagelijkse taken uit te voeren en/of om tot verbetering te komen. Systemen bestaan uit een verzameling van zulke instrumenten. Onder systemen worden overigens niet alleen IT-oplossingen verstaan, maar juist ook mechanismen rondom problem solving (Plan Do Check Act-cyclus), communicatie, *Quality Assurance* enzovoort. Idealiter draagt de inzet van instrumenten en systemen bij aan resultaten die de organisatie wil behalen, maar dit is niet altijd vanzelfsprekend.

Menselijk gedrag is bij het hanteren van de instrumenten en systemen zeer bepalend. Het zijn de mensen die de processen uitvoeren. Om sturing te kunnen geven aan een juiste inzet van instrumenten en systemen moet men als organisatie eerst het gewenste gedrag typeren. Het gedrag van de medewerkers gezamenlijk vormt de cultuur van een organisatie. Deze cultuur is van grote invloed op het behalen van de resultaten van de organisatie.

Het succesvol implementeren van ICM is meer dan het implementeren van methodes, instrumenten en een bijbehorende structuur. Een belangrijk uitgangspunt hierbij is dat gewenste resultaten voortkomen uit gewenst gedrag. ICM heeft impact op het gehele zorgbedrijf. Succesvolle implementatie en borging vragen, juist in verband met het gedragsculturele karakter ervan, om een veranderkundige benadering. Om resultaten op de lange termijn te realiseren is niet slechts een tijdelijk effect nodig, maar een duurzame verandering. Dit duurzame effect kan ons inziens alleen worden bereikt als de nieuwe manier van werken terug te zien is in het dagelijks gedrag en handelen van de mensen in de organisatie.

Het Shingo Institute heeft een model ontwikkeld dat richtlijnen biedt ten aanzien van dit gedrag en daarmee een handvat voor succesvolle implementatie van onderliggende systemen en instrumenten. Hierbij wordt gebruikgemaakt van zogenoemde *guiding principles* om gewenst gedrag op te roepen en in stand te houden. De *guiding principles* zijn richtinggevende principes die universeel zijn, die niet aan tijd gebonden zijn en geen verdere uitleg behoeven. Ze zijn als het ware cultuurdragers die voor zichzelf spreken. Het continu nastreven van deze *guiding principles* zal leiden – zo beweert het Shingo Institute – tot *enterprise excellence*, vergelijkbaar met wat Treacy en Wiegersma (1995) *operational excellence* noemen. Als de *guiding principles* verankerd zijn in de organisatie, moet dat worden gezien als borging van een nieuwe (gedrags)cultuur. Het Shingo-model biedt een krachtig raamwerk om de cultuur binnen een organisatie te veranderen en te komen tot goede resultaten. Daarom is binnen Amphia dit model gehanteerd als leidraad voor de veranderstrategie die benodigd is om ICM succesvol te kunnen implementeren.

5.4 Het Shingo-model: toepassing bij de implementatie van ICM

In deze paragraaf wordt beschreven hoe op basis van het Shingo-model invulling is gegeven aan de implementatie van ICM in Amphia. Er wordt een beeld geschetst van de reis die de afgelopen jaren is gemaakt en de komende jaren zal voortgaan. Daarbij krijgt naast de inzet van systemen en instrumenten ook de veranderkundige kant van ICM de aandacht. Het Shingo-model is hierbij geen vastomlijnd kader, maar een inspiratiebron om het ICM-programma richting en duiding te geven. Een ICM-programma vraagt om zowel een top-down als bottom-up benadering, waarbij doelstellingen door het handelen van mensen op de werkvloer vorm krijgen. Juist deze dubbele manier van kijken wordt gedegen samengebracht in het Shingo-model, hetgeen blijkt uit het volgende citaat.

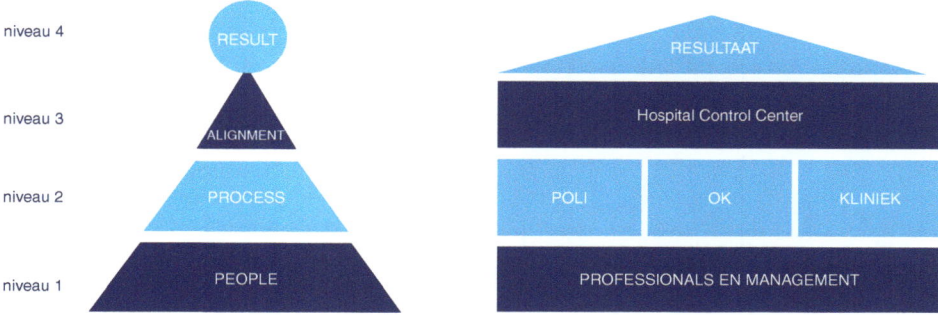

Figuur 5.1 De vier niveaus van het Shingo-model (Shingo-model, toegepast in Amphia ziekenhuis)

> 'An organization moves closer to excellence as it achieves its desired results as an outcome of behaviors, driven by systems that can sustain not only the results but also the culture that created them.' Shingo Institute (2020)

Het Shingo-model met zijn onderliggende *guiding principles* kan worden geïllustreerd aan de hand van een piramide met vier niveaus (fig. 5.1). De niveaus kunnen niet onafhankelijk van elkaar worden gezien en leveren juist in samenhang resultaat op. Het fundament van de piramide bestaat uit de *mensen en hun gedrag* (niveau 1), gevolgd door de *processen* (niveau 2), *integrale afstemming* (*enterprise alignment* en *consistency of purpose*; niveau 3) en uiteindelijk het beoogde *resultaat* (de top van de piramide).

Om het fundament en de top van de piramide met elkaar in verbinding te brengen is het belangrijk dat het beoogde resultaat wordt behaald als gevolg van gewenst gedrag. Om dit gedrag richting te geven worden *guiding principles* gedefinieerd die aansluiten bij de verschillende niveaus in de piramide. De gedachte hierachter is het handelen van medewerkers te sturen. Uiteraard kan dit handelen niet los worden gezien van de processen (niveau 2) waaraan de mensen in de organisatie werken en de onderlinge samenhang van deze processen (niveau 3) in een breder geheel. In principe kan iedereen in de organisatie een bijdrage leveren aan de gewenste gedragsveranderingen in de organisatie. Wel is de reikwijdte van die bijdrage en de vorm daarvan afhankelijk van het verantwoordelijkheidsniveau. Dit betekent op strategisch, tactisch en operationeel niveau het volgende:

- *Strategisch*: de top van de organisatie moet de kaders uitzetten ten aanzien van het gewenste gedrag: de *guiding principles*.
- *Tactisch*: het management moet de juiste systemen inrichten die het gewenste handelen richting geven. Verandert het gedrag als je het instrument of het systeem wegneemt?
- *Operationeel*: de medewerkers zijn de degenen die vaak met de tools werken als onderdeel van de door het management ontworpen systemen. Zij moeten actief betrokken worden bij het continu verbeteren van de processen en systemen waarvan zij deel uitmaken.

Shingo's *guiding principles* zijn tamelijk abstract geformuleerd. In de praktijk is er behoefte aan concretisering van deze richtlijnen. In de volgende paragrafen wordt invulling gegeven aan de *guiding principles* met het doel ze voor de praktijk concreter te maken.

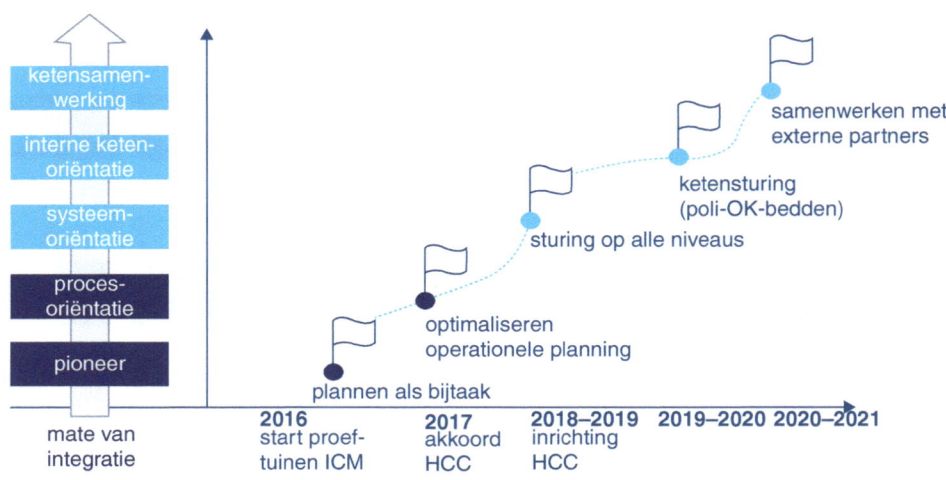

◘ Figuur 5.2 Implementatie van ICM in het Amphia ziekenhuis

5.4.1 Niveau 4 Duurzaam resultaat

- **Werk naar een concreet resultaat: een stip aan de horizon**

Bij de implementatie van ICM kunnen de beoogde resultaten gedefinieerd worden aan de hand van Hoshin Kanri-planning. Deze methode, die is beschreven door Akao (1991) en in dit boek in ▶ H. 2, kan goed in combinatie met het Shingo-model worden ingezet om tot een juiste invulling van de beoogde doelen op lange termijn te komen (ook gebaseerd op Hanaa Ouda Khadri Ahmed, 2016).

Hoshin Kanri-planning maakt gebruik van het concept *True North* en neemt het uiteindelijke doel van de organisatie als uitgangspunt. Dit wordt gedefinieerd als 'een stip aan de horizon'. Om het kompas van de organisatie te kunnen ijken, moet men weten waar het noorden zich bevindt. Er moet een expliciet en concreet doel zijn waar naartoe gewerkt wordt, zonder nog precies te weten hoe dat doel bereikt kan worden. Een rigide projectplan werkt beklemmend en hindert creatieve probleemoplossing. De route moet gevonden worden en dat gaat stapje voor stapje, elke dag een klein eindje in de goede richting en soms met een paar stappen tegelijkertijd. Met deze aanpak is men in Amphia met de implementatie van ICM aan de gang gegaan, en met succes (◘ fig. 5.2)! Het programma krijgt op deze manier nog steeds verder vorm.

De stip aan de horizon van waaruit het ICM-programma naartoe gewerkt wordt, is gedefinieerd als 'het voortdurend nastreven van een optimale doorstroom van de patiënt door capaciteit van mensen en middelen zo doelmatig mogelijk aan te wenden en af te stemmen op de zorgvraag over de gehele keten'. Onderliggende doelen zijn daarbij: de patiëntervaring verbeteren, de medewerkerstevredenheid vergroten door de werklast te verlichten, de proceskwaliteit verbeteren door de variatie te minimaliseren, en de foutkans reduceren. Samen kunnen deze onderliggende doelstellingen worden gezien als de *service value chain* waaraan de ziekenhuisorganisatie vanuit haar ICM-programma werkt. Vanuit de beoogde stip aan de horizon is vervolgens gekeken wat logische resultaatgebieden zijn om aan te werken. Daarbij is de ontwikkeling van een *Hospital Control Center* (HCC), dat er als een verkeerstoren voor zorgt dat vraag en aanbod in de hele keten inzichtelijk zijn, een belangrijk element in de verdere uitrol van het programma. Net als bij een verkeerstoren, van waaruit voor de piloot de randvoorwaarden gecreëerd worden om veilig te kunnen starten en landen, is het HCC een middel om de professional te ondersteunen bij het uitvoeren van zijn of haar werkzaamheden, namelijk het verlenen van kwalitatief hoogwaardige zorg in aansluiting op de vraag naar zorg vanuit het adherentiegebied (en eventueel daarbuiten).

Het werken vanuit een beoogde stip aan de horizon, zonder vastomlijnd pad, vraagt om een aanpak op basis van continue verbetering van processen en raakt daarmee de essentie van Lean. Het streven is om de Plan Do Check Act (PDCA)-cyclus de tweede natuur van de organisatie te maken. De onderliggende filosofie is: elke dag een beetje beter. Het ziekenhuis maakt deel uit van een complex zorglandschap. Dit landschap is voortdurend in beweging, en daarmee ook het ziekenhuis als organisatie. Zodoende is men nooit klaar met het blijven verbeteren van de processen om de waarden als organisatie zo dicht mogelijk te benaderen.

Bij de implementatie van ICM in Amphia is vanaf de start ook veel aandacht besteed aan het creëren van draagvlak en urgentie, zowel bij de medisch specialisten als bij het bedrijfskundig management en de Raad van Bestuur (RvB). Dit is onder andere gedaan door het effect van toenmalige planningsmethoden op de prestaties van de organisatie inzichtelijk te maken. Een voorbeeld hiervan is het leggen van de relatie tussen vraag naar zorg en de personele planning op verpleegafdelingen, om verklaringen te geven voor het gevoel van hollen of stilstaan dat dagelijks ervaren werd.

Tips niveau 4 Shingo-model - duurzaam resultaat:
1. Werk aan een concreet resultaat/beoogd doel dat in lijn ligt met de strategie en visie van de organisatie. Maak hierbij gebruik van bijvoorbeeld Hoshni Kanri-planning om tot een heldere route met beoogde doelstellingen voor de lange termijn te komen.
2. Definieer je *service value chain* in concrete, meetbare doelen, bijvoorbeeld verhogen van de patiënttevredenheid, medewerkerstevredenheid en kwaliteit van zorg.

5.4.2 Niveau 3 Alignment

- **Werk op een consistente en systematische manier, vanuit verschillende disciplines aan hetzelfde doel**

Processen staan veelal niet op zichzelf, en kunnen niet los worden gezien van andere processen die onderdeel zijn van dezelfde voortbrengingsketen. ICM draait om denken vanuit integrale kaders, overkoepelend aan afzonderlijke processen (niveau 2). Het stroomlijnen van processen over de gehele voortbrengingsketen is hierbij van cruciaal belang. Een horizontale focus doorbreekt barrières tussen afdelingen, wat de patiënttevredenheid ten goede komt. Dit sluit aan bij de introductie van coördinatiemechanismen om te komen tot een procesgeoriënteerde organisatie, zoals Vos et al. (2011) dit beschrijven. Het gaat de patiënt in zijn ervaring om de kwaliteit, doorlooptijd en kosten over het geheel gezien, niet beperkt tot een specifiek specialisme of een specifieke afdeling. Patiënten denken immers vanuit een bepaalde zorgbehoefte. Het zo goed mogelijk helpen van de patiënt bij het invullen van deze zorgbehoefte moet zich hierbij niet laten hinderen door silo's – processen die zich beperken tot de reikwijdte van een specifiek specialisme of een specifieke afdeling. Het is dan ook niet meer dan logisch de keten als startpunt te nemen voor het stroomlijnen van onderliggende processen. Door te denken in ketenprocessen worden problemen veel zichtbaarder dan op afzonderlijk procesniveau. Met de implementatie van ICM wordt hieraan invulling gegeven.

Medewerkers wordt gevraagd actief na te denken welke eventuele gevolgen of neveneffecten bepaalde processen kunnen hebben op andere processen in de keten en of deze processen logisch op elkaar aansluiten. Het denken vanuit de keten moet centraal staan in plaats van het eigen proces. Om alle processen binnen de keten met elkaar in lijn te brengen is een heldere en transparante informatievoorziening succesbepalend. Gemeenschappelijk inzicht start bij het delen van informatie vanuit een gedeeld startpunt. Een HCC blijkt hieraan een belangrijke bijdrage te kunnen leveren, omdat daarmee een startpunt wordt gecreëerd om informatie over de keten vanuit een gezamenlijk perspectief inzichtelijk en bespreekbaar te maken. Met de dagelijkse monitoring van prestaties over de gehele keten – van spoedeisende hulp tot de uitstroom naar ketenpartners – vanuit een HCC, in combinatie met korte lijnen met de werkvloer, wordt steeds beter begrepen waar de problemen op de werkvloer ontstaan. Een HCC kan als katalysator worden gezien om ketenproblemen te signaleren, die vervolgens in samenwerking met de werkvloer worden opgepakt. Bezien vanuit niveau 3 van het Shingo-model is dat een expliciete taak van een HCC.

> **Het HCC in het Amphia ziekenhuis**
> In het HCC wordt in-, door- en uitstroom gemonitord, operationeel bijgestuurd en invulling gegeven aan de toewijzing van capaciteit op strategisch en tactisch niveau. Tevens zijn overlegvormen met de lijnorganisatie ingericht om de sturing op de verschillende planningsniveaus te borgen. Het HCC heeft zich binnen Amphia ontwikkeld tot een ontmoetingsplek waar operationele capaciteitsvraagstukken besproken worden en van waaruit capaciteit op strategisch en tactisch planningsniveau wordt toegewezen. Dit vindt plaats vanuit een verkregen mandaat van Raad van Bestuur en het bestuur van het Medisch Specialistisch Bedrijf. Minstens zo belangrijk is echter het verkregen en ervaren draagvlak van het tactisch management, de bedrijfs- en medisch managers. Belangrijk resultaat van het veranderproces binnen Amphia is dat het tactisch management steeds meer vertrouwen geeft aan het HCC om de capaciteit over de organisatieonderdelen heen te sturen. Het HCC levert hiermee een bijdrage aan een procesgeoriënteerde organisatie, waarbij in gezamenlijkheid met het zorgmanagement de ambities geformuleerd worden. Dit vertaalt zich onder meer in een reductie van toegangs- en wachttijden, het zo effectief mogelijk verdelen van schaarse verpleegkundige capaciteit, het minimaliseren van beddensluitingen ten gevolge van personele tekorten, het vergroten van kwaliteit van zorg door reductie van het aantal gastpatiënten en het voorkomen van opnamestops en annuleringen in het electief programma.

Om samenwerking in de keten te bevorderen is het van belang overlegvormen los te weken van afzonderlijke zorgafdelingen of -eenheden en in plaats daarvan een multidisciplinair karakter te geven, door het betrekken van de gehele zorgketen. Het patiëntenproces vormt het natuurlijke startpunt om tot samenwerking te komen. De samenwerking rondom specifieke thema's helpt daarbij. De organisatorische en fysieke inrichting van dergelijke thema's kan een hefboom vormen om nieuwe werkwijzen rondom een dergelijk thema te creëren en daarmee multidisciplinaire organisatie-eenheden te vormen. Voorbeelden van deze themagerichte, multidisciplinaire organisatie-eenheden zijn: Vrouw Moeder Kind, Oncologie, Hart & Vaten, enzovoort. Binnen deze eenheden gaan specialismen intensief met elkaar samenwerken. Dit betekent dat zij hun activiteiten nauwkeurig op elkaar afstemmen en de planning van capaciteiten is daarvan een belangrijk onderdeel. Een voorbeeld van zo'n samenwerking is dat binnen één afdelingsvloer patiënten opgenomen worden voor de specialisme Maag-Darm-Lever, Gastro-entrologische chirurgie en Gynaecologische oncologie. Daarmee zijn op deze afdelingsvloer alle patiënten met buikproblematiek bij elkaar opgenomen, wat de onderlinge samenwerking tussen de verschillende disciplines versterkt. In Amphia is een dergelijke themagerichte organisatie-indeling sinds de verhuizing naar het nieuwe ziekenhuis (november 2019) van kracht.

Tips niveau 3 Shingo-model - alignment:
1. Werk op horizontaal niveau (binnen de keten) aan hetzelfde doel. Maak deze doelen concreet en meetbaar vanuit het proces van de patiënt.
2. Zorg voor consistentie in werkwijze over verschillende afdelingen.

5.4.3 Niveau 2 Processen

- **Zorg voor alertheid op continue verbetering en vergroot het probleemoplossend vermogen**

De implementatie van ICM betekent dat de focus op processen ligt. De inzet van instrumenten en systemen is ondersteunend aan het proces en het resultaat waar naartoe wordt gewerkt. Dit kan worden vormgegeven door ervoor te zorgen dat er op alle niveaus in de organisatie aandacht is voor continue verbetering. Er dienen zo veel mogelijk 'hersenen' gemobiliseerd te worden en betrokken te zijn bij het vinden van verbetermogelijkheden. Hiertoe moet doorlopend geïnvesteerd worden in het opzetten van autonome verbetercirkels (PDCA's) op vooral operationeel niveau. Dit is uiteindelijk het niveau waar het proces de zorg van de patiënt raakt. Om deze continue verbetering op het gebied van capaciteitsmanagement te realiseren moet worden samengewerkt met bedrijfsmanagers, medisch specialisten en teamleidinggevenden. Daarbij worden verbeterprojecten op de werkvloer gedefinieerd en teamleidinggevenden ondersteund om medewerkers te coachen bij het kortcyclisch verbeteren. De verbeterteams wisselen afhankelijk van onderwerp van samenstelling.

In de volle breedte van het ICM-programma worden verbeterteams samengesteld om op deelgebieden verbeteringen in het operationele proces vorm te geven. De verbeterteams worden gecoacht in het gebruik van bewezen technieken op basis van Lean management en ICM, zoals PCDA's, *root cause*-analyses en variatieanalyses. Hierbij is het belangrijk dat de link tussen deze technieken en het beoogde doel duidelijk is: niet alleen de theorie kopiëren, maar ook duidelijk maken waarom.

Door continu aandacht te hebben voor het verbeteren van het operationele ketenproces en ons hierbij nadrukkelijk te verplaatsen in de patiënt werken we op natuurlijke wijze aan het perfectioneren van de bedrijfsvoering. Vanuit het HCC wordt de organisatie ondersteund en gecoacht. Op basis van onder meer de variatie die aan de hand van analyses inzichtelijk wordt gemaakt, worden in overleg met de afdeling oorzaak-gevolganalyses gemaakt, verbeteracties gedefinieerd en procesverbeteringen geïmplementeerd.

> **Voorbeelden**
> 1. Door laat ontslagmanagement was de werkdruk bij een klinische afdeling in de late dienst erg hoog. In een verbeterteam – arts, teamleidinggevende en een verpleegkundige van de afdeling – is dit probleem geanalyseerd en bekeken hoe het kon worden opgelost. De druk op de late dienst ontstaat doordat opnamen, bijvoorbeeld via de spoedeisende hulp, al opgenomen moeten worden, terwijl het ontslag van patiënten die met ontslag mogen in veel gevallen nog niet geregeld is. Samen met het verbeterteam is in kaart gebracht welke maatregelen getroffen kunnen worden om te zorgen dat de patiënten vóór de middag ontslagen zijn en doorstromingsproblematiek verminderd kan worden.
> 2. Om de werkdruk op de polikliniek te verminderen zijn we kritisch gaan kijken naar 'onnodige handelingen' in het werkproces. Veel processen vinden uit gewoonte plaats en hier wordt nadien niet meer kritisch naar gekeken. Naar voren kwam dat voor alle nieuwe patiënten triage door de arts plaatsvindt. Niet voor alle verwijzingen hoeft echter triage plaats te vinden. Voor de verwijzingen met als probleem osteoporose, vetstofwisselingen en hypertensie wordt door de doktersassistente een Diagnose Behandelcombinatie (DBC) aangemaakt (zonder diagnose) en vanuit deze DBC kan vervolgens laboratoriumonderzoek worden aangevraagd. De patiënt kan direct worden ingepland op een reguliere plek. Er hoeft dus niet door de internist getrieerd te worden. Een bijkomend voordeel is dat patiënten niet terug hoeven te komen voor een polikliniek bezoek of gebeld hoeven te worden voor de uitslag van het lab.
> 3. De druk op het beddenhuis is groot mede doordat patiënten bedden bezet houden omdat zij na behandeling niet kunnen uitstromen naar ketenpartners. Op regioniveau is dagelijkse afstemming in het leven geroepen om de doorstroming in de keten te verbeteren. Inzicht in elkaars werkzaamheden en werkprocessen heeft ertoe bijgedragen dat de processen tussen ziekenhuis en verpleeg- en verzorgingshuizen beter op elkaar afgestemd zijn en hiermee is de doorstroming verbeterd.

Tips niveau 2 Shingo-model - processen:
1. Maak gebruik van bewezen technieken vanuit Lean en ICM.
2. Denk vanuit het proces dat de patiënt doorloopt.
3. Streef naar perfectie: alles in één keer goed met minimale variabiliteit.
4. Zorg voor een vlotte doorstroming en minimale wachttijden.

5.4.4 Niveau 1 Medewerkers

- Definieer duidelijke waarden die belangrijk zijn in het kader van ICM en betrek medewerkers op individueel niveau

De uitkomst van processen kan niet los worden gezien van de mensen die ze uitvoeren, aansturen of in gang zetten. De basis voor het succes van een organisatie is het personeel. Zij zullen uiteindelijk de verandering moeten gaan dragen. Uitgangspunt hierbij is 'Hersenen activeren door te doen'. Vanuit het ICM-programma wordt gestreefd naar een werkwijze waarbij medewerkers voldoening en uitdaging halen uit het continu meedenken over hoe dingen slimmer, eenvoudiger, en prettiger voor de patiënt en medewerker kunnen worden georganiseerd. Dit is streven naar een verbetercultuur waarbij de principes van ICM een onderdeel worden van de dagelijkse manier van werken. Hoe sterker het gedrag in de organisatie afgestemd is op de principes zoals gedefinieerd vanuit het programma, hoe succesvoller. Hierbij beschouwen we cultuur als de optelsom van gedragingen op individueel niveau.

Om gewenst gedrag te kunnen typeren is er een richtinggevend kader nodig. Een voorbeeld hiervan zien we in ▪ fig. 5.3a. Dit kan van toepassing zijn op de gehele organisatie, terwijl ▪ fig. 5.3b meer ICM-specifiek is.

De gedachte is dat we ons niet uitsluitend op een technische implementatie richten van systemen en instrumenten. Dit kan slechts leiden tot tijdelijke effecten die niet beklijven omdat zij van bovenaf door het management worden opgelegd. In plaats daarvan willen we de medewerkers daadwerkelijk meenemen. Hierbij kunnen richtinggevende kaders zoals in ▪ fig. 5.3 weergegeven goed helpen.

Tips niveau 1 Shingo-model - medewerkers:
1. Betrek ieder individu; weten mensen op individueel niveau wat er van hen verwacht wordt en zijn ze goed geïnformeerd?
2. Benader en bejegen elkaar constructief en respectvol.

5.5 Het beoordelen van en sturen op gewenst gedrag

Shingo geeft een helder beeld van richtlijnen (*guiding principles*) en daarmee impliciet van gewenst gedrag op elk van de vier beschreven niveaus. Om vervolgens meetbaar te maken in hoeverre de organisatie erin slaagt om de verandering – in dit geval de implementatie van ICM – in de organisatie te integreren, kunnen zogenoemde *Key Behavioural Indicators* (KBI's) helpen. Shingo introduceert deze KBI's als aanvulling op *Key Performance Indicators* (KPI's). KPI's geven inzicht in de prestaties ten aanzien van procesuitkomsten en personeelsparameters, terwijl KBI's richtinggevend zijn om gewenst gedrag te kunnen vaststellen. Met KBI's wordt gepoogd dit gedrag concreter te maken met als doel ze te kunnen hanteren als resultaatafspraken bij evaluaties van capaciteitsplanningsactiviteiten, te gebruiken bijvoorbeeld in de voortgangsgesprekken met de RvB. Zij zouden dan naast de KPI's aan de orde kunnen komen. De RvB krijgt daarmee een beeld van in hoeverre zijzelf en de zorgmanagers van het tweede organisatie-echelon sturen op gedrag en hoe succesvol dat is.

In het begin van dit hoofdstuk hebben we gezien dat bij ICM de gewenste verhouding tussen de drie soorten capaciteiten (medisch specialisten, ondersteunend personeel en middelen) van groot belang is. Het gewenste gedrag dat nodig is om deze verhouding te monitoren, kunnen we uitdrukken in KBI's. Zo kunnen op elk van de door Shingo genoemde niveaus KBI's worden gedefinieerd. Het doel hiervan is tweeërlei: enerzijds om de manager en medewerkers voldoende houvast te geven om adequaat te kunnen handelen in het planningsproces, en anderzijds om gewenst gedrag ten behoeve van een inhoudelijke beoordeling van de planning achteraf te kunnen vaststellen. Met dit laatste zijn de KBI's geschikt voor gebruik in verantwoordingsgesprekken zoals het kwartaaloverleg met de RvB.

We hebben eerder aangegeven dat het bereiken van de *gewenste verhouding* voortdurend wordt bedreigd tijdens het planningsproces door onvoorspelbaarheden in de dynamiek van elk van de drie soorten capaciteiten. Onzekerheden kunnen vanuit

a

Wat is het ideale gedrag dat we willen creëren?

elke dag een beetje beter	maak medewerkers tevreden	maak patiënten tevreden	draag bij aan kwaliteit	werk doelmatig
streef naar perfectie, elke dag een beetje beter	maak impact vanuit je rol	verplaats je in de patiënt	probeer dingen in één keer goed te doen	heb aandacht voor onnodige handelingen
denk vanuit verbeteringen	betrek je collega's	stuur op een vlotte doorstroming, stroomlijn patiëntproces	ga continu op zoek of je werk simpeler kan zonder af te doen aan kwaliteit	wees kritisch over hoe we zorg vanuit onze dagelijkse activiteiten niet onnodig duur maken
betrek andere afdelingen/ disciplines bij keuzes en beslissingen	help je collega's beter te worden in hun werk, deel actief je kennis	stel je servicegericht en dienstbaar op	ga voor duurzame verbetering en geen kortetermijnoplossing	
denk na over de gevolgen van keuzes voor andere afdelingen	wees aanspreekbaar voor je collega's	betrek de patiënt in het verbeteren van het interne proces, vraag naar zijn ervaringen	heb aandacht voor een goede kwaliteit van zorg, meld misverstanden	.....
deel actief verstoringen, verspillingen die je in je werk tegenkomt, benoem ze en doe er iets mee	respecteer andere collega's en spreek andere collega's aan op ongewenst gedrag	doe wat je zegt, en zeg wat je doet	.....	.....
deel actief ideeën met anderen, slechte ideeën bestaan niet	.....	.....	.....	.....

↑ hoe te handelen ↓

b

Wat is het ideale gedrag dat we willen creëren?

elke dag een beetje beter	maak medewerkers tevreden	maak patiënten tevreden	draag bij aan kwaliteit	werk doelmatig
denk in lage variabiliteit	spreek collega's aan op niet-collegiaal gedrag	plan in het belang van de patiënt	plan op basis van deskundigheid, niet op gevoel	maak lege onbenutte plekken/ bedden kenbaar
meld misstanden in de planning en denk met de planners mee	help elkaar uit de brand bij drukte	plan verschillende behandelingen in combinatie	plan afspraken zo gelijk mogelijk over het jaar en de week in	.....
bespreek moeilijkheden in de planning	meld afwezigheid zo snel mogelijk	wees helder ten aanzien van de verwachtingen en eventuele lange wachttijden	maak het niet tijdig visite lopen bespreekbaar	.....
.....	.....	communiceer duidelijk en netjes	.....	.....

↑ Hoe te handelen ↓

■ **Figuur 5.3** Richtinggevend kader hoe te handelen. **a** organisatiebreed gewenst gedrag; **b** ICM-specifiek gewenst gedrag

verschillende bronnen worden veroorzaakt. De planner zal deze bronnen actief moeten benaderen en steeds moeten toetsen op hun voorspelbaarheid. Dit schrijft concreet gedrag voor in relatie tot de volgende vragen en opmerkingen:
- Welke risico's zijn er met betrekking tot de voorspelbaarheid van toegezegde/geplande capaciteiten? Noem ze en schat de kans in dat ze zich manifesteren.
- Worden die risico's gecheckt, door wie, hoe, hoe vaak en op welke momenten?
- Wordt er gehandeld op momenten dat de *gewenste verhouding* in gevaar komt? Door wie; hoe en welke bevoegdheden zijn daarbij toebedeeld aan welke functionarissen? Wie moet er als eerste in actie komen? En wie daarna?
- Worden adviezen van het HCC opgevolgd en wordt het HCC betrokken bij planningsvraagstukken binnen de zorgkern en bij vraagstukken die de eigen zorgkern overstijgen?
- Worden meerdere disciplines betrokken bij de planning van het zorgproces? Zo ja, hoe?
- Is er een second best-scenario (plan B)? Met betrokkenheid van wie/wat komt dat tot stand en wordt dit vastgelegd?

Het gedrag dat door de verschillende actoren in het planningsproces vertoond moet worden om aan deze vragen en opmerkingen tegemoet te komen, kunnen we operationele KBI's noemen. Ze zijn zo operationeel en concreet dat ze in een voortgangsgesprek met de RvB of evaluatie toetsbaar zijn. Wat dit betekent voor de Shingo-niveaus wordt in de volgende voorbeelden geïllustreerd.

Gedragsindicaties
Gedragsindicaties op niveau 4 van het Shingo-model
De stip aan de horizon:
- KBI: Stem je doelen voor jouw organisatieonderdeel af met die van collega's en maak daar afspraken over, zodanig dat jouw doelen die van anderen niet belemmeren en andersom.

Definitie van je *service value chain*:
- KBI: Kies je ambities voor jouw organisatieonderdeel zodanig dat het enerzijds een antwoord is op ervaren problemen (bijvoorbeeld ontevredenheid onder het personeel) en anderzijds een aantoonbare samenhang heeft met de ambities van collega-afdelingen, met name dat de ambities elkaar niet belemmeren. Stem dit af met collega's, bereik hierover overeenstemming met hen en leg dit vast.

Gedragsindicaties op niveau 3 van het Shingo-model.
Alignment:
- KBI: Zet de patiënt centraal; denk vanuit de patiënt. Dit kan niet anders dan door (1) waar mogelijk en nuttig de patiënt te betrekken; en (2) multidisciplinair de gemeenschappelijke doelen te definiëren. Betrek dus alle disciplines erbij, kom tot overeenstemming over de doelen en leg dit vast.

> *Gedragsindicaties op niveau 2 van het Shingo-model*
> Processen:
> – KBI: Zorgprocessen lopen altijd over verschillende instanties/afdelingen. Kijk niet alleen naar je eigen capaciteitsbenutting maar maak afspraken met 'aanpalende' instanties in het licht van een zo vlot mogelijke doorstroom van de patiëntenzorg. Maak afspraken, leg die vast en spreek van tevoren ook af dat je elkaar 'opzoekt' bij (dreigende) stagnatie van het patiëntenproces.
>
> *Gedragsindicaties op niveau 1 van het Shingo-model*
> Medewerkers:
> – KBI: Hoe geef je leiding? Laat zien dat je je medewerkers ruimte geeft voor inbreng op het gebied van 'continue procesverbetering' en verbetering van het planningsproces; organiseer daar brainstormbijeenkomsten voor en laat zien dat je daar vervolgens iets mee doet. Doe een beroep op de inventiviteit en de flexibiliteit van medewerkers en laat dat zien. Neem ze vooral serieus en laat zien dat je gebruikmaakt van hun ideeën.

Het Shingo Institute benadrukt dat medewerkers en leidinggevenden via het volgen van de *guiding principles*, door inzicht en begrip als het ware vanzelf tot het gewenste gedrag komen bij planningsprocessen. Met de KBI's wordt een poging gedaan om dit gedrag wat concreter te maken. In situaties zoals jaar- of kwartaalgesprekken tussen bedrijfs- en medisch managers en hun RvB kunnen KBI's helpen het gewenste gedrag ter sprake te brengen en te beoordelen. KBI's mogen niet de rigide instrumenten zijn waarbij alleen 'digitale' antwoorden mogelijk zijn, maar juist een opmaat voor de beoordeling van het 'vanzelfsprekende' gewenste gedrag dat Shingo beoogt.

5.6 Waar staan we nu?

Het Shingo Institute onderscheidt verschillende transformatiefases (◘ fig. 5.4) die tot de uiteindelijk gewenste gedragsverandering leiden. Om een idee te vormen van de volwassenheid van een organisatie ten aanzien van *enterprise excellence* hanteert het Shingo Institute drie fases: van *ad hoc* naar *tools driven*, van *tools driven* naar *system driven* en vervolgens van *system driven* naar *principle driven*. Deze fases illustreren een veranderproces van onbewust (on)bekwaam naar zeer bewust en bekwaam om tot verbeteringen te komen. Door aandacht te hebben voor de principes zoals beschreven aan de hand van het piramidemodel kan de organisatie hier een praktische invulling aan geven.

Het laagste volwassenheidsniveau – *ad hoc driven* – wordt gekenmerkt door ad hoc gedrag en symptoombestrijding: het welbekende brandjes blussen. Het ontbreekt aan structurele oplossingen; problemen die vandaag worden opgelost dienen zich later opnieuw aan omdat de oorzaak niet wordt weggenomen.

Op het volgende niveau – *tools driven* – worden tools gebruikt om werkprocessen te verbeteren. Denk hierbij bijvoorbeeld aan de inzet van slimme planningstools om werk eenvoudiger te laten plaatsvinden. Er is al sprake van probleemoplossing, maar trajecten en projecten worden nog steeds geïsoleerd benaderd.

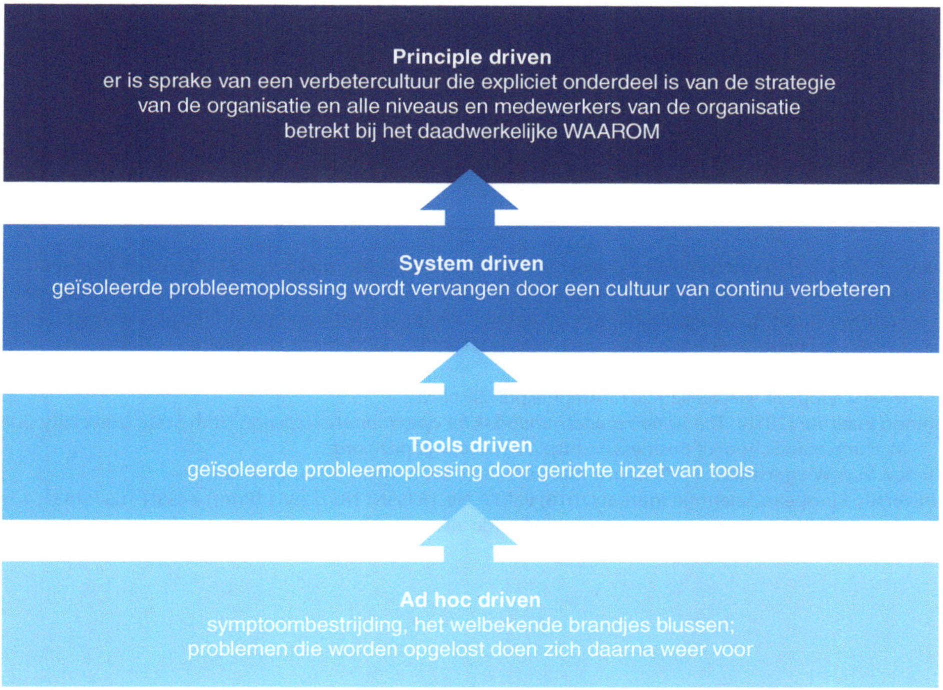

Het veranderingsvraagstuk

Principle driven
er is sprake van een verbetercultuur die expliciet onderdeel is van de strategie van de organisatie en alle niveaus en medewerkers van de organisatie betrekt bij het daadwerkelijke WAAROM

System driven
geïsoleerde probleemoplossing wordt vervangen door een cultuur van continu verbeteren

Tools driven
geïsoleerde probleemoplossing door gerichte inzet van tools

Ad hoc driven
symptoombestrijding, het welbekende brandjes blussen; problemen die worden opgelost doen zich daarna weer voor

Figuur 5.4 Transformatiefases

Het volgende veranderingsniveau is *system driven*; het denken in trajecten en projecten wordt nu losgelaten en maakt plaats voor een meer systematische benadering. De organisatie groeit toe naar een cultuur waarin continu verbeteren het uitgangspunt vormt.

Als de organisatie ook deze fase ontgroeit kan ze doorgroeien naar het hoogste Shingo-niveau: *principle driven*. Er is dan sprake van een verbetercultuur die expliciet onderdeel is van de strategie van de organisatie. Alle niveaus en medewerkers van de organisatie zijn zich bewust van het daadwerkelijke 'waarom' van hun handelen: bewustzijn van handelen zit in de haarvaten van de organisatie.

Om tot *enterprise excellence* te komen naar het voorbeeld van het Shingo Institute, wordt doorgaans rekening gehouden met een tijdslijn van 5 tot 10 jaar om de beoogde cultuurverandering te realiseren. Op steeds meer plekken in Amphia slagen we erin om van geïsoleerde probleemoplossing naar een cultuur van continu verbeteren te komen, maar nog niet alle onderdelen van de organisatie bevinden zich op hetzelfde transformatieniveau. We proberen voor te sorteren op een structuur die een *principle driven* verbetercultuur in de toekomst mogelijk maakt.

Met de start die Amphia heeft gemaakt met de implementatie van ICM op basis van het Shingo-model is een eerste fundament gelegd. Hiermee willen we absoluut niet de illusie wekken dat we er al zijn. Het Amphia ziet ICM sowieso als een thema dat op continue basis aandacht behoeft en nooit af is – er is altijd een hogere streefwaarde te definiëren. De uitdaging voor het ICM-programma ligt de komende jaren enerzijds in een verdere verwezenlijking van de ingezette route naar regionale samenwerking en anderzijds in het bereiken van een verbetercultuur die expliciet onderdeel is van de organisatie. Het aantal ambassadeurs en pleitbezorgers van ICM neemt beetje bij beetje toe. Op steeds meer plekken in de organisatie ontstaan ideeën die het gedachtegoed van ICM omarmen. Verandering kost tijd en is een proces van de lange adem.

Literatuur

Akao, Y. (1991). *Hoshin Kanri: Policy deployment for successful TQM*. Cambridge, MA: Productivity Press.
Hanaa Ouda Khadri Ahmed (2016). Faculty of Education, Ain Shams University: A Proposed Systematic Framework for Applying Hoshin Kanri Strategic Planning Methodology in Educational Institutions. *University European Scientific Journal, 12*(16). ISSN: 1857 – 7881 (Print), e-ISSN 1857- 7431.
Maatschappelijk jaarverslag Amphia (2018). ▶ https://www.amphia.nl/-/media/Amphia/Publicaties/Maatschappelijk-jaarverslag-2018-Amphia.pdf?la=nl-NL.
Shingo Institute (2018). *The Shingo model handbook for operational excellence*. Utah State University: Jon M. Huntsman School of Business. ▶ http://www.shingoprize.org/.
Treacy, M. & Wiegersma, F. (1995). How marketleaders keep their edges. *Fortune*.
University European Scientific Journal (2016) vol.12, No.16 ISSN: 1857-7881 (Print) e-ISSN 1857-7431.
Vos, L., et al. (2011). Towards an organisation-wide process-oriented organisation of care: A literature review. *Implementation Science, 6*(1), 8.

Personeelsplanning en HRM

Inhoud

Hoofdstuk 6 Visie op personeelsplanning – 93
Margriet Kolkman en Bart van der Wijst

Hoofdstuk 7 Het sturen op inzetbaarheid en verzuimreductie – 113
Cecile Timmermans

Hoofdstuk 8 Berekend opleiden (AORTA-model) – 129
Leo Berrevoets en Bart Berden

Visie op personeelsplanning

Een integrale benadering van personeelsplanning

Margriet Kolkman en Bart van der Wijst

Samenvatting

Als een zorgorganisatie succesvol wil zijn, dan is het noodzakelijk om grip te hebben op de inzet van personeel. Personele arbeid is immers de grootste productiefactor van een zorgorganisatie. Grip op personele inzet is alleen mogelijk als de zorgorganisatie een duidelijke visie heeft ontwikkeld op personeelsplanning en een plan heeft voor het personeel. Deze visie biedt de kaders waarbinnen een effectieve en efficiënte inzet van personeel kan plaatsvinden. Voor een visie op personeel moet je integraal kijken naar álle aspecten van personeelsplanning en deze tegelijkertijd in ogenschouw nemen. De methodiek hiervoor is 'De Planningsschijf van zes', een integrale benadering voor personeelsplanning. Wanneer een visie op personeelsplanning is opgesteld zal deze vertaald moeten worden naar de planningsstrategie van de organisatie. In dit hoofdstuk worden zes belangrijke thema's genoemd waarin een organisatie keuzes moet maken. Tot slot wordt een model aangereikt om verbetering aan te brengen in de personeelsplanning door middel van het 'WFM-volwassenheidsmodel'.

6.1 Inleiding – 95

6.2 Een visie op personeelsplanning – 95
6.2.1 Een integrale benadering – 95
6.2.2 De belangendriehoek – 97

6.3 Visie vertalen naar praktijk – 98
6.3.1 Positionering van de planning – 99
6.3.2 De proceseigenaar – 101
6.3.3 Budgetten – 103
6.3.4 Sturing – 103

© Bohn Stafleu van Loghum is een imprint van Springer Media B.V., onderdeel van Springer Nature 2021
B. Berden et al. (Red.), *Capaciteitsplanning in de zorg*, https://doi.org/10.1007/978-90-368-2567-2_6

6.3.5	Wendbaarheid – 104
6.3.6	Plannings- en roostermethodiek – 107
6.4	Verbeteringen aanbrengen in personeelsplanning – 109
6.5	Tot slot – 111

6.1 Inleiding

Wil een zorgorganisatie succesvol zijn, dan zal ze grip moeten hebben op de inzet van personeel. Personele arbeid is immers de grootste productiefactor van een zorgorganisatie en personeelskosten beslaan tussen de 50–70 % van de totale kosten (afhankelijk van de arbeidsintensiteit van de sectoren in de gezondheidszorg). Grip op personele inzet is alleen mogelijk als de zorgorganisatie een duidelijk plan heeft voor het personeel en deze onderbouwd is met een visie op personeelsplanning. Deze visie biedt draagvlak en gezamenlijke kaders waarbinnen een effectieve en efficiënte inzet van personeel kan plaatsvinden.

In dit hoofdstuk wordt eerst uitleg gegeven over het ontwikkelen van een visie op personeelsplanning. Daarna worden zes thema's besproken die belangrijk zijn bij het vertalen van de visie naar de praktijk. Deze zes thema's zijn: positionering, proceseigenaarschap, budget, sturing, flexibiliteit en planningsmethodiek. Tot slot wordt een hulpmiddel aangereikt om te komen tot verbetering in personeelsplanning.

6.2 Een visie op personeelsplanning

Wanneer een zorgorganisatie verbeteringen wil aanbrengen in de planning, dan is het belangrijk dat zij eerst een visie ontwikkelt op personeelsplanning. Er moeten op het hoogste niveau in de organisatie keuzes gemaakt worden rond de personele inzet. Deze keuzes gelden vervolgens als uitgangspunt voor de rest van de organisatie.

De visie op personeelsplanning moet een helder antwoord geven op de volgende vragen: Hoe zien wij onze ideale personeelsplanning voor nu en in de wereld van morgen? Waar ligt voor de zorgorganisatie voor de komende 3 tot 5 jaar de focus? Welke ontwikkelingen zijn er op ons vakgebied? Hoe gaan we onze personeelsplanning zó inrichten dat wij als organisatie succesvol zijn en blijven?

De visie op personeelsplanning staat niet op zichzelf maar is afgeleid van de visie en missie van de organisatie. Ook de (maatschappelijke) context vormt een belangrijk kader voor de ontwikkeling van de personele visie.

6.2.1 Een integrale benadering

Personeelsplanning is een ingewikkeld vraagstuk en omvat vele aspecten. Om grip te krijgen op de planning en veranderingen duurzaam door te voeren, moet je integraal kijken naar alle aspecten van personeelsplanning en deze tegelijkertijd in ogenschouw nemen. Je kunt niet één deelaspect (her)inrichten zonder de effecten voor andere deelaspecten hierin mee te nemen. Integrale personeelsplanning – ook genoemd: *integraal workforce management* (WFM) – betekent hierbij:

- *Verschillende belangen*: kijk vanuit de klant, de medewerker en de bedrijfsvoering naar de personele inzet. Deze belangen (in de organisatie vertegenwoordigd door Primair Proces, HR en Finance) zijn soms tegengesteld en soms aanvullend. Maak de belangen van elke partij expliciet en maak een keuze in welk belang op dit moment prevaleert. Gebruik dit als uitgangspunt om verdere keuzes te maken en de organisatie op tactisch en operationeel niveau in te richten.

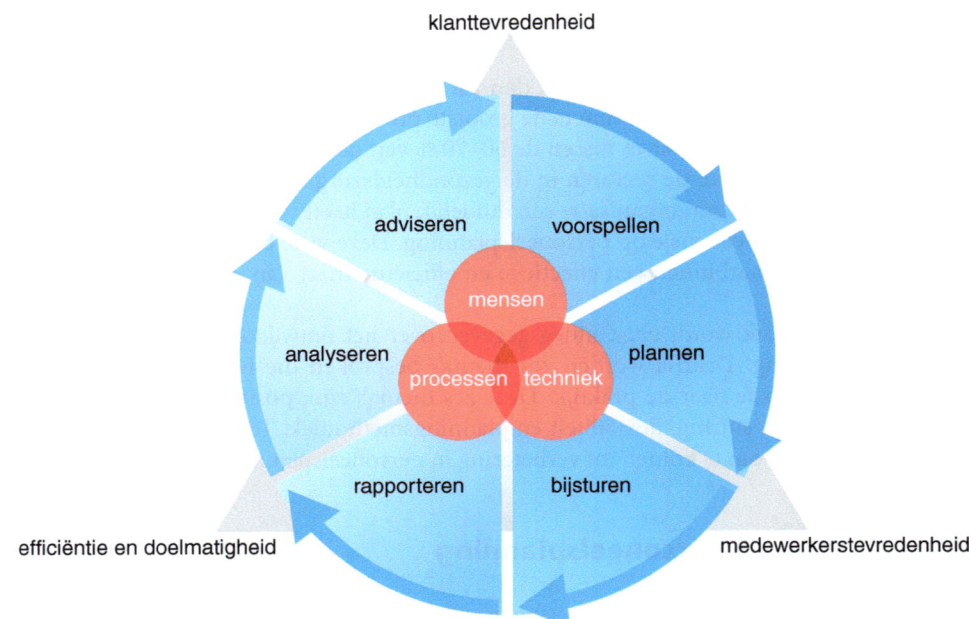

Figuur 6.1 De Planningsschijf van Zes

- *Verschillende invalshoeken*: kijk vanuit mensen, processen en techniek naar personeelsplanning en zorg dat elke invalshoek ondersteunend is aan de personele inzet. Om personeelsplanning tot een succes te maken moeten de drie invalshoeken op elkaar zijn afgestemd en elkaar versterken.
- *Verschillende fases van het planning- en roosterproces*: om tot goede personele inzet te komen zul je consequent alle fases van het plannings- en roosterproces moeten doorlopen. Dit betreft in de eerste plaats voorspellen van vraag & aanbod, het opstellen van een capaciteitsplan en het flexibel bijsturen (stap 1, 2 en 3). Voor continue verbetering en een duurzaam resultaat kijk je daarna naar stap 4, 5 en 6: rapporteren, analyseren en adviseren.
- *Verschillende niveaus*: kijk naar het operationele, tactische en strategische niveau binnen de organisatie. Op elk niveau zullen de juiste randvoorwaarden gecreëerd moeten worden en de juiste inrichtingskeuzes gemaakt moeten worden voor de personeelsplanning, om uiteindelijk op operationeel niveau tot een goede personele inzet te komen.

De integrale benadering van personeelsplanning is samengevat in 'De Planningsschijf van Zes' met daarin de belangendriehoek, de zes processtappen en de drie invalshoeken (fig. 6.1).

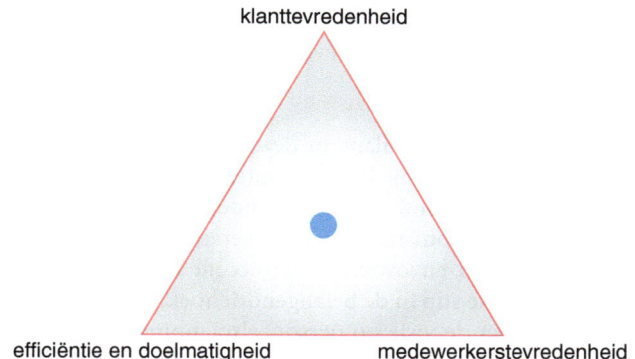

Figuur 6.2 De belangendriehoek

6.2.2 De belangendriehoek

Een visie op personeelsplanning heeft alles te maken met de belangendriehoek (fig. 6.2): waar staat de stip in de belangendriehoek? Wiens belangen prevaleren en zijn richtinggevend voor de personeelsplanning? Zijn dit de belangen van de klant, de medewerker of de bedrijfsvoering? Om dit scherp te krijgen, kunnen de volgende vragen behulpzaam zijn.

Klanttevredenheid:
- Wat betekent 'de klant staat centraal' voor de organisatie?
- Welke kwaliteit van zorg wil de organisatie bieden en hoe vertaal je dat naar personele inzet?
- Wat wil de organisatie de klant bieden en wat wil zij juist níet bieden?
- Welke toekomstige ontwikkelingen zijn te verwachten in de zorgvraag?
- Hoe wordt de visie op de klant doorvertaald naar tactisch en operationeel niveau?

Medewerkerstevredenheid:
- Wat is 'aantrekkelijk werkgeverschap' en wat voor soort werkgever wil de organisatie zijn?
- Hoe gaat de organisatie om met balans werk-/privétijd en de zeggenschap in werktijden?
- Hoe ziet de organisatie de medewerkersbelangen ten opzichte van klantbelangen en efficiency?
- Wat is de invloed van een krappe arbeidsmarkt op de visie van de organisatie?
- Hoe staat de organisatie tegenover werkdruk?
- Hoe vertaalt de organisatie alle ideeën en wensen naar de personele praktijk van alledag?

Efficiency en kosten:
- Hoe belangrijk is efficiency voor deze organisatie ten opzichte van medewerker- en klantbelang?
- Hoe wordt efficiency vertaald naar sturing in de organisatie?
- In welke mate is het budget leidend voor de planning van personeel?

- Voor welke KPI's zijn afdelingen verantwoordelijk?
- Hoe wordt de visie op effiency en kosten vertaald naar positionering en eigenaarschap?

Personeelsplanning gaat altijd over balans in deze drie belangen en de keuzes die een organisatie hierin maakt, passend bij haar identiteit, visie en cultuur. Deze belangen kunnen na verloop van tijd verschuiven en een ander accent krijgen door veranderingen in de organisatie of externe omstandigheden (veranderingen in arbeidsmarkt, zorgbehoefte, wettelijke bepalingen enzovoort). Het accent kan verschuiven en dit wordt gesymboliseerd in ◘ fig. 6.3: de stip in de belangendriehoek.

In de praktijk zien we dat de visie op personeelsplanning vaak beperkt omschreven wordt als:

» 'Wij zorgen maximaal voor de patiënt, binnen de financiële middelen die we hebben, waarbij we daarnaast zo goed mogelijk rekening houden met de medewerker.'

Een variant die al iets meer richting geeft is:

» 'Wij zorgen maximaal voor de patiënt, waarbij we alle financiële middelen aanwenden om de zorg voor de patiënt te optimaliseren. Daarom vragen we maximale flexibiliteit van onze medewerker.'

Wat toegevoegd kan worden in deze visies is een nadere duiding van iedere hoek van de belangendriehoek: welke kwaliteit wil de organisatie bieden voor cliënt, medewerker en bedrijfsvoering en wat betekent dit voor de organisatie van de personele inzet?

Een heldere visie op personeelsplanning geeft daarnaast duidelijkheid over het belang van planning en roostering in de organisatie. Hoe kijkt de organisatie naar planning van medewerkers en hoe denkt men over de volgende stellingen?
- Plannen is een vak.
- Plannen is vooruitzien.
- Personeelsplanning is een kritische succesfactor in onze organisatie.
- Planning verdient een volwaardige plek in de verbetercyclus van onze organisatie.
- Personeelsplanning kan je professionaliseren aan de hand van concrete plandoelstellingen en KPI's.

Een gezamenlijk beeld over deze uitgangspunten geeft draagvlak en richting aan de verdere invulling van planning en roostering in de organisatie.

6.3 Visie vertalen naar praktijk

Wanneer de visie op personele inzet is bepaald, kan deze vertaald worden naar de praktijk in de organisatie. Wat betekent de visie voor de beleidsplannen van de organisatie, de inrichting van de organisatie op tactisch niveau, voor toekenning van budgetten en invulling van flexibiliteit? Welke keuzes worden er gemaakt ten aanzien van de planorganisatie en roostermethodiek? In deze paragraaf wordt een aantal belangrijke thema's nader toegelicht. Het is essentieel dat deze thema's in samenhang worden bezien en niet als losse onderdelen. De traditionele schotten tussen de beleidsterreinen van HRM, Finance en Primair Proces belemmeren de noodzakelijke samenhang en doen onvoldoende recht aan de realiteit op de werkvloer.

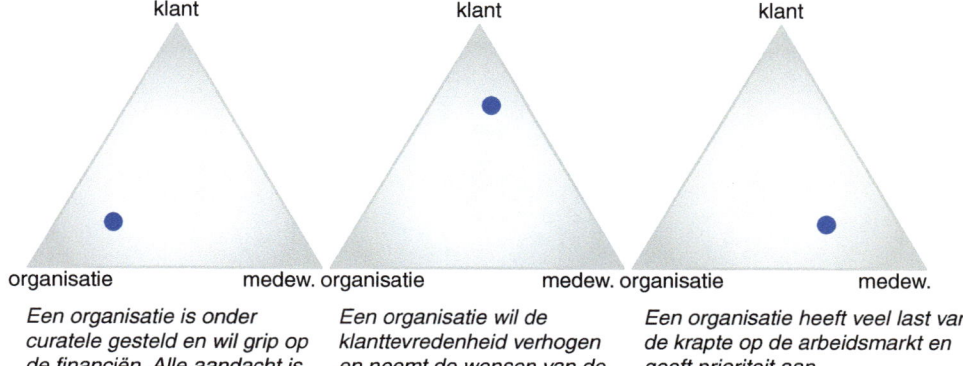

■ **Figuur 6.3** Waar staat de stip in de belangendriehoek?

6.3.1 Positionering van de planning

Wie is binnen de organisatie verantwoordelijk voor de planning van personeel? Het is belangrijk dat er een uitspraak wordt gedaan over verantwoordelijkheden en mandaat. Dit geeft duidelijkheid aan alle stakeholders en voorkomt dat planners op operationeel niveau keuzes moeten maken en knopen doorhakken waarvoor zij geen verantwoordelijkheid hebben.

De eindverantwoordelijkheid voor de planning en personele inzet kunnen op verschillende plaatsen in de organisatie worden gepositioneerd. De keuze is afhankelijk van de visie van de organisatie en de keuze in de belangendriehoek: wiens belangen prevaleren en waar ligt voor de organisatie de focus (zie ■ fig. 6.4)? Je kunt de verantwoordelijkheid onderbrengen bij HRM wanneer de medewerkersbelangen centraal staan en omdat hier ook vaak het beheer van de roosterapplicatie is ondergebracht. De verantwoordelijkheid kan bij Finance liggen als er een sterke beheersmatige cultuur heerst en efficiency centraal staat. In de praktijk zien we personeelsplanning vaak bij het Primaire Proces liggen omdat hier de verantwoordelijkheid ligt voor de kwaliteit van zorg. Tot slot zou je er ook voor kunnen kiezen om planning direct onder de Raad van Bestuur (RvB) te positioneren. Wanneer in de visie van de organisatie personeelsplanning beschouwd wordt als een bedrijfskritisch en onafhankelijk proces, dan is dit de meest logische plek. Een leidinggevende van de planning legt dan direct verantwoording af aan de RvB.

Vervolgens dient een keuze te worden gemaakt in de positionering van de uitvoering: gaat de organisatie centraal of decentraal plannen en roosteren? Beide varianten hebben voor- en nadelen en de vraag is dan opnieuw: wat is de visie van de organisatie en waar wil je naartoe groeien in de komende 3 tot 5 jaar? Afhankelijk van het antwoord op deze vragen positioneer je de uitvoering centraal of decentraal of kies je een tussenweg, een hybride vorm.

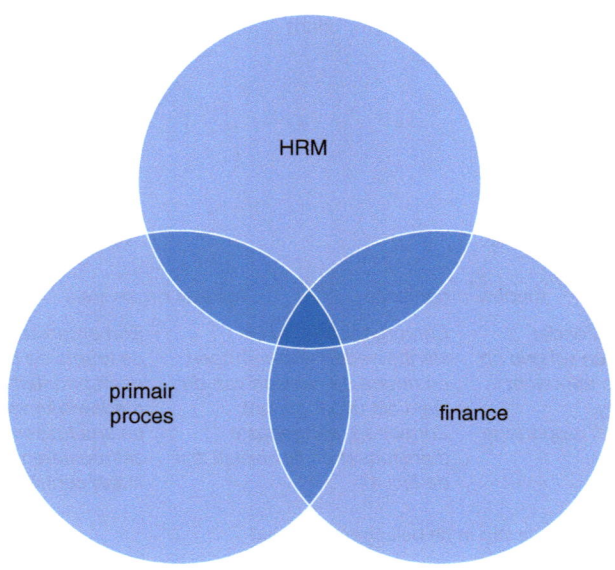

◘ Figuur 6.4 Waar positioneer je de planning?

> **Voorbeelden van organisaties die kiezen voor centraal of decentraal plannen (zie ◘ tab. 6.1)**
> - Een organisatie die onder curatele werd gesteld had één belangrijke doelstelling: binnen de business case blijven. Er werd te veel geld uitgegeven aan uitzendkrachten en het bleek dat ook de vaste bezettingseisen te hoog waren ten opzichte van het budget. Deze organisatie heeft gekozen voor centrale planning om meer grip te krijgen op de kosten en de inzet van medewerkers.
> - Een organisatie had te maken met een fusie van meerdere instellingen/locaties. Zij heeft gekozen voor centralisatie van de planning om meer eenheid en uniformiteit te realiseren en gelijke roosterspelregels voor alle medewerkers.
> - Een organisatie wil de regie meer bij de zorgprofessionals leggen en heeft gekozen voor zelfsturende teams. Voor plannen en roosteren kiest men voor een hybride vorm. De verantwoordelijkheid voor de roosters ligt bij de teams en er komt een centraal capaciteitsbureau voor het borgen van de planningsexpertise en het ontlasten van de teams.

In ◘ tab. 6.1 staan de uitersten voor centraal en decentraal. In de praktijk komen echter veel hybride vormen voor zoals:
- Een organisatie maakt de roosters per cluster/RVE en de dagsturing wordt centraal opgepakt.
- Een organisatie heeft basisroosters die centraal worden gemaakt en beheerd, maar de opvang van flexibiliteit gebeurt per cluster.
- Een organisatie bestaat uit twaalf locaties waarbij iedere locatie haar eigen planner en flexpool heeft.

Tabel 6.1 Kenmerken van centrale en decentrale positionering van de planning

	centraal	decentraal
planners	– efficiënt planproces door uniformiteit – weinig betrokkenheid bij afdeling	– vooral bezig met calamiteiten – bezig met belangen van individuen
belangen	– objectief door positionering als staf	– planners moeten eigen leidinggevenden aanspreken
leidinggevenden	– professionelere ondersteuning bij roosterproces – minder eigenaarschap in de lijn	– kennis van formaties en budget erg beperkt – grote betrokkenheid
medewerkers	– grip op wensen: minder vriendjespolitiek – minder loyaliteit bij problemen	– veel verworven rechten – grotere betrokkenheid
roosters	– bezettingseisen op basis van zorgvraag – tijdige oplevering roosters – consistente naleving beleid – veel ruilingen/schaduwroosters	– formatie wegroosteren in plaats van zorgvraag cliënt volgen – grote subjectiviteit – verworven rechten

In de praktijk zien we dat de inrichting van de planningsorganisatie meeverandert met de behoefte van de organisatie. Als het een paar jaar centraal is georganiseerd, dan zie je daarna vaak weer een beweging naar decentrale organisatie om deze voordelen te benutten en in te zetten in de organisatie. Is de planningsorganisatie daarentegen al een paar jaar decentraal georganiseerd, dan ontstaat vaak weer behoefte aan meer uniformiteit en volgt opnieuw een beweging naar centraal. Dit is een logische ontwikkeling die je vaker ziet in organisaties en hangt samen met bredere ontwikkelingen in de (omgeving van) de organisatie. Het is belangrijk dat er op strategisch niveau een keuze wordt gemaakt die past bij de visie van de organisatie, de fase waarin deze zit en waar de organisatie naartoe wil groeien. Tevens is het goed om te realiseren dat iedere omschakeling tussen decentraal/centraal invloed heeft op het aantal benodigde planners, het opleiden van planners en aanpassingen vraagt in planningssoftware.

6.3.2 De proceseigenaar

Naast een eindverantwoordelijke voor de inzet van personeel is het belangrijk om een proceseigenaar aan te wijzen die het gehele planningsproces overziet, bewaakt en verbetert. In een organisatie zijn veel mensen bezig met personeelsplanning maar er is vaak niemand aangewezen die het gehele planningsproces overziet en optimaliseert. Hierdoor zijn de vele aspecten van personeelsplanning onvoldoende op elkaar afgestemd en dus suboptimaal ingericht.

> **Voorbeelden van suboptimalisatie in de dagelijkse praktijk**
> - De indeling van kostenplaatsen komt niet overeen met de inrichting van de planningssoftware en de inzet van medewerkers in de praktijk.
> - Er zijn afspraken over verschuiving van verantwoordelijkheden naar de werkvloer, maar de gevolgen voor roostering zijn onvoldoende in beeld en doordacht.
> - De formatie en contractenmix zijn niet afgestemd op de dienstenset en minimale bezettingseisen.
> - Er is roosterbeleid, maar iedere afdeling heeft daarnaast eigen regeltjes die niet in het handboek staan en dit wordt nauwelijks getoetst.
> - Er zijn afspraken over de dienstverlening van het flexbureau, maar die zijn niet gebaseerd op de capaciteitsplanning van de afdelingen.
> - Er is stuurinformatie beschikbaar maar geen vertaling naar de praktijk ten aanzien van bewaking en resultaten.
> - Het roosterproces loopt op zichzelf goed, maar wordt bij elke verstoring helemaal overhoop gegooid omdat de flexibele schil niet goed georganiseerd is.

De proceseigenaar van het planningsproces heeft een sleutelrol in de organisatie en daarom is de positionering van groot belang: hij of zij moet 'zo laag mogelijk' in de organisatie zitten, zodat hij of zij weet hoe het er op de werkvloer aan toegaat en welke belangen er spelen. Tegelijkertijd moet hij of zij 'hoog genoeg' zitten zodat hij kan overzien wat er nodig is en wat de consequenties van keuzes zijn. Hiermee krijgt deze persoon vertrouwen vanuit de werkvloer, een expertrol naar management/directie en een mandaat om besluiten te nemen binnen de gestelde kaders.

In kleinere organisaties heeft de proceseigenaar een combinatierol met een andere functie zoals een staffunctionaris, een afdelingsmanager of MT-lid. Wie dit het beste kan doen, hangt onder meer af van de structuur van de organisatie, de aandachtsgebieden binnen het planningsproces, de aard van de werkprocessen en de exacte verantwoordelijkheden van de proceseigenaar. In grotere organisaties is het advies om hier een apart capaciteitsbureau of planningsbureau voor in te richten en vanuit hier het gehele proces te ontwerpen en te optimaliseren. Dit bureau heeft dan een ondersteunende rol naar teams en planners en tegelijk een adviserende rol naar management en directie.

De taken en verantwoordelijkheden van een proceseigenaar zijn zeer breed en raken alle facetten van procesmanagement. Hierbij kun je denken aan de volgende vragen:
- Hoe verloopt het plannings- en roosterproces? Is de manier van plannen in lijn met de visie van de organisatie?
- Worden er bewuste keuzes gemaakt in planning op gebied van medewerkers, klanten en efficiency?
- Is er een goede samenwerking tussen de betrokken stafafdelingen en wordt de lijn optimaal ondersteund?
- Welke verbeterpunten en veranderingen zijn er nodig ten aanzien van Mens, Proces en Techniek?
- Worden wijzigingen en verbeteringen opgevolgd en gemonitord?
- Waar en hoe worden de processen vastgelegd en geëvalueerd?

De proceseigenaar is verantwoordelijk voor het optimaliseren van het plannings- en roosterproces, maar hij is niet eindverantwoordelijk voor de inzet van personeel (zie ▶ par. 6.3.1).

6.3.3 Budgetten

In de inleiding van dit hoofdstuk is genoemd dat 50–70 % van de kosten van een organisatie personele kosten zijn. Die kosten worden vastgelegd in budgetten en vormen belangrijke kaders voor de zorgmanager voor personele inzet. Het is van groot belang dat het budget aansluit op de feitelijke activiteiten van een afdeling, dat er een goede vertaling plaatsvindt van euro's naar uren voor de zorgvraag en dat het management inzicht heeft in de totstandkoming van het budget. Alleen dán kan er feitelijk gestuurd worden en geven de budgetten richting aan de personele inzet.

In de praktijk blijkt dit vaak niet het geval. De totstandkoming van budgetten is onduidelijk en komt niet overeen met de realiteit op de werkvloer. Hiervoor is een aantal verklaringen:

- Het budget wordt door de afdeling Finance vaak historisch bepaald en is daarmee niet afgestemd op de werkelijke zorgvraag en de keuzes die een afdeling hierin maakt.
- Organisaties kiezen er vaak voor om niet specifiek te begroten en alleen de grote lijn te bewaken. Hierdoor is de begroting grofmazig en gaat uit van gemiddelden waar je moeilijk op kunt sturen.
- De toewijzing van budgetten aan afdelingen gebeurt te globaal. Dan klopt de begroting voor de gehele organisatie wel, maar er is geen sprake van een evenredige en rechtvaardige toewijzing naar onderliggende eenheden.
- Tot slot zijn er organisaties waarbij het management alleen verantwoordelijk is voor een begroting in fte's en niet in geld. Het gevolg is dat er budgetten worden overschreden.

In al deze situaties is het moeilijk om in het rooster te sturen op de inzet van personeel conform het budget. Managers krijgen de opdracht om binnen het budget te blijven maar de budgetten stroken niet met de zorgvraag en ze hebben niet de juiste middelen om écht te sturen. Er kan dan een laconieke en weinig verantwoordelijke houding ontstaan ten aanzien van de toegewezen budgetten en het sturen erop.

In de visie op personeelsplanning maak je duidelijk hoe er gestuurd gaat worden op de inzet van personeel en hoe de budgetten hierbij richting geven. Dit betekent soms een andere werkwijze voor Finance, voor de totstandkoming van budgetten en voor de vertaling van euro's naar een kwalitatieve en kwantitatieve inzet in uren op de zorgvraag. Hoe deze omslag moet plaatsvinden is voor iedere organisatie anders.

6.3.4 Sturing

Om personeelsplanning continu te verbeteren is het noodzakelijk dat er gestuurd wordt op de planning en dat er duidelijke doelstellingen zijn afgesproken. Waar moet een goede personeelsplanning aan voldoen? Welke KPI's gelden er, zowel kwantitatief

als kwalitatief, voor de personele inzet? Afhankelijk van de keuzes in de belangendriehoek stellen organisaties hiervoor KPI's op. Hierbij kun je denken aan de volgende onderwerpen:
- budget in euro's en fte;
- klanttevredenheid;
- roostertevredenheid;
- productiviteit;
- inzet overwerk, meeruren, verlofuren, personeel niet in loondienst (PNIL), ziekteverzuim;
- aantal overtredingen van de Arbeidstijdenwet/cao-bepalingen;
- actuele capaciteitsplanning per afdeling;
- over- en ondercapaciteit ten opzichte van het werkaanbod;
- de formatie is kwantitatief en kwalitatief afgestemd op de bezettingseisen.

Het is belangrijk om met stakeholders in gesprek te gaan over de kwaliteit van de planning en de criteria voor een goed rooster. Wat is voor de stakeholders belangrijk en waarom is dit belangrijk? Alleen met goede KPI's kan de personele inzet gemonitord worden en kunnen continue verbeteringen worden aangebracht.

Het is essentieel dat sturing plaatsvindt op basis van betrouwbare data, informatie en rapportages. Alleen op deze manier levert sturen op personeelsplanning een hogere medewerkerstevredenheid, hogere efficiëntie en kwaliteit van zorg (klanttevredenheid) op.

6.3.5 Wendbaarheid

Van organisaties wordt gevraagd dat ze wendbaar zijn en kunnen inspelen op ontwikkelingen die de zorg doormaakt, zoals groeiende zorgvraag, krapte op de arbeidsmarkt, bezuinigingen en wettelijke bepalingen. Dit betekent dat organisaties een beeld moeten hebben van de behoefte aan flexibiliteit in het algemeen en van de capaciteitsvraag in het bijzonder. In dit onderdeel staat de flexibiliteit in capaciteit centraal: Welke ontwikkelingen doen zich voor in de zorgvraag en hoe stem je de personeelsinzet af op de fluctuaties in de vraag naar zorg?

Veel organisaties hebben geen visie op flexibiliteit en laten zich steeds weer verrassen door pieken en dalen in het werkaanbod en in beschikbaarheid van personeel. Ze zijn daardoor dagelijks bezig met bijsturen en gaten dichten in het rooster. Er is sprake van een ad-hocstrategie waarbij medewerkers worden aangesproken op hun loyaliteit om openstaande diensten te vullen: 'Het is erg druk vandaag. Zou je wat langer willen blijven? Dan neem je die uren volgende week weer op.' Ad hoc-flexibilisering is daarmee de meest toegepaste vorm van flexibiliteit in de zorg. De gevolgen van deze strategie moeten echter niet worden onderschat: (te) hoge werkdruk, overschrijding van budgetten, overtredingen van de Arbeidstijdenwet, daling van de medewerkerstevredenheid en invloed op de kwaliteit van zorg.

Aangezien de behoefte aan flexibiliteit per afdeling zeer verschillend is, zal elke afdeling een plan moeten hebben om een optimale afstemming te realiseren tussen vraag en aanbod van zorg. Dit plan bestaat uit twee onderdelen:
1. *Capaciteitsplan*: Hoe groot is de behoefte aan flexibiliteit?
2. *Flexibiliteitsplan*: Hoe gaat de afdeling in deze flexbehoefte voorzien?

- **Capaciteitsplan**

Het capaciteitsplan geeft per afdeling aan welke fluctuaties zich voordoen in vraag en aanbod van zorg. Op tactisch niveau (3–12 maanden) worden vraag en aanbod in kaart gebracht en op elkaar afgestemd. Doelstelling van het capaciteitsplan is om te borgen dat de arbeidscapaciteit op alle momenten in het jaar even groot is als de arbeidsbehoefte. Het capaciteitsplan vormt daarmee een onmisbare schakel tussen het strategische en operationele niveau in de organisatie en vertaalt de plannen en doelstellingen van strategisch niveau naar de praktijk.

In de dagelijkse praktijk hebben veel afdelingen geen accuraat en up-to-date capaciteitsplan. Het gevolg is dat er onvoldoende grip is op de inzet van personeel en op de realisatie van de strategische plannen. Wanneer er zich knelpunten voordoen rond personeelsplanning, komen die vaak voort uit het ontbreken van capaciteitsplannen op tactisch niveau, die nodig zijn om strategie en operatie met elkaar te verbinden.

> **Voorbeelden**
> - Budgetten worden overschreden door overmatige inzet van PNIL en overwerk.
> - Onverwachte uitval leidt telkens tot verrassingen en knelpunten om de bezetting rond te krijgen.
> - Er wordt overmatig veel flexibiliteit van de medewerkers gevraagd om openstaande diensten op te vangen. Daardoor neemt ziekteverzuim toe en medewerkerstevredenheid af.
> - De kwaliteit van zorg is ondermaats doordat de formatie kwantitatief en/of kwalitatief niet is afgestemd op de behoefte van de patiënt.
> - De opbouw van contracten komt niet overeen met de dienstlengte: er zijn te veel grote contracten terwijl er vooral behoefte is aan korte diensten.
> - Beperkte flexibiliteit: het budget is grotendeels vastgelegd in vaste contracten waardoor er te weinig ruimte is voor extra inzet van aanvullende flexcontracten.

Door de fluctuaties in klantvraag en fluctuaties in personele beschikbaarheid samen te voegen in één overzicht ontstaat er zicht op de flexibiliteitsbehoefte van de totale afdeling. Dan wordt duidelijk of er in bepaalde perioden sprake is van overcapaciteit (verspilling) en in andere perioden ondercapaciteit (overbelasting). Tevens wordt duidelijk hoe groot de over- en ondercapaciteit is en hoelang deze duren. Met flexibele personele inzet wordt geprobeerd om de over- en onderbezetting op de afdeling te voorkomen en daarmee de kwaliteit voor zowel klant, medewerker en organisatie te verhogen (◘ fig. 6.5).

- **Flexibiliteitsplan**

Het flexibiliteitsplan geeft per afdeling aan hoe groot de flexibiliteitsbehoefte is, van welke flexibiliteitsvormen gebruik wordt gemaakt en welke afspraken hierover zijn gemaakt met de verschillende groepen medewerkers. Zeker gezien de Wet Arbeidsmarkt in Balans (WAB) is het belangrijk om een gedegen plan te hebben voor de flexibele inzet en alle vormen in samenhang te bezien. De flexibiliteitsbehoefte kan op vele manieren worden ingevuld. Hier volgen de belangrijkste:
- *Contractflexibilisering*: met verschillende contractvormen inspelen op de behoefte aan flexibele inzet: min/max, bepaalde/onbepaalde tijd, vast/oproep. Door de WAB is deze vorm van flexibilisering lastiger en duurder geworden.

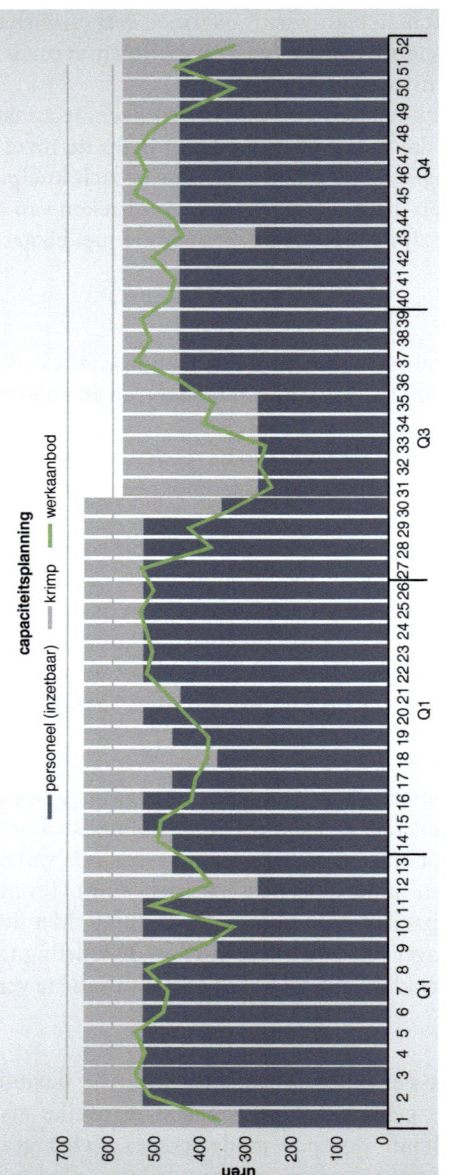

Figuur 6.5 Capaciteitsplanning maakt mismatch tussen vraag en aanbod inzichtelijk

- *Seizoenflexibilisering*: met de Jaaruren Systematiek (JUS) inspelen op flexibele inzet van contacturen over het jaar. Deze vorm kan alleen uit een contract met vaste uren (zowel bepaalde als onbepaalde tijd) gehaald worden. De cao kan beperkingen opleggen aan deze vorm van flexibilisering.
- *Formatieflexibilisering*: een bepaald percentage van het formatiebudget wordt opgevuld met vaste contractverplichtingen en het overige deel wordt ingezet met behulp van een flexpool. De flexpool is een aparte afdeling met medewerkers die afdelingoverstijgend ingezet kunnen worden. Vaak wordt als regel aangehouden 80 % vast/20 % flex, maar dit kan per afdeling verschillen.
- *Roosterflexibilisering*: met de juiste roostermethodiek wordt ingespeeld op de behoefte aan flexibiliteit. Dit kan in de vorm van een basisrooster waarbij een bepaald gedeelte van de zorgvraag vooraf wordt ingeroosterd en het overige gedeelte op het laatste moment wordt ingezet al naargelang de behoefte. Vaak wordt de regel gehanteerd 80 % basisrooster/20 % korte termijn, maar dit kan variëren. Deze vorm vraagt om zowel een goede voorspelling van de zorgvraag, als om flexibiliteit van medewerkers die op korte termijn ingezet worden.
- *Functieflexibilisering*: flexibele inzet door medewerkers andere werkzaamheden te laten doen. Denk aan de gehandicaptensector waar men eerst cliënten helpt met opstaan, douchen en ontbijten. Vervolgens gaan dezelfde medewerkers mee naar de dagbesteding om daar te ondersteunen bij de werkzaamheden.
- *Locatieflexibilisering*: flexibele inzet door op een andere afdeling/locatie te werken. Deze vorm wordt ook wel 'vlinderen' genoemd. Medewerkers kunnen op een aantal vooraf geselecteerde afdelingen hetzelfde werk doen ter vervanging van collega's of omdat de zorgzwaarte onverwacht hoog is. Deze vorm van flexibilisering vergt wel een bepaalde mate van standaardisering van werkprocessen.
- *Werktijdflexibilisering*: het werk over de dag verdelen. Deze vorm wordt ook wel 'gebroken diensten' genoemd en zijn over het algemeen niet erg populair bij medewerkers. Daarbij gelden er ook kaders vanuit de Arbeidstijdenwet en de dagelijkse rust.

In essentie gaat het erom dat een zorgorganisatie bewust een keuze maakt welke flexibiliteitsvormen men wil gebruiken onder welke omstandigheden. Het flexibiliteitsplan zal per afdeling verschillen omdat de voorspelbaarheid van de zorgvraag en de behoefte van de cliënten verschilt.

De kern van een goede personele flexibilisering is dat er onderscheid gemaakt wordt tussen de verschillende vormen van contracten, formatie en roostermethodieken. ◘ Figuur 6.6 geeft dit weer. Iedere schil kent zijn eigen contractvorm, afspraken, kosten en dynamiek. Het is essentieel voor een organisatie om deze verschillende schillen te kennen, te onderscheiden en er strategische keuzes in te maken voor het werven, binden en boeien van medewerkers.

6.3.6 Plannings- en roostermethodiek

Als een organisatie kiest voor een professionele personeelsplanning dan zullen er vanuit de visie van de organisatie ook afspraken moeten komen over de plan- en roostermethodiek. Hoe kom je op een uniforme en transparante manier tot goede roosters en hoe zorg

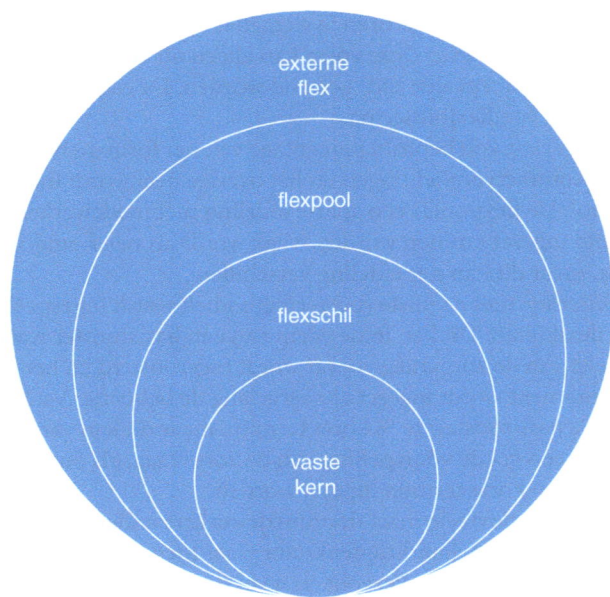

□ **Figuur 6.6** Personele flexibilisering door middel van flexschillen

je dat de werkwijze en processen van de planners overdraagbaar zijn? Je wilt immers voorkomen dat iedere planner op zijn eigen manier en vanuit zijn eigen perspectief een rooster maakt. Een methodiek geeft duidelijkheid in proces, activiteiten en keuzes en zorgt voor transparantie en continue verbetering.

De Planningsschijf in □ fig. 6.7 is een planningsmethodiek die zich in de praktijk ruimschoots heeft bewezen. In zes stappen wordt het gehele roosterproces doorlopen en wordt voorkomen dat er bepaalde onderdelen worden overgeslagen. Tevens zit de PDCA-cyclus hierin verwerkt waardoor er steeds weer aandacht is voor verbetering en ontwikkeling.

De Planningsschijf van Zes bestaat uit de volgende stappen:
1. *Voorspellen*. Voorspellen bestaat uit twee onderdelen: het voorspellen van het werkaanbod (en de vertaling daarvan naar een dienstenpatroon) en het berekenen van een formatie die aansluit bij het werkaanbod. De forecast is de basis van de planning.
2. *Plannen*. Plannen gebeurt op strategisch niveau (meerdere jaren), tactisch niveau (wat verwacht je voor aankomend jaar/basisroosters?) en operationeel niveau (hoe ziet mijn komende rooster er uit?).
3. *Bijsturen*. Als het rooster gepubliceerd is veranderen er nog veel dingen in een rooster: ruilen, toch nog een avondje vrij, ziekte enzovoort. Hoe je daarmee omgaat heet bijsturen.
4. *Rapporteren*. Rapportages zijn noodzakelijk om te kunnen sturen. Informatie uit de rapportages wordt tevens gebruikt als basis voor het maken van de forecast.

Visie op personeelsplanning

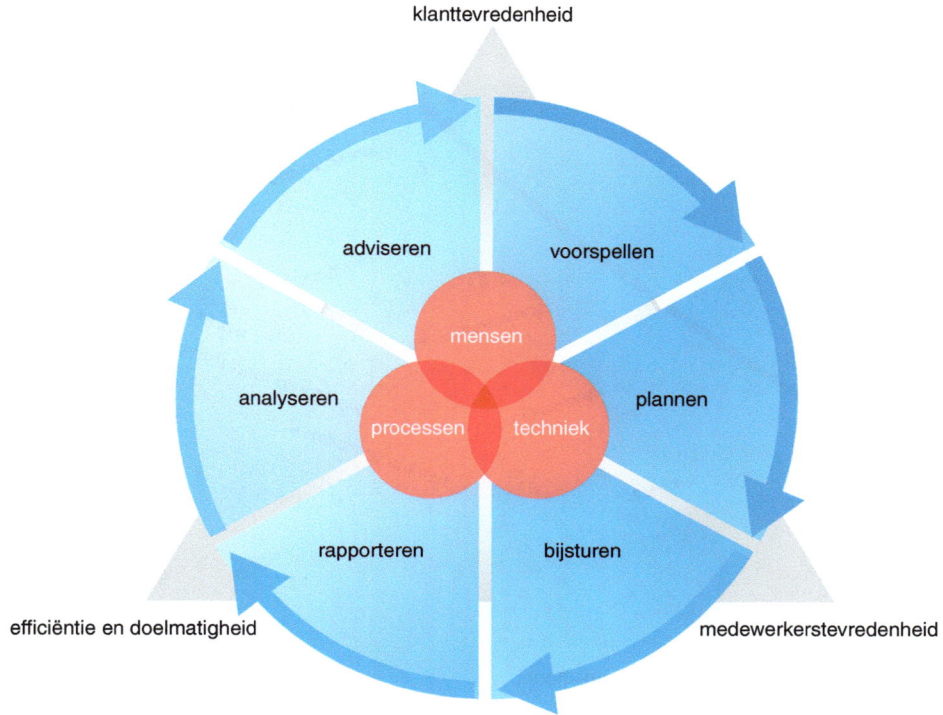

◘ **Figuur 6.7** Planningsschijf van Zes

5. *Analyseren*. Het op een juiste manier conclusies trekken uit de resultaten en oorzaken benoemen van de uitkomsten van rapportages is de analysefase.
6. *Adviseren*. Om de rapportages en analyses een effect te laten hebben in een organisatie is het belangrijk de kennis om te zetten in een advies voor de toekomst: wat ga je veranderen om het planproces verder te optimaliseren?

6.4 Verbeteringen aanbrengen in personeelsplanning

Wanneer zorgorganisaties verbeteringen aan willen brengen rond personeelsplanning dient de vraag zich aan: waar begin je met het aanbrengen van verandering? Personeelsplanning is immers complex en raakt zoveel facetten in de organisatie, waardoor het voor veel organisaties onduidelijk is waar te starten met optimaliseren. Daarnaast blijkt dat veel organisaties erg ambitieus zijn in hun verbeterplannen en veranderingen initiëren die onvoldoende aansluiten bij de huidige situatie. Daarmee ontstaat er veel onrust bij medewerkers, er komt weerstand en als gevolg hiervan worden veranderdoelstellingen niet behaald.

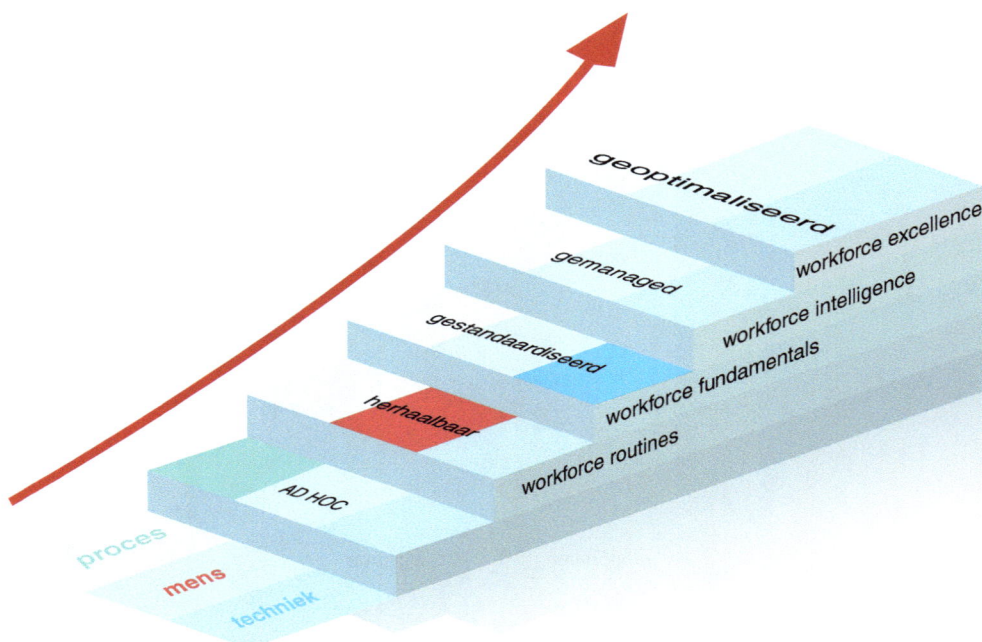

◘ **Figuur 6.8**   Het WFM-Volwassenheidsmodel

Een belangrijk hulpmiddel bij het verbeteren van de personeelsplanning is het integraal *workforce management* (WFM)-Volwassenheidsmodel (◘ fig. 6.8). In dit model bepaal je eerst in welke fase van 'volwassenheid' de personeelsplanning zich nu bevindt, dus op welke traptrede je staat. Als dat duidelijk is, bepaal je wat realistische ambities zijn voor de toekomstige situatie. Vervolgens kies je bewust voor die acties en verbeteringen die je één stapje hoger brengen in het model. Tot slot evalueer je de acties en bepaal je nieuwe acties om dichter bij het doel te komen.

Veranderingen in rooster- en werktijden vergen veel geduld, tijd en afstemming met alle stakeholders. Het doorbreken van een roostercultuur is lastig want deze gaat altijd gepaard met verandering in gedrag van mensen. Mensen zullen hun gedrag moeten aanpassen om tot een verandering te komen en dit gaat slechts stapsgewijs. Het devies is daarom: sluit aan bij de huidige praktijk en ontwikkel langzaam in de gewenste richting.

Om te bepalen hoe volwassen de organisatie is kijk je naar drie thema's: Mens, Proces en Techniek. Hoe scoort de organisatie op deze thema's? Daarbij horen vragen als:

- Is er een duidelijke visie op personeelsplanning?
- Is er goed zicht op vraag en aanbod van werk en is er een goede capaciteitsplanning?
- Zijn de werkprocessen rond personeelsplanning gestandaardiseerd en worden deze gemonitord?
- Is er een duidelijk roosterbeleid dat ook wordt nageleefd?
- Is er voldoende basiskennis aanwezig rond planning en zijn de planners goed opgeleid?
- Sluit de planningssoftware aan bij het proces en wordt deze voldoende benut?

Deze vragen werken als een checklist waarmee je zicht krijgt op de volwassenheid ten aanzien van de drie thema's. In de praktijk blijkt dat de volwassenheid van de organisatie vaak anders is dan men vooraf denkt. Het WFM-Volwassenheidsmodel is een essentieel hulpmiddel in het succesvol starten én afronden van verbetertrajecten rond personeelsplanning.

6.5 Tot slot

In dit hoofdstuk is het belang besproken van een integrale visie op personeelsplanning en zijn belangrijke aandachtspunten genoemd bij het vertalen van deze visie naar de praktijk. Tevens is er een hulpmiddel aangereikt om de zogenoemde 'planningsvolwassenheid' te bepalen en verbeteringen aan te brengen in personeelsplanning. Het is goed om te benoemen dat invoeren van integrale personeelsplanning geen eenmalige activiteit is. Om personeelsplanning duurzaam te verbeteren moet het geborgd zijn in de organisatie en moet planning onderdeel zijn van een breed gedragen verbetercyclus. Alleen dan kun je de waarde van integrale personeelsplanning volledig tot uiting laten komen en grip erop krijgen.

Het sturen op inzetbaarheid en verzuimreductie

Cecile Timmermans

Samenvatting

In dit hoofdstuk wordt ingegaan op de wijze waarop het Elisabeth Twee Steden Ziekenhuis (ETZ) omgaat met zowel inzetbaarheid als het verzuim van zijn medewerkers. De ervaringen met een verzuimreductie van zo'n 2 % in het verleden worden gedeeld evenals de worsteling om daarna rond de fusie het gestegen verzuim weer omlaag te krijgen. De cruciale rol daarbij van alle leidinggevende lagen wordt uitgebreid toegelicht evenals de belangrijkste acties in de richting van leidinggevenden om hen goed toe te rusten. Werken aan inzetbaarheid als preventie van verzuim en aan verzuim vraagt veel van alle leidinggevenden, namelijk de permanente aandacht voor de betrokkenheid van medewerkers bij het werk. Van de ene kant betekent dat ervoor zorgen dat medewerkers het naar hun zin hebben door een goede werksfeer en voldoende ontwikkelmogelijkheden te bieden; van de andere kant vraagt het van verzuimende medewerkers niet te lang thuis te blijven zitten en samen te zoeken naar mogelijkheden om toch aan het werk te blijven. Om tot een goede werksfeer te komen is ziekenhuisbeleid en een goed instrumentarium noodzakelijk. Ook daarvan wordt aangegeven hoe het ETZ dat heeft aangepakt resulterend in het laagste verzuim van de Samenwerkende Topklinische Ziekenhuizen (STZ).

7.1   Inleiding – 115

7.2   Relevantie van ziekteverzuimreductie – 115

7.3   Besluitvorming – 116

7.4   De aanpak – 117

© Bohn Stafleu van Loghum is een imprint van Springer Media B.V., onderdeel van Springer Nature 2021
B. Berden et al. (Red.), *Capaciteitsplanning in de zorg*, https://doi.org/10.1007/978-90-368-2567-2_7

7.5	De resultaten van de pilot – 119
7.6	Stijging verzuim rond de fusie – 120
7.7	Andere ontwikkelingen – 120
7.8	Beschouwing – 124
	Bijlage – 125

7.1 Inleiding

Er moeten in alle gezondheidsinstellingen, en zeker ook in ziekenhuizen, permanent efficiëntieslagen worden gemaakt. Dat is al lange tijd een veelgehoorde kreet. Wil de zorg betaalbaar blijven, dan moet met minder personeel meer zorg worden geleverd. Efficiëntie is niet alleen nodig in verband met de betaalbaarheid, maar zeker ook met het oog op de steeds duidelijker voelbare arbeidsmarktkrapte. Bijna alle sectoren in de profit en non-profit strijden om de gunst van (jonge) mensen om ze als arbeidskracht aan te kunnen trekken. De verwachting is dat die krapte een realiteit blijft en dat het dus belangrijk is om aanwezige personele capaciteit maximaal en optimaal te kunnen inzetten. Een hoog verzuim heeft daarop een negatief effect. Niet alleen omdat de organisatie zijn doelstellingen dan moeilijk kan bereiken, maar ook omdat mensen niet graag aan de kant staan; ze willen hun bijdrage leveren en er graag bij horen.

Het Elisabeth Twee Steden Ziekenhuis (ETZ) heeft inmiddels een ruime traditie in de aanpak van verzuim. Al sinds 2010 krijgt het onderwerp veel aandacht en we zagen indertijd het percentage van 4,9 % in 2010 dalen naar 3,4 % in 2011 en zelfs naar 2,9 % in 2014. Toch steeg het verzuim weer in jaren rond de fusie (Elisabeth Ziekenhuis en het Twee Steden Ziekenhuis fuseerden op 1-1-2016) naar 4,9 % in 2018. Overigens is die stijging in het verzuim in heel Nederland, en zeker ook in de zorgsector, als trend zichtbaar. In 2019 is de daling weer ingezet en momenteel is het verzuim 4,36 %, wederom het laagste van alle Samenwerkende Topklinische Ziekenhuizen (STZ).

Inmiddels is in het ETZ de focus nog meer verlegd van het sturen op verzuim naar het sturen op inzetbaarheid. Onze aandacht ging eerst vooral uit naar de verzuimende medewerker, nu verschuift dat naar de inzetbaarheid en betrokkenheid van alle medewerkers, waardoor we verzuim proberen te voorkómen. Toch blijft ook de aandacht voor de verzuimende medewerker van cruciaal belang.

In dit hoofdstuk wordt het verband tussen beide aanpakken aangegeven en wordt ingegaan op zowel het sturen op inzetbaarheid als op de aanpak van verzuimreductie.

7.2 Relevantie van ziekteverzuimreductie

Verzuim laat capaciteit onbenut en kost heel veel geld. In de volgende casus illustreren we met een rekenvoorbeeld de kosten van ziekteverzuim. Er wordt daarbij verbinding gemaakt met het ▶ H. 18, Naar een dynamische bruto-nettofactor.

In ons rekenvoorbeeld is het uitgangspunt de cao-ziekenhuizen met de volgende parameters:
- 1 fte heeft een contract voor 1.878 uren per jaar.
- Per jaar zijn er ongeveer 47 uren compensatie voor feestdagen.
- Verlof bedraagt 201 uren per jaar: 144 uur vakantie en 57 uur verlof voor 'persoonlijk levensfase-budget'. Deze laatste vorm van verlof wordt veelal opgespaard maar wordt op een zeker moment opgenomen.

Er worden vijf varianten rond gemiddeld ziekteverzuim per jaar doorgerekend: 2 %, 3 %, 4 %, 5 % en 8 %. Voor iedere variant wordt het netto aantal uren dat 1 fte werkt berekend. Uitgangspunt voor de gemiddelde loonkosten van 1 formatieplaats is 65.000 euro. Dan kan vervolgens de kostprijs per uur berekend worden. Bijvoorbeeld: bij 0 % ziekteverzuim werkt men 1.630 uren; dat is dus per uur: 65.000 euro gedeeld door 1.630 uren

Tabel 7.1 Rekenvoorbeeld kosten ziekteverzuim

contracturen	1.878	1.878	1.878	1.878	1.878
feestdagen	47	47	47	47	47
verlof	201	201	201	201	201
NETTO	1.630	1.630	1.630	1.630	1.630
ziekteverzuim	2 %	3 %	4 %	5 %	8 %
ziekte-uren	33	49	65	82	130
1 fte	€ 65.000	€ 65.000	€ 65.000	€ 65.000	€ 65.000
uurkosten bij ziekteverzuim = 0 %	€ 40	€ 40	€ 40	€ 40	€ 40
kosten ziekteverzuim per fte per jaar	€ 1.300	€ 1.950	€ 2.600	€ 3.250	€ 5.200
kosten ziekteverzuim per 1.000 fte per jaar	€ 1.300.000	€ 1.950.000	€ 2.600.000	€ 3.250.000	€ 5.200.000

is afgerond 40 euro per uur. Bij 2 % ziekteverzuim zijn dat 33 uren à 40 euro is afgerond 1.300 euro per fte. Bij een organisatie met 1.000 fte zijn de kosten van ziekteverzuim dus 1.300.000 euro (zie tab. 7.1). Bij 5 % ziekteverzuim is dat 3.250.000 euro en bij 8 % zelfs 5,2 miljoen euro.

Wel enige nuance: bij ziekteverzuim zal niet automatisch vervanging plaatsvinden. De eerste vraag die men zich stelt bij ziekmelding is: kan het werk vandaag uitgevoerd worden met één persoon minder? Het is immers niet alle dagen even druk. En personeel dat niet direct betrokken is bij het primaire proces, zoals stafadviseurs, kantoorpersoneel, managers enzovoort, zal men bij ziekte niet gelijk vervangen.

Maar afwezigheid is sowieso wel lastig: het reduceert het aantal handen, is veelal toch een aanslag op de kwaliteit van het werk en kost soms extra geld.

Dit rekenvoorbeeld onderstreept duidelijk het belang van actief beleid om ziekteverzuim te reduceren.

7.3 Besluitvorming

Ziekteverzuim in een organisatie wordt vaak gezien als grotendeels onontkoombaar of weinig beïnvloedbaar door de organisatie zelf. Wanneer initiatieven ontstaan om hoog ziekteverzuim aan te pakken, zie je vaak in eerste instantie scepsis bij het (top)management. Zeker als de aanpak, uitgaande van het zogeheten gedragsmodel, eruit bestaat dat alle leidinggevenden (van Raad van Bestuur tot teamleiders) uitgebreid getraind moeten gaan worden omdat zij gezien worden als de spil waar het bij verzuim om draait. Velen zijn van mening dat juist de invloed van de bedrijfsarts cruciaal is en dat die strenger zou moeten zijn.

Zo ook indertijd in het Elisabeth Ziekenhuis in 2010. De voorgestelde ziekenhuisbrede aanpak kon op onvoldoende draagvlak van het topmanagement rekenen, onder meer omdat er een behoorlijke investering in geld en tijd mee gemoeid was, terwijl niet iedereen overtuigd was van de zinvolheid van de aanpak. Afdwingen was geen optie; de besturingsfilosofie uitgaande van decentrale verantwoordelijkheid maakte dat een directieve interventie van de Raad van Bestuur (RvB) niet aan de orde was. Achteraf bezien misschien wel een van de meest bepalende positieve factoren voor het succes.

De managers van het facilitair bedrijf en van het acute blok (onder andere SEH, IC, OK en cardiologie) – overigens met het hoogste verzuim binnen hun units in de organisatie (5,2 % en 6,5 %) – konden zich wel vinden in de voorgestelde visie met een cruciale rol van de leidinggevenden bij verzuim en zagen brood in de voorgestelde aanpak. Deze bestond eruit de leidinggevenden een handelingsrepertoire aan te reiken om het gedragsmodel, dat in het beleid al uitgangspunt vormde, daadwerkelijk inhoud te geven. Er werd besloten met een aantal afdelingen te starten in de vorm van pilots; voor een ziekenhuisbrede aanpak was immers geen draagvlak. Na een evaluatie zou worden bezien of de resultaten de inspanningen rechtvaardigden en dan zou het besluit vallen of het project ziekenhuisbreed werd uitgerold.

7.4 De aanpak

Er werd externe ondersteuning in de arm genomen om de verschillende activiteiten van het 'verzuimproject' te begeleiden. De eerste activiteit was een visiebijeenkomst voor het management (leidinggevenden) van de bij de pilot betrokken afdelingen. Daarin werd het gedragsmodel nader toegelicht: verzuim is gedrag en heeft niet per definitie een relatie met ziekte. Op uitdagende wijze werd aangegeven dat mensen weliswaar ziek kunnen zijn, maar dat dat nog geen verzuim tot gevolg hoeft te hebben, maar dat verzuim de uitkomst is van het keuzeproces van de medewerker zelf. Voor velen een eyeopener omdat het idee van 'ziek is ziek' gemeengoed was. Dat gold ook voor het appel op de leidinggevenden om niet zomaar alles te accepteren, maar in plaats daarvan het verzuim c.q. de afwezigheid bespreekbaar te maken en niet de ziekte c.q. de medische component ervan. Het inzicht dat verzuim een duidelijke relatie heeft met de betrokkenheid van de medewerkers bij hun werk, deed leidinggevenden beseffen dat zij een essentiële rol spelen en gaf hun tegelijkertijd het gevoel daadwerkelijk invloed te kunnen uitoefenen op het verzuim. Zij realiseerden zich verantwoordelijk te zijn om medewerkers betrokken en gemotiveerd voor hun werk te houden, opdat ze minder snel zouden verzuimen. Bij een lage betrokkenheid is de keuze om te verzuimen immers sneller gemaakt.

Als onderbouwing voor de gedragsvisie werd onderzoek aangehaald dat gedaan is onder grote groepen Nederlanders, waaruit blijkt dat velen van ons ofwel een chronische aandoening hebben ofwel de afgelopen drie weken met een of andere kwaal geconfronteerd zijn geweest. Bijna iedereen mankeert wel iets, dat 'ziek' genoemd zou kunnen worden. Echter, de meeste mensen gaan ondanks dat elke dag gewoon naar hun werk. Daarmee is de vanzelfsprekendheid waarmee een een-op-eenverband tussen ziekte en verzuim wordt gelegd, verbroken. De tot de verbeelding en soms tot ongenoegen leidende slogan 'ziekte overkomt je, verzuim is een keuze' is de kernachtige typering hiervan.

Vanzelfsprekend was er ook weerstand, maar na het bespreken van voorbeelden uit de dagelijkse praktijk kon die meestal weggenomen worden. Het verkrijgen van inzicht is één, maar minstens zo essentieel bleken de trainingen te zijn die leidinggevenden handreikingen gaven om deze hernieuwde visie toe te passen bij de verzuimbegeleiding.

Dat deze visie veel vraagt van de organisatie is evident, omdat ze beleid en instrumentarium moet ontwikkelen om medewerkers inclusief leidinggevenden betrokken en inzetbaar te houden. Tegelijkertijd vraagt het ook veel van leidinggevenden; zij dienen er niet alleen voor te zorgen dat medewerkers het naar hun zin hebben op hun werk, maar ook dat zij in geval van verzuim niet (lang) thuis blijven omdat dat de betrokkenheid bij het werk in negatieve zin beïnvloedt en daarmee de uiteindelijke terugkeer vertraagt. De leidinggevende moet toegerust zijn of worden om de motivatie en betrokkenheid van zijn medewerkers positief te beïnvloeden en tegelijkertijd grenzen te stellen aan het verzuim. De organisatie moet daarvoor de voorwaarden creëren.

- **Trainingen**

In de trainingen, die één hele dag in beslag namen en gegeven werden door een ervaren trainer in verzuimbegeleiding, werd de vertaalslag gemaakt van het gedragsmodel en 'ziekte overkomt je, verzuim is een keuze' naar de aanpak in de dagelijkse praktijk. Er werden gesprekstechnieken geoefend en stilgestaan bij hoe de leidinggevende zelf ook zijn bijdrage heeft geleverd aan de situatie van het hoge verzuim. Hij leerde daarvoor de verantwoordelijkheid te nemen door het roer om te gooien. Dat betekent het informeren van zijn medewerkers over de nieuwe verzuimvisie en -aanpak en vooral het aangaan van het gesprek met de mensen die meer dan gemiddeld verzuimen en/of er een opvallend verzuimpatroon op na houden.

Naar aanleiding van de training is de afspraak gemaakt om met iedereen die drie keer verzuimt in een periode van twaalf maanden, een verzuimgesprek aan te gaan en te achterhalen wat er aan de hand is. In de praktijk blijkt namelijk dat er dan privé of op het werk zaken aan de orde zijn die de motivatie van de medewerker negatief beïnvloeden. Door dit helder te krijgen en in alle openheid te bespreken, wordt het juiste gesprek gevoerd en kunnen stappen gezet worden om tot verbetering te komen. Te vaak is een 'vlucht in verzuim' aan de orde omdat niet het juiste gespreksonderwerp op tafel komt.

In de oplossing hebben zowel medewerkers en leidinggevende een aandeel te leveren. De leidinggevende moet kijken hoe hij de voorwaarden kan creëren waaronder de medewerker zijn werk goed kan doen of hem te ondersteunen bij het zoeken naar een andere functie of ander werk. De medewerker moet ervan doordrongen raken dat hij een overeenkomst is aangegaan met zijn werkgever die verplichtingen met zich meebrengt en hij de verantwoordelijkheid moet nemen om die verplichtingen na te komen. In geval van verzuim betekent dit dat hij alles in het werk moet stellen om het verzuim zo veel mogelijk te beperken en dat van de medewerker verwacht mag worden dat hij actief meedenkt over oplossingen voor de gevolgen van zijn afwezigheid. Als het juiste gesprek gevoerd wordt, zal de start gemaakt zijn voor verbeteringen die er uiteindelijk toe zullen leiden dat het verzuim vermindert en de medewerker betrokkenheid en motivatie terugvindt.

In de trainingen werd geleerd hoe die gesprekken te voeren zodat ook daadwerkelijk achterhaald wordt wat er aan de hand is met de medewerker en hoe de leidinggevende kan ondersteunen om het verzuim te reduceren, maar ook om deadlines af te spreken over wanneer het afgesproken gedrag of resultaat zichtbaar moet zijn en wat de consequenties zijn bij het niet realiseren van de afspraken. Dat is essentieel voor het welslagen van de aanpak. Handvatten voor dat gesprek zitten in het zogenoemde 'ijsberg-eisberg-gespreksmodel' (zie bijlage). Deze trainingen worden binnen het ETZ periodiek gegeven en leidinggevenden ervaren ze nog steeds als uiterst waardevol.

- **Communicatie**

Heel belangrijk bij deze visie op verzuim is dat niet alleen de leidinggevenden getraind worden, maar ook de medewerkers in de gedragsvisie worden meegenomen. Medewerkers moeten worden geïnformeerd over de achtergrond, de visie, de rol van de leidinggevende en de eigen rol. Belangrijk is dat deze informatievoorziening gedaan wordt door de leidinggevenden zelf, om te beklemtonen dat de visie geen speeltje van een HR-afdeling of externe trainer is. Voor het ETZ vormt dit de kern van leidinggeven.

Voor een enkeling was dit indertijd bij de start een brug te ver, wat leidde tot het besluit om zich als leidinggevende terug te trekken; zij bleven vinden dat 'ziek ziek is' en dat je je daar als leidinggevende niet mee mag bemoeien. De anderen ging het echter prima af, temeer daar er ook diverse medewerkers publiekelijk uitspraken blij te zijn dat niet alle verzuim zomaar meer werd geaccepteerd en het gesprek erover met degene die frequent verzuimt aangegaan werd. Het verzuim van de één betekent immers extra hard werken voor de ander.

- **De bedrijfsarts**

Om het gedragsmodel voor verzuim kracht bij te zetten, is het van belang om afstand te nemen van het medisch model. Het medisch model gaat uit van 'ziek = verzuimen'. Het is dan ook van belang dat de rol van de bedrijfsarts, illustratief van voornoemde relatie tussen ziek en verzuimen, zo veel mogelijk wordt beperkt of meer coachend voor leidinggevenden dan wel ter preventie van verzuim wordt ingezet.

In het ETZ wordt momenteel 26 uur bedrijfsarts ingezet op ongeveer 6.000 medewerkers. Die inzet is nog voornamelijk in de vorm van consulten, maar de slag naar coaching van leidinggevenden en preventieve gezondheidszorg wordt langzaam gemaakt. Een goed getrainde P&O-medewerker vormt binnen het ETZ de toegangspoort tot de bedrijfsarts. Zij vangt vragen af en ondersteunt leidinggevenden bij het zoeken naar interventies die meer zouden passen bij de gedragsvisie, in plaats van het standaard inschakelen van de bedrijfsarts. Ook de term 'spoed' is terzijde geschoven. Als een leidinggevende met spoed de bedrijfsarts wil inzetten, betekent het meestal dat er twijfel is of de betreffende medewerker niet in staat is om te werken. Dat is bij uitstek een situatie waarbij niet de bedrijfsarts maar de leidinggevende aan zet is; heeft deze het vermoeden dat het verzuim te maken heeft met een als negatief ervaren werkhouding van de medewerker? Door een lage inzet van de bedrijfsarts ten aanzien van consulten, wordt de regie over de verzuimbegeleiding bij de leidinggevende gelegd. Dit is een belangrijk element voor de succesvolle implementatie van het gedragsmodel; wanneer je ervan uitgaat dat verzuim vooral te maken heeft met keuzes als gevolg van betrokkenheid en motivatie bij het werk, is de leidinggevende *bij uitstek* degene die de regie voert over de beïnvloeding daarvan.

7.5 De resultaten van de pilot

Direct na de start van de pilot daalde het verzuim enorm. Reeds binnen enkele maanden was een daling van 0,5 % voor de zorgafdelingen (van 5,2 % naar 4,7 %) en een daling van 0,8 % binnen het facilitair bedrijf (van 6,5 % naar 5,7 %) te zien. Het enthousiasme bij de leidinggevenden was groot; zij merkten een andere houding bij hun medewerkers en hadden minder inzet nodig vanuit de flexpool. Ook de tevredenheid van de medewerkers werd over het algemeen groter, omdat er meer continuïteit op de afdeling was. Vanzelfsprekend werd er in het begin gemord door mensen die zich afvroegen 'mogen we dan niet meer ziek zijn?', temeer omdat het voor sommige leidinggevenden moeilijk was om de juiste toon te vinden; er waren er die wel erg strikt hun eis ventileerden om toch gewoon aan het werk te gaan. Zoals bij iedere cultuurverandering kostte het enige tijd om een nieuwe balans in de organisatie te hervinden. Daarmee wordt duidelijk hoeveel tijd en inspanning de uiteindelijke implementatie vergt.

Een half jaar na de start binnen de pilotafdelingen werd op grond van de resultaten en de positieve ervaringen eind 2011 besloten de aanpak ziekenhuisbreed te implementeren. Deze implementatie verliep identiek aan de implementatie op de pilotafdelingen. Het enthousiasme van de leidinggevenden was ook hier weer opvallend en er was heel weinig weerstand onder medewerkers. Daar kwam bij dat de aanpak op een veel breder terrein zijn effecten bleek te hebben en dat de verzuimaanpak gezien werd als 'dit is leidinggeven'. Na de implementatie waren de verzuimcijfers vele jaren op rij de laagste van de STZ-ziekenhuizen. Het verzuim van 2,9 % in 2014 was zowel binnen als buiten de branche extreem laag.

7.6 Stijging verzuim rond de fusie

In 2016 fuseerden het Elisabeth Ziekenhuis en het Twee Steden Ziekenhuis tot het ETZ. Sinds 2015 waren de voorbereiding volop gaande en was er weer een stijging van het verzuim te zien. Overigens was in die periode een stijging van het verzuim zichtbaar in heel Nederland. Hoewel een fusie mogelijkheden en kansen biedt, brengt het ook onzekerheid met zich mee – niet alleen voor medewerkers, maar zeker ook voor leidinggevenden. Hoewel expliciet was uitgesproken dat er geen gedwongen ontslagen zouden zijn als gevolg van de fusie en er een zeer royaal sociaal plan was afgesproken met de vakbonden, was er veel onrust – over de eigen functie en positie, over de werkplek, over de nieuwe collega's, over procedures en werkwijzen, over de ETZ-visie enzovoort. Daarnaast moest er veel extra werk worden verzet: verhuizingen, het in elkaar schuiven van teams, het maken van een nieuw functiehuis, het harmoniseren van werkwijzen, het implementeren van een nieuwe EPD enzovoort.

De aandacht van leidinggevenden voor de individuele medewerkers en voor het verzuim verslapte en dus steeg het verzuim almaar verder, tot 4,9 % in 2018. Het duurt enige tijd voor het tumult rond een fusie vermindert en in de fusieorganisatie een balans gevonden is. Vanaf 2019 daalt het verzuim weer en over dat jaar was het 4,36 %. De dalende trend lijkt zich door te zetten, maar er is nog veel werk te verzetten.

7.7 Andere ontwikkelingen

Meer en meer is het ETZ ervan overtuigd dat het gemotiveerd zijn van leidinggevenden een voorwaarde is om medewerkers betrokken te houden. Het meegenomen worden in de ETZ-visie en doelen, ruimte krijgen, waarde toe kunnen voegen en trots kunnen zijn op de organisatie en deze ervaren als een 'goed werkgever' zijn voor leidinggevenden daarbij cruciaal. En zelf goed in beeld zijn bij de eigen leidinggevende… tenslotte zijn leidinggevenden ook medewerkers! Pas dan zijn de voorwaarden er om de eigen medewerkers goed in beeld te krijgen en van elke medewerkers te weten wat hij nodig heeft om met plezier en gemotiveerd te kunnen werken. Dan schroomt de leidinggevende niet om het gesprek aan te gaan wanneer hij merkt dat een van zijn medewerkers ongelukkig of ontevreden is. Dat gesprek bestaat uit goed luisteren, de ander serieus nemen en samen de juiste acties uit zetten.

Daarbij is het van groot belang om ook bij privéproblemen of bij problemen die betrekking hebben op de relatie medewerker/leidinggevende de juiste interventies uit te voeren. Om die reden heeft het ETZ een eigen bedrijfsmaatschappelijk werker die door de leidinggevende ingezet kan worden, en is er een externe klachtenbemiddelaar die bij conflicten zowel door medewerkers als leidinggevenden in stelling gebracht kan worden. Dit alles om te komen tot een (duurzame) oplossing van problemen of knelpunten zodat het vluchten in ziekteverzuim niet aan de orde hoeft te zijn.

Ook is verantwoording afleggen over het verzuim in het ETZ inmiddels gemeengoed. In het voor- en najaarsgesprek, waarbij de managers en hoofden verantwoording afleggen aan de RvB, staat verzuim altijd op de agenda. Daarmee wordt duidelijk dat verzuim een gemeenschappelijke verantwoordelijkheid is voor alle lagen in de organisatie.

- **Kwaliteiten in beeld**

Om te zorgen voor een duurzame sfeer van betrokkenheid en gemotiveerdheid op een afdeling dient er ruimte te zijn voor de ontwikkeling van de mensen die er werken. Leidinggevenden moeten een beeld hebben van de kwaliteiten en de prestaties van al hun medewerkers en met elkaar in gesprek zijn over de persoonlijke ontwikkeling en over de stappen die gezet moeten worden om iedere medewerker duurzaam inzetbaar te houden. Voor de ene medewerker betekent het dat hij extra scholing of training nodig heeft om op het huidige of toekomstig gewenste niveau te blijven functioneren, voor de ander is doorgroeien naar een leidinggevende functie of een hoger beroepsinhoudelijk niveau aan de orde, terwijl soms ook de stap naar een andere organisatie reëel kan zijn. Het ETZ zet stappen om dat vorm te geven door middel van het uitrollen van een model voor strategische personeelsplanning. Daarmee moet niet alleen een beeld ontstaan over waar een afdeling inhoudelijk over enkele jaren wil staan, maar ook wat voor expertise bij de medewerkers daarvoor nodig is en hoe dat te realiseren. Als die aandacht en dat perspectief voor elke medewerker een vanzelfsprekendheid zijn, dan zijn de juiste voorwaarden gecreëerd voor een laag verzuim.

- **Mobiliteit en talentontwikkeling**

Het bieden van perspectief aan alle medewerkers vraagt om het frequent voeren van 'het goede gesprek'; een gesprek tussen leidinggevende en medewerker over hoe de medewerker in zijn werk staat, hoe hij zijn ontwikkeling ziet, hoe hij vitaal denkt te kunnen blijven, wat hij daarvoor nodig heeft en hoe hij gefaciliteerd kan worden.

Als medewerkers merken dat het eigen werk op termijn niet voldoende uitdaging meer biedt of mentaal of fysiek te zwaar wordt, kunnen in het ETZ loopbaanadviseurs ingeschakeld worden. Samen met de medewerker verkennen zij (individueel of in workshops) dan de wensen en mogelijkheden en helpen medewerkers stappen te zetten in het kader van hun inzetbaarheid. Daarbij biedt het ziekenhuis als grote organisatie met veel functies op verschillende niveaus ruime mogelijkheden, maar ook het meelopen in of verkassen naar andere organisaties kan gefaciliteerd worden.

Tabel 7.2 Resultaat benchmark, rapportcijfers

	EZ in 2014	benchmark STZ	EZ in 2012
de functie	7,8	7,6	7,5
de afdeling	7,6	7,5	7,4
het Elisabeth Ziekenhuis	7,5	7,2	7,2

Tabel 7.3 Medewerkersonderzoek door onderzoeksbureau Effectory

	ETZ in 2019	ETZ in 2017	benchmark STZ
bevlogenheid	7,6	7,5	7,5
betrokkenheid	7	7	7,1
tevredenheid	7,1	7	7

Bij het faciliteren van groei van medewerkers speelt het Leerhuis – de afdeling van het ETZ waar de verschillende activiteiten op het gebied van opleiding en wetenschap zijn samengebracht – een belangrijke rol. Met het oog op de ontwikkelingen binnen samenleving en gezondheidszorg heeft het een groot palet aan doorgroei- en opleidingsmogelijkheden weten te creëren. Het programma 'verpleegkundige beroepsontwikkeling' is daarvan een aansprekend voorbeeld.

- **Laag verzuim en medewerkerstevredenheid**

Een laag verzuim is zo belangrijk omdat het ETZ het ziet als een maat voor de tevredenheid van de medewerkers. Ook de zorgverzekeraars kijken er zo naar. Daarom is het zaak om bij een daling van het verzuim goed te kijken of het medewerkers(tevredenheids)onderzoek eenzelfde beeld geeft. In 2014 (toen het verzuim 2,9 % was) werd dat beeld bevestigd in het medewerkersonderzoek, uitgevoerd door onderzoeksbureau SKB. De resultaten toonden aan dat de medewerkers van het EZ gemiddeld een hogere tevredenheid hebben dan de medewerkers van de andere ziekenhuizen, zie voor een samenvatting tab. 7.2.

Toelichting: de tabel bevat het gemiddelde rapportcijfer dat de medewerkers geven aan respectievelijk het werken in de functie, het werken op de afdeling en het werken in het EZ. De cijfers uit 2014 worden vergeleken met de cijfers van de medewerkers uit de andere (13) STZ-ziekenhuizen en met de cijfers die de medewerkers in 2012 aan het EZ gaven

Eind 2019 is wederom een onderzoek onder medewerkers uitgevoerd. Dit keer door onderzoeksbureau Effectory. De resultaten zijn op een andere manier geordend en er zijn andere vragen gesteld dan in het onderzoek van SKB uit 2012 en 2014. Toch zijn ook nu de uitkomsten hoopvol; de resultaten uit 2019 geven ten opzichte van de resultaten van 2017 een licht stijgend of gelijkblijvend beeld te zien, en ten opzichte van de andere STZ-ziekenhuizen zien we deels een iets hogere en deels een iets lagere score. Het ETZ heeft in 2019 wederom het laagste verzuimpercentage van alle STZ-ziekenhuizen (tab. 7.3).

■ Doelstelling

In het verleden is met de aanpak van verzuim veel bereikt. Het heeft geresulteerd in een fikse daling van het verzuim van zo'n 2 %, maar het heeft het ziekenhuis ook inzicht gegeven in de knoppen waaraan gedraaid moet worden om laag verzuim en hoge inzetbaarheid te realiseren. Dat wil overigens niet zeggen dat inzicht ook altijd tot resultaat leidt. Duidelijk is geworden dat in een fusietraject de voorwaarden voor een succesvolle aanpak moeilijker te realiseren zijn en dat wederom alle zeilen bijgezet moeten worden.

Nu er meer rust is en de contouren van ETZ steeds duidelijk worden, is de leiderschapsvisie die vervat zit in de verzuimaanpak, net als in het verleden weer prima te hanteren bij het brede onderwerp van efficiënte inzet van personeel. Want ook daarbij geldt dat van de ene kant een meer bedrijfsmatige werkwijze noodzakelijk is, maar ook het lef om van daaruit medewerkers te motiveren daar een steentje aan bij te dragen. Tenslotte is dat niet alleen in het patiëntenbelang maar ook in het belang van alle medewerkers. De basisset aan tools die via de inzetbaarheids- en verzuimaanpak is aangereikt, kan helpen bij de vervolgstappen. Deze tools staan samengevat in het kader.

Acties om verzuim te voorkomen en te reduceren

Acties om verzuim te voorkomen:
1. aandacht van leidinggevenden voor de medewerkers;
2. periodiek het goede gesprek met elkaar voeren over inzetbaarheid op de langere termijn en wat daarvoor nodig is (ten minste bij jaargesprek);
3. aanstellen van mobiliteitsadviseurs en bedrijfsmaatschappelijk werkers;
4. cursussen aanbieden voor medewerkers 'hoe denk ik na over inzetbaarheid op langere termijn?';
5. scholing en training aanbieden;
6. loopbaanpaden ontwikkelen;
7. coachende rol bedrijfsarts richting leidinggevenden;

Acties om verzuim te reduceren:
1. visiebijeenkomst voor leidinggeven over verzuim;
2. training van één dag voor leidinggevende om visie te leren toepassen in praktijk;
3. jaarlijkse herhaaltraining voor leidinggevenden;
4. trainingen voor medewerkers P&O in het ondersteunen van leidinggevenden bij verzuim;
5. leidinggevenden communiceren de verzuimvisie met de eigen medewerkers;
6. reductie van uren bedrijfsarts;
7. goed toegeruste bedrijfsmaatschappelijk werker;
8. mobiliteitsadviseur om leidinggevenden te ondersteunen mobiliteit onder medewerkers te bevorderen.

7.8 Beschouwing

In dit hoofdstuk is getracht duidelijk te maken dat het aanpakken van het verzuim onder medewerkers een interessant, bevredigend, maar ook veelomvattend proces is waar nooit een eind aan komt. Het vraagt een grote inspanning van de gehele organisatie. Leidinggevenden dienen zich de tools eigen te maken die verzuim voorkomen en verzuimende medewerkers adequaat en consequent te begeleiden. Daarnaast is het van cruciaal belang dat het topmanagement vanuit overtuiging over deze aanpak beleid ontwikkelt en ondersteuning biedt. Dat geldt ook voor de Raad van Bestuur, die aandacht voor het onderwerp moet hebben, de aanpak moet faciliteren en er verantwoording over vraagt. Het voorkomen van verzuim vraagt een investering in het creëren van mogelijkheden voor leidinggevenden om medewerkers adequaat te ondersteunen. De ervaring leert dat die investering bij succes een schijntje is vergeleken bij wat het oplevert.

In eerste instantie ging onze aandacht uit naar verzuim, de verzuimende medewerker en de rol van de leidinggevende daarbij. Dat de niet-verzuimende medewerker minstens diezelfde aandacht verdient van zijn leidinggevende, wordt meer en meer ingezien. Het verhogen van de betrokkenheid en de tevredenheid van medewerkers zal leiden tot minder ziekteverzuim en meer efficiënte inzetbaarheid – een win-winsituatie voor medewerker en organisatie. In het geval van het ETZ betekende dat een vermindering van het ziekteverzuim met 1 % een besparing van 2,7 miljoen euro betekent (in het geval elke verzuimende medewerker wordt vervangen).

Tot slot is het een kwestie van lange adem; de ingeslagen weg consequent blijven volgen en telkens weer zoeken naar nieuwe mogelijkheden om medewerkers te enthousiasmeren en te stimuleren in hun ontwikkeling!

Bijlage

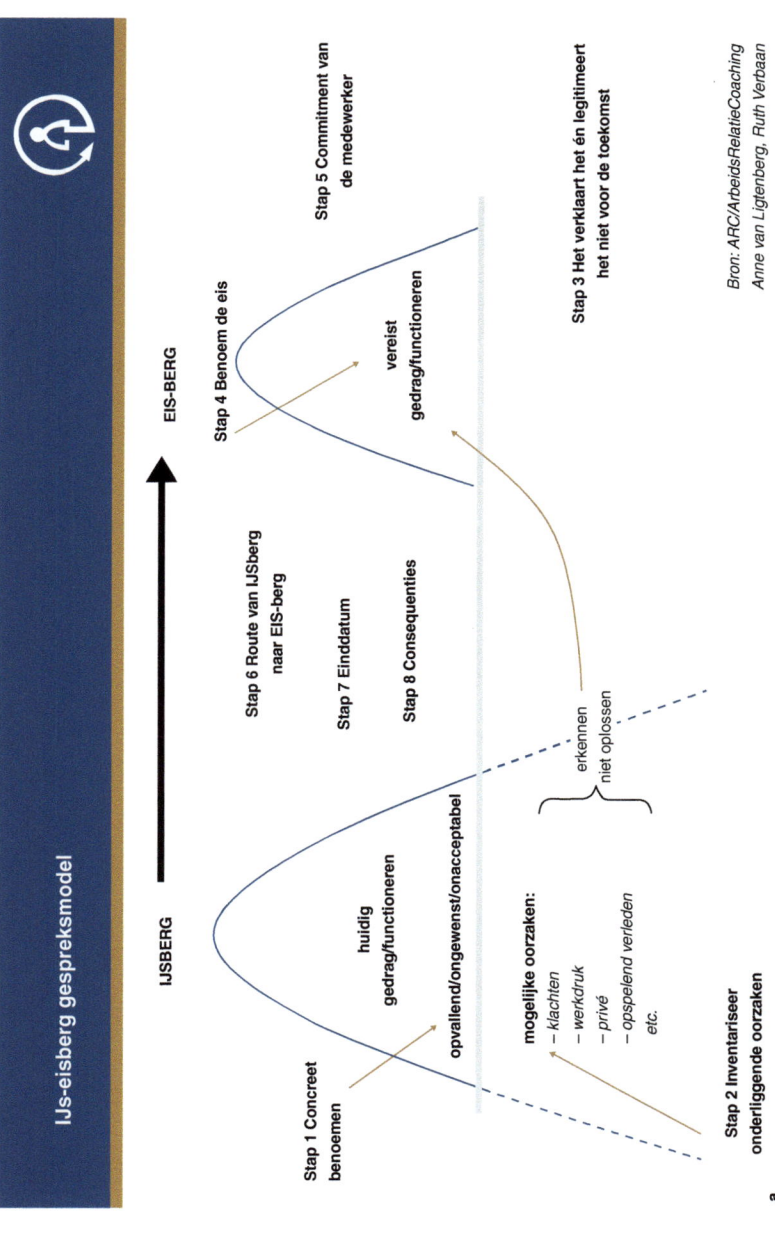

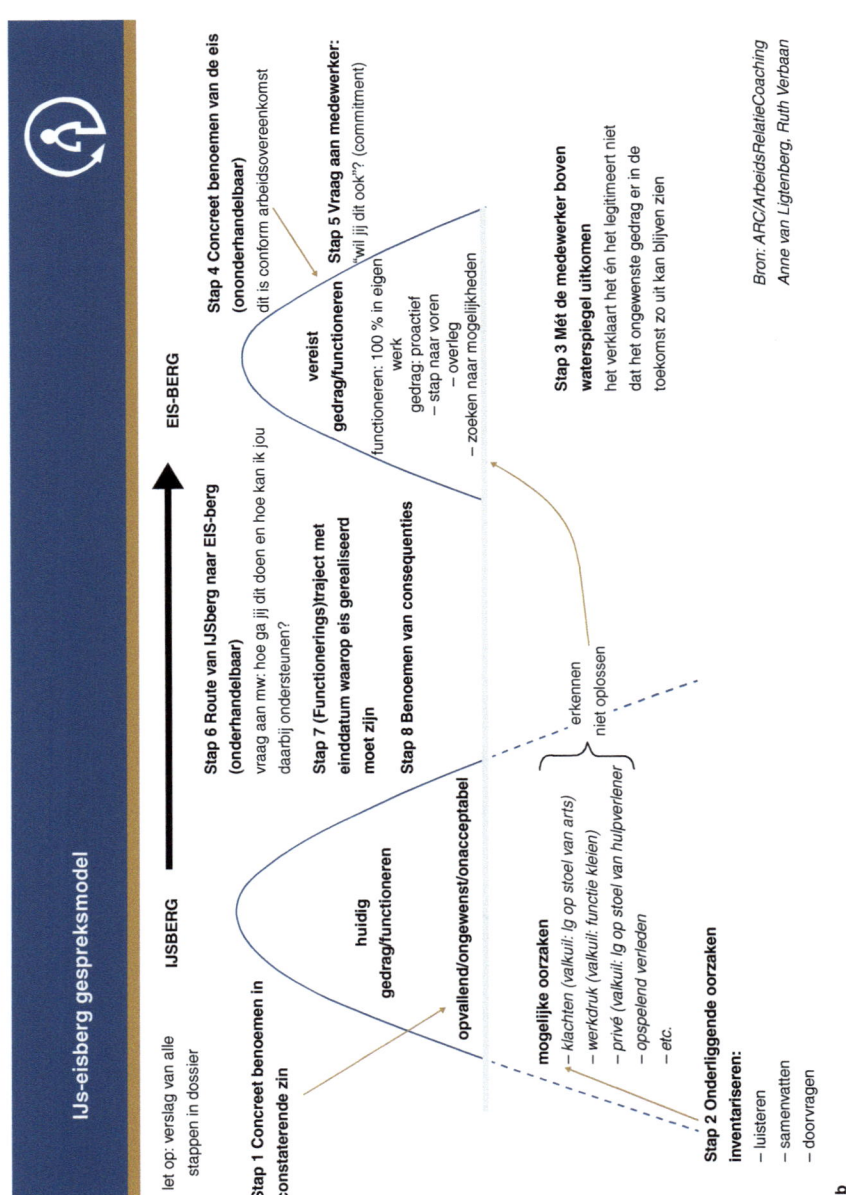

Toelichting bij de 8 stappen:
- Stap 1 Concreet benoemen
De top van de ijsberg is het zichtbare gedrag/functioneren. In dat zichtbare stuk kunnen er enkele zaken zijn die opvallen/ongewenst zijn/onacceptabel zijn. Het begint met het concreet benoemen van dit gedrag in constaterende zin. Op een oordeelloze wijze. NB: Het is aan te bevelen om niet te wachten met het gesprek hierover.

- Stap 2 Inventariseer onderliggende oorzaken
De onderliggende oorzaken van het ongewenste gedrag inventariseren. De belangrijkste valkuil voor de leidinggevende is dat hij in deze fase oplossingen gaat bedenken voor de medewerker. Dit heeft tot gevolg dat de medewerker kan denken dat er pas gewerkt kan worden als al zijn problemen zijn opgelost. Bovendien is de leidinggevende dan degene die actief is en de medewerker wacht af. Dit leidt in de regel niet tot adequate afspraken of oplossingen. Het zijn tenslotte de oplossingen van de leidinggevende voor de problemen van de medewerker. Het draagvlak voor deze oplossingen bij de medewerker voor deze oplossingen is meestal niet groot. Het is echter wel van belang dat de leidinggevende tijd neemt en oor heeft voor de zaken die het gedrag van de medewerker verklaren. Door de erkenning hiervoor groeit de bereidheid van de medewerker om te veranderen en tot afspraken te komen die leiden tot het realiseren van de eis.
- Stap 3 Verklaren, niet legitimeren voor de toekomst
Nadat de leidinggevende goed heeft gehoord wat er allemaal speelt voor de medewerker, vat hij dit samen (erkenning!) en is het van belang om samen met de medewerker weer boven de waterspiegel uit te komen. Een handige zin hiervoor is: 'Al deze zaken verklaren je gedrag wel én ze legitimeren niet dat het er in de toekomst zo uit kan blijven zien.' De oplossing speelt zich boven de waterspiegel af en niet eronder.
- Stap 4 Concreet benoemen van de eis
Om de zin van stap 3 goede bodem te geven dient de leidinggevende heel helder te zijn over het vereiste gedrag/functioneren (de eis-berg). Hiervoor heeft hij een aantal zaken tot zijn beschikking: taak-/functieomschrijving; competentieprofielen; protocollen; gedragscodes; en de arbeidsovereenkomst. Als de leidinggevende dit aangegeven heeft is het verstandig te checken bij de medewerker of hij dit ook wil. Hiermee kan het commitment gecheckt worden. Zo ja, dan kun je verder met elkaar met het maken van afspraken. Zo nee, dan is duidelijk dat er een andere route bewandeld moet worden. In elk geval horen deze eis-berg en deze medewerker dan niet meer bij elkaar. De leidinggevende moet realiseren dat de eis-berg ononderhandelbaar is en dat hij daar niets raars mee vraagt. Het is tenslotte datgene waar ooit gezamenlijk de handtekening onder is gezet.
- Stap 5 Commitment
Het gaat hier om het nagaan of er commitment is over een gezamenlijk doel. Voor het dossier en het uitvoeren van eventuele consequenties is het erg belangrijk dat deze stap niet wordt overgeslagen.
- Stap 6 Route van IJS-berg naar EIS-berg
De eis-berg is niet onderhandelbaar. Wat wel onderhandelbaar is, is de route er naartoe. De vragen aan medewerker die daarbij horen zijn: 'Wat gaat u doen om aan de gestelde eisen te voldoen (resultaatafspraak)? Hoe kan ik u daarin faciliteren?' Dit is het moment dat de medewerker wellicht wat tijd nodig heeft om hierop een antwoord te vinden. Het is dan ook niet gek om op dit moment het gesprek te beëindigen en op korte termijn (een paar dagen) een vervolgafspraak te plannen.
- Stap 7 Einddatum
De leidinggevende stelt vast wanneer de gewenste situatie bereikt moet zijn en benoemt deze termijn. Het is van cruciaal belang dat dit gebeurt. Als dit achterwege wordt gelaten, krijgt het traject de schijn van vrijblijvendheid en dit is uiteindelijk voor alle partijen frustrerend. Het kan ook een opluchting betekenen als blijkt dat

de medewerker deze functie niet naar tevredenheid zal kunnen vervullen en dat de overeenkomst dus ontbonden zal moeten worden. Dit betekent overigens niet dat de medewerker dan aan zijn lot overgelaten wordt. De werkgever heeft een inspanningsverplichting om de medewerker te begeleiden naar een andere functie. De medewerker heeft op zijn beurt de inspanningsverplichting om hieraan mee te werken.
- Stap 8 Consequenties
De medewerker moet weten wat de consequenties zijn als de gewenste situatie niet gerealiseerd wordt in de daarvoor afgesproken termijn. Het kan niet zo zijn dat het onacceptabele dan toch geaccepteerd wordt. Dit doet afbreuk aan de geloofwaardigheid voor alle actoren.

Ten slotte

1. Van alle bovengenoemde stappen moet de inhoud gedurende het gehele traject opgenomen worden in het dossier. Ook dit is een teken van het serieus nemen van de arbeidsovereenkomst en dus van goed werkgeverschap. Bovendien is het nodig als er onverhoopt uitvoering gegeven moet worden aan de consequenties.
2. Een voorwaarde voor het slagen van het proces is dat de regievoerende leidinggevende ondersteuning, advies en rugdekking heeft van de hogere leidinggevende, de P&O-adviseur, bedrijfsarts en eventuele andere actoren.
3. Tot slot is het van belang om aan te geven dat een leidinggevende in zijn voorbereiding op een gesprek goed moet nagaan welke route hij volgt in het ijs-/eisbergmodel. In de beschreven stappen wordt aangegeven dat men na het benoemen van het ongewenste gedrag, eerst onder de waterspiegel de oorzaken gaat inventariseren. Dit is sterk aan te bevelen als de werkverhouding nog mooi in balans is. Is die echter zwaar beschadigd, dan heeft het iets onnatuurlijks om eerst onder water te gaan. In dat geval is het voor de hand liggend om eerst de ijs-berg en dan de eis-berg te benoemen en dan pas de onderliggende oorzaken te inventariseren. De kans is ook groot dat een aantal van deze zaken al veel vaker aan de orde is geweest en dat het onnatuurlijk is om hier onbevangen nog eens naar te vragen. In alle gevallen is het zo dat wanneer de leidinggevende in zijn voorbereiding goed helder krijgt wat er in de beide toppen van de bergen moet staan, het een stuk makkelijker wordt om het gesprek te voeren.

Berekend opleiden (AORTA-model)

Leo Berrevoets en Bart Berden

Samenvatting

In de gezondheidszorg is *manpowerplanning* vitaal. Instellingen moeten voldoende personeel hebben om te kunnen voldoen aan de continue behoefte van patiënten aan zorg, onderzoek en behandeling. In de praktijk constateren we echter dat er regelmatig perioden zijn met een tekort aan personeel. Als er bijvoorbeeld structureel te weinig verpleegkundigen zijn, neemt de instroom in opleidingen toe. En als er minder vacatures zijn, bestaat de neiging om minder personen aan te nemen voor opleidingsplaatsen, zeker als het moeite kost om pas afgestudeerden in de eigen organisatie te plaatsen. Om dit probleem van overschotten en tekorten te voorkomen is het zogenoemde 'AORTA-model' bedacht. In dit hoofdstuk wordt dit model uitgewerkt. Primaire functie is om de ontwikkelingen te monitoren en te sturen. Daarmee wordt een langetermijnbeleid voor opleiden ontwikkeld en vormt het een instrument voor strategische personeelsplanning. Diverse aspecten worden besproken met gebruikmaking van kwantitatieve gegevens en praktijkvoorbeelden.

8.1 Inleiding – 131

8.2 Aanleiding tot personeelsplanning – 132

8.3 Het AORTA-model – 132

8.4 Het model uitgewerkt – 134
8.4.1 De opleiding – 135
8.4.2 Afdelingen – 138
8.4.3 Arbeidsmarkt – 140

© Bohn Stafleu van Loghum is een imprint van Springer Media B.V., onderdeel van Springer Nature 2021
B. Berden et al. (Red.), *Capaciteitsplanning in de zorg*, https://doi.org/10.1007/978-90-368-2567-2_8

8.4.4	Invulling van het AORTA-model – 141
8.4.5	Verwachte ontwikkelingen – 146
8.5	Beschouwing – 146
	Literatuur – 148

8.1 Inleiding

Manpowerplanning in de gezondheidszorg is essentieel (Onderzoek verpleegkundige arbeidsmarkt academische ziekenhuizen; Prismant 2000). Met regelmaat en met tussenpozen van enige jaren zijn er perioden met een tekort aan personeel. De arbeidsmarkt voor onder andere verpleegkundigen maar ook voor personeel op de operatieafdeling, de afdeling Radiologie en andere afdelingen is onderhevig aan een cyclisch patroon, de zogenoemde 'varkenscyclus'. Deze cyclus is het verschijnsel in de economie dat het aanbod van een bepaald product of een bepaalde dienst te groot wordt na een periode van tekort en te klein na een periode van overschot. De term 'varkenscyclus' is afgeleid van de beschreven cyclus zoals die optreedt in de varkenssector; het aanbod aan en de prijs van varkens wisselt namelijk sterk in de loop der jaren, doordat varkensfokkers massaal gaan uitbreiden op het moment dat de prijzen hoog zijn, met als gevolg dat er in volgende jaren een overschot ontstaat. Bij een te groot aanbod dalen de prijzen. Bij een zo lage prijs zien veel varkensfokkers er geen brood meer in en ze besluiten hun productie sterk in te krimpen. Als er weinig varkens worden aangeboden, schiet de prijs weer omhoog en de geschiedenis herhaalt zich. Het verschijnsel wordt ook waargenomen bij rubber, koffie, cacao en andere landbouwproducten.

Ook in de gezondheidszorg en het onderwijs treedt de varkenscyclus op. Dat wordt vooral veroorzaakt door de onzekerheid in het zorglandschap waarin niet alles te overzien is (Van Merode, ▸ H. 1). Een voorbeeld is de arbeidsmarkt voor verpleegkundigen en operatiekamerpersoneel. Als er in een bepaalde periode te weinig verpleegkundigen zijn, neemt de instroom in opleidingen toe: de tekorten, met andere woorden, de bijna zekere garantie op een baan na afstuderen, spoort veel afgestudeerde middelbare scholieren aan om verpleegkunde te gaan studeren. Als de afgestudeerden na een periode van ongeveer vier jaar zich als verpleegkundigen melden op de arbeidsmarkt, dan blijken er door het grote aanbod opeens veel te veel te zijn. Er zijn te weinig vacatures en het is moeilijk om passend werk te vinden. Nieuwe schoolverlaters keren zich vervolgens af van de opleiding tot verpleegkundige, waardoor er na enige jaren opnieuw een tekort ontstaat en de cyclus zich herhaalt. Men kan zich afvragen hoelang zo'n cyclus duurt. Dat is niet exact aan te geven maar de lengte van een scholingstraject (bij verpleegkundigen vier jaar) speelt zeker een rol: als er een tekort is, duurt het ten minste vier jaar voordat een tekort is weggewerkt. En dan speelt ook nog of er een grote achterstand ingehaald moet worden en of er wellicht een structureel tekort is. Het effect van een korte- en langetermijnmonitoring en afgeleid beleid is wel dat er een zekere demping van overschotten en tekorten ontstaat.

Ook ziekenhuizen hebben de neiging minder personen aan te nemen voor opleidingsplaatsen als er op dat moment minder vacatures zijn en als het moeite kost om pas-afgestudeerden in de eigen organisatie te plaatsen. Dat is een groot contrast met perioden waarin bij personeelstekorten bedden of zelfs hele verpleegafdelingen gesloten moesten worden. Terecht wordt in een artikel in *ZM* (Schuur en Diermanse 2004) opgemerkt: 'Bij zowel economisch eb als vloed is een adequate sturing op de verpleegkundige formatie relevant.'

Om dit probleem van overschotten en tekorten te voorkomen is het zogenoemde 'AORTA-model' uitgewerkt om de ontwikkelingen te monitoren en te sturen. Het proces wordt met het model transparant gemaakt, waarbij de samenhang tussen variabelen (arbeidsmarkt, ziekenhuisbezetting, personeel enzovoort) expliciet in het model zijn opgenomen. En er ontstaat daarmee zicht en inzicht op knoppen (interventiemogelijkheden) waar men aan kan draaien om uitkomsten te beïnvloeden. Met voorbeelden laten we dat zien. Daarmee wordt een langetermijnbeleid voor opleiden ontwikkeld en vormt het een instrument voor strategische personeelsplanning. Dat beleid dient intern te worden afgestemd met afdelingen die stageplaatsen bieden, met opleidingsinstituten en soms met andere ziekenhuizen in de regio. AORTA staat voor **A**fdelingen, **O**pleiden en het **R**endement van opleiden, de **A**rbeidsmarkt en de verwachte ontwikkelingen in de **T**ijd. Diverse aspecten worden besproken met gebruikmaking van kwantitatieve gegevens en praktijkvoorbeelden. Het model is overigens breed toepasbaar en zeker niet alleen op de verpleegkundige beroepsgroep; in grote lijn zijn het voor diverse beroepsgroepen vergelijkbare processen. Het wordt ook ingezet voor operatieassistenten, anesthesiemedewerkers, radiologisch laboranten, doktersassistenten en analisten. Voorts is relevant om binnen de verpleegkundige beroepsgroep deelgroepen te beschouwen, bijvoorbeeld kinderverpleegkundigen en IC-verpleegkundigen.

8.2 Aanleiding tot personeelsplanning

Ingegeven door historische afspraken is er in organisaties een beleid ontstaan voor het opleiden van verpleegkundigen. Dat beleid kenmerkt zich door soorten opleiding, aantal starters, kosten en stageplaatsen. De huidige tijd evenwel vraagt om herbezinning. Bovendien spelen er ook andere overwegingen, zoals de vraag of er op termijn wellicht minder verpleegkundigen nodig zijn met een opleiding op mbo-niveau maar daarentegen veel meer met een hbo-opleiding? En er zijn nieuwe functies gekomen zoals verpleegassistent en zorghulp; welke invloed heeft dat op termijn op het benodigde aantal verpleegkundigen? En op welke niveaus moet worden opgeleid?

Een tweede aanleiding waren de beddensluitingen op verpleegafdelingen als gevolg van tekorten aan personeel en het gegeven dat het aantal bezette bedden gestaag daalt over de tijd. Dit roept de vraag op of er niet te weinig of te veel verpleegkundigen worden opgeleid. Aldus zijn er twee vragen: op welke niveaus moet worden opgeleid en in welke aantallen?

8.3 Het AORTA-model

Beantwoording van deze vragen is complex omdat er veel factoren zijn die van invloed zijn op de uiteindelijke uitkomst, i.c. het aantal opgeleide verpleegkundigen dat per tijdseenheid afstudeert en daarna inzetbaar is. Om deze vraag te kunnen beantwoorden, is een model opgezet om zo de relevante parameters transparant te maken met hun onderlinge samenhang en deze vervolgens te kunnen monitoren. Daarmee ontstaat inzicht in de verschillende aspecten van het model en tevens in de interactie. En het geeft inzicht in het te verwachten effect van beleidskeuzes die men maakt.

Voor het hanteren van dit model worden jaarlijks gegevens over het afgelopen kalenderjaar verzameld als input. Het model wordt vervolgens vergeleken met dat van voorgaande jaren en aan de hand van de inzichten die dit oplevert, kan beleid worden opgesteld of worden bijgesteld. Het AORTA-model staat weergegeven in ◘ fig. 8.1.

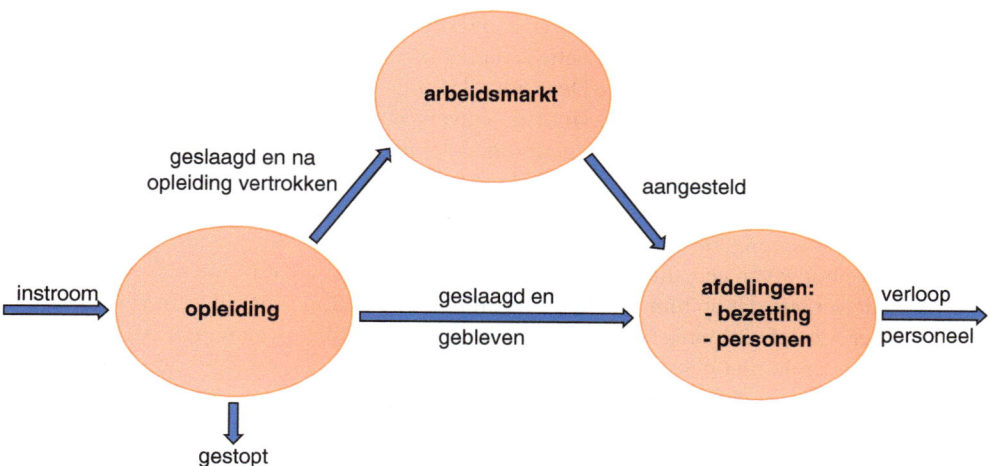

Figuur 8.1 Het AORTA-model

De elementen van het model worden hierna toegelicht:
- De opleiding, uitgedrukt in studentenaantallen. Er start elk jaar een bepaald aantal studenten met een opleiding tot bijvoorbeeld verpleegkundige. Sommigen vallen af door onvoldoende studieresultaten of stoppen om een andere reden, anderen lopen vertraging op maar studeren op een gegeven moment af. Na afstuderen kan men in de eigen organisatie blijven werken of vertrekken.
- De afdelingen waar verpleegkundigen werkzaam zijn. Deze afdelingen worden gekenmerkt door het aantal formatieplaatsen en het aantal personen dat op deze formatie is aangesteld. Het totaal van al die afdelingen is de verpleegkundige beroepsgroep van het ziekenhuis. Het is zaak om de definitie wat onder deze beroepsgroep wordt verstaan goed af te kaderen. Worden staffunctionarissen en managers wel of niet meegeteld? Dat is een kwestie van eenmalig een keuze maken en hierin consequent blijven zodat er vergeleken kan worden over tijd. Wij beperken ons tot de patiëntgebonden afdelingen en zien daarom de overstap naar een andere functie buiten de primaire zorg als een vorm van verloop. Medewerkers gaan weg: sommigen vertrekken uit het vak en anderen gaan, onmiddellijk of later, weer de arbeidsmarkt op voor een verpleegkundige functie in het primaire proces. Inzicht in redenen van vertrek is wenselijk. Het geeft informatie in beweegredenen van collega's om de organisatie te verlaten. En dat biedt kansen om knelpunten op te lossen en om maatregelen te nemen bij ongewenste situaties.
- De arbeidsmarkt c.q. de buitenwereld. De buitenwereld zijn andere gezondheidszorginstellingen, vooral die in de eigen regio. Daarmee kan men samenwerken en afspraken maken over opleidingsinspanningen. Daarnaast is het noodzakelijk om te bezien wat er uit de arbeidsmarkt komt. Aan welke kenmerken voldoen deze personen en wat is het aanbod in selectierondes? Hiermee ontstaat een overzicht van het kwantitatieve en kwalitatieve aanbod vanuit de arbeidsmarkt.

– Het laatste element van dit model is de tijd ofwel de ontwikkelingen, kwalitatief en kwantitatief. De personele behoefte is namelijk niet constant en er vinden bij voortduring ontwikkelingen plaats. Deze ontwikkelingen bepalen mede de behoefte aan personeel op termijn. Wellicht vindt er een verschuiving plaats van niveau 4-opgeleide naar niveau 5-opgeleide verpleegkundigen. Of men verwacht dat het benodigd aantal formatieplaatsen c.q. het aantal medewerkers zal gaan afnemen. En, voor iedere organisatie relevant, is de leeftijdsopbouw van het personeel. Een gegeven is dat de pensioengerechtigde leeftijd opschuift en dat men langer blijft werken. De leeftijdsopbouw van een afdeling of een organisatie is ook een indicatie voor het aantal medewerkers dat op niet al te lange termijn door pensionering zal gaan vertrekken. Als er relatief veel jongeren op een afdeling werken, zullen weinig medewerkers op korte termijn met pensioen gaan. Zijn er relatief veel medewerkers ouder dan 60 jaar, dan impliceert dat vertrek binnen enige jaren en te voorspellen verloop op korte termijn. Als er balans is tussen enerzijds het aantal vertrekkende medewerkers en anderzijds het aantal nieuwe medewerkers, is er geen probleem voor de bezetting (tenzij het benodigd aantal medewerkers toeneemt). Vacatures kunnen dan kennelijk goed worden herbezet. Balans wil zeggen: het verloop wordt volledig gecompenseerd met wie er afstuderen en in de eigen organisatie blijven werken, aangevuld met nieuwe collega's die vanuit de arbeidsmarkt, dus extern, worden aangesteld. De omvang van het personeel dat nodig is om het verloop op te vangen, noemt men de vervangingsvraag.

8.4 Het model uitgewerkt

Om het model daadwerkelijk te gaan gebruiken, dienen kwantitatieve gegevens verzameld te worden. In praktijk vormt het definiëren van de gewenste gegevens en het verzamelen van betrouwbare cijfers de grootste inspanning. Aan de hand van een casus Operatieassistenten maken we het model concreet.

> **Casus 1: Operatieassistenten**
>
> De aanzet voor het maken van het AORTA-model vond plaats in 1999 op de operatieafdeling. Er was een groot tekort aan operatieassistenten en werven bood geen oplossing: operatieassistenten waren op de arbeidsmarkt gewoon niet beschikbaar. Het bieden van arbeidsmarkttoelagen had weinig effect; op een gegeven moment deden alle ziekenhuizen dat en was er enkel sprake van hogere loonkosten en een scheef beeld in de eigen organisatie: operatieassistenten verdienden, vergeleken met andere beroepsgroepen, relatief veel.
> Een analyse leverde het volgende beeld: er zijn exact 100 operatieassistenten en het verloop is ongeveer 6 personen per jaar. Op de arbeidsmarkt is het nauwelijks mogelijk om operatieassistenten te werven. Nieuw personeel moet dus zelf opgeleid worden en deze opleiding duurt 3 jaar. De lijn was dat jaarlijks 5 studenten startten. Daarvan studeren er uiteindelijk 3 à 4 af en bleven er 3 in de eigen organisatie werken. Conclusie: er zijn er 6 nodig en er komen er maar 3 beschikbaar.

> Het aantal studenten dat jaarlijks met de opleiding tot operatieassistent start, is toen verdubbeld van 5 naar 10. Tevens zijn regionaal afspraken gemaakt met drie andere ziekenhuizen over hun opleidingsinspanningen. Dat gebeurde om te voorkomen dat er toch een regionaal tekort zou blijven bestaan.
> Eindresultaat: grote onderbezetting heeft zich over een lange periode niet meer voorgedaan, de dure externe inhuur via bureaus was zeer beperkt en geplande capaciteitsuitbreidingen konden gerealiseerd worden omdat extra benodigd personeel in voldoende mate opgeleid was. Het model vormde de onderbouwing van de noodzaak om extra te investeren in het opleiden en om meerdere beroepsgroepen te gaan volgen.

We omschrijven in het navolgende uitgebreider welke gegevens we verzamelen van de vier onderdelen van het AORTA-model: de opleiding, de afdelingen, de arbeidsmarkt en ontwikkelingen in de tijd (zie ook ◘ fig. 8.2). Ter verduidelijking voegen we voorbeelden toe. Ten slotte vullen we het AORTA-model in met relevante gegevens van de verpleegkundige beroepsgroep.

8.4.1 De opleiding

Het *rendement* van de opleiding is belangrijk: hoeveel studenten starten in een jaar met de opleiding en hoeveel studenten ronden uiteindelijk de opleiding met succes af? Het is nuttig om de oorzaken van het voortijdig verlaten van de opleiding te achterhalen en te bezien of wellicht het percentage studenten dat moet afhaken, gereduceerd kan worden. Het doel is inzicht te krijgen op mogelijke instroom vanuit de opleiding in de organisatie. Dan is ook een overzicht nodig hoeveel personen die afstuderen in de eigen organisatie gaan werken en hoeveel er vertrekken, uit eigen initiatief of omdat er geen vacatures zijn.

Voor het invullen van het model in de casus gaan we ervan uit dat ongeveer twee derde deel van de studenten (67 %) de opleiding met succes afrondt en een functie gaat vervullen in de eigen organisatie. Dat getal dient men te kwantificeren als men het model voor een toepassing gaat gebruiken. Uit de praktijk blijkt dat er veel afvallers zijn in de eerste twee jaar van de opleiding en dat van degenen die afstuderen, het overgrote deel werkzaam blijft in de instelling.

Wat is de *inzetbaarheid* van studenten tijdens de opleiding op afdelingen? Gebleken is dat veel tijd nodig is voor opleiden en boventallig inwerken. De mate van praktische inzetbaarheid varieert per opleiding en is daarbij sterk individu-afhankelijk. De overgang van een theoretische opleiding naar inzet in de patiëntenzorg op een verpleegafdeling vraagt kennelijk veel begeleiding en instructie. Alleen studenten in de laatste fase van de opleiding worden breed ingezet. Dat kan uiteraard per organisatie verschillend worden beleefd.

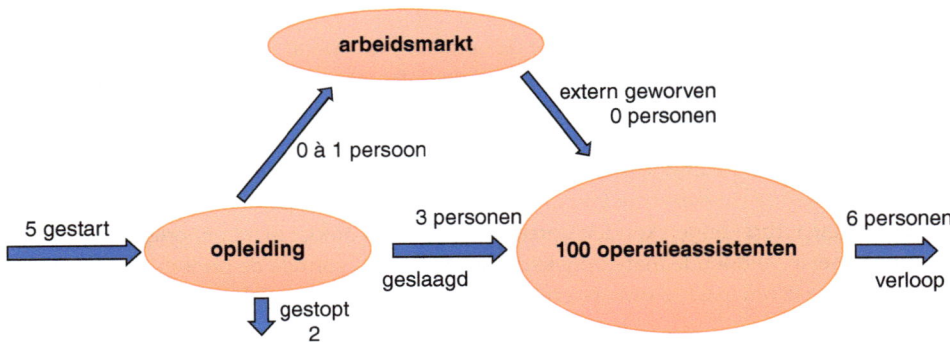

Figuur 8.2 Het AORTA-model, operatieassistenten 1999

> **Casus 2: Inzetbaarheid van een student**
>
> Onderzoek op één verpleegafdeling met 30 formatieplaatsen met een specifieke infrastructuur voor het begeleiden van studenten toonde aan dat daar ongeveer 3 gediplomeerde formatieplaatsen worden bespaard door de inzet van studenten. Dat is in deze casus dus 10 %. Een uitdaging in de planning is het gegeven dat de aanwezigheid van studenten in belangrijke mate wordt bepaald door het opleidingsinstituut en dus voor een verpleegafdeling niet goed planbaar is.
> Hieruit kan worden afgeleid dat studenten een daadwerkelijke productiefactor kunnen zijn en dat er met een specifiek opleidingsklimaat sprake kan zijn van een positief rendement.

Wat kost een student aan de opleidingsinstelling en zijn er ook opbrengsten? Opleiden wordt gedaan in verband met de maatschappelijke verantwoordelijkheid en uit eigen organisatiebelang; op termijn zijn immers nieuwe beroepsbeoefenaren nodig. Daarnaast stimuleren studenten het op peil houden van eigen kennis en leveren ze, zoals eerder aangegeven, vaak ook in bepaalde mate een arbeidsprestatie. Daar staat tegenover dat een student geld en tijd kost: geld door bepalingen in de cao (zakgeld, collegegeld, salaris) en tijd in de vorm van praktijk- en werkbegeleiding door opleiders en verpleegkundigen. En dan is er ook nog de infrastructuur van het Leerhuis. Het is zaak om de kosten transparant te maken om in het beleid ook economische motieven een rol te kunnen laten spelen.

Met het huidige stimulerende beleid van de overheid zijn er evenwel soms ook opbrengsten door het verstrekken van financiële middelen ter bevordering of ondersteuning: het stagefonds van het ministerie van VWS, de Fonds Ziekenhuis Opleidingen (FZO)-vergoeding voor sommige verpleegkundige en perimedische vervolgopleidingen en soms ook fiscale tegemoetkomingen. We komen hierop terug in ▶ casus 6.

Casus 3: Kosten van twee soorten studenten

Inzoomen op kosten is relevant. In dit voorbeeld beschouwen we de kosten van twee soorten studenten die opgeleid worden tot verpleegkundige op hbo-niveau:
- een duale student met een leer-arbeidsovereenkomst (hbo-v-duaal) met het ziekenhuis;
- een dagstudent die tijdens stages een stagevergoeding krijgt.

1. Een hbo-v-duaal-student met een aanstelling van 32 uur per week kostte gedurende de vier jaar van de opleiding ongeveer 85.000 euro aan loonkosten en studiekostenvergoeding (◘ tab. 8.1). De specifieke opleidingskosten, dat zijn uitbetaalde lestijd, collegegeld en boeken, maken een belangrijk deel uit van deze kosten. Als de student vertraging oploopt, dan wordt de opleidingsduur verlengd en lopen derhalve ook de kosten op.
Ongeveer 35 % van de tijd is de student niet in de eigen organisatie inzetbaar: vanwege lesweken of vanwege een stage in een andere instelling (◘ tab. 8.1). Daarnaast constateren we dat er relatief veel studenten om diverse redenen stoppen met de opleiding. Ook deze studenten hebben geld gekost. Dat drijft de kosten per afgestudeerde student op van 85.000 euro naar ongeveer 110.000 euro. Als 25 % van de afgestudeerden vertrekt en elders gaat werken (25 % is een ervaringscijfer), komen de kosten per afgestudeerde verpleegkundige die behouden blijft voor eigen organisatie neer op ongeveer 150.000 euro.
Er is nu inzicht in de kosten van een duale student. Vraag is: wat zijn de kosten en de voor- en nadelen van het alternatief: de dagstudent? Dagstudenten volgen meestal 4 praktijkstages in verschillende werkvelden en krijgen zo niet de binding met de organisatie die duale studenten wel krijgen. Wel is duidelijk dat dagstudenten veel goedkoper zijn: ze krijgen enkel een stagevergoeding conform de cao.
2. Het betreffende ziekenhuis heeft, in samenspraak met het opleidingsinstituut, een zogenoemde 'plusvariant' uitgewerkt die neerkomt op het volgende (zie ◘ tab. 8.2):
    - Een groep hbo-v-dagstudenten wordt, na het behalen van het propedeusediploma, aangenomen voor de zogenaamde 'plusvariant'.
    - Zij doen 3 stages in het betreffende ziekenhuis en 1 externe stage in de geestelijke gezondheidszorg.
    - Zij krijgen conform de cao zakgeld tijdens deze stages.
    - Als zij binnen de gestelde tijd slagen voor het 1^e, 2^e resp. het 3^e jaar krijgen ze het collegegeld voor het volgende jaar vergoed. Dat is een eigen regeling.

Daarnaast wordt een vergoeding betaald aan iedere verpleegafdeling die stageplaatsen en werkbegeleiding aanbiedt: dat is voor de eerste 10 weken € 160 per stageweek en de volgende 5 weken € 80 per stageweek. Het bedrag van € 160 betreft ongeveer 4 uur werkbegeleiding per week. De redenering hierachter is dat een student in het begin veel begeleiding vraagt en later minder. Op een gegeven moment is het uitgangspunt dat er balans is tussen benodigde begeleidingstijd en de mate waarin een student ook productief is.

We kunnen nu een vergelijking maken tussen beide varianten. De kosten van de hbo-v-plus-variant zijn aanmerkelijk lager dan de kosten van een hbo-v-duaal-student: resp. ongeveer 17.000 euro versus 85.000 euro. Bij de hbo-v-duaal-variant zijn studenten in loondienst en gaan zo een binding aan met de stageverlenende organisatie. Bij de dagstudenten wordt ook geprobeerd een bepaalde binding met hen aan te gaan; zij doen zo veel mogelijk stages in de eigen organisatie en nominaal studeren wordt financieel gestimuleerd. Dat is een prikkel voor een dagstudent om voor het plustraject te kiezen en een incentive om in de gestelde tijd aan leerdoelen te voldoen. Daarnaast worden hoge eisen gesteld aan de praktijkbegeleiding: het doel is dat zowel de student alsook het opleidingsinstituut daar zeer tevreden over zijn.

De organisatie heeft na afstuderen geen wettelijke of cao-gestuurde verplichting tot het in dienst nemen van de pas-afgestudeerden. Deze studenten hebben wel voorrang als er vacatures zijn. Men kan selecteren op kwaliteit gebaseerd op ervaringen met de student tijdens het praktijkdeel van de opleiding. Voor afdelingen is het een stimulans dat er een financiële prikkel is voor het bieden van stageplaatsen. Per jaar wordt ongeveer 500.000 euro uitgekeerd aan stageverlenende verpleegafdelingen. Dat betreft de vergoeding voor 5.700 'student-stageweken', een student die één week stage loopt op een afdeling. Daaruit blijkt tevens de organisatiebrede taak inzake het begeleiden: gemiddeld zijn er per week 110 verpleegkundestudenten die stagebegeleiding vragen.

Hoofdverpleegkundigen ervoeren duale studenten niet als kwalitatief beter of beter inzetbaar dan dagstudenten. Dat was, naast de kosten, reden om te stoppen met duale opleidingen en zich volledig te richten op dagopleidingen met goedkopere dagstudenten.

Samengevat: de kosten van afgestudeerde hbo-v, duaal opgeleide verpleegkundigen bleken erg hoog te zijn, zeker in vergelijking met de kosten van hbo-v-verpleegkundigen die via een eigen dagvariant waren opgeleid. Er werd gestopt met de duale variant en het bespaarde bedrag is vervolgens ingezet om veel meer te gaan opleiden en afdelingen een vergoeding te geven voor het begeleiden van studenten. Opleiden werd daarmee van een last voor afdelingen ook een lust!

8.4.2 Afdelingen

Opleiden doen we primair om op termijn voldoende personeel te hebben. Er is derhalve inzicht noodzakelijk in de personele bezetting op afdelingen. We meten het aantal verpleegkundigen op alle relevante afdelingen waar verpleegkundigen werkzaam zijn in een jaar. We zijn minder geïnteresseerd in formatieplaatsen omdat we willen weten hoeveel individuen deze formatie invullen. De mogelijkheid om in deeltijd te werken is een gegeven en we leiden personen op en geen formatieplaatsen. We gaan daarom na hoeveel personen op deze formatie zijn aangesteld.

Daarnaast is inzicht nodig in het verloop; als er weinig personen de organisatie verlaten dan hoeft er ook weinig aangevuld te worden. Is het verloop hoog dan is veel aanvulling noodzakelijk. Stel dat we data willen hebben van jaar n (bijvoorbeeld 2019).

Tabel 8.1 Salariskosten duale student bij 32 uur per week in 2015

		salaris	salariskosten per jaar[b]	overige kosten[c]	totaal
1e jaar	12 maanden dagopleiding	€ 450[a]	€ 5.400	€ 3.100	€ 8.500
2e jaar		€ 1.189[d]	€ 19.024	€ 2.400	€ 21.424
3e jaar		€ 1.503	€ 24.048	€ 2.200	€ 26.248
4e jaar		€ 1.697	€ 27.152	€ 2.000	€ 29.152
totaal			€ 75.624	€ 9.700	**€ 85.324**

[a] in eerste jaar zakgeld.
[b] salariskosten per jaar: maandsalaris maal 12 maanden plus 50 % opslag voor bijkomende salarislasten en sociale lasten.
[c] collegegeld en boeken.
[d] bij aanstelling voor 36 uur per week, salarisschaal per augustus 2014.

Tabel 8.2 Kosten Radboud Plus-student (hbo-v-dagstudent) bij stages van 32 uur per week

	stagevergoeding per maand[a]	aantal weken stage	totale stagevergoeding	collegegeld	overige kosten	totale kosten
1e jaar	€ 308	8	€ 569	€ 0	€ 1.278	€ 1.847
2e jaar	€ 308	18	€ 1.279	€ 1.906	€ 1.997	€ 5.182
3e jaar	€ 308	18	€ 1.279	€ 1.906	€ 1.997	€ 5.182
4e jaar	€ 308	18	€ 1.279	€ 1.906	€ 1.997	€ 5.182
totaal			€ 4.407	€ 5.718	€ 7.268	**€ 17.393**

[a] stagevergoeding per maand bij stageweek van 36 uren.

We vergelijken daartoe het personeelsbestand in januari van jaar $n+1$ (in dit voorbeeld 2020) met het personeelsbestand per december van jaar $n-1$ (2018). Medewerkers die in januari 2020 niet op de lijst staan en wel in december 2018, hebben kennelijk de organisatie verlaten. Stel dat er 1.000 medewerkers zijn aangesteld en we zien dat er 80 zijn weggegaan, dan is het verlooppercentage 80 gedeeld door 1.000 is 8 %. Bestandsanalyse versnelt het verzamelen van nauwkeurige formatie; dat is een groot contrast met het verleden toen gegevens handmatig verzameld werden: veel werk en een grotere kans op fouten. Het verloop splitsen we ook uit naar leeftijd van de betreffende medewerker. Dat doen we om inzicht te krijgen in de oorzaken van het verloop, bijvoorbeeld het bereiken van de pensioengerechtigde leeftijd of andere redenen. Ook relevant is de leeftijdsopbouw: als er weinig personen ouder zijn dan 55 jaar zal het verwachte verloop vanwege pensionering de komende jaren laag zijn.

Casus 4: Leeftijdsopbouw personeel operatieafdeling

We willen inzicht hebben in de leeftijdsopbouw van het operatiekamerpersoneel. Reden: bezien of er extra opgeleid moet worden in verband met hoog verloop door pensionering. Om die reden wordt de leeftijdsopbouw in kaart gebracht.

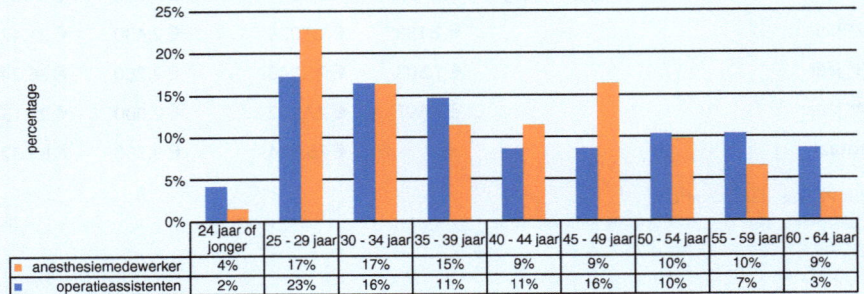

◘ **Figuur 8A**   Leeftijdsopbouw personeel operatieafdeling

Eind december zijn er 61 anesthesiemedewerkers. Zij bezetten 52 formatieplaatsen. Gemiddeld deeltijdpercentage is dus 85 % ofwel gemiddeld 31 uur per week. Het betreft een relatief jonge groep: slechts 6 personen zijn 55 jaar of ouder, dat is 10 % van het totaal. Eind december zijn er 108 operatieassistenten. Zij bezetten 87,4 fte. Gemiddeld deeltijdpercentage is dus 81 % ofwel 29 uur per week gemiddeld. Het betreft een relatief oude groep: 20 personen zijn 55 jaar of ouder, dat is 19 %.
Om die reden is bij operatieassistenten een hoger toekomstig verloop te voorspellen en dienen meer personen opgeleid te worden.

8.4.3 Arbeidsmarkt

Nieuw personeel komt niet alleen uit eigen opleiding maar ook uit de arbeidsmarkt. Er zijn drie bronnen van nieuw personeel:
1. uit de arbeidsmarkt; personen die van werkgever veranderen en herintreders;
2. zelf opgeleid personeel;
3. afgestudeerden van dagopleidingen.

Elk ziekenhuis stemt beleid af met de regionale opleidingsinstituten en soms met andere regionale ziekenhuizen. Dat is een logisch vervolg op overheidsbeleid. Om dreigende tekorten voor gespecialiseerd verpleegkundigen en medisch ondersteunend personeel (bijvoorbeeld operatieassistenten en anesthesiemedewerkers) te bestrijden brengt de minister van VWS regelmatig de zogenoemde *Arbeidsmarktbrief* uit (2007, 2008, 2009, 2011, 2013) en meldt hierin maatregelen om deze tekorten te voorkomen. Instellingen worden financieel gestimuleerd om stageplaatsen aan te bieden en daarnaast is een subsidieregeling vastgesteld: het Fonds Ziekenhuisopleidingen (FZO).

Vanaf 2011 krijgen ziekenhuizen een subsidie naar rato van het aantal mensen dat opgeleid wordt. Hiermee wil de minister instellingen stimuleren tot meer opleidingsinspanningen om de personeelstekorten te bestrijden. Bij de start in 2011 was bijna € 112 miljoen beschikbaar.

In het kader van het FZO zijn regio's vastgesteld voor ziekenhuizen. De deelnemende ziekenhuizen in een regio maken afspraken hoeveel studenten opgeleid zullen worden. Om te voorzien in voldoende personeel worden afspraken gemaakt over opleidingsvolumina. Met de opleidingsinstituten wordt de behoefte vanuit het werkveld besproken en wordt de gewenste vorm van het opleiden afgestemd.

Zelf opleiden is, naast werven op de arbeidsmarkt, een belangrijke bron om nieuw personeel te kunnen aanstellen. Dat betekent dat er een andere doelgroep onderscheiden moet worden op de arbeidsmarkt, namelijk potentiële studenten voor de opleidingen. Adequate werving van voldoende goede studenten is daarmee een elementaire basis. Het AORTA-model is daarom later met een onderdeel uitgebreid, namelijk 'werving en selectie'. Doelstelling hiervan is zorg te dragen voor een ruime en kwalitatief goede instroom van studenten. Dat realiseert men door het geven van voorlichting aan studenten op scholen en via open dagen, het verzorgen van voorlichtingsbijeenkomsten en meeloopdagen, en het coördineren van wervingsacties. De medewerkers van 'werving en selectie' hebben de ervaring opgedaan dat de verhuisbereidheid van verpleegkundigen voor een andere baan veelal beperkt is en dat de maximale reistijd 45 minuten bedraagt, dat is een maximale afstand woon-werkverkeer van ongeveer 30 kilometer. Een goede aansluiting van de instelling op infrastructuur (wegen en openbaar vervoer) is wezenlijk, evenals goede parkeervoorzieningen op korte afstand van de werkplek.

8.4.4 Invulling van het AORTA-model

We hebben data verzameld en kunnen het model nu invullen. We lichten dit toe met een casus waarbij ook naar voren komt hoe de informatie is gebruikt om nieuw beleid te ontwikkelen.

> **Casus 5: Het invullen van het AORTA-model**
>
> De relevante cijfers:
> Het gaat om bijna 1.400 formatieplaatsen, bezet door 1.900 personen. De P/A-ratio[1] is dus 136; oftewel het gemiddelde dienstverband van een medewerker in de zorg bedraagt ongeveer 26,5 uur per week (1.400 fte gedeeld door 1.900 personen is een gemiddelde deeltijdaanstelling van 74 %, is 26,5 uur per week).
> De verpleegkundige populatie is wat betreft de basisberoepsopleiding als volgt in te delen:
> - inservice opgeleide verpleegkundigen: 45 %
> - mbo-opgeleid: 15 %
> - hbo-opgeleid: 41 %
>
> Een beleidskeuze is dat de focus wat betreft opleiden de komende jaren zal liggen op met name de hbo-opleiding.
> Het verlooppercentage over een periode van 9 jaar bedraagt gemiddeld 8 % per jaar, met een grote spreiding per jaar. In tijden van recessie is het verlooppercentage laag en in perioden van hoogconjunctuur hoog; bijvoorbeeld in 2004 was het verloop slechts 2,7 %, in 1999 maar liefst 12,9 %.

---

1   De p/a-ratio geeft aan hoeveel personen er per arbeidsjaar (= fulltime baan) werkzaam zijn.

Hieruit kan worden afgeleid dat de vervangingsvraag gemiddeld 150 personen per jaar bedraagt, namelijk 8 % gemiddeld verloop op een bezetting van 1.900 personen. De vraag is dan: hoeveel leiden we zelf op via eigen trajecten ofwel hoeveel stageplaatsen bieden we aan? Voor een deel kan die vraag worden beantwoord door te bezien wat het aanbod is vanuit de arbeidsmarkt. Operatiekamerpersoneel is nauwelijks beschikbaar maar verpleegkundigen wel. De afspraak is gemaakt om vooralsnog te streven om ten minste 60 % van de vacatures te kunnen bezetten met zelfopgeleid personeel. Deze afspraak impliceert dat 90 personen per jaar zelf opgeleid moeten worden. Als 67 % van de studenten succesvol afstudeert, dienen ten minste 135 personen per jaar met een opleiding te starten.

Het model is hiermee ingevuld (zie ◻ fig. 8.3).

Bij deze berekening is uitgegaan van cijfers uit het recente verleden. Vooruitkijkend is het van belang te onderzoeken met welke ontwikkelingen rekening moet worden gehouden en welk effect die ontwikkelingen op de berekening hebben. We zien een aantal zaken:

— Een hoge uitval uit opleidingen; mogelijke maatregelen zijn:
  — betere beroepsvoorlichting;
  — strenger selecteren voor de eigen variant;
  — nagaan van oorzaken van uitval uit de opleiding.
— Opleiden is relevant maar ook kostbaar. Om die reden is het aan te bevelen om met name stageplaatsen aan te bieden aan studenten van het eigen regionale opleidingsinstituut.
— Begeleiden van studenten kost afdelingen veel tijd en is in zekere mate ook een belasting. De maatregel die genomen is, is goedkoper opleiden en vrijkomende middelen

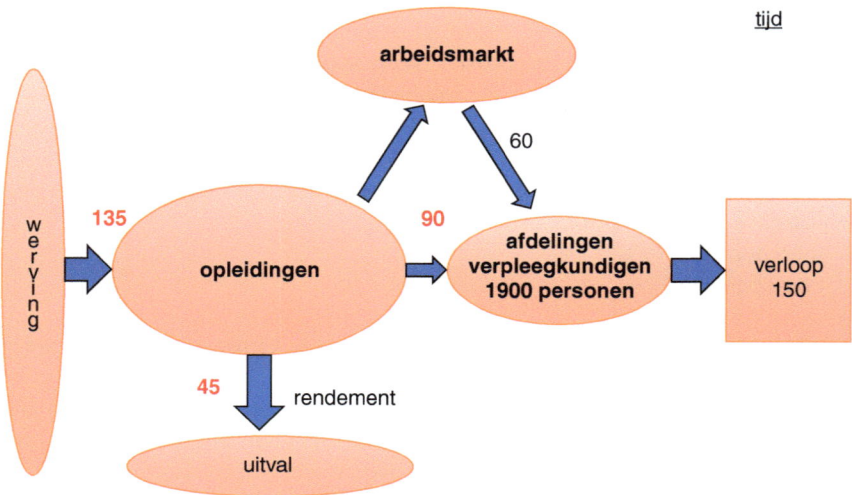

◻ **Figuur 8.3** AORTA-model met parameters

deels aan afdelingen geven als vergoeding voor het begeleiden, maar ook als incentive om opleiden aantrekkelijk te maken.

Samenwerken in het opleiden met andere organisaties is aantrekkelijk: om informatie te delen en om gezamenlijk beleid te ontwikkelen. Onderstaande casus is daar een voorbeeld van.

Casus 6: Opleiden van intensive care-verpleegkundigen

Zorgleidinggevenden IC van vier ziekenhuizen willen overzicht en inzicht hebben in de regionale capaciteitsplanning van IC-verpleegkundigen om op termijn voldoende IC-verpleegkundigen te hebben in de betreffende ziekenhuizen.
Enige voorzichtigheid is geboden, immers: als iemand de opleiding met succes heeft afgerond, moet er wel een vacature ingevuld kunnen worden. Als men zelf geen vacatures heeft in de eigen organisatie, dan in het netwerk met de andere ziekenhuizen. Daarnaast spelen de kosten van opleiden: loonkosten en opleidingskosten.
Doel van de samenwerking was vierledig:
1. inzicht krijgen in welke mate de subsidie van het ministerie van VWS (de zogenaamde FZO-gelden) voor deze opleiding kostendekkend is;
2. zo mogelijk proactief opleiden;
3. inzicht krijgen op verloop: hoeveel verpleegkundigen maken andere loopbaankeuzes en verlaten de IC;
4. eventueel uitwisselen van personeel als er te veel zou zijn opgeleid.

Aantallen
Gestart is met dataverzameling: hoeveel IC-verpleegkundigen heeft ieder ziekenhuis, wat is de leeftijdsopbouw en hoeveel personen zijn ouder dan 55 jaar; dus zullen op redelijk korte termijn gebruik gaan maken van een pensioenregeling?
Het betreft in totaal 300 verpleegkundigen waarvan ongeveer 10 % ouder is dan 55 jaar. Zie ◘ tab. 8.3a en b.
Gemiddeld dienstverband was 29,1 uur/week.

Conclusie 1: op basis van het huidige personeelsbestand kan men prognoses maken over het verwachte verloop in een jaar. Doel is om proactief op te leiden. Inzicht in kosten en baten van deze opleiding is noodzakelijk. We geven dat hieronder puntsgewijs weer.

Rekenen in uren
— Uitgangspunt is een aanstelling voor deze opleiding van 20 maanden à 32 uur per week. Dat is gedurende de gehele periode: 20 maal 32/36 maal 156 uren per maand: 2.773 uren bruto. Dat komt overeen met 1,48 fte per opleidingsplaats.
— De opleiding tot IC-verpleegkundige kost in totaal 314 uren theoretisch onderwijs.
— Tijdens deze opleiding heeft men 3 korte stages: op een CCU, op een kinder-IC en bij de anesthesiologie: in totaal 64 uren. We laten eventuele stages in een ander ziekenhuis (op een klasse 1 IC) buiten beschouwing.

- Deze verpleegkundigen worden 35 dagen boventallig ingewerkt tijdens de diverse stages; dat kost in totaal 280 uren.
- In 20 maanden heeft men ongeveer 280 uur vakantie, plus 80 uur afwezigheid in verband met feestdagen en we rekenen met 2,4 % ziekteverzuim c.q. 51 uren (2,4 % is het gemiddelde ziekteverzuim van de categorie 25–34 jaar).

Eindresultaat is een inzetbaarheid van 1.735 uren gedurende 20 maanden en dat bij 2.773 contracturen c.q. 1,48. fte. Per 1,0 fte zijn dat 1.172 uren. Een afgestudeerd IC-verpleegkundige is naar schatting 1.520 uur per jaar inzetbaar (bij 1,0 fte).

Conclusie 2: de inzetbaarheid van een verpleegkundige in opleiding tot IC-verpleegkundige is ongeveer 77 % ten opzichte van een IC-verpleegkundige. Daarnaast is een IC-verpleegkundige uiteraard meer ervaren.

Rekenen in geld
We berekenen de kosten van een verpleegkundige die in 20 maanden wordt opgeleid tot IC-verpleegkundige:
- De subsidie van het ministerie van VWS bedraagt bij het behalen van het diploma: 79.000 euro (bedrag in 2020).
- De salariskosten van degene die opgeleid wordt, bedragen naar schatting: 95.000 euro (zie tab. 8.4).

Er is een relatief hoge opslag op de loonkosten door met name de kosten van ORT (38,8 % bijkomende salarislasten en 27,5 % sociale lasten).
- De opleidingskosten bedragen € 7.000.
- Totale kosten gedurende deze periode: € 102.000.

Conclusie 3: de subsidie bedraagt € 79.000 en de kosten: € 102.000. Evenwel: de verpleegkundige in opleiding heeft ook een netto-inzet van 1.735 uur. Voor netto ca. 23.000 euro is er een inzet van 1735 uren; dit komt overeen met een kostprijs per uur van ongeveer 13 euro.
Dat vergelijken we met een IC-verpleegkundige:
- Inzetbaarheid naar schatting 1.520 uren per jaar (bij 40 uren scholing per jaar en bij een ziekteverzuim van gemiddeld 4,9 %).
- Kosten bij honorering in schaal 9a (maximaal € 3.808 per maand), volgens dezelfde rekensom: € 3.808 maal 12 maal 177 %: € 81.000 euro.
- Kosten per uur: 53 euro.

Vergelijken
Daarnaast zijn er ook andere kosten bij de opleiding, zoals werkbegeleiding door de betreffende IC en vanuit het opleidingsinstituut. Maar duidelijk is dat opleiden door de subsidieregeling aantrekkelijk is. Een verpleegkundige in opleiding kost € 13 per uur en een gediplomeerd IC-verpleegkundige € 53 per uur.

Beleid
De vier ziekenhuizen hebben afgesproken om ruim op te leiden en om bij dreigende overbezetting te bezien of verpleegkundigen tijdelijk elders ingezet kunnen worden.

Dit model wint aan waarde als het jaarlijks geactualiseerd wordt: wat is de leeftijdsopbouw? Hoeveel bedroeg het verloop? Wat waren de kosten? Hoeveel verpleegkundigen zijn er gestart met de opleiding tot IC-verpleegkundige en hoeveel studeerden er af? Wat is de formatie? En zien we toenames of afnames en welke verklaring ligt eraan ten grondslag? Konden de afstudeerders allen geplaatst worden? Het spreekt voor zich dat goede informatie-uitwisseling met verpleegkundigen essentieel is: men garandeert een functie na afstuderen maar wellicht eerst ook mogelijk in een andere organisatie.

Tabel 8.3a Dataverzameling (situatie op peildatum 1 januari 2018)

Ziekenhuis	fte IC-verpleegkundigen:	aantal
Ziekenhuis 1	36,5	45
Ziekenhuis 2	13,6	22
Ziekenhuis 3	40,6	50
Ziekenhuis 4	151,1	183
Totaal	242,1	300

Tabel 8.3b Dataverzameling: verloop per leeftijdscategorie

leeftijdscategorie	verloop in %
30–34	20
35–39	11
40–44	12
45–49	0
50–54	5
55–59	17
60 en ouder	25
Gemiddeld verloop	11

Tabel 8.4 Salariskosten

	maanden	schaal	salaris	fte	opslag 76,97 %
jaar 1	12	8a-2	€ 2.961	0,89	€ 55.894
jaar 2	8	8a-3	€ 3.103	0,89	€ 39.050
Totaal					€ 94.944

8.4.5 Verwachte ontwikkelingen

In het AORTA-model worden historische data ingevuld en de ontwikkelingen gevolgd. Een visie op de toekomst is essentieel: welke veranderingen zijn te voorzien en in welke mate zal dat leiden tot veranderingen in opleidingsvolumina? Wij constateren, zoals eerder aangegeven, een aantal ontwikkelingen:
1. Er ontstaan nieuwe functies zoals nurse practitioners en bachelors medische hulpverlening.
2. Op specifieke afdelingen is sprake van een toename van het aantal formatieplaatsen als gevolg van capaciteitsuitbreidingen en nieuwe functies, zoals een extra traumakamer op de Spoedeisende Hulp, uitbreiding van het aantal IC-bedden en de inzet van extra verpleegkundigen op een traumahelikopter.
3. Door verkorting van de ligduur en door verschuiving van klinische opnamen naar dagbehandelingen daalt de gemiddelde bedbezetting gestaag met ongeveer 2,5 % per jaar. Als gevolg daarvan zullen op termijn minder verpleegkundigen nodig zijn.
4. De pensioenleeftijd verschuift naar uiteindelijk 67 jaar. Langer doorwerken is de algemene trend en dus tijdelijk minder personen die in verband met pensionering de organisatie zullen verlaten.

Grosso modo is de verwachting dat het benodigde aantal verpleegkundigen zal gaan dalen.

Ter verduidelijking een zijstapje naar de beroepsgroep van de medisch specialisten. Rond 1994 was de instroom van het aantal studenten in de opleiding geneeskunde een belangrijk topic. Toen is besloten om de numerus fixus aan te passen: meer studenten werden toegelaten tot de opleiding Geneeskunde. Begin jaren negentig van de vorige eeuw waren dat er 1.485 per jaar en ruim 10 jaar later was dat aantal meer dan verdubbeld. Het daadwerkelijke effect daarvan, meer specialisten, heeft echter pas effect op lange termijn door de lengte van de opleiding.

Bij verpleegkundigen is er ook een lange doorlooptijd: een basisopleiding van vier jaar, veelal één ervaringsjaar als verpleegkundige, voordat gestart wordt met een verpleegkundige vervolgopleiding en ten slotte een specialisatie van 2 jaar. In totaal een proces van 7 à 8 jaar. Daarom moeten we nu al beleid maken gericht op 2024 en de jaren daarna.

8.5 Beschouwing

Het aantal formatieplaatsen in de zorg is relatief conjunctuurongevoelig, zeker in vergelijking met het bedrijfsleven. De varkenscyclus met betrekking tot omvang en niveau van het verpleegkundig personeel van een ziekenhuis werd met name veroorzaakt door sterke fluctuaties in het verlooppercentage in combinatie met ad-hocbeleid. Het gemiddeld verloop bedraagt 8 % per jaar, maar kent een grote mate van fluctuaties met pieken en dalen. De valkuil die opdoemt is dat men zich laat leiden door de situatie van het moment. Bij weinig vacatures wordt er geknepen en wordt gekozen voor minder opleiden. Met een dergelijke kortetermijninsteek wordt wel voorkomen dat er perioden zijn met een dermate gering verloop dat pas afgestudeerden soms moeilijk plaatsbaar zijn.

Retrospectieve analyse toont dat in het verleden vaker gekozen werd voor een kortetermijnaanpak. Opleiden is kostbaar en als er druk is op de financiën lijkt het voor de korte termijn aantrekkelijk om te bezuinigen op opleiden. Het effect van zo'n bezuiniging, een reductie van opleidingsplaatsen, is veelal op korte termijn niet merkbaar. Pas na enige jaren treden er knelpunten op omdat er te weinig personeel beschikbaar is. Dit werd onwenselijk geacht en vormde de aanleiding om te onderzoeken of een langetermijnbenadering ontwikkeld kon worden. Daarbij is gekeken naar productiebedrijven, mede omdat de onderliggende problematiek van beheersing van moeilijk voorspelbare factoren daar uitvoerig bestudeerd is. In deze lijn kan minder opleiden in perioden met een gering verloop worden vergeleken met het in de auto-industrie kiezen voor minder ontwikkeling als de verkoop tegenvalt; of om te stoppen met ontwikkelingen in de ICT als de verkoop stagneert. In productiebedrijven bestaat er altijd onzekerheid over de vraag naar het product op termijn; in de zorg is het min of meer een gegeven dat de behoefte aan mankracht geleidelijk stijgt. Deze aanpak heeft geleid tot het ontwikkelen van het inzichtelijk en goed toepasbare AORTA-model, dat inmiddels zijn kracht heeft bewezen.

Het AORTA-model wordt, naast de totale verpleegkundige beroepsgroep, ook toegepast op andere personeelscategorieën zoals operatieassistenten, anesthesiemedewerkers, IC- en kinderverpleegkundigen, analisten, doktersassistenten, paramedici en radiologisch laboranten.

Het is geleidelijk aan duidelijk geworden dat het AORTA-model met de jaren steeds waardevoller wordt. Historische gegevens zijn van invloed op de middeling en daarmee van belang voor het doen van betere voorspellingen. Het model maakt duidelijk waarom de doelstelling van het zelf opleiden in de praktijk een hoge prioriteit heeft. Voldoende adequaat opgeleid personeel is een van de eerste voorwaarden voor kwalitatief en kwantitatief goede patiëntenzorg; van belang omdat grote aantallen studenten en stagiaires van een breed spectrum aan opleidingen extra druk leggen op de medewerkers, naast de patiëntenzorgtaak.

Resumerend kan de vraag 'op welke niveaus moet worden opgeleid en in welke aantallen?' inmiddels beantwoord worden, gebruikmakend van het AORTA-model. Daarmee kan ook een betere onderbouwing worden gegeven van de kosten die ermee gepaard gaan. Het inzicht in de kosten geeft ook sturingsmogelijkheden, met als uitkomstmaten: aantallen, opleidingsniveaus, kosten en baten.

Er zijn meerdere modellen ontwikkeld met als doel een adequate personeelsvoorziening. Deze modellen richten zich veelal op de instroom van nieuwe medewerkers op basis van toekomstscenario's. Wij pretenderen met het AORTA-model een instrument te hebben voor veel aspecten van strategische personeelsplanning, die op een eenvoudige wijze het gehele proces met relevante factoren transparant kan maken. Op basis van de ervaring in de praktijk staan wij het monitoren voor. Het geeft inzicht in het proces, de kosten van de onderdelen en van de ontwikkelingen in de tijd en biedt mogelijkheden tot onderbouwde planning en bijsturing. Regionale afstemming met andere instellingen en met opleidingsinstituten is daarbij essentieel.

Verantwoording

Casus 3, *Kosten van twee soorten studenten*, is een casus die werd uitgewerkt en geïmplementeerd onder verantwoordelijkheid van drs. Geert van den Brink, opleidingscoördinator van de Master Physician Assistant (PA) aan de Hogeschool Arnhem Nijmegen en destijds ook directeur van de Radboud Zorgacademie, onderdeel van het Radboudumc te Nijmegen.

Casus 6, *Opleiden van intensive care-verpleegkundigen*, betrof een regionaal project van vier ziekenhuizen. In dit project participeerden Sandra van Dommelen (ziekenhuis Pantein Boxmeer), Annemiek Harhuis (Canisius Wilhelmina ziekenhuis Nijmegen), Stephanie Kaalberg (Radboudumc Nijmegen) en Moniek Vogels (ziekenhuis Bernhoven in Uden).

Literatuur

Ministerie van VWS (2013). *Arbeidsmarktbrieven VWS*. Den Haag: VWS.
Prismant (2000). *Onderzoek verpleegkundige arbeidsmarkt academische ziekenhuizen*, 5 deelrapporten. Prismant in opdracht van SoFoKles.
Schuur, B., & Diermanse, I. (2004). Sturen op de verpleegkundige formatie. *ZM Magazine, 5*.

Kliniek

Inhoud

Hoofdstuk 9   Capaciteitsanalyse gebaseerd op
              verpleegindexen – 151
              Sylvia Elkhuizen

Hoofdstuk 10 Capaciteitsmanagement op verpleegafdelingen
              in ziekenhuizen – 165
              Carmen van der Mark

Capaciteitsanalyse gebaseerd op verpleegindexen

Sylvia Elkhuizen

Samenvatting

In veel ziekenhuizen is de verpleegkundige capaciteit voor de verschillende verpleegafdelingen historisch gegroeid. Er vinden evenwel veranderingen plaats in medische behandelingen en verpleegkundige capaciteit dient regelmatig aangepast te worden. De verpleegindex – een ratio waarmee een relatie kan worden uitgedrukt tussen verpleegkundige capaciteit en bedgebruik – speelt als normgetal daarin een belangrijke rol. In dit hoofdstuk wordt een model gepresenteerd waarmee op relatief eenvoudige wijze inzicht kan worden verkregen in de benodigde verpleegkundige capaciteit in relatie tot de bedbezetting. Naast de verpleegratio's vormen de historische bedbezetting per dag en per uur, en gegevens over inzetbaarheid per fte de invoer van het model. De uitvoer van het model is het aantal benodigde verpleegkundigen voor een afdeling. In dit hoofdstuk wordt de achtergrond van de verpleegindex beschreven, en het gebruik ervan in een capaciteitsmodel. Daarnaast wordt aangegeven hoe het model een rol kan spelen in operationele, tactische en strategische beslissingen met betrekking tot verpleegkundige capaciteit op verpleegafdelingen.

9.1 Inleiding – 153

9.2 Begrippen – 153

9.3 Capaciteitsmodel – 154
9.3.1 Beschrijving van het model – 154
9.3.2 Toepassing van het model – 158

© Bohn Stafleu van Loghum is een imprint van Springer Media B.V., onderdeel van Springer Nature 2021
B. Berden et al. (Red.), *Capaciteitsplanning in de zorg*, https://doi.org/10.1007/978-90-368-2567-2_9

9.4 Reflectie – 162

Literatuur – 163

9.1 Inleiding

Ziekenhuizen hebben in toenemende mate te maken met de noodzaak om capaciteiten doelmatig in te zetten. Een belangrijke capaciteit voor een verpleegafdeling is het aantal bedden en daarmee in samenhang de verpleegkundige capaciteit. Efficiëntie van personeelsinzet is echter geen opzichzelfstaand doel, maar zal altijd in relatie tot zorgkwaliteit moeten worden bekeken (Department for professional employees 2019). In veel ziekenhuizen is de verpleegkundige capaciteit voor de verschillende verpleegafdelingen historisch gegroeid en vindt slechts beperkt heroverweging plaats van de benodigde capaciteit. De laatste decennia hebben belangrijke veranderingen plaatsgevonden. Medische ontwikkelingen hebben geleid tot kortere ligduren en verschuiving van klinische opnamen naar poliklinische behandelingen. Dit heeft geleid tot sluiting van bedden, verkleining van afdelingen, maar ook meer opname en ontslag van patiënten per tijdseenheid door kortere ligduur, en tot toename van zorgzwaarte. Dit geldt niet voor alle specialismen in even grote mate, waardoor onbalans kan ontstaan in de verdeling van capaciteit over verschillende afdelingen. Het evalueren en bijsturen van verpleegkundige capaciteit op verschillende planningsniveaus is daarom noodzakelijk. Dit kan niet vanuit één enkele afdeling gebeuren.

In dit hoofdstuk zal een model worden gepresenteerd waarmee op relatief eenvoudige wijze inzicht kan worden verkregen in de benodigde verpleegkundige capaciteit in relatie tot de bedbezetting. De verpleegindex – een ratio waarmee een relatie kan worden uitgedrukt tussen verpleegkundige capaciteit en bedgebruik – speelt daarin een belangrijke rol. Daarom zal in de volgende paragraaf eerst worden ingegaan op de verpleegindex. In ▶ par. 9.3 wordt het model verder beschreven en zal worden toegelicht hoe het model een rol kan spelen in tactische en strategische beslissingen met betrekking tot verpleegkundige capaciteit op verpleegafdelingen.

9.2 Begrippen

Er zijn verschillende manieren om op basis van het aantal bedden en de zorgvraag van patiënten te bepalen hoeveel verpleegkundigen nodig zijn in een dienst. Bekende modellen zijn bijvoorbeeld zorgzwaartemodellen, waarmee aan de hand van scores van opgenomen patiënten een inschatting kan worden gemaakt van de capaciteitsbehoefte. Dergelijke zorgzwaartemodellen vereisen veel gedetailleerde gegevens en administratieve inspanning (Hurst 2003). Een andere methode is het gebruik van een verpleegindex (*nurse-patiënt ratio*). De verpleegindex geeft de verhouding tussen het aantal gebruikte bedden en het aantal verpleegkundigen dat nodig is in een dienst.

Onderzoek naar de relatie tussen patiëntuitkomsten en de verpleegindex heeft aangetoond dat hoe hoger het aantal patiënten per verpleegkundige, hoe meer risico er is voor de patiënt, en hoe lager de medewerkerstevredenheid (Griffiths et al. 2019; Aiken et al. 2002; Lang et al. 2004). Aiken et al. (2002) hebben afdelingen vergeleken met ratio's van 1:4 tot 1:8 voor dagdiensten. In afdelingen met de hoogste ratio (1:8) was de mortaliteit onder patiënten groter en de medewerkerstevredenheid lager dan bij afdelingen met een ratio van 1:4. Zij geven aan dat er geen optimale ratio's uit het onderzoek konden worden afgeleid.

◻ **Tabel 9.1** Inzetbare uren per fte per jaar

contractuele uren per jaar per fte		1.872
vakantie-uren	9 %	168,5
extra vakantie-uren voor oudere werknemers	0,2 %	3,7
feestdagencompensatie	3,5 %	65,5
onderwijs en ontwikkeling	2 %	37,4
gemiddeld ziekteverzuim	4 %	74,9
beschikbare uren per fte per jaar		1.521,9

In Californië (VS) en Victoria (Australië) wordt de verpleegindex gebruikt om normen te stellen aan het minimale aantal verpleegkundigen dat beschikbaar moet zijn op een afdeling. Voor algemene medische en chirurgische afdelingen geldt in Californië een minimale verhouding van 1:5 en voor kinderafdelingen 1:4. In Victoria varieert de verhouding tussen 1:4–1:6 voor dagdiensten (International Council of Nurses 2015).

Het vaststellen van een verpleegindex kan met behulp van een schatting of meting van directe uren verpleging en indirecte activiteiten. Bijvoorbeeld, wanneer elke patiënt gemiddeld 1,2 uur directe zorg nodig heeft, en een verpleegkundige 2 uur besteedt aan indirecte activiteiten tijdens elke dienst, dan kan elke verpleegkundige 5 patiënten verzorgen in een 8 uur durende dienst. De verpleegindex kan dan worden ingesteld op 1:5. Tijdens de avond- en nachtdiensten, wanneer er minder uren zorg per patiënt nodig zijn, kunnen de verhoudingen op een iets hoger niveau liggen (meer patiënten per verpleegkundige), bijvoorbeeld 1:6–1:8. Per type afdeling kan de ratio verschillen. Zo zal voor kinderafdelingen de verhouding voor dagdiensten rond 1:3,5–1:4 kunnen liggen en voor medium care-afdelingen ongeveer 1:2,5–1:3. Voor intensive care-afdelingen is 1:1 of 1:2 gebruikelijk (American Nurses Association 2015).

De verpleegindex kan verschillen tussen afdelingen, maar gaat uit van een 'gemiddelde' patiënt voor een specifieke afdeling. In de praktijk is het aantal uren directe zorg niet voor elke patiënt gelijk. Ervaring leert dat in het algemeen een mix van patiënten op een afdeling ligt, waardoor het goed mogelijk is om een verpleegindex te baseren op een gemiddeld aantal uren directe en indirecte zorg.

Om het aantal benodigde verpleegkundigen per dienst om te rekenen naar het aantal fulltime medewerkers (fte's) dat nodig is om de diensten te bemensen, kan gebruik worden gemaakt van gegevens uit arbeidscontracten en gemiddelde afwezigheid. In het AMC is voor de toepassing van het capaciteitsmodel gebruik gemaakt van de kentallen in ◻ tab. 9.1 (Elkhuizen et al. 2007).

9.3 Capaciteitsmodel

9.3.1 Beschrijving van het model

Met verpleegindexen kan bepaald worden hoeveel verpleegkundigen per dienst nodig zijn voor het bemensen van een afdeling. Het is niet zinvol om dat per dag te bekijken. Er moeten immers roosters worden gemaakt en een afdeling moet voldoende mensen in dienst hebben om de roosters te kunnen invullen. Ook is het zinvol om voorziene veranderingen te kunnen analyseren met *what if-analyses*. In deze paragraaf wordt een model uiteengezet waarmee capaciteitsanalyses voor verpleegafdelingen uitgevoerd kunnen worden. De historische bedbezetting en de verpleegindexen vormen de basis van het model. Het model is niet gebaseerd op het aantal beschikbare bedden, maar maakt gebruik van historische gegevens over werkelijk bezette bedden, ofwel de 'warme bedtijd'. Dit vormt samen met de verpleegratio's en de gegevens in ◘ tab. 9.1 de invoer van het model.

Informatie over de bedbezetting per dag en per uur wordt geaggregeerd naar informatie per dienst door per dag en per dienst het maximum van het aantal bezette bedden te berekenen. Hieruit wordt het gemiddelde per diensttype bepaald over het gehele jaar. Daarnaast kan voor elk diensttype (dag, avond, nacht) bepaald worden wat het 95 %-percentiel en maximaal aantal bezette bedden per diensttype is geweest. ◘ Figuur 9.1 geeft dit weer.

Gebaseerd op deze berekeningen kan met toepassing van de verpleegratio's bepaald worden hoeveel verpleegkundigen per dienst nodig zijn. Hierbij geldt als randvoorwaarde dat het aantal verpleegkundigen per dienst altijd een geheel getal is[1] en dat per dienst minimaal 2 verpleegkundigen aanwezig zijn. Er wordt uitgegaan van een jaar met 52 weken, 365 dagen, waarvan 110 weekenddagen. De berekening is terug te vinden ◘ tab. 9.2.

Het gemiddeld aantal benodigde fte's is echter nog niet voldoende. Door fluctuaties in de bedbezetting ontstaan pieken en dalen. Daardoor zullen er soms minder dan het gemiddelde aantal bedden bezet zijn, maar soms ook meer. Daarom kan het model ook uitrekenen hoeveel fte's je nodig hebt om wel altijd voldoende te hebben voor het aantal beschikbare bedden. Dit is het 'maximale scenario' (◘ tab. 9.3).

In dit scenario heeft een afdeling in feite bijna altijd te veel verpleegkundigen. Wanneer een frequentiediagram van de bedbezetting wordt gemaakt van de afdeling waarop bovenstaand voorbeeld is gebaseerd, blijkt dit een klokvormige verdeling te zijn. In ◘ fig. 9.2 is te zien dat slechts 23 uur per jaar het maximaal aantal bedden in gebruik is, en 137 uur per jaar (91 + 23 + 23) 30 bedden of meer, wat afgerond zou leiden tot inzetten van het maximaal aantal verpleegkundigen per dienst.

Een mogelijkheid om hiermee om te gaan is om het aantal verpleegkundigen niet af te stemmen op het maximale aantal bedden, maar op een 'meestal genoeg'-scenario. ◘ Tabel 9.4 geeft de berekening wanneer in 95 % van de uren per dienstsoort genoeg verpleegkundigen aanwezig moeten zijn om de bezette bedden volgens de ingestelde verpleegratio's te bemensen.

Het model maakt zichtbaar hoeveel fte gemiddeld nodig is, hoeveel extra er nodig is om bovengemiddelde bedbezetting op te kunnen vangen en wat er extra nodig is om altijd voldoende personeel te hebben om alle beschikbare bedden te bezetten. Wat opvalt, is dat vooral dat laatste veel extra capaciteit kost. Van 'gemiddeld' genoeg (24,5 fte) naar 'in 95 % van de uren' genoeg (29,9 fte) kost 5,4 extra fte op jaarbasis. Toevoeging van voldoende capaciteit voor de laatste 5 %, van 95 % naar maximaal, kost nog eens 3,7 fte extra.

---

1   In dit voorbeeld is de afronding tot en met 0,49 naar beneden en vanaf 0,5 naar boven. Hierin kunnen ook andere keuzes worden gemaakt, zoals altijd naar boven afronden.

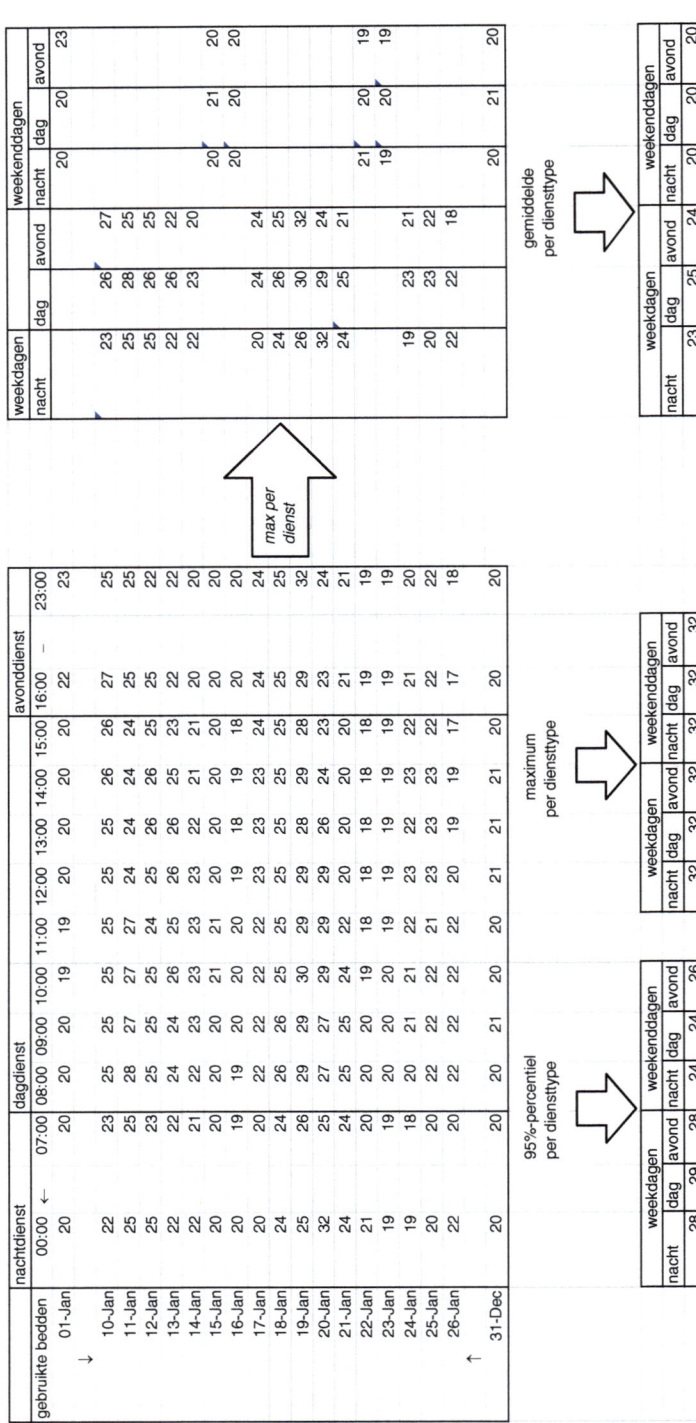

Figuur 9.1 Voorbeeld verwerking van bedbezettingsgegevens

Tabel 9.2 Berekening gemiddeld aantal benodigde fte's

scenario:	week			weekend			totaal
gemiddelde (max. per dienst)	dag	avond	nacht	dag	avond	nacht	
aantal bedden	25	24	23	20	20	20	
verpleegratio's	4	6	8	4	6	8	
fte (niet afgerond)	6,3	4,0	2,9	5,0	3,3	2,5	
fte (afgerond)	6	4	3	5	3	3	
aantal dagen	x 255	x 255	x 255	x 110	x 110	x 110	
uur per dag	x 8	x 8	x 9	x 8	x 8	x 9	
uren per jaar	12.240	8.160	6.885	4.400	2.640	2.970	37.295
uren per fte							1.521,9
fte benodigd							**24,5**

Tabel 9.3 Berekening maximaal aantal benodigde fte's

scenario:	week			weekend			totaal
gemiddelde (beschikbare bedden)	dag	avond	nacht	dag	avond	nacht	
aantal bedden	32	32	32	32	32	32	
verpleegratio's	4	6	8	4	6	8	
fte (niet afgerond)	8,0	5,3	4,0	8,0	5,3	4,0	
fte (afgerond)	8	5	4	8	5	4	
aantal dagen	x 255	x 255	x 255	x 110	x 110	x 110	
uur per dag	x 8	x 8	x 9	x 8	x 8	x 9	
uren per jaar	16.320	10.200	9.180	7.040	4.400	3.960	51.100
uren per fte							1.521,9
fte							**33,6**

Het dimensioneren van een afdeling op 95 % van de maximale bedbezetting betekent dat er soms te weinig capaciteit is. Dit kan worden opgevangen door een 'stapje harder' te lopen, in die diensten de indirecte werkzaamheden zo veel mogelijk te reduceren of gebruik te maken van flexibele capaciteit, indien beschikbaar. Aan de andere kant is, zoals ook zichtbaar is in fig. 9.2, een groot aantal uren per jaar minder capaciteit nodig, waardoor er tijd is voor andere werkzaamheden. In bovenstaand voorbeeld ligt het 95 %-percentiel voor een dagdienst op 29 bedden. Gedurende het jaar zijn vaak minder bedden bezet, en is de beschikbare capaciteit dus ruim voldoende.

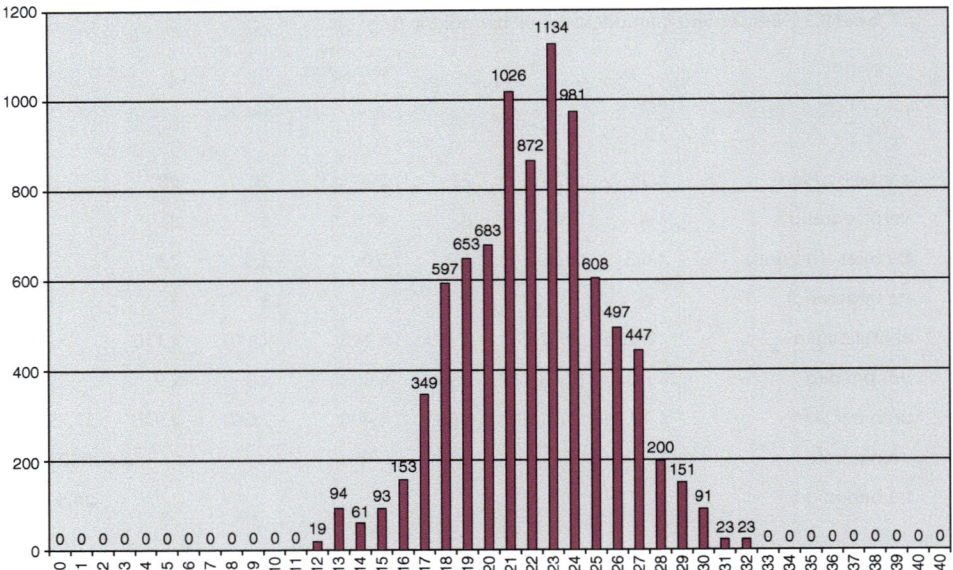

◘ **Figuur 9.2** Frequentiediagram bedgebruik

◘ **Tabel 9.4** Berekening aantal benodigde fte's gebaseerd op 95 %-percentiel van de bedbezetting

scenario:	week			weekend			totaal
95 % percentiel	dag	avond	nacht	dag	avond	nacht	
aantal bedden	29	28	28	24	26	24	
verpleegratio's	4	6	8	4	6	8	
fte (niet afgerond)	7,3	4,7	3,5	6,0	4,3	3,0	
fte (afgerond)	7	5	4	6	4	3	
aantal dagen	x 255	x 255	x 255	x 110	x 110	x 110	
uur per dag	x 8	x 8	x 9	x 8	x 8	x 9	
uren per jaar	14.280	10.200	9.180	5.280	3.520	2.970	45.430
uren per fte							1.521,9
extra fte							**29,9**

9.3.2 Toepassing van het model

Het model kan gebruikt worden om de benodigde capaciteit van afdelingen te vergelijken met de beschikbare capaciteit. Ook biedt het model de mogelijkheid om te vergelijken tussen afdelingen binnen een ziekenhuis, of tussen ziekenhuizen (benchmarking). Op basis van de historische bedbezetting en realistische waarden voor de parameters, kan worden nagegaan of een afdeling meer of minder capaciteit nodig heeft om aan de gestelde normen voor de verpleegindex te voldoen. Daarbij is het niet nodig om voor elke afdeling dezelfde verpleegindexen te hanteren. Bij toepassen van het model in het AMC is in het verleden gebleken dat het aantal verpleegkundigen per afdeling scheefgegroeid was doordat ontwikkelingen in de zorg en de historisch gegroeide aantallen fte's niet meer voor elk specialisme in evenwicht waren. Sommige afdelingen hadden daardoor tekort aan capaciteit, terwijl andere veel ruimer uitkwamen dan nodig zou zijn op basis van de verpleegindex. Een tekort aan capaciteit werd in het algemeen ook gevoeld door een hoge werkdruk. Voordeel van het model is dat het te onderbouwen is in maat en getal.

Ook kan worden nagegaan welke maatregelen kunnen bijdragen aan het efficiënt inzetten van verpleegkundigen. Er kan bijvoorbeeld worden geanalyseerd wat het effect is van een (te) hoog ziekteverzuim, door de parameter van het ziekteverzuim aan te passen en te berekenen hoeveel extra fte nodig is om toch de diensten volgens de verpleegindex te kunnen bemensen.

Het model kan daarnaast gebruikt worden voor what if-analyses om beslissingen op verschillende niveaus te ondersteunen. In deze paragraaf zal hiervan een aantal voorbeelden worden gegeven.

- **Voorbeeld 1: Samenvoegen van kleine afdelingen – een strategische beslissing**

De volgende analyse geeft de resultaten van het model voor een analyse waarbij twee relatief kleine afdelingen worden samengevoegd. Dit betreft twee chirurgische afdelingen waar, op basis van ervaring, de verpleegindexen zijn vastgesteld voor resp. de dagdienst, de avonddienst en de nachtdienst op 1:5; 1:7 en 1:10. Door het relatief lage aantal bedden blijkt echter vooral in de nacht inefficiëntie te ontstaan. ◘ Tabel 9.5 geeft de berekeningen voor het aantal benodigde fte's voor de afdelingen apart en voor de situatie wanneer de afdelingen zouden zijn samengevoegd.

Het samenvoegen van deze afdelingen zou dus een besparing kunnen opleveren van 2,2 fte (16,6 + 13,9 − 28,3). Het is aan het management of deze besparing opweegt tegen mogelijke nadelen van het samenvoegen van afdelingen.

- **Voorbeeld 2: Ligduurverkorting en zorgzwaarte**

Een tendens in de zorg is dat de gemiddelde ligduur van patiënten steeds korter wordt. Met het model kan nagegaan worden wat dat betekent voor het bedgebruik. Met het model kan een what if-analyse worden uitgevoerd om na te gaan in hoeverre kortere ligduren leiden tot een mogelijke besparing op verpleegkundigen. Allereerst wordt op basis van het aantal klinische opnamen en dagopnamen berekend hoeveel ligdagen het zou schelen als de ligduur verkort wordt. ◘ Tabel 9.6 geeft een voorbeeld van een afdeling met een gemiddelde ligduur van 7 dagen. Vraag is wat ligduurverkorting met 1 dag op zou kunnen leveren.

Een ligduurverkorting met 1 dag leidt in dit voorbeeld tot een verlaging van het aantal ligdagen met 14 %, aangenomen dat het aantal opnamen gelijk blijft. Passen we dit toe in het capaciteitsmodel, dan is in ◘ tab. 9.7 te zien dat in de huidige situatie 26,6 fte nodig is (bovenste berekening), en na ligduurverkorting 21,2 fte (middelste berekening). Voor deze afdeling lijkt dus een besparing van 5,4 fte op jaarbasis mogelijk.

Echter, met een ligduurverkorting neemt in het algemeen de zorgzwaarte van patiënten toe. Om hiermee rekening te houden kunnen we de verpleegindex laten

Tabel 9.5 Analyse samenvoegen van twee kleine afdelingen

afdeling 1							
scenario:	week			weekend			totaal
gemiddelde (max. per dienst)	dag	avond	nacht	dag	avond	nacht	
aantal bedden	19	18	17	17	16	17	
verpleegratio's	5	7	10	5	7	10	
fte (niet afgerond)	3,8	2,6	**1,7**	3,4	2,3	**1,7**	
fte (afgerond)	4	3	**2**	3	2	**2**	
extra fte							**16,6**
afdeling 2							
scenario:	week			weekend			totaal
gemiddelde (max. per dienst)	dag	avond	nacht	dag	avond	nacht	
aantal bedden	16	15	15	15	15	15	
verpleegratio's	5	7	10	5	7	10	
fte (niet afgerond)	3,2	2,1	**1,5**	3,0	2,1	**1,5**	
fte (afgerond)	3	2	**2**	3	2	**2**	
extra fte							**13,9**
gecombineerde afdeling							
scenario:	week			weekend			totaal
gemiddelde (max. per dienst)	dag	avond	nacht	dag	avond	nacht	
aantal bedden	33	32	31	31	31	31	
verpleegratio's	5	7	10	5	7	10	
fte (niet afgerond)	6,6	4,6	**3,1**	6,2	4,4	**3,1**	
fte (afgerond)	7	5	**3**	6	4	**3**	
extra fte							**28,3**

afnemen. Elke verpleegkundige heeft dan minder bezette bedden en daarmee kan de extra werkdruk als gevolg van toegenomen zorgzwaarte worden opgevangen. De onderste berekening in ◘ tab. 9.7 geeft hiervan het resultaat. Er is nog steeds een besparing mogelijk van 1,5 fte ten opzichte van de huidige situatie. Gebruikmaken van de verpleegindex geeft dus de mogelijkheid om een realistische analyse uit te voeren met betrekking tot ligduurverkorting.

Het model geeft dus de mogelijkheid om combinaties van parameters te wijzigen en zo beleidswijzigingen en ontwikkelingen in de zorg te analyseren op een afgewogen manier.

Tabel 9.6 Berekening ligduurverkorting

	aantal		ligduur	verpleegdagen	
klinische opnamen	1.190	x	7,0	8.330	
dagopnamen	216	x	1	216	
totaal	687			8.546	
	aantal		ligduur	verpleegdagen	relatieve wijziging
klinische opnamen	1.190	x	6,0	7.140	
dagopnamen	216	x	1	216	
totaal	687			7.356	86 %

Tabel 9.7 Analyse van ligduurverkorting en zorgzwaarte

scenario:	week			weekend			totaal
95 % percentiel	dag	avond	nacht	dag	avond	nacht	
aantal bedden	29	28	28	24	26	24	
verpleegratio's	5	7	8	5	7	8	
fte (niet afgerond)	5,8	4,0	3,5	4,8	3,7	3,0	
fte (afgerond)	6	4	4	5	4	3	
fte							26,6
scenario:	week			weekend			totaal
ligduur – 1 dag	dag	avond	nacht	dag	avond	nacht	
aantal bedden	25	24	24	21	22	21	
verpleegratio's	5	7	8	5	7	8	
fte (niet afgerond)	5,0	3,4	3,0	4,2	3,1	2,6	
fte (afgerond)	5	3	3	4	3	3	
fte							21,2
scenario:	week			weekend			totaal
ligduur – 1 dag andere ratio's	dag	avond	nacht	dag	avond	nacht	
aantal bedden	25	24	24	21	22	21	
verpleegratio's	4	6	8	4	6	8	
fte (niet afgerond)	6,3	4,0	3,0	5,3	3,7	2,6	
fte (afgerond)	6	4	3	5	4	3	
fte							25,1

9.4 Reflectie

In dit hoofdstuk is een relatief eenvoudig capaciteitsmodel beschreven waarmee inzicht kan worden verkregen in de aantallen verpleegkundigen die een afdeling nodig heeft om alle diensten te kunnen bemensen. Met het gebruik van de verpleegindex houdt het model rekening met zorgzwaarte, afdelingsspecifieke kenmerken en de verschillen tussen diensttypen.

Een van de voordelen van het model is dat het gebruikmaakt van historische bedbezetting in plaats van de beschikbare bedden. Het is dus niet gevoelig voor verschillen in overcapaciteit tussen afdelingen. Voor elke afdeling kan op basis van werkelijk bedgebruik worden bepaald hoeveel verpleegkundigen nodig zijn. Het model is in de praktijk al toegepast voor verschillende ziekenhuizen. De data is in de meeste ziekenhuizen beschikbaar en het model vraagt dan geen aanvullende registraties. Uiteraard is accuraatheid van de data van belang voor betrouwbare resultaten. Echter, doordat het model gebruikmaakt van een maximumaantal bedden per dienst per dag en een 95 %-percentiel over een geheel jaar, is het niet gevoelig voor kleine afwijkingen in de data.

Door gebruik te maken van het 95^e-percentiel wordt inefficiëntie tegengegaan. Gedurende het beperkte aantal uren dat echt alle bedden bezet zijn, kan gekeken worden naar een ad-hocoplossing. Een andere mogelijkheid zou zijn om afdelingen in te richten op bijvoorbeeld een 70 %- of 80 %- percentiel van het historisch bedgebruik, en voor de overige 20–30 % flexibele capaciteit beschikbaar te hebben die gedeeld wordt met enkele samenhangende afdelingen.

Naast analyses van de huidige situatie, is het model bruikbaar om what if-analyses uit te voeren om beslissingen op verschillende niveaus te ondersteunen. Hiervan zijn in dit hoofdstuk twee voorbeelden beschreven. Ook kun je vanuit de beschikbare fte's met behulp van what if-analyses nagaan op welke verpleegindexen je uitkomt. Dit kan als basis dienen voor een discussie of dit past bij de zorgzwaarte van patiënten op een afdeling.

Bij het gebruik van verpleegindexen wordt impliciet uitgegaan van een gemiddelde zorgzwaarte. In de praktijk zullen er schommelingen zijn in de zorgzwaarte van opgenomen patiënten. Toch blijkt vaak dat binnen een dienst wel degelijk sprake is van een grotendeels constante gemiddelde zorgzwaarte. Naast zwaardere patiënten zijn er vaak ook relatief lichte patiënten, en een grote groep 'gemiddelde' patiënten. Een verpleegindex van bijvoorbeeld 1:4 betekent ook niet dat elke verpleegkundige precies 4 patiënten verzorgt. Wellicht is er 1 verpleegkundige die slechts 2 (zware) patiënten kan doen, terwijl 2 anderen elk 5 gemiddelde en lichtere patiënten voor hun rekening nemen. De index geeft het gemiddelde over de gehele personeelsbezetting van die dienst. Overigens hoeft de index daarom ook geen geheel getal te zijn.

Een afdeling met een relatief korte ligduur kan veel druk ervaren doordat het opnemen en ontslaan van patiënten extra werk met zich meebrengt. Ook dit kan verdisconteerd worden in de te hanteren verpleegindex. Wanneer het merendeels geplande opnamen betreft, zal dat betekenen dat de verpleegindex voor de dagdienst lager moet zijn dan voor een afdeling met vergelijkbare patiënten, maar een langere ligduur en dus minder frequente opnamen en ontslagen. De verpleegindex kan dus met allerlei afdelingsspecifieke kenmerken rekening houden. Het capaciteitsmodel kan vervolgens gebruikt worden om de gevolgen van veranderingen in de verpleegindex te analyseren.

Achtergrond van het onderzoek
Dit artikel is gebaseerd op een project dat door de auteur is uitgevoerd bij het AMC, tijdens haar aanstelling als stafadviseur patiëntenlogistiek. Aan dit onderzoek is bijgedragen door G. Bor, M. Smeenk en P.J.M. Bakker, allen destijds werkzaam bij het AMC. Dit onderzoek heeft geleid tot een Engelstalige publicatie (Elkhuizen et al. 2007), en een hoofdstuk in het proefschrift van de auteur (Elkhuizen 2007).

Literatuur

Aiken, L., Clarke, S., Sloane, D., Sochalski, J., & Silber, J. (2002). Hospital nurse staffing and patient mortality, nurse burnout, and job dissatisfaction. *Journal of the American Medical Association, 288*(16), 1987–1993.

American Nurses Association (2015). *Optimal nurse staffing to improve quality of care and patient outcomes.* Opgehaald van ► https://www.nursingworld.org/practice-policy/advocacy/state/nurse-staffing/.

Department for professional employees (2019). *Safe staffing: Critical for patients and nurses.* Opgehaald van ► https://dpeaflcio.org/wp-content/uploads/Safe-Staffing-2019.pdf.

Elkhuizen, S. (2007). *Patient oriented logistics.* Amsterdam: Studies on organizational improvement in an academic hospital.

Elkhuizen, S., Bor, G., Smeenk, M., Klazinga, N., & Bakker, P. (2007). Capacity management of nursing staff as a vehicle for organizational improvement in an academic hospital. *BioMed Central Health Services Research, 7*(1), 196.

Griffiths, P., Maruotti, A., Saucedo, A., Redfern, O., Ball, J., Briggs, J., et al. (2019). Nurse staffing, nursing assistants and hospital mortality: Retrospective longitudinal cohort study. *BMJ Quality & Safety, 28*(8), 609–617.

Hurst, K. (2003). *Selecting and applying methods for estimating the size and mix of nursing teams.* Leeds University.

International Council of Nurses (2015). *Fact sheet. Nurse-to-patient ratios.* Opgehaald van ► http://www.orderofnurses.org.lb/ArticlesPdf/9c_FS-Nurse_Patient_Ratio.pdf.

Lang, T., Hodge, M., Olson, V., Romano, P., & Kravitz, R. (2004). Nurse-patient ratios: A systematic review on the effects of nurse staffing on patient, nurse employee and hospital outcomes. *Journal of Nursing Administration, 34*(7), 326–337.

Capaciteitsmanagement op verpleegafdelingen in ziekenhuizen

Carmen van der Mark

Samenvatting

Een adequate inzet van verpleegkundigen is relevant voor patiënt, medewerker en organisatie. Onzekerheid in de vraag naar werk maakt het een complex proces. Dit hoofdstuk beschrijft de verschillende besturingsniveaus van capaciteitsmanagement en de wijze waarop voorspelbaarheid vergroot kan worden. Ook wordt een voorbeeld uit de praktijk beschreven: de praktijkcasus van VieCuri Medisch Centrum.

10.1   Inleiding – 166

10.2   Complexiteit – 167
10.2.1 Variabiliteit; de *killer* van verpleegkundige capaciteit – 167
10.2.2 Meetbaarheid; geen gouden standaard – 169

10.3   Het komen tot een adequate bezetting – 170
10.3.1 Regelvermogen en regelbehoefte – 171
10.3.2 Zeven stappen bij het inzetten van verpleegkundig personeel – 172
10.3.3 Besluitvormingsproces – 172
10.3.4 Evalueren en leren – 172
10.3.5 Voor de praktijk – 176

10.4   Praktijkcasus VieCuri Medisch Centrum – 177
10.4.1 Inleiding – 177
10.4.2 Inrichting verpleegkundig capaciteitsmanagement – 177

Literatuur – 181

© Bohn Stafleu van Loghum is een imprint van Springer Media B.V., onderdeel van Springer Nature 2021
B. Berden et al. (Red.), *Capaciteitsplanning in de zorg*, https://doi.org/10.1007/978-90-368-2567-2_10

10.1 Inleiding

Verpleegkundigen spelen een essentiële rol in het leveren van de beste patiëntenzorg op verpleegafdelingen in het ziekenhuis. Het basisprincipe van goede zorg lijkt eenvoudig; wanneer verpleegkundigen in staat zijn hun werk optimaal uit te voeren, zal de kwaliteit van zorg stijgen (Van Merwijk 2011). Kwaliteit en capaciteit zijn nauw met elkaar verbonden. Voldoende personele capaciteit is een van de voorwaarden van een goede verpleegkundige werkomgeving. De principes van een dergelijke werkomgeving komen voort uit onderzoek naar Amerikaanse 'magneetziekenhuizen' (Kramer en Schmalenberg 2004). Dit zijn ziekenhuizen die werken als een magneet op verpleegkundigen en worden gekenmerkt door een hoge medewerkerstevredenheid, laag verloop onder verpleegkundigen en hoge kwaliteit van zorg. Onderzoek naar de verpleegkundige werkomgeving in deze ziekenhuizen toont aan dat acht kenmerken essentieel zijn (Schmalenberg en Kramer 2009). Dat zijn, naast voldoende personeel, het werken met vakbekwame collega's, goede relaties met de artsen, autonomie, support van de direct leidinggevende, zeggenschap over de beroepsuitoefening, opleidingsmogelijkheden en een patiëntgerichte zorgcultuur.

Voldoende personeel is niet alleen van belang voor een goede werkomgeving, de personele bezetting heeft direct effect op de uitkomsten van zorg. In wetenschappelijk onderzoek is de relatie onderzocht tussen de inzet van verpleegkundigen en verpleegsensitieve indicatoren – uitkomsten die het meest beïnvloed worden door verpleegkundig handelen. En wat blijkt; er bestaat een duidelijke relatie tussen de inzet van verpleegkundigen met onder andere sterftecijfers, valincidenten, ligduur, niet-verleende zorg, mate van burn-out en medewerkerstevredenheid van verpleegkundigen (Aiken et al. 2002, 2012; Griffiths et al. 2016). De review van Kane et al. (2007) heeft zelfs beraamd dat wanneer de personele bezetting verhoogd zou worden met 8 uur verpleegkundige inzet per ligdag van de patiënt, dit sterftegevallen voorkomt: 5 minder sterftegevallen per 1.000 opgenomen beschouwende patiënten en 6 minder sterftegevallen per 1.000 opgenomen snijdende patiënten.

In de praktijk zijn de ziekenhuisbudgetten niet ongelimiteerd – integendeel. Het hoofdlijnenakkoord voor medisch specialistische zorg voorziet in een beperking van de groei van de omzet van ziekenhuizen tot 2022 – vanaf dan moet de groei stoppen. Dit terwijl door vergrijzing en technologische ontwikkeling de vraag naar zorg toeneemt, de patiëntenpopulatie toenemende complexiteit en comorbiditeit vertoont en tekorten bij vervolginstellingen zorgen voor een aanzienlijk aantal zogenoemde 'verkeerde bedpatiënten'. Daarnaast vormen de ontwikkelingen in de arbeidspopulatie een grote uitdaging. Ondanks vele initiatieven blijven de voorspellingen van tekorten op de arbeidsmarkt enorm. Het ministerie voorspelde eerder dat, wanneer er niets gebeurt, er in 2022 een tekort is aan 100.000-125.000 zorgmedewerkers (Ministerie van Volksgezondheid, Welzijn en Sport 2018). Het aantal vacatures in de zorg lag begin 2020 rond de 40.000 (Centraal Bureau voor de Statistiek 2020). Ook functiedifferentiatie van het beroep van verpleegkundige naar verpleegkundige en regieverpleegkundige en verdergaande specialisatie van het verpleegkundig beroep bemoeilijkt het opvullen van openstaande vacatures. Daarbij komt dat door schaarste op de arbeidsmarkt de inkomens stijgen. De kosten van personeel zijn voor ziekenhuizen aanzienlijk; kosten voor personeel inclusief artsen bedragen bijna 60 % van de totale ziekenhuiskosten. Als we vervolgens inzoomen op de kosten voor patiëntgebonden personeel (exclusief artsen) dan wordt 42 % gemaakt in de kliniek (Performation benchmark 2018; ◘ fig. 10.1).

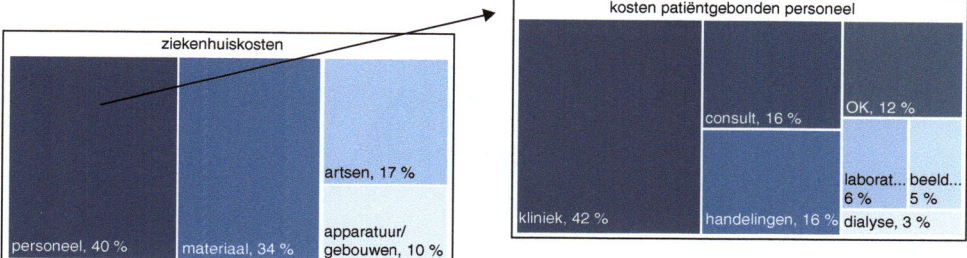

Figuur 10.1 Kosten verpleegkundige capaciteit (bron: Performance benchmark 2018 op basis van 21 STZ en perifere ziekenhuizen)

De balans tussen vraag naar verpleegkundig werk en werkaanbod is dus uiterst relevant voor patiënt, medewerker en organisatie. Die balans betekent een adequate bezetting, voldoende personeel, niet te veel en niet te weinig. Het inzetten van verpleegkundigen wordt gedefinieerd als een proces waarbij – afhankelijk van de setting en context en een voorspelling van vraageisen over een specifieke tijd – beslissingen worden genomen over de inzet van personeel in de zin van aantal én opleiding, expertise en vaardigheden, zodat dit leidt tot een balans tussen deze inzet en de vraag naar verpleegkundig werk op het moment van leveren van de zorg (Burke et al. 2004; Jelinek en Kavois 1992). Een optimale inrichting van dit proces is voorwaarde om deze balans te bereiken en harmonie te vinden in soms ogenschijnlijk tegengestelde belangen. Dit hoofdstuk geeft handvatten uit de theorie en praktijk om dit proces vorm te geven. Allereerst wordt ingegaan op de complexiteit in personele inzet: variabiliteit en meetbaarheid. Vervolgens wordt een uiteenzetting gegeven van de stappen in het proces van inzet van personeel en wordt een aantal adviezen gegeven voor toepassing in de praktijk. Het hoofdstuk eindigt met een voorbeeld uit de praktijk: de praktijkcasus van VieCuri Medisch Centrum.

10.2 Complexiteit

Het komen tot een adequate bezetting van verpleegkundigen is een complex proces. Wanneer is de inzet nu adequaat? Welke opleiding, expertise en vaardigheden hebben we nodig? Hoe voorkomen we het gevoel van hollen of stilstaan? Dit zijn complexe vraagstukken; niet voor niets kenmerkt de praktijk zich door voortdurende discussie over de inzet van personeel. Twee elementen van complexiteit worden hier uitgelicht, namelijk (1) de onvoorspelbaarheid van de vraag naar werk en (2) de beperkte kwantificeerbaarheid van verpleegkundig werk.

10.2.1 Variabiliteit; de *killer* van verpleegkundige capaciteit

Een essentieel element in de complexiteit van verpleegkundige bezetting is variabiliteit: pieken en dalen in de zorgvraag en aanbod. Litvak et al. (2005) beschrijven drie vormen

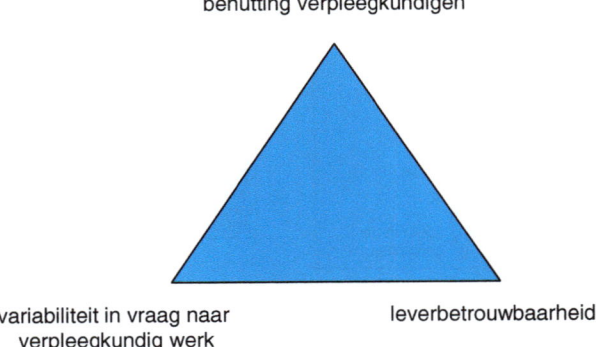

Figuur 10.2 CVV-afweging voor verpleegkundige capaciteit

van stress door variabiliteit: flowstress, klinische stress en stress van de professional. Vertaald naar de verpleegafdeling betekent dit het volgende:
1. *Flowstress*: de variabiliteit in aanwezigheid van patiënten. Dit kunnen we ontrafelen in variabiliteit van het aantal opnamen en variabiliteit van de ligduur van patiënten.
2. *Klinische stress*: heeft betrekking op de hoeveelheid zorg of tijd die een patiënt van een verpleegkundige vraagt, onder meer door variatie in type en ernst van ziekte. Dit wordt ook wel de zorgzwaarte genoemd.
3. *Stress van de professional*: de variabiliteit in het aanbod van professionals. Dat kan bijvoorbeeld gaan over het aantal beschikbare medewerkers, maar ook de mix aan opleiding en ervaring.

Variabiliteit in de verschillende vormen heeft een nauwe relatie met capaciteit en leverbetrouwbaarheid (Klassen en Menor 2007). Dit is weergegeven in de procesmanagementdriehoek (fig. 10.2). Het basisprincipe betreft de zogenoemde 'CVV-afweging'; procesprestaties kunnen worden verbeterd door **C**apaciteit te verhogen (en daarmee de benutting te verlagen), de **V**ariabiliteit te verlagen, of de **V**oorraad te verhogen. Dit principe is toepasbaar op de inzet van verpleegkundigen.

Wanneer de zorgvraag zich kenmerkt door een hoge variabiliteit, zal voor een hoge leverbetrouwbaarheid relatief veel capaciteit ter beschikking moeten worden gesteld. Praktisch uitgedrukt: wanneer er veel (onvoorspelbare) pieken en dalen zijn in de vraag naar werk voor verpleegkundigen op een afdeling (hoge variabiliteit) en we streven ernaar om bij het aandienen van zorgvraag deze zorg ook te kunnen leveren (hoge leverbetrouwbaarheid), dan zullen we in de basis relatief veel verpleegkundigen moeten inzetten (hoge capaciteit). De productiviteit van verpleegkundigen zal daarbij relatief laag zijn en het werkproces wordt gekenmerkt door 'hollen of stilstaan'.

Omgaan met variabiliteit kan op de volgende manier:
1. Reduceer (onnatuurlijke) variabiliteit voortkomend uit flow- en klinische stress waar mogelijk. Hierbij is de mens veelal de grootste veroorzaker van onnatuurlijke variabiliteit, bijvoorbeeld door een instabiele opnameplanning of een onevenwichtig OK-schema. Het electieve patroon vertoont veelal een grotere variabiliteit dan het acute patroon.

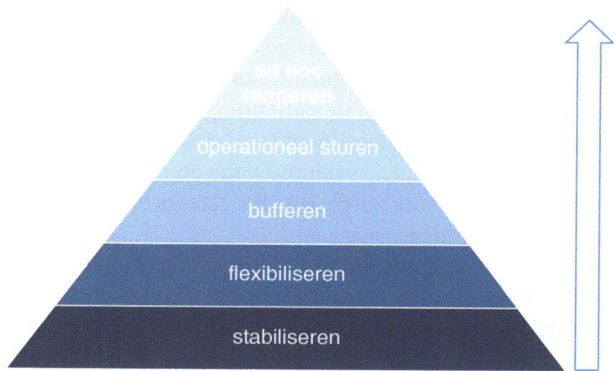

Figuur 10.3 Van stabiliseren naar ad hoc reageren

2. Flexibiliseer in werkaanbod van de professional, dat wil zeggen in de inzet van verpleegkundigen. Hierbij geldt dat voorspelbare variabiliteit meer flexibiliseringsmogelijkheden biedt dan onvoorspelbare variabiliteit. Bijvoorbeeld: wanneer men weet dat er gereduceerd wordt in OK-tijd, kunnen vroegtijdig de bezettingseisen op de verpleegafdelingen worden aangepast.
3. Buffer capaciteit voor de resterende variabiliteit totdat het gewenste niveau van leverbetrouwbaarheid is bereikt. Specialistische afdelingen zullen doorgaans bezitten over een grotere buffercapaciteit dan algemene verpleegafdelingen door het verschil in uitwijkmogelijkheden binnen het ziekenhuis.
4. Stuur operationeel bij wanneer vraag of aanbod veranderen en de buffer niet toereikend is om het gewenste niveau van leverbetrouwbaarheid te behalen. Een lagere buffer zal doorgaans leiden tot grotere behoefte aan operationele sturing.
5. Reageer ad hoc op onvoorziene omstandigheden.

In de praktijk leidt een ongewenst niveau van leverbetrouwbaarheid dat vervolgens niet op te lossen is door operationeel sturen of ad hoc reageren tot bijvoorbeeld gastliggers, opnamestops of een hoge werkdruk onder personeel (fig. 10.3).

10.2.2 Meetbaarheid; geen gouden standaard

Naast variabiliteit speelt meetbaarheid van de vraag naar werk een rol in de complexiteit van verpleegkundige bezetting. In de inleiding van dit boek werd het meten van hoeveelheid werk al beschreven als voorwaarde om goed te kunnen plannen. Vanaf de jaren zeventig van de vorige eeuw is men op zoek naar het ultieme instrument dat vraag naar verpleegkundig werk meet. Hurst (2003) beschrijft een indeling van vijf verschillende methoden (Twigg en Duffield 2009):
1. *Deskundig oordeel*: een aanpak gebaseerd op consensus waarbij een aantal professionals komt tot een optimale inzet, tot op heden veelal toegepast in het kader van de formatiebepaling.
Een voorbeeld is de Telford-methode (Telford 1979), waarbij met professionals bezettingseisen worden vastgesteld die vervolgens worden vertaald naar formatie.

2. *Verpleegkundigen per bed*: top-downaanpak met vastgestelde inzeteisen. Een voorbeeld is de uren-per-ligdag-methode (Twigg en Duffield 2009). Hierbij worden afdelingen gegroepeerd in zeven categorieën afhankelijk van een aantal factoren, zoals diversiteit en complexiteit van de patiëntengroep en variabelen met betrekking tot de werklast van verpleegkundigen (onder andere ligduur, opnamen, overnamen en ontslagen, leeftijd), variërend van categorie A (hoge complexiteit en zorgzwaarte) naar G (ambulante zorg). Bij elke categorie hoort een vooraf gedefinieerde inzet aan uren per ligdag.
3. *Zorgzwaartemethoden*: methoden waarbij patiënten gecategoriseerd worden op basis van afhankelijkheid van de verpleegkundige. Zorgzwaarte wordt veelal gemeten met patiëntclassificatiesystemen. Een voorbeeld is San Joaquin-evaluatiemethode, waarbij patiënten dagelijks gescoord worden op zes items (Onafhankelijk, Hulp bad, Volledige hulp houding, Infuus, Observatie om de 1 à 2 uur, Constante observatie). Dit resulteert in een categorisering van patiënten in vier klassen, van minimale verzorging tot intensieve verzorging.
4. *Tijd-activiteitmethoden*: een aanpak waarbij verpleegkundige handelingen en de bijbehorende tijd in kaart worden gebracht. Een voorbeeld is NICE op de IC. Dit instrument combineert gescoorde interventies met een geschatte tijdbesteding per interventie.
5. *Regressiemethoden*: methode waarbij op basis van regressiemodellen een voorspelling wordt gemaakt van de vraag naar werk. In zo'n regressiemodel wordt statistisch bekeken welke variabelen samenhangen met de hoeveelheid werk. Een voorbeeld is de EBS-methode, waarbij op basis van data indicatoren (zoals patiëntbewegingen, ligduur, leeftijd en psychosociale behoefte) worden berekend die de werklast van de patiëntenpopulatie indiceren (HOTflo 2013).

De afgelopen decennia zijn naast de gegeven voorbeelden nog veel meer instrumenten en methoden ontwikkeld. De Vries (1987) verwees in de jaren tachtig van de vorige eeuw al naar meer dan 2.000 bestaande *resource planning*-instrumenten. Veel daarvan zijn op kleine schaal ontworpen en geïmplementeerd (Griffiths et al. 2020). Ondanks deze langdurige zoektocht bestaat er geen geaccepteerde gouden graal (Fasoli en Haddock 2010). Instrumenten zijn vaak onvoldoende betrouwbaar of valide, vergen een administratieve last of zijn onvoldoende in staat om te voorspellen, waardoor er in de praktijk weinig gebeurt met de uitkomsten. Hughes (1999) noemt dit de 'managersparadox': werklastinformatie is nodig, maar de huidige modellen zijn onvoldoende in staat degene die beslissingen nemen over verpleegkundige bezetting van betrouwbare informatie te voorzien. Daarom wordt geadviseerd om beslissingen te nemen op basis van het best beschikbare bewijs waarbij meerdere methodes gecombineerd worden (triangulatie) (An Roinn Sláinte 2018). Hierbij past een combinatie van een kwantitatieve methode met het deskundig oordeel van de verpleegkundige steeds beter in de huidige tijdgeest. Dit vraagt meer autonomie en regie van verpleegkundigen.

10.3 Het komen tot een adequate bezetting

Zoals in de inleiding van dit boek beschreven is, worden voor planning de besturingsniveaus strategisch, tactisch, operationeel en realtime onderscheiden. Deze fasen zijn ook van toepassing op het proces van inzetten van verpleegkundigen. Deze paragraaf

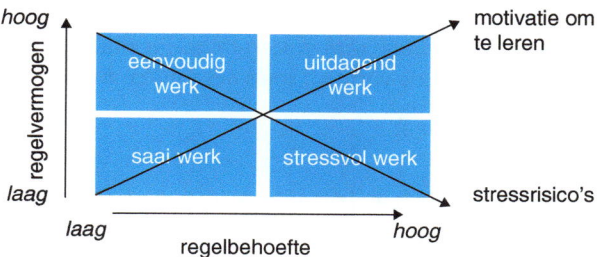

Figuur 10.4 Job Demand Control Model

beschrijft dit proces, inclusief het nemen van de beslissing zelf en het evalueren ervan. Essentieel om tot een goede inzet van verpleegkundigen te komen is de afstemming van regelvermogen en regelbehoefte. Hierop wordt allereerst ingegaan.

10.3.1 Regelvermogen en regelbehoefte

Op elk besturingsniveau kunnen op basis van actuele informatie over de voorspelde zorgvraag en de beschikbare capaciteit capaciteitsissues worden geconstateerd, dat wil zeggen een potentiële mismatch tussen vraag naar werk en aanbod van (personele) capaciteit. Op basis daarvan is men in staat vroegtijdig beslissingen te nemen en gerichte acties uit te zetten. Een optimale inrichting – zowel horizontaal als verticaal integraal – van de verschillende besturingsniveaus zorgt voor de grootste kans dat bij het leveren van zorg de verpleegkundige capaciteit en de zorgvraag in evenwicht is – niet te veel en niet te weinig. Contrasterend hierin is dat naarmate de tijdhorizon korter wordt, de nauwkeurigheid van voorspellingen groter en dus de onzekerheid kleiner (van aggregatie naar disaggregatie), ook het regelvermogen kleiner wordt. Uitdaging blijft dus om op elk sturingsniveau een afstemming te vinden tussen het regelvermogen en de regelbehoefte. Karasek (1979) beschrijft deze afstemming en het effect op de medewerker en het ontstaan van stress in zijn *Job Demand Control Model* (□ fig. 10.4). In essentie wordt gesteld dat wanneer de regelbehoefte hoog is door de eisen die aan het werk worden gesteld, maar het regelvermogen laag, medewerkers veel stress zullen ervaren. Wanneer regelbehoefte hoog is, dient voor uitdagend werk het regelvermogen eveneens hoog te zijn.

Wetende dat de zorgvraag zich kenmerkt door onzekerheid en de informatie op korte termijn betrouwbaarder is, zal er in de praktijk veel regelbehoefte zijn op het niveau van realtime sturing (Van Merode en Van Raak 2001). Een laag regelvermogen op dit niveau zal leiden tot stressvol werk dat tijdens het leveren van zorg bij de verpleegkundige tot uiting komt. In de praktijk is het regelvermogen vaak belegd bij coördinatiefuncties. Dit kan bijvoorbeeld gaan over het toewijzen van flexibele verpleegkundigen aan afdelingen, het uitwisselen van personeel en coördinatie van opnamen. Het regelvermogen van de verpleegkundige zelf beperkt zich veelal tot de afdeling, bijvoorbeeld door het toewijzen van patiënten of taken aan verpleegkundigen en dit coördineren op basis van veranderende zorgvraag tijdens de dienst of het wel of niet uitvoeren van niet-patiëntgebonden taken tijdens de dienst. Om te voldoen aan de patiëntvraag zal dit idealiter sturing op het aanbod betreffen, wat betekent dat een hoge mate van kortetermijnflexibiliteit nodig is. Newman et al. (1993, in: Toni en Tonchia 1998) benoemen flexibiliteit als een *fundamental instrument for dealing with uncertainty*. Flexibiliteit moet georganiseerd worden en dat kan in verschillende vormen, zoals het werken met de jaarurensystematiek en een flexpool.

10.3.2 Zeven stappen bij het inzetten van verpleegkundig personeel

Het proces om te komen tot een adequate inzet van personeel kan worden uiteengezet in zeven stappen, in volgorde van een korte- naar (middel)lange-tijdhorizon (tegengesteld chronologisch) (◘ fig. 10.5). Hierbij wordt ingegaan op de informatie die gebruikt kan worden om inzicht te creëren in de zorgvraag om hiermee onzekerheid te reduceren en voorspelbaarheid te vergroten.

10.3.3 Besluitvormingsproces

De structuur bij deze vormen van besluitvorming is relatief hoog. Het is duidelijk waar de processen van besluitvorming toe moeten leiden en wat de eindproducten zijn, en de onzekerheid vermindert naarmate besluiten operationeler worden. Echter, het beschikbaar stellen van informatie leidt niet per definitie tot actie. Het besluitvormingsproces staat bij capaciteitsmanagement idealiter centraal en niet een informatiebron, individu, of een afdeling Capaciteitsmanagement. Dit sluit aan bij de ideeën van organisatiekundige Herbert Simon (in: Vriens en Achterbergh 2015). De voorspellingsinformatie constateert een probleem en zet een besluitvormingsproces in gang. Simon beschreef met zijn besluitvormingstheorie het proces van besluiten als kern van organisaties (in: Vriens en Achterbergh 2015). Het proces van besluitvorming bestaat volgens hem in hoofdlijnen uit drie fasen, namelijk:
1. constateren en formuleren van het probleem;
2. formuleren van alternatieven om tot een oplossing te komen;
3. keuze van de oplossing én de keus om de oplossing daadwerkelijk uit te voeren.

De uitkomst van het proces is het besluit, wat leidt tot een effect (opgelost probleem?) en mogelijke neveneffecten wanneer het besluit wordt uitgevoerd. Idealiter is dit een zuiver rationeel proces, waarbij de besluitnemers alle alternatieven rationeel beoordelen. Echter, de praktijk kenmerkt zich door beperkte rationaliteit, bijvoorbeeld door gelimiteerde intelligentie van de mens, een incompleet beeld van alternatieven en beperkingen in tijd. De voorspellingsinformatie ondersteunt dit besluitvormingsproces en de beperkingen in rationaliteit.

10.3.4 Evalueren en leren

Voor een continue verbetercyclus is het blijven leren en evalueren noodzakelijk. Hierbij kunnen verschillende uitkomstindicatoren worden gebruikt. Veel ziekenhuizen kiezen ervoor om de inzet van verpleegkundigen voornamelijk financieel te monitoren. Hierbij

realtime	**1. operationeel online bijsturen** Het online niveau betreft het moment van nu of net daarvoor. Op dit niveau wordt op basis van de actualiteit ad hoc bijgestuurd. Hierbij is de volgende informatie relevant: – het huidig aantal liggende patiënten op de afdeling, de zorgzwaarte van de patiëntenpopulatie en de te verwachte ontslagdatum (VOD); – de nog op te nemen electieve opnamen en voorspelde ligduur; – de te verwachte acute opnamen en voorspelde ligduur.
operationeel offline	**2. operationeel offline bijsturen** Op basis van de keuzes die gemaakt zijn omtrent inrichting van flexibiliteit van verpleegkundigen, kan in meer of mindere mate bijgestuurd worden op offline niveau; tussen het moment van vrijgave van het rooster en de dag van uitvoering. Nadat de roosters zijn vrijgegeven kan de (voorspelling van de) zorgvraag veranderen. Ook hier kan men gebruikmaken van nieuw bekende informatie wat zorgt voor een nauwkeurigere voorspelling van de zorgvraag, zoals: – de daadwerkelijk geplande patiënten binnen de vrijgegeven electieve capaciteit en de eigenschappen van de planning (afdeling, voorspelde ligduur); – de nog vrije electieve capaciteit en een voorspelling van de nog te plannen patiënten; – een voorspelling van de acute instroom en ligduur op basis van het seizoen aangevuld met recente trends. Op dit niveau vindt dus disaggregatie plaats naar de individuele patiënt.
operationeel	**3. roosteren** Bij roosteren worden de diensten aan individuele medewerkers toegekend en het dienstrooster opgesteld. Dit gebeurt nadat bezettingseisen zijn vrijgegeven (punt 4). Op dit niveau vindt dus disaggregatie plaats naar het niveau van de medewerker. De horizon is afhankelijk van cao en ziekenhuisspecifieke richtlijnen omtrent het vrijgeven van de personeelsroosters. In de praktijk maken ziekenhuizen veelal de keuze dit 1 tot 3 maanden te doen voor het moment van zorglevering.
	4. vrijgeven van bezettingseisen Tijdens het uitvoeringsjaar dienen de bezettingseisen periodiek te worden vrijgegeven. De horizon is afhankelijk van ziekenhuisspecifieke richtlijnen omtrent het vrijgeven van de personeelsroosters. De bezettingseisen worden vrijgegeven, voordat het definitieve rooster wordt opgesteld. Bij het vrijgeven van de bezettingseisen wordt het jaarplan bijgesteld op basis van nieuwe beschikbare informatie. Het gaat dan om informatie als: – De vrijgegeven electieve behandelcapaciteit. Hierbij vindt dus disaggregatie plaats van een jaarplan in uren naar de vrijgegeven tijd, waarbij het moment van uitvoering bekend is. Een voorbeeld is de vrijgave van OK-sessies voor de komende uitvoeringsperiode. Met de informatie van vrijgegeven capaciteit op specialisme, plangroep of specialistniveau, kan relatief eenvoudig een voorspelling van de instroom in de kliniek worden gemaakt op basis van de eigenschappen van de sessie (OK-duur, aantal operaties en ligduur). – Eventuele wijzigingen in de voorspelling van acute instroom en werklast.
	5. jaarplan bezettingseisen Het jaarplan bezettingseisen volgt chronologisch op de formatiebepaling. In dit plan wordt de formatie verdeeld over het jaar, zodat afstemming kan plaatsvinden tussen momenten van scholing, vakantie, voorspelde ziekte en patiëntvraag en de mate van jaarurensystematiek (JUS). Ook dit plan dient opgesteld te worden voordat de eerste bezettingseisen worden vrijgegeven voor het komend jaar. Relevante informatie is: – Een voorspelling van de electieve instroom op de afdeling op basis van het jaarplan van de electieve behandelcapaciteit (OK, scopie, ...). De reducties maken hier deel van uit. – Een voorspelling van de acute instroom op de afdeling op basis van onder meer seizoenen. – Een voorspelling van de werklast indien de patiëntenpopulatie fluctueert over het jaar.

◘ **Figuur 10.5** De zeven stappen bij het inzetten van personeel

tactisch	**6. formatiebepaling** De formatiebepaling wordt uitgevoerd als onderdeel van de begrotingscyclus van het ziekenhuis. Deze cyclus wordt veelal één keer per jaar doorlopen. De besluitvorming dient idealiter plaats te vinden voordat de eerste bezettingseisen worden vrijgegeven voor het komende jaar. Bij de formatiebepaling wordt gebruikgemaakt van informatie over de verwachtingen voor het komend jaar op het gebied van productie, werklast en organisatie van het werk: – *Productieverwachting*: voor de verpleegafdeling is het relevant om informatie te vergaren over het aantal opnamen en de ligduur van patiënten op de betreffende afdelingen. Hierbij zijn trends en ontwikkelingen van de markt en omgeving van invloed, afspraken met omliggende ziekenhuizen en de zorgverzekeraar, maar ook wijzigingen in behandelmethodiek die impact kunnen hebben op het opnametype en de ligduur. – *Werklastontwikkeling*: de totale vraag bestaat uit ligdagen én werklast. De rekensom lijkt eenvoudig: x % minder productie = x % minder personeel. Echter, de comorbiditeit, complexiteit en intensiteit van zorg nemen toe. Minder productie betekent dus niet direct minder werk. Werklast kan op dit niveau uitgedrukt worden in bijpassende verpleegnormen, waarbij recht dient te worden gedaan aan het verschil in werklast tussen patiëntenpopulaties van de verschillende afdelingen. – *Organisatie van het werk*: de organisatie van werk heeft veel invloed op de benodigde formatie. Voorbeelden hiervan zijn de wijze waarop flexibilisering wordt ingericht, de mate van werken met JUS en schaalgrootte en grondslagen van het beddenplan, maar ook de inrichting van de werkprocessen op de afdeling (zoals voorraadbeheer, looplijnen en visiteproces).
strategisch niveau	**7. strategische personeelsplanning** Het strategisch niveau gaat over een tijdhorizon van 3–5 jaar. Dit betreft de strategische personeelsplanning. Strategische personeelsplanning helpt organisaties zicht te krijgen op de ontwikkeling van het eigen personeelsbestand en de omringende arbeidsmarkt en het nemen van de juiste maatregelen, zodat het personeelsbestand en de kwaliteit ervan blijft aansluiten op de personele behoefte van de organisatie op de lange termijn.

◘ Figuur 10.5 Vervolg

is het ontoereikend om slechts te kijken naar de inzet ten opzichte van begroting, aangezien de gerealiseerde zorgvraag kan afwijken van de begrote zorgvraag. Het bijstellen van de bezettingseisen heeft direct effect op de begroting. De verantwoording wordt daarom idealiter vormgegeven in de driehoek 'begroting, ingezet en benodigd'.

Ook indicatoren op gebied van patiënt en medewerker zijn relevant, zodat continu de balans tussen financiële uitkomsten, uitkomsten voor patiënt en uitkomsten voor medewerker gemonitord kan worden. Hier worden enkele voorbeelden gegeven van relevante uitkomsten met betrekking tot de inzet van verpleegkundigen:

- De afwijking tussen de inzet van verpleegkundigen en de behoefte op basis van patiëntaanwezigheid en verpleegnorm van de afdeling. Hieruit kan zowel een tekort als een overschot van capaciteit blijken (over- of onderbenutting).
- De subjectieve werkdruk; hiervoor zijn verschillende methoden mogelijk, meer of minder wetenschappelijk onderbouwd:
  - De NASA-TLX (*Task Load Index*; ◘ fig. 10.6). Dit instrument – oorspronkelijk ontworpen voor de luchtvaart – meet werkdruk om basis van zes dimensies: mentale druk, psychische druk, tijdsdruk, prestatie, inspanning en frustratie. Het is een van de meest gebruikte gevalideerde instrumenten om werkdruk te meten over meerdere sectoren.

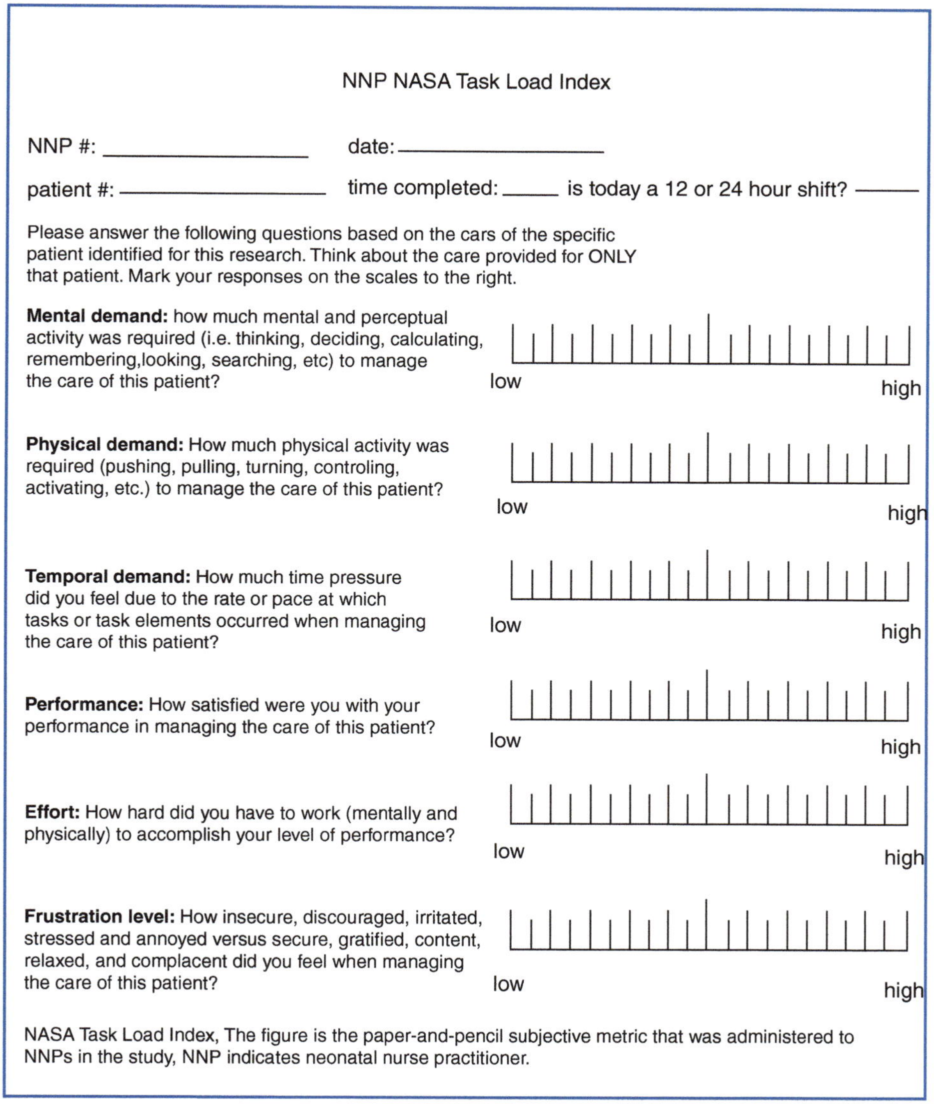

NNP NASA Task Load Index

NNP #: _____   date: _____

patient #: _____   time completed: _____ is today a 12 or 24 hour shift? _____

Please answer the following questions based on the cars of the specific patient identified for this research. Think about the care provided for ONLY that patient. Mark your responses on the scales to the right.

Mental demand: how much mental and perceptual activity was required (i.e. thinking, deciding, calculating, remembering, looking, searching, etc) to manage the care of this patient?

low |||||||||||||||||||| high

Physical demand: How much physical activity was required (pushing, pulling, turning, controling, activating, etc.) to manage the care of this patient?

low |||||||||||||||||||| high

Temporal demand: How much time pressure did you feel due to the rate or pace at which tasks or task elements occurred when managing the care of this patient?

low |||||||||||||||||||| high

Performance: How satisfied were you with your performance in managing the care of this patient?

low |||||||||||||||||||| high

Effort: How hard did you have to work (mentally and physically) to accomplish your level of performance?

low |||||||||||||||||||| high

Frustration level: How insecure, discouraged, irritated, stressed and annoyed versus secure, gratified, content, relaxed, and complacent did you feel when managing the care of this patient?

low |||||||||||||||||||| high

NASA Task Load Index, The figure is the paper-and-pencil subjective metric that was administered to NNPs in the study, NNP indicates neonatal nurse practitioner.

◘ **Figuur 10.6** NASA-TLX

— De SWAT (*Subjective Workload Assessment Technique*). Dit instrument gebruikt drie niveaus van scores op drie dimensies: tijd, mentale inspanning en psychosociale stress.
— Een praktisch alternatief kan zijn het evalueren met smileys of stoplichten.
— In de literatuur wordt *missed care* steeds meer gezien als een belangrijke indicator voor onvoldoende personeel. Dit is zorg die geleverd had moeten worden, maar door omstandigheden niet geleverd is – gemiste zorg. Er zijn verschillende gevalideerde instrumenten om zogenoemde 'safety CLUEs' (*Care left Undone Events*) te meten. Een voorbeeld is de *Missed Care Survey* (Kalisch en Williams 2009). Hierbij wordt aan de verpleegkundige gevraagd gedefinieerde elementen van gemiste zorg te scoren.

10.3.5 Voor de praktijk

Uit het voorgaande blijkt dat het belang van voldoende personeel groot is, zowel voor patiënt, medewerker als organisatie. Onvoorspelbaarheid van de vraag naar verpleegkundig werk en de beperkte kwantificeerbaarheid ervan maken het optimaal inzetten van verpleegkundigen complex. Op basis van de literatuur en praktijkervaring geven we de volgende adviezen mee:

- Zorg voor een consistente inrichting van de verschillende niveaus van capaciteitsmanagement (strategisch tot en met realtime) en hiermee dus voor verticale integraliteit. Dit betekent bijvoorbeeld dat het jaarplan bezettingseisen in lijn moet liggen met de begrote formatie en dat de mate van flexibilisering in de berekende formatie moet aansluiten bij de wijze van flexibilisering in de praktijk.
- Reduceer onnatuurlijke variatie en maak gebruik van informatie die bekend is, zodat voorspelbaarheid van de resterende variatie in zorgvraag vergroot wordt. We zien bijvoorbeeld nog vaak gebeuren dat een wijziging in het OK-schema niet gecommuniceerd wordt naar de verpleegafdeling, wat leidt tot onder- of overbezetting op verpleegafdelingen.
- Erken variatie in de vraag naar werk. Werklast tussen patiëntengroepen varieert, maar ook binnen patiëntengroepen van uur tot uur. Gebruik daarom modellen en instrumenten die deze variatie inzichtelijk maken, maar ook door het deskundig oordeel van de verpleegkundige mee te laten wegen in besluitvorming over de inzet van verpleegkundigen op operationeel en realtime niveau.
- Voor de selectie van een meetinstrument:
  - Maak een bewuste keus voor een instrument op tactisch of operationeel niveau. Beide niveaus vragen specifieke eigenschappen van een instrument. Voor een tactisch instrument is het bijvoorbeeld relevant dat het instrument in staat is verschillen aan te tonen in zorgvraag tussen afdelingen voor een eerlijke verdeling van de capaciteit. Voor een operationeel instrument speelt inzicht in variatie van de vraageisen op dienstbasis voor specifieke afdelingen een belangrijke rol.
  - Selecteer een instrument met meerwaarde vanuit zowel verpleegkundig als managementperspectief.
  - Een complexer instrument is niet per definitie beter; houd het pragmatisch.
  - Geef opvolging aan de uitkomsten. Verpleegkundigen zijn te vaak teleurgesteld dat na een periode van meten nauwelijks verbeteringen doorgevoerd worden.
- Zorg voor een heldere structuur van besluitvorming voor de verschillende niveaus van capaciteitsmanagement, inclusief informatievoorziening, beslisprocedures, overlegmomenten, verantwoordelijkheden en bevoegdheden, en escalatieprocedures.
- Evalueer en leer van de resultaten. Hoe verliep het proces van besluitvorming? Heeft dit geleid tot de gewenste uitkomsten? Specifiek voor de begroting geldt: review de begroting periodiek, dus niet alleen op over- en onderschrijding van kosten maar ook op ontwikkeling van de zorgvraag. Beoordeel dus zowel de vraag als het aanbod. Streef continu naar verbetering: hoe zorgen we voor de juiste mensen op de juiste plek op het juiste moment? Zijn de werkprocessen op orde? Is het roosterproces professioneel ingericht? Wordt er actief bijgestuurd op basis van actuele voorspellingen? En worden de voordelen van flexibilisering benut?

10.4 Praktijkcasus VieCuri Medisch Centrum

Isabelle van Wely en Maurice Verdonschot
(Beiden adviseur Capaciteitsmanagement in ziekenhuis VieCuri in Venlo)

De afgelopen anderhalf jaar is er binnen VieCuri Medisch Centrum veel focus geweest op het verbeteren van het proces rondom de inzet van verpleegkundig personeel. Hoe kan de verpleegkundige inzet beter aansluiten bij de verwachte zorgvraag? Hoe ontwikkelt deze zorgvraag zich? Hoe kan meer in patiënten en verpleegkundigen gedacht worden in plaats van in bedden? De urgentie om antwoord te vinden op deze vragen was en is nog steeds hoog; het ziekenhuis had en heeft regelmatig te maken met beddenkrapte, vreemdliggers en een hoge werkdruk onder verpleegkundigen. Deze paragraaf beschrijft de huidige inrichting binnen VieCuri Medisch Centrum en dient als voorbeeld en inspiratie van een praktijkinrichting.

10.4.1 Inleiding

VieCuri Medisch Centrum is een topklinisch ziekenhuis met ongeveer 400 bedplaatsen, waarvan 290 standaardverpleegbedden. De totale kosten van het VieCuri waren in 2018 € 283 miljoen, waarvan € 137 miljoen werd uitgegeven aan personeelskosten. Ongeveer twee derde daarvan werd besteed aan patiëntgebonden personeel. De krapte op de verpleegkundige arbeidsmarkt, de stijgende zorgkosten en de toenemende complexiteit van zorg vragen om een efficiënte, effectieve én kwalitatief juiste inzet van het verpleegkundig personeel. Om dit te realiseren is er gestart met de inrichting van het proces rondom de inzet van verpleegkundig personeel vanaf het tactisch sturingsniveau. Dit proces wordt in het VieCuri ondersteund vanuit de afdeling Capaciteit & Planning, de besluitvorming en eindverantwoordelijkheid over de inzet van verpleegkundigen ligt bij het lijnmanagement. Onder de afdeling Capaciteit & Planning vallen het Bureau Integraal Capaciteitsmanagement (BIC), de centrale roostering, de capaciteitsplanning, het transferbureau en de flexpool. Het doel van de inrichting van verpleegkundig capaciteitsmanagement is om op alle niveaus een juiste balans te creëren tussen zorgvraag en zorgaanbod, wat leidt tot de beste patiëntenzorg vanuit een werkomgeving waarin verpleegkundigen in staat zijn hun werk optimaal uit te voeren. De uitwerking van de verschillende stappen wordt in volgorde van een korte naar (middel)lange tijdshorizon besproken.

10.4.2 Inrichting verpleegkundig capaciteitsmanagement

- **Operationeel online – realtime**

Operationeel online wordt er binnen het VieCuri continu gemonitord en waar nodig bijgestuurd. Twee vaste overlegmomenten met het operationele lijnmanagement zijn hier een onderdeel van en worden ondersteund vanuit de afdeling Capaciteit & Planning. Allereerst worden 's ochtends de personele problematieken in kaart gebracht die veroorzaakt worden door ziekte of een hoge werkdruk. Dagelijks zijn hiervoor enkele diensten beschikbaar, die zowel tijdens de dag- als avonddiensten ad hoc kunnen worden ingezet (de zogeheten ziek-piekdiensten). Het aantal beschikbare diensten varieert over het jaar zodat er meer diensten beschikbaar zijn als de vraag hoger is, bijvoorbeeld tijdens de grieppperiode. Daarnaast is er nog een dagelijks capaciteitsoverleg waarin vooruit wordt gekeken naar de komende dagen. Lopende problematieken worden in gezamenlijkheid opgelost. Continue monitoring van de zorgvraag in combinatie met de huidige inzet van personeel én personele behoeften, helpt tijdens deze overleggen om de juiste keuzes te kunnen maken. Naast het lopende operationele proces blijft VieCuri Medisch Centrum in ontwikkeling. Speerpunten zijn onder andere de zorgvraag en het zorgaanbod nog betrouwbaarder kunnen voorspellen, het creëren van de juiste monitoring en inzichten, en het opzetten van een systeem waarin vanuit een centrale positie capaciteiten optimaal en integraal gepland, gecoördineerd en gestuurd kunnen worden.

- **Operationeel offline – vrijgeven bezettingseisen**

Aan de hand van ontwikkelingen in productie en/of veranderingen in de manier waarop het werk wordt georganiseerd, wordt getoetst of de geplande bezettingseisen van het jaarplan nog aansluiten bij de benodigde bezettingseisen. Om dit goed in te schatten, worden de gerealiseerde prestaties en het voorlopige personeelsrooster gemonitord via een dashboard. Hiermee wordt inzichtelijk hoe goed de afdeling in staat is geweest om het jaarplan te volgen, of de gerealiseerde patiëntaanwezigheid aansluit bij de voorspelde patiëntaanwezigheid, en of de afdeling in staat is geweest om de patiëntcapaciteit af te stemmen op de patiëntaanwezigheid. Op basis van deze informatie kan er vanuit het BIC of het management aangegeven worden dat er aanpassingen in de bezettingseisen nodig zijn. Dit wordt vervolgens verwerkt in de nieuwe bezettingseisen.

In ◘ fig. 10.7 wordt het jaarplan voor de afdeling Longgeneeskunde weergegeven afgezet tegen de gerealiseerde inzet van personele diensten.

- **Tactisch – jaarplan bezettingseisen**

Op basis van de berekende formatie wordt er per verpleegafdeling een jaarplan bezettingseisen gemaakt. Het doel van deze jaarplannen per verpleegafdeling is om op voorhand het aanbod zo goed als mogelijk af te stemmen op de verwachte en variërende zorgvraag. Zodoende is er op operationeel niveau (offline en online) minder bijsturing nodig.

Het grootste voordeel ten opzichte van het traditioneel roosteren is dat er vroegtijdig geanticipeerd kan worden op een disbalans tussen de variërende zorgvraag en de variërende verpleegkundige beschikbaarheid. Zoals beschreven in de formatiebepaling wordt aan de hand van de aanwezigheidspatronen van de afgelopen drie jaar de formatie bepaald. Twee uitkomsten van deze formatiebepaling zijn de verpleegkundige normering en formatie per verpleegafdeling. Samen met het bekende aanwezigheidspatroon per specialisme kan een jaarplan worden vastgesteld.

Bij het tot stand komen van het jaarplan maakt het BIC een advies-jaarplan. Hierin wordt de verwachte patiëntaanwezigheid met behulp van de norm vertaald naar roosterbare bezettingseisen. Samen met het management wordt dit jaarplan vastgesteld. Dit vormt de input voor de personeelsplanners om tot een rooster te komen. Uiteraard kan het voorkomen dat door ontwikkelingen in zorgvraag of proces, het jaarplan bezettingseisen moet worden bijgesteld. Dit wordt bijgestuurd op operationeel niveau, bij het daadwerkelijk vrijgeven van de bezettingseisen. In ◘ fig. 10.8 worden de verwachte patiëntaanwezigheid en patiëntencapaciteit van de longafdeling weergegeven. De patiëntencapaciteit is een vertaling van het aantal verpleegkundigen in combinatie met de verpleegkundige norm van het specialisme.

Capaciteitsmanagement op verpleegafdelingen in ziekenhuizen 179 10

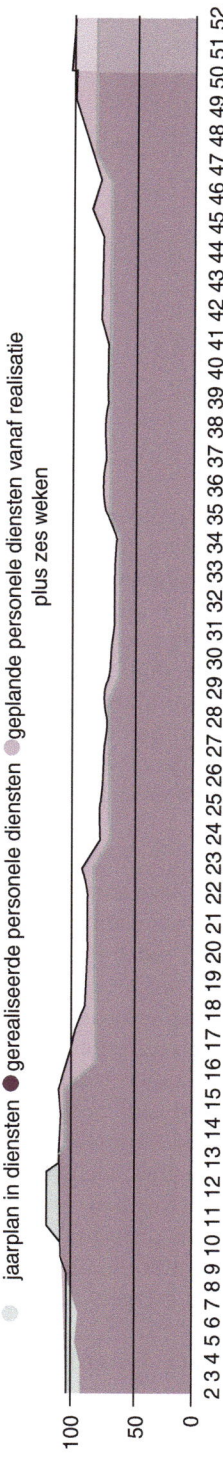

● jaarplan in diensten ● gerealiseerde personele diensten ● geplande personele diensten vanaf realisatie plus zes weken

Figuur 10.7 Monitoring jaarplan longafdeling

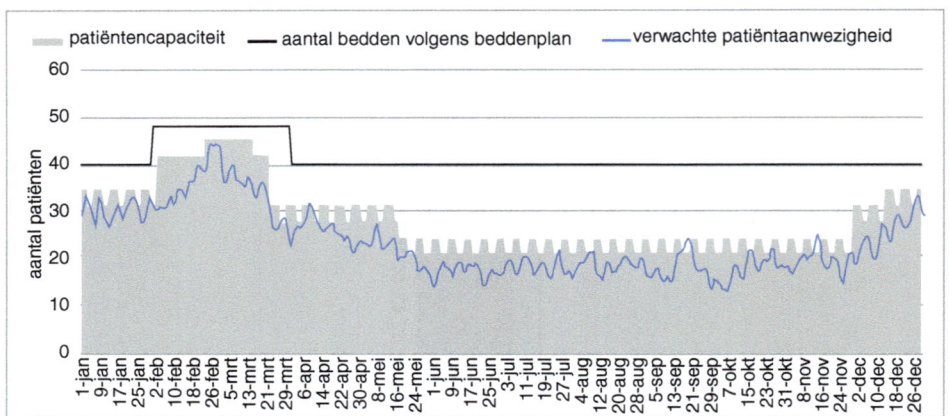

◘ Figuur 10.8   Jaarplan longafdeling

De grootste uitdagingen zitten in het toepassen van de normeringen, en de zorgvraag leidend laten zijn in het bepalen van de bezettingseisen. Ten aanzien van de normering wordt historisch gezien personeel gepland op beschikbare bedden, terwijl de normering op patiënten is bepaald. Het vergt op dit thema dan ook toewijding van het management én van het verpleegkundig personeel om deze omslag te kunnen maken. Hierbij is goede begeleiding en ondersteuning noodzakelijk. Ten tweede wordt de capaciteit vaak bepaald op basis van beschikbaar personeel en niet op basis van benodigd personeel. Pas als we in staat zijn om vanuit de zorgvraag te kijken en hier de bezettingseisen op aan te passen, kan de verandering in visie van sturen op verpleegkundige bezetting naar sturen op patiënten succesvol worden.

- Tactisch – formatiebepaling

Op tactisch niveau wordt door het BIC een formatiebepaling uitgevoerd als onderdeel van de begrotingscyclus. Deze formatiebepaling vormt het kader voor het opstellen van het jaarplan bezettingseisen per afdeling. In samenwerking met Planning & Control wordt er aan de hand van de productiebegroting een vertaling gemaakt naar de benodigde verpleegkundige capaciteit voor het opvolgende jaar. Deze samenwerking zorgt ervoor dat financiën, productie en capaciteit op elkaar zijn afgestemd.

Om tot de benodigde formatie te komen wordt de werkelijke patiëntaanwezigheid per specialisme over de afgelopen drie jaar meegenomen. Met iedere afdeling wordt vervolgens besproken of er belangrijke ontwikkelingen worden verwacht die een invloed hebben op de benodigde capaciteit. Denk hierbij aan verschuiving van meerdaagse opnamen naar dagopnamen. Daarnaast wordt er op basis van mutaties in de productiebegrotingen ten opzichte van realisatie een aanpassing doorgevoerd op de verwachte patiëntaanwezigheid. Belangrijk om hierbij op te merken is dat wanneer een patiënt op een verkeerde afdeling heeft gelegen deze eerst naar de juiste afdeling wordt gesimuleerd.

De gesimuleerde patiëntaanwezigheid wordt vervolgens gebruikt om met een objectief meetinstrument de gemiddelde werklast per afdeling per verpleegkundige te bepalen. Hiervoor wordt de Evidence Based Staffing (EBS)-methode toegepast. Dit leidt tot een objectieve verpleegkundige norm, afgestemd op de patiëntenpopulatie van een specialisme. Op basis van deze normen, vastgestelde uitgangspunten, rekening houdend met de manier waarop het werk wordt georganiseerd en de gesimuleerde verwachte patiëntaanwezigheid, wordt de verpleegkundige formatie per afdeling bepaald.

Literatuur

Aiken, L. H., Clarke, S. P., Sloane, D. M., Sochalski, J., & Silber, J. H. (2002). Hospital nurse staffing and patient mortality, nurse burnout, and job dissatisfaction. *JAMA, 288*(16), 1987–1993. MEDLINE.

Aiken, L. H., Sermeus, W., Van den Heede, K., Sloane, D. M., Busse, R., McKee, M., et al. (2012). Patient safety, satisfaction, and quality of hospital care: Cross sectional surveys of nurses and patients in 12 countries in Europe and the United States. *BMJ, 344*, e1717. WorldCat.org.

An Roinn Sláinte, Department of Health (2018). *Framework for safe nurse staffing and skill mix in general and specialist medical and surgical care settings in adult hospitals in Ireland*. Dublin: Department of Health.

Burke, E. K., De Causmaecker, P., Van der Berghe, G., & Van Landeghem, H. (2004). The state of the art of nurse rostering. *Journal of Scheduling, 7*(6), 441–499.

Centraal Bureau voor de Statistiek (2020). *Krapte op de arbeidsmarkt neemt weer toe in vierde kwartaal.* ▶ https://www.cbs.nl/nl-nl/nieuws/2020/07/krapte-op-de-arbeidsmarkt-neemt-weer-toe-in-vierde-kwartaal.

De Vries, G. (1987). Nursing workload measurement as management information. *European Journal of Operational Research, 29*(2), 199–208.

Fasoli, D. R., & Haddock, K. S. (2010). Results of an integrative review of patient classification systems. *Annual Review of Nursing Research, 28*, 295–316.

Griffiths, P., Ball, J., Drennan, J., Dall'Ora, C., Jones, J., Maruotti, A., et al. (2016). Nurse staffing and patient outcomes: Strengths and limitations of the evidence to inform policy and practice. A review and discussion paper based on evidence reviewed for the National institute for health and care excellence safe staffing guideline development. *International Journal of Nursing Studies, 63*, 213–225. WorldCat.org.

Griffiths, P., Saville, C., Ball, J., Jeremy, J., Natalie, P., & Thomas, M. (2020). Nursing workload, nurse staffing methodologies & Tools: A systematic scoping review & discussion. *International Journal of Nursing Studies*. ▶ https://doi.org/10.1016/j.ijnurstu.2019.103487.

HOTflo (2013). *Ontwikkeling landelijke standaard verpleegkundige normstelling.* ▶ http://www.hotflo.net/nl/nieuws/ontwikkeling-landelijke-standaard-verpleegkundige-normstelling-14.

Hughes, M. (1999). Nursing workload: An unquantifiable entity. *Journal of Nursing Management, 7*(6), 317–322. MEDLINE.

Hurst, K. (2003). *Selecting and applying methods for estimating the size and mix of nursing teams*. Leeds: Nuffield Institute for Health.

Jelinek, R. C., & Kavois, J. A. (1992). Nurse staffing and scheduling: Past solutions and future directions. *Journal of the Society for Health Systems, 3*(4), 75–82.

Kalisch, B. J., & Williams, R. A. (2009). Development and psychometric testing of a tool to measure missed nursing care. *Journal of Nursing Administration, 39*(5), 211–219. cin20. ▶ https://doi.org/10.1097/NNA.0b013e3181a23cf5.

Kane, R. L., Shamliyan, T. A., Mueller, C., Duval, S., & Wilt, T. J. (2007). The association of registered nurse staffing levels and patient outcomes: Systematic review and meta-analysis. *Medical Care, 45*(12), 1195–1204. MEDLINE.

Karasek, R. A. (1979). Job demands, job decision latitude, and mental strain: Implications for job redesign. *Administrative Science Quarterly, 24*(2), 285–308. WorldCat.org.

Klassen, R. D., & Menor, L. J. (2007). The process management triangle: An empirical investigation of process trade-offs. *Journal of Operations Management, 25*(5), 1015–1034. WorldCat.org. ▶ https://doi.org/10.1016/j.jom.2006.10.004.

Kramer, M., & Schmalenberg, C. (2004). Development and evaluation of essentials of magnetism tool. *The Journal of Nursing Administration, 34*(7–8), 365–378. MEDLINE.

Litvak, E., Buerhaus, P. I., Davidoff, F., Long, M. C., McManus, M. L., & Berwick, D. M. (2005). Managing unnecessary variability in patient demand to reduce nursing stress and improve patient safety. *The Joint Commission Journal on Quality and Patient Safety, 31*(6), 330–338. ► https://doi.org/10.1016/S1553-7250(05)31044-0.

Ministerie van Volksgezondheid, Welzijn en Sport. (2018). *Actieprogramma werken in de zorg.* Den Haag: VWS.

Performation (2018). 20200121_Benchmark (Excel).

Saville, C. E., Griffiths, P., Ball, J. E., & Monks, T. (2019). How many nurses do we need? A review and discussion of operational research techniques applied to nurse staffing. *International Journal of Nursing Studies, 97,* 7–13. ► https://doi.org/10.1016/j.ijnurstu.2019.04.015.

Schmalenberg, C., & Kramer, M. (2009). Perception of adequacy of staffing. *Critical Care Nurse, 29*(5), 65–71. cin20. ► https://doi.org/10.4037/ccn2009324.

Telford, W. (1979). Determining nursing establishments. *Health Services Manpower Review, 5*(4), 11–17.

De Toni, A., & Tonchia, S. (1998). Manufacturing flexibility: A literature review. *International Journal of Production Research, 36*(6), 1587–1617.

Twigg, D., & Duffield, C. (2009). A review of workload measures: A context for a new staffing methodology in Western Australia. *International Journal of Nursing Studies, 46*(1), 132–140. WorldCat.org.

Van Merode, G., & Van Raak, A. (2001). *Beheersing in de zorg. Leerboek over beheersingsvraagstukken binnen zorginstellingen en zorgketens.* Maarssen: Elsevier gezondheidszorg.

Van Merwijk (2011). *Excellente zorg.* Geraadpleegd van ► http://www.invoorzorg.nl/docs/ivz/informatiecentrum/Excellente.zorg.pdf.

Vriens, D. J., & Achterbergh, J. M. I. M. (2015). Tools for supporting responsible decision-making? *Systems Research and Behavioral Science, 32,* 312–329.

Polikliniek

Inhoud

Hoofdstuk 11 Optimaal beslissen over capaciteit op de
polikliniek – 185
Henri Boersma en Frits van Merode

Hoofdstuk 12 Het maken en analyseren van
capaciteitsplannen voor de polikliniek – 199
Henri Boersma en Sanne van Logten

Hoofdstuk 13 De statistiek van de polikliniek – 213
Dennis Moeke

Optimaal beslissen over capaciteit op de polikliniek

Henri Boersma en Frits van Merode

Samenvatting

Poliklinieken van ziekenhuizen zijn een essentieel en omvangrijk element van het Nederlandse zorgsysteem. Om met gelimiteerde capaciteit een gewenst niveau van zorg te kunnen leveren, is capaciteitsmanagement cruciaal. Er bestaat echter geen *one size fits all*-blauwdruk van capaciteitsmanagement voor de polikliniek. In de zorg is een bepaalde mate van voorspelbare en onvoorspelbare onzekerheid waardoor poliklinieken continu beslissingen moeten nemen over het gebruik van hun personeel, ruimten en materialen om doelstellingen te behalen. Dit hoofdstuk helpt zorgprofessionals en zorgmanagers met deze beslissingen door handvatten te bieden voor optimale keuzes over servicegraad, servicestrategie, aggregatieniveau, planningstermijn, taakdifferentiatie en planningssysteem. Uitkomsten worden samengebracht in een eigen, uniek capaciteitsplan dat aangepast kan worden in de toekomst of wanneer de situatie verandert.

11.1 Inleiding – 186

11.2 Capaciteitsplan – 188
11.2.1 Servicegraad – 188
11.2.2 Servicestrategie – 189
11.2.3 Aggregatieniveau – 192
11.2.4 Planningstermijn – 194
11.2.5 Taakdifferentiatie – 195
11.2.6 Informatiesysteem – 197

11.3 Conclusie – 198

Literatuur – 198

© Bohn Stafleu van Loghum is een imprint van Springer Media B.V., onderdeel van Springer Nature 2021
B. Berden et al. (Red.), *Capaciteitsplanning in de zorg*, https://doi.org/10.1007/978-90-368-2567-2_11

11.1 Inleiding

Poliklinieken van ziekenhuizen zijn een essentieel en omvangrijk element van het Nederlandse zorgsysteem. Een polikliniek is de ziekenhuisafdeling waar mensen terechtkunnen voor medisch specialistische hulp, zonder dat zij in het ziekenhuis opgenomen hoeven te worden. Het is voor de meeste patiënten het eerste punt waar ze in contact komen met het ziekenhuis. Daarnaast spelen poliklinieken een belangrijke rol voor de doorstroom door het ziekenhuis, aangezien patiënten weliswaar op één poli van een afdeling binnen het ziekenhuis beginnen maar, afhankelijk van diagnose en ziektebeloop, op andere poliklinieken en afdelingen terecht kunnen komen voor verder onderzoek en behandeling.

Met een verwachte toename van complexe zorgvraag door vergrijzing en gelimiteerde capaciteit ter beschikking, zullen zorgprofessionals en managers belangrijke keuzes moeten nemen om zo goed mogelijk met hun capaciteit om te gaan om de gewenste zorg te kunnen leveren (CBS 2018). Met capaciteit bedoelen we verschillende personeelscategorieën, apparatuur en ruimten. Aandacht voor keuzes over ontwerp, ontwikkeling en management van deze capaciteiten is belangrijk.

Dat verschillende keuzes over capaciteit grote gevolgen hebben voor de lange termijn, is het beste te zien als we kijken naar diverse plattegronden van poliklinieken in Nederland. Een ziekenhuis kan bijvoorbeeld besloten hebben elk specialisme of vakgroep zijn eigen deel van het ziekenhuisgebouw toe te bedelen om zelf hun eigen polikliniek te kunnen inrichten of er kan binnen een ziekenhuis gekozen worden om meerdere specialismen en vakgroepen samen op een gemeenschappelijke polikliniek te laten werken met generieke spreek- en behandelkamers en generieke procedurekamers (◘ fig. 11.1).

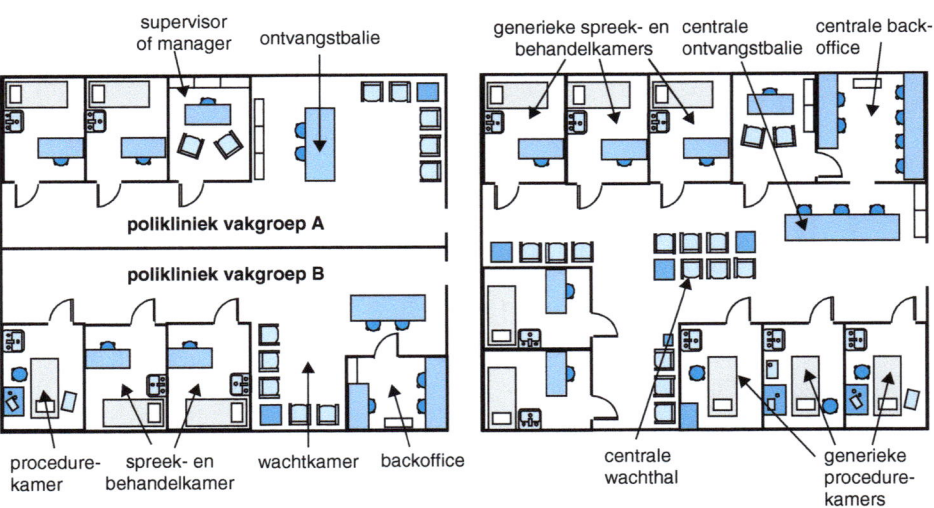

◘ **Figuur 11.1** Links de plattegrond van twee verschillende vakgroepen met beide hun eigen indeling met specifieke kamers en eigen wachtkamers, en rechts een plattegrond waarbij meerdere specialismen samen op een polikliniek werken met generieke kamers en een generieke wachthal

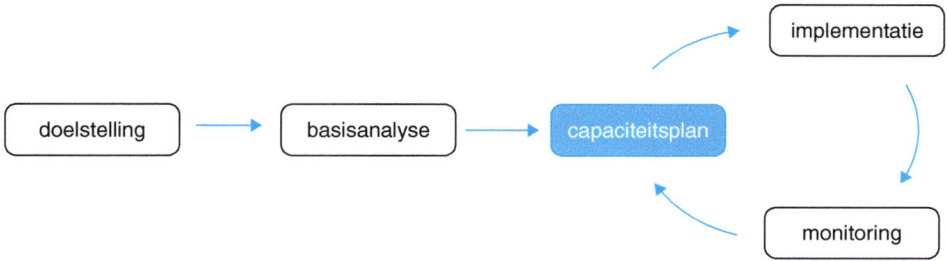

◘ **Figuur 11.2** Stappen bij het (voor de eerste keer) toepassen van capaciteitsmanagement op de polikliniek

Het samenbrengen van meerdere specialismen kan bijvoorbeeld verantwoord zijn op basis van logistieke parameters (wanneer doet vooral de ene groep spreekuur en wanneer vooral de andere), op basis van veelvoorkomende routes die de patiënt door het ziekenhuis aflegt (KNO en audiologie dicht bij elkaar) of op basis van medisch inhoudelijke thema's.

Er zijn ontelbaar veel opties en mogelijkheden voor het benutten van de capaciteit op de polikliniek die ook keuzes in de toekomst beïnvloeden. Op een gedegen manier deze afwegingen maken is daarom erg belangrijk. De optimale keuze maken is echter niet gemakkelijk.

In de zorg is er namelijk een bepaalde mate van voorspelbare en onvoorspelbare onzekerheid waarmee bij beslissingen rekening gehouden moet worden. Door deze onzekerheid is het moeilijk te voorspellen hoeveel capaciteit er nodig is en hoe deze efficiënt moet worden ingezet. Hoewel onzekerheid op elke polikliniek voorkomt, is de mate en aard ervan per ziekenhuis en regio verschillend. Zorgmanagers en zorgprofessionals zullen daarom zelf continu afwegingen moeten maken om tot een optimale beslissing te komen.

Een voorbeeld van de onzekerheid is de *variatie* in de vraag op een polikliniek (hoeveel patenten komen er met een bepaalde ziekte?), de capaciteit op de polikliniek (hoeveel type spreekuren kan een ziekenhuis op elk moment aanbieden?) als de zorg zelf (hoelang duurt een spreekuur?). Deze variaties zijn voorspelbaar omdat ze met behulp van statistiek geanalyseerd kunnen worden. Variatie kan echter ook onvoorstelbaar zijn, bijvoorbeeld bij een groot trauma dat plaatsvindt en een enorme piek in vraag veroorzaakt of een arts die uitvalt door ziekte waardoor de capaciteit plots afneemt. Ook grote (onvoorspelbare) trends in de regio of maatschappij kunnen zorgen voor onzekerheid die impact hebben op het capaciteitsmanagement van een polikliniek.

Een andere oorzaak voor onzekerheid is *complexiteit*. Dit kan enerzijds door medische complexiteit bij een moeilijke casus en anderzijds door complexe coördinatie van processen bij bijvoorbeeld ziekten die een multidisciplinaire aanpak op verschillende afdelingen nodig hebben. Naast de eerdergenoemde verwachte vergrijzing, levert ook de enorme hoeveelheid technologische ontwikkelingen (nieuwe therapieën en apparaten) een bijdrage aan de complexiteit van zorg.

In ► H. 12 wordt een stappenplan (doelstelling, basisanalyse, capaciteitsplan, implementatie en monitoring) uiteengezet voor het opstarten en implementeren van capaciteitsmanagement op de polikliniek (zie ◘ fig. 11.2). In dit hoofdstuk zal de lezer achtergrondinformatie krijgen over de stap capaciteitsplan waarin de beslissingen over

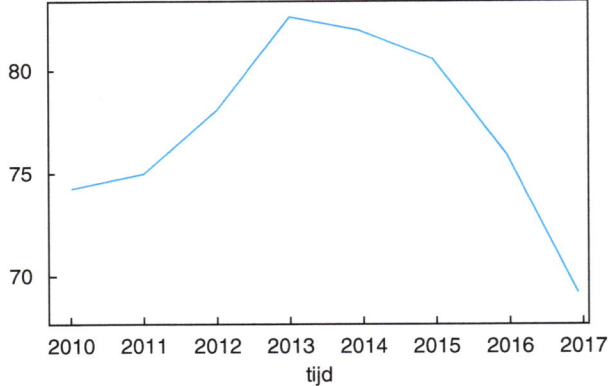

◐ **Figuur 11.3** Servicegraad poliklinieken van het totaal van alle instellingen medisch specialistische zorg in Nederland, op basis van treeknorm (binnen 4 weken) in 2010–2017 (op basis van rapport van MediQuest 2018)

capaciteit genomen zullen worden, rekening houdend met de (on)voorspelbare onzekerheid van de zorg. De belangrijkste vraagstukken komen hier aan bod: servicegraad, servicestrategie, aggregatieniveau, planningstermijn, taakdifferentiatie en informatiesysteem.

> Er bestaat geen *one size fits all*-blauwdruk voor capaciteitsmanagement voor de polikliniek in Nederland. Zorgprofessionals en -managers zullen derhalve zelf een capaciteitsplan moeten opstellen en continu afwegingen moeten maken voor optimale beslissingen, rekening houdend met (on)voorspelbare onzekerheid in hun eigen ziekenhuis en omgeving.

11.2 Capaciteitsplan

11.2.1 Servicegraad

Als eerste beslissing in een capaciteitsplan is het belangrijk om na te gaan welke servicegraad de capaciteit van de polikliniek zal gaan leveren in relatie tot eerder opgestelde doelstellingen. De servicegraad is de mate waarin een ziekenhuis voldoet aan deze doelstellingen. Toegankelijkheid draagt bij aan de kwaliteit van zorg en is dus een veelgebruikte doelstelling (Van den Berg et al. 2014). In Nederland is gekozen voor de zogenoemde 'treeknorm', die stelt dat een patiënt binnen 4 weken op een polikliniek terecht moet kunnen. De servicegraad is dan bijvoorbeeld het aantal patiënten dat met de huidige capaciteit en werkwijze binnen 4 weken gezien kan worden. Kijkend naar de huidige trend van het totaal van alle instellingen medisch specialistische zorg in Nederland (◐ fig. 11.3), zien we dat de servicegraad afneemt.

Het is uiteraard belangrijk om bij te houden hoe de servicegraad zich ontwikkelt. Capaciteitsvraagstukken moeten gebaseerd zijn op realistische doelen met betrekking tot de service. Variatie als gevolg van onzekerheid rond de omvang en aard van interacties vereisen management vanuit een integraal perspectief. De vraag is dus hoe, met een vastgestelde servicegraad, omgegaan dient te worden met variatie en onzekerheid. Een logische gedachte zou zijn om simpelweg te proberen alle onzekerheid maximaal te reduceren. Op die manier kan theoretisch een polikliniek de maximale servicegraad halen met bijvoorbeeld een toegangstijd van 0 dagen en een bezettingsgraad van 100 %. Maar helaas is dat niet de praktijk. Wij stellen dat poliklinieken nooit (mogelijk alleen theoretisch) zonder buffers kunnen functioneren omdat er altijd sprake kan zijn van onvoorspelbare onzekerheid en er altijd schommelingen zijn in variatie en complexiteit waar niet snel genoeg op gereageerd kan worden (Boersma et al. 2019). Wanneer er totaal geen buffers zijn, is er geen ruimte om onverwachte problemen te corrigeren, wat kan leiden tot een structurele mismatch tussen vraag en aanbod.

Buffers zijn er in de vorm van onderbezetting van capaciteit maar ook in de vorm van wachtlijsten. De grootte van de buffer hangt uiteraard af van de mate van onzekerheid die bepaald wordt door andere keuzes rond capaciteit, die verderop worden besproken. Veel buffers leiden echter namelijk tot verspilling en onderbenutting (Van Merode et al. 2004). Het is dus van belang een keuze te maken welke en hoeveel onderbezetting en wachttijd realistisch zijn.

> Een goed capaciteitsplan begint met het vaststellen van de te behalen servicegraad voor doelstellingen die belangrijk zijn voor zowel de patiënt als de bedrijfsvoering. Bij het vaststellen van een servicegraad moet er rekening gehouden worden met een buffer om niet-reduceerbare onzekerheid te kunnen managen.

11.2.2 Servicestrategie

Een volgend vraagstuk in het capaciteitsplan is hoe de capaciteit een bepaalde service zal leveren. Dit wordt vastgesteld in de servicestrategie die bepaalt welke en hoeveel spreekuren de polikliniek wil gaan leveren. Op een polikliniek kunnen immers verschillende type spreekuren uitgevoerd worden. Voorbeelden hiervan zijn multidisciplinaire spreekuren, onderzoeken, behandelingen en zelfs poliklinische operaties. Ervoor kiezen om flexibel te zijn en een hoge variëteit aan spreekuren te hebben, is erg fijn voor veel patiënten die voor alles terechtkunnen, maar kan erg inefficiënt zijn, aangezien voor elk type aparte capaciteit en planning nodig is. Aan de andere kant kan een polikliniek er ook voor kiezen om slechts één type spreekuur aan te bieden, wat heel efficiënt is, maar ervoor zorgt dat een patiënt wellicht niet goed geholpen wordt als hij niet in deze categorie valt.

Het opstellen van een servicestrategie voor een polikliniek is daarom belangrijk. Er kunnen vier basisstrategieën onderscheiden worden:
1. casusstrategie;
2. zorgstraatstrategie;
3. zorgpadstrategie;
4. adaptieve strategie.

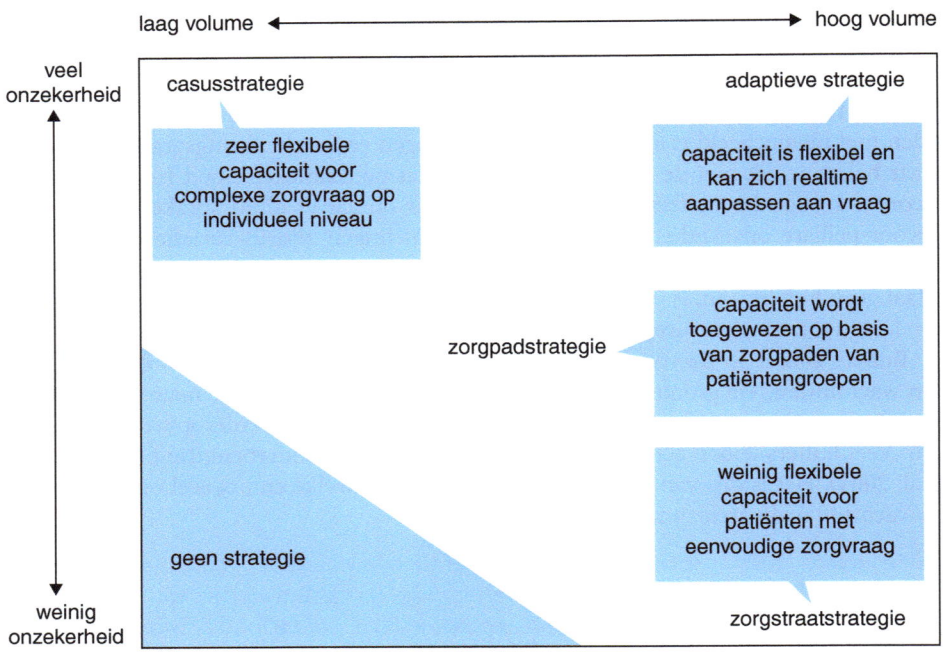

Figuur 11.4 Volume-variëteitmatrix en type servicestrategie voor de polikliniek (bewerking van Heizer en Render 2016)

Ze onderscheiden zich van elkaar door de verhouding tussen volume (aantal patiënten dat behoefte heeft aan een spreekuur) en de mate van onzekerheid van het aanbod en de vraag (fig. 11.4). Dit zijn zoals gezegd basisstrategieën; de meeste ziekenhuizen kiezen voor een combinatie van verschillende strategieën.

1. Een polikliniek met een casusstrategie is georganiseerd naar een zeer specifieke diagnose of ziektebeeld, op bijna individueel niveau. Het gaat hier vrijwel altijd om zeer complexe patiënten in een laag volume, waar er veel onzekerheid is over het ziekteverloop en het zorgtraject dat deze patiënt zal afleggen. Dit is veelvoorkomend in de academische setting, waar zorg gecombineerd kan worden met onderzoek. Hierdoor moet er relatief veel capaciteit (buffers) gewijd worden aan een kleine groep patiënten, waardoor het erg inefficiënt kan zijn. In de Nederlandse zorg zijn er echter extra subsidies beschikbaar om deze zeer specialistische zorg toch mogelijk te maken. Om het volume hoger te krijgen, worden er vaak zogenoemde 'expertisecentra' ingericht en worden andere ziekenhuizen gevraagd patiënten naar hen door te verwijzen. Wanneer het volume hoog genoeg is, kan een zorgpadstrategie overwogen worden, die veel minder buffers behoeft en dus efficiënter is.
2. De zorgstraatstrategie staat aan de andere kant van het spectrum ten opzichte van de casusstrategie. Hierbij wordt er gestreefd naar een zo homogeen mogelijke groep patiënten, die een zo gestandaardiseerd en geprotocolleerd mogelijke zorgvraag heeft. Doordat er weinig onzekerheid is, kan capaciteit zeer efficiënt ingezet worden en zijn er nauwelijks buffers. Het wordt een zorgstraatstrategie genoemd omdat verschillende spreekuren, onderzoeken en behandelingen van tevoren al gepland worden zodat de patiënt in één keer alle activiteiten achter elkaar kan

doen, soms alles op één dag. Deze strategie wordt vaak toegepast in privéklinieken en zorgbehandelcentra (ZBC's). Doordat zij met relatief weinig capaciteit hoge volumes patiënten kunnen zien, kan dit immers lucratief zijn voor een organisatie. Er wordt tevens in toenemende mate mee geëxperimenteerd in perifere en academische ziekenhuizen, maar daar blijkt het volume vaak niet hoog genoeg te zijn om te verantwoorden capaciteit te onttrekken aan de totale capaciteit van een ziekenhuis.

3. Een polikliniek die een zorgpadstrategie heeft, probeert bepaalde groepen van zorgactiviteiten te isoleren in zogenoemde 'zorgpaden' en deze zo efficiënt mogelijk in te richten. Dit zorgpad kan bestaan uit activiteiten die slechts op de polikliniek van één afdeling plaatsvinden, maar ook door het hele ziekenhuis heen, op meerdere poliklinieken, afdelingen en het operatiekamercomplex. Wanneer bepaalde patiëntengroepen ook zorg nodig hebben die niet op de polikliniek verzorgd kan worden, kunnen zorgpaden zelfs buiten het ziekenhuis, in bijvoorbeeld andere ziekenhuizen (die een bepaalde specifieke capaciteit hebben), revalidatieklinieken, verpleeghuizen of huisartsenpraktijken, plaatsvinden. Het definiëren van een zorgpad gebeurt door een strategische keuze te maken voor een groep die een bepaald volume heeft of een speerpunt is van de organisatie. Aansturing van capaciteit gebeurt dus op basis van het zorgpad, wat het bijkomend voordeel heeft dat er meer samenwerking en coördinatie is door het gehele ziekenhuis en zelfs erbuiten. Doordat er afstemming is, wordt er op verschillende plaatsen onzekerheid gereduceerd, waardoor er op een stabieler ritme patiënten geholpen worden (minder pieken en dalen), er minder buffers nodig zijn en het geheel dus efficiënter is. Ook wordt data van de patiënt beter gedeeld over het gehele traject, wat tijdswinst oplevert en tevredenheid bij patiënten oplevert. Wij zien dat deze aanpak steeds vaker in Nederland gekozen wordt, mede door de huidige trend van *Value-Based Healthcare* (VHBC), waarbij alle uitkomstmaten die resulteren na het doorlopen van het gehele zorgpad, gedeeld worden door alle kosten die gemaakt zijn en het aldus mogelijk wordt om zorgpaden te vergelijken en optimaliseren (Porter 2010).

4. Tot slot is er de adaptieve strategie, waarbij de flexibiliteit van een procesgeoriënteerde poli gecombineerd wordt met de efficiëntie van een servicegeoriënteerde polikliniek. Dit lijkt nog toekomstmuziek, maar met behulp van zich steeds verder ontwikkelende technologie zoals artificiële intelligentie, worden hierin grote stappen gezet. Poliklinieken, personeel en materieel zijn hierbij in grote mate 'vrije agenten', die aangestuurd worden door datagestuurde systemen die constant afwegingen maken welke capaciteit waar gebruikt moet worden. De juiste balans tussen flexibiliteit en efficiëntie en de daarbij behorende planning wordt realtime met behulp van datagestuurde algoritmen bepaald. In Nederland zijn er nog weinig voorbeelden van te vinden, maar in het buitenland wordt hier al (succesvol) mee geëxperimenteerd (Munavalli et al. 2017).

> Een servicestrategie bepaalt hoe de polikliniekcapaciteit ingezet gaat worden om de eerder vastgestelde servicegraad te behalen. Een polikliniek kan meerdere basisstrategieën (casus-, zorgpad-, zorgstraat- of adaptieve strategie) gebruiken aan de hand van eigen unieke mate van onzekerheid en het volume van de zorgvraag, en de speerpunten die het ziekenhuis heeft.

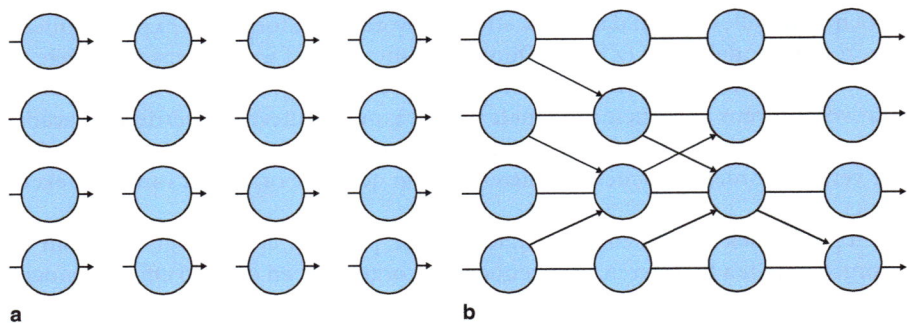

Figuur 11.5 Links (**a**): allemaal verschillende spreekuren van verschillende afdelingen die lokaal geoptimaliseerd zijn; rechts (**b**): de verschillende spreekuren waarbij op systeemniveau gekeken is naar de stromen van patiënten tussen verschillende spreekuren

11.2.3 Aggregatieniveau

Nadat een servicestrategie gekozen is, is het belangrijk om een beslissing te nemen over op welk aggregatieniveau capaciteit moet worden aangestuurd. Een hoog aggregatieniveau betekent een focus op de totale capaciteit en service van een ziekenhuis of meerdere poliklinieken van meerdere vakgroepen, terwijl een laag aggregatieniveau zich concentreert op de service en capaciteit van een specifiek spreekuur. Wij onderscheiden hierbij slechts twee niveaus: hoog op ziekenhuisniveau en laag op spreekkamerniveau. Maar wat is beter?

De laatste jaren is er een trend in ziekenhuizen om beslisbevoegdheden over capaciteit in de organisatie te decentraliseren. Decentralisatie is te definiëren als het verspreiden van beslissingsbevoegdheden over meer personen dan voordien het geval was. Decentralisatie is vaak het resultaat van het toepassen van het organisatieprincipe dat de beslissingsbevoegdheid daar moet worden gelegd, waar men met het beslissingsprobleem te maken krijgt. Op het laagste aggregatieniveau bestaat een ziekenhuis uit een verzameling van poliklinieken voor specifieke groepen patiënten, waarbij iedere polikliniek eigen kamers heeft en afzonderlijk wordt gemanaged (fig. 11.5a).

Het grote voordeel is dat dit planning van capaciteit gemakkelijk maakt omdat de onzekerheid slechts op één niveau ligt en capaciteitsbeslissingen zoals servicestrategie alleen voor één polikliniek genomen hoeven te worden. Nadelen zijn onder andere dat er een laag volume is en dat er weinig zicht en aandacht is voor het doorstroommanagement van patiënten die op meerdere poliklinieken in het ziekenhuis moeten zijn. Daarnaast kan bij decentralisatie ook een proces van fragmentatie optreden. Als een groep dan ook nog het gevoel heeft dat het de rest van de organisatie niet nodig heeft, zal deze het eigen organisatiedeel gaan profileren ten opzichte van de rest van organisatie. Als iedere locatie haar eigen plek maximaal optimaliseert, dan leidt de optelling van de plaatselijke optimalisatie-uitkomsten tot mindere prestaties in vergelijking met globale optimalisatie (Ludwig et al. 2010).

Op een hoger aggregatieniveau wordt in tegenstelling tot lokale optimalisatie de doorstroom van patiënten expliciet gemanaged, en ook tussen specifieke poliklinieken (b). Er wordt rekening gehouden met interacties tussen specifieke locaties en de

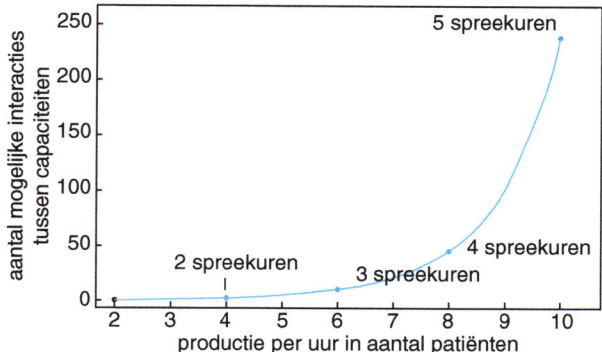

Figuur 11.6 Een exponentiële toename van mogelijke interacties bij het toevoegen van meer spreekuren aan een polikliniek ten opzichte van een lineaire toename van productie (elk spreekuur ziet 2 patiënten per uur)

capaciteit wordt ook zo gemanaged. Bijvoorbeeld bij bepaalde spreekuren van chirurgie en orthopedie zijn ook de spreekuren ingepland van anesthesiologie voor de preoperatieve screenings. In de praktijk zien we dat als dit soort interacties worden gemaakt er vooral sprake is van alleen capaciteitsmanagement en niet van zorglogistiek sturen. Daardoor kan er veel ongewenste variatie zijn in interacties tussen locaties, doorstroom binnen poli's en de doorstroomsnelheid van patiënten door het gehele proces. Zorglogistiek behelst dat de doorstroom van individuele patiënten wordt gemanaged. De combinatie van zorglogistiek en capaciteitsmanagement in de polikliniek betekent een aanzienlijke vergroting van de complexiteit van het polimanagement (fig. 11.6), maar vergroot tegelijkertijd aanzienlijk de mogelijkheden om zowel de doorstroom van patiënten te bevorderen alsook capaciteit veel efficiënter in te zetten. Echter, ingrijpen in een dergelijk totaal polisysteem kan gemakkelijk tot mindere prestaties leiden omdat er een zeker evenwicht in het gehele polisysteem is ontstaan, zonder dat ook maar iemand dat integraal managet.

Capaciteit managen op zowel hoog als laag aggregatieniveau heeft dus voor- en nadelen. Een oplossing voor dit probleem kan metasturing zijn. Bij metasturing wordt op hoog aggregatieniveau in regels vastgelegd langs welke eisen besluitvorming rond capaciteit op laag aggregatieniveau moeten lopen. Dit zijn de kaders waarbinnen een polikliniek beslisruimte heeft. Er kan bijvoorbeeld worden bepaald dat het toewijzen van capaciteit altijd volgens een bepaalde manier gebeurt. Zo wordt er een balans bereikt tussen de behoeften van een polikliniek om zelf beslissingen te nemen en de behoefte aan controle en integratie van de managers. Met de juiste randvoorwaarden (transparante en duidelijke regels, draagvlak en controle) kan metasturing fragmentatie tegengaan, zonder de ruimte van de professionals al te zeer te belemmeren. Een voorbeeld hiervan is de afdeling Radiologie die niet een hele dag vol plant, maar ruimte laat in het rooster. Radiologen krijgen de vrijheid om gedurende de dag zelf te bepalen of deze ruimte gebruikt wordt, maar doen dit op basis van op centraal niveau bepaalde afspraken. Zo kan een onderzoek met een hoge prioriteit toch uitgevoerd worden, ook als de reguliere wachttijd erg lang is, zonder dat dit ten koste gaat van andere zorg.

> Bij het vaststellen op welk aggregatieniveau capaciteit verdeeld wordt, is het belangrijk de balans te zoeken tussen onzekerheid (hoog bij een hoog niveau, laag bij een laag niveau) en algemene efficiëntie (hoog bij hoog niveau, laag bij een laag niveau). Een oplossing kan metasturing zijn, waar op hoog niveau beslisregels rondom capaciteit worden vastgesteld, maar de beslissingen op laag niveau gemaakt worden.

11.2.4 Planningstermijn

Het is een utopie te denken dat na het opstellen van een capaciteitsplan alle beslissingen voor onbepaalde tijd genomen zijn. Na het verstrijken van een bepaalde termijn zullen er telkens nieuwe afwegingen gemaakt worden over capaciteit. Een volgende vraag is daarom over welke termijn beslissingen over de capaciteit van de polikliniek gemaakt moeten worden. We maken bij planningstermijn onderscheid tussen het kortere- en het langeretermijnperspectief. Er is interactie tussen beide perspectieven; zo bepalen de langetermijnbeslissingen de mogelijkheden en beperkingen voor de kortetermijnvraagstukken. Deze laatste gaan uit van een repertoire van werkwijzen om de patiëntenstroom en de capaciteit te managen en daar dient men dan, gegeven de vereiste servicegraad, bij de langetermijnbeslissingen rekening mee te houden. In het eerste hoofdstuk bespraken we tijdshorizonnen en de structuur van besluitvorming. Wij willen dat hier toepassen op de polikliniek om de samenhangen van besluiten met betrekking tot de polikliniek te kunnen duiden. We maakten een globaal onderscheid tussen: strategisch, tactisch en operationeel niveau.

Op strategisch niveau gaat het over de technologie en het type servicestrategie over een periode van 3 à 5 jaren, en soms langer dan 5 jaar. Daarnaast gaat het over de plattegrond van een polikliniek met daarbij een periode van minstens 15 jaar. De moeilijkheid is dat er bij deze termijn veel onzekerheid is over de toekomst en niet overzien kan worden of huidige veronderstellingen dan nog zullen gelden of dat er veranderde inzichten over service en capaciteit zullen ontstaan. Er dient dus een toekomstig gebouw ontworpen te worden dat zowel een nieuwe manier van werken faciliteert, als de gewenste service kan blijven leveren zoals nu, eventueel na aanpassingen van de lay-out van het gebouw. Een voorbeeld hiervan is het bouwen van gescheiden poliruimten voor elke afdeling of het flexibel bouwen van poliruimten die door iedereen gebruikt kunnen worden. Als er gescheiden ruimten zijn, betekent dat een beperking van flexibiliteit van de totale capaciteit. Zo kan het voorkomen dat een polikliniek geen ruimte beschikbaar heeft, waardoor patiënten daar geen consult kunnen krijgen, terwijl in andere gebouwdelen op dezelfde tijden wel ruimten beschikbaar zijn. Aan de andere kant moeten poliruimten aan bepaalde inrichtingseisen voldoen die kunnen variëren tussen patiëntgroepen en medisch specialismen. Als kamers niet aan specifieke eisen voldoen zijn ze voor bepaalde consulttypen niet geschikt. Ook is de locatie is van belang, omdat het bewegen tussen locaties waar consulten zijn, moet worden geminimaliseerd om verlies aan capaciteit (artsen en ander personeel) te minimaliseren. Door de enorme invloed van de plattegrond van een ziekenhuis op de manier waarop capaciteit gebruikt kan worden en tevens de onzekere toekomst, zou men de ruimtelijke flexibiliteit dus zo groot mogelijk willen hebben.

Op *tactisch niveau* worden de formatie en capaciteit van personeel en bepaalde apparatuur/materialen bepaald. Afhankelijk van het type capaciteit gaat het hierbij over een termijn van tussen de 3 maanden en 3 jaren. Tactische beslissingen zijn gebonden aan strategische keuzes. Daarom het is zo belangrijk om de werkwijze op tactisch (en operationeel) niveau mee te nemen in de besluitvorming op strategisch niveau. Het is goed om met afnemende horizonnen vanaf 3 jaar naar 3 maanden te monitoren wat de capaciteitsbehoeften zijn en hoe daarop kan worden ingespeeld. Dit inspelen is een taak voor capaciteitsmanagers. Zij kunnen zich door goed te monitoren en te evalueren, capaciteit zo efficiënt mogelijk gebruiken en vragen beantwoorden zoals: hoeveel polibezoeken zullen we komende drie jaren zien? Hoe hangen die samen met zorgpaden met strakke service-eisen? Wat wordt dan verwacht van de inzet van personeel, de frequentie van bepaalde spreekuren? Aangezien de tijdshorizon veel korter is, is er ook minder onzekerheid en kan er hier meer geëxperimenteerd worden dan bij strategische besluiten.

Tot slot is er het *operationele niveau*: personeelsplanning (roostering) en materialen die dagelijks gebruikt worden. Hierbij gaat het over een termijn van minder dan drie maanden, tot op dagniveau. Alle zorgorganisaties zijn hier constant mee bezig. Echter, in veel ziekenhuizen worden beslissingen nog veel ad hoc genomen op basis van ervaring en is er weinig terugkoppeling van de gevolgen van deze beslissingen. Dit is een belangrijke oorzaak van het ontstaan van lange toegangstijden en wachtlijsten: de gemiddelde omvang van capaciteit is dan niet het probleem, maar het niet op tijd inzetten daarvan. Door met behulp van data over vraag en aanbod te sturen, kan er veel winst behaald worden in het beter gebruiken van capaciteit. Idealiter zou deze data realtime beschikbaar zijn. Door veel flexibeler te sturen kan vaak veel servicegerichter en efficiënter worden gewerkt. In ▶ H. 1 wordt al het veelvoorkomende probleem benoemd dat polibezoeken ver vooruit worden gepland en vervolgens niet doorgaan.

> Capaciteitsproblemen doen zich voor op verschillende niveaus (strategisch, tactisch en operationeel), die allemaal een andere planningstermijn (zeer lang tot kort) hebben voor het nemen van beslissingen. Beslissingen op het ene niveau hebben invloed op mogelijkheden op een ander niveau. Afstemming tussen de niveaus is daarom van essentieel belang.

11.2.5 Taakdifferentiatie

Op operationeel niveau worden besluiten genomen over de personeelsplanning. Hoeveel personeel er beschikbaar is en welke taken zij op welke manier zullen uitvoeren zijn echter besluiten waarmee ook op tactisch en strategisch niveau rekening gehouden moet worden. De mate van taakdifferentiatie op de polikliniek is daarom ook een belangrijke beslissing.

Zoals eerder beschreven kan complexiteit leiden tot meer onzekerheid. Complexe patiënten die meerdere activiteiten moeten doorlopen op een polikliniek zijn vaak moeilijk voorspelbaar. Door alle taken op te splitsen in kleinere stukken, die beter voorspelbaar zijn, kan de complexiteit gereduceerd worden. In toenemende mate zien we in zorginstellingen taakdifferentiatie tussen type medewerkers ontstaan. Argumenten daarvoor zijn dan dat dit efficiënter is, maar ook dat dit beter is voor de doorstroom van

◘ **Tabel 11.1** Effect van het toevoegen van buffer van 5 minuten op de verschillende scenario's A, B en C op de bezettingsgraad en het aantal te helpen patiënten per poli-dagdeel (4 uur) met een consultduur van 30 minuten

scenario	personeel	consultduur	kamers	aantal patiënten in 240 minuten buffer		bezettingsgraad (%) buffer	
				geen	5 min	geen	5 min
A	1 arts	30 min	1	8	6	100	75,0
B	1 arts 1 taakdifferentiant	20 min 10 min	2	12	9	75	56,3
C	1 arts 1 arts 1 taakdifferentiant	20 min 20 min 10 min	3	24	16	100	66,7

patiënten. Ook kunnen met behulp van taakdifferentiatie, ook wel taaksubstitutie genoemd, taken overgedragen worden van bijvoorbeeld dure capaciteit, zoals de dokter, naar relatief minder dure capaciteit, zoals verpleegkundige of doktersassistent. De vraag is wanneer het slim is dit te doen en hoe dat te organiseren. Hoewel de complexiteit van elke taak wel afneemt, neemt de mogelijke variatie als totaal wel toe. Alle taken zijn immers afhankelijk van elkaar en wanneer een taak uitloopt, zal een volgende taak hierop moeten wachten. Om goede doorstroom te garanderen, zal er dus flexibiliteit ingebouwd moeten worden, wat weer ten koste gaat van de efficiëntie.

Taakdifferentiatie kan echter niet zomaar toegepast worden. Om dit te illustreren beschrijven we drie scenario's: A, B en C (◘ tab. 11.1). Bij A is er één arts die op zijn eigen kamer een spreekuur doet. Hij heeft consulten van 30 minuten, die soms uitlopen, maar aan het einde van de dag ziet hij alle patiënten die ingepland staan. Hij kan dus elke 30 minuten één patiënt helpen en na een spreekuur van 240 minuten heeft hij in totaal 8 patiënten gezien. Het toevoegen van een buffer om zeker te zijn dat de spreekuren niet uitlopen van slechts 5 minuten per consult, zorgt ervoor dat bij scenario A de productie afneemt tot 6 patiënten per dagdeel. Tevens neemt ook de bezettingsgraad met 25 % af.

Bij scenario B worden er taken van de arts aan een taakdifferentiant gegeven en wordt er een eigen kamer voor deze persoon gereserveerd. Deze persoon zal daar telkens in 10 minuten de voorbereiding doen voor de arts, waardoor deze nu slechts consulten van 20 minuten doet. Hiermee kan maar liefst 50 % meer patiënten gezien worden (totaal van 12). Helaas kan de taakdifferentiant niet continu doorwerken want het consult duurt twee keer zo lang als de voorbereiding. Circa de helft van de tijd is de taakdifferentiant dus niet aan het werk. Hierdoor is de bezettingsgraad veel lager dan bij scenario A en wanneer de buffer wordt toegevoegd, daalt de productie nog meer.

Tot slot is er nog scenario C waarin er afstemming gezocht wordt tussen de taakdifferentiant en de arts. Er wordt ten opzichte van scenario B nog een extra arts toegevoegd met een eigen kamer en hierdoor ontstaat er een 'ideaal ritme' op de polikliniek. De extra hulp ziet elke 10 minuten een patiënt en deze patiënt kan meteen door naar een van beide artsen. De productie wordt verhoogd tot één patiënt per 10 minuten, waardoor de productie na een dagdeel maar liefst 3× zo hoog ligt dan bij slechts 1 arts.

Daarbij is de bezettingsgraad ook nog eens optimaal. Echter, wanneer we nu een kleine buffer toevoegen van 5 minuten, loopt het hele ritme uit de maat! Er is geen aansluiting meer tussen taakdifferentiant en de artsen, en deze moeten steeds 5 minuten wachten na hun consult dat nu ook nog eens 5 minuten langer duurt. Hierdoor daalt zowel de productie als bezettingsgraad enorm (-33 %). Het verschil tussen scenario B en C in termen van productie is nu veel kleiner, terwijl er bij scenario C wel een extra kamer en een extra arts aanwezig zijn. Een voorbeeld hiervan uit de praktijk wordt beschreven in ▶ H. 12.

> Taakdifferentiatie is een belangrijk onderdeel van de manier waarop capaciteit ingezet wordt op de polikliniek en kan helpen om meer service te bieden. Het is belangrijk om de mate van onzekerheid mee te nemen in de planning. Des te meer taken er zijn, des te meer onzekerheid er over het totaal ontstaat, wat de managementlast verhoogt.

11.2.6 Informatiesysteem

Tot slot moeten alle beslissingen over capaciteit gevoed worden met informatie uit een informatiesysteem. Om de organisatie te kunnen sturen, moet je weten hoe de organisatie, de processen in elkaar zitten en dynamisch informatie hierover verkrijgen. Als je veranderingen doorvoert, dan moet je kunnen bepalen wat er nog meer allemaal verandert en wat in het algemeen de effecten zijn. Voor de *alignment* tussen de inrichting van IT-systemen en de organisatie is een precieze beschrijving (en beheer daarvan) van de processen en de totale samenhang daarvan noodzakelijk. Succesvol gebruik van IT kan alleen als de *enterprise*-architectuur beschreven is en actief beheerd en gebruikt wordt. Dit is geen functie van de IT-afdeling, maar een functie die direct onder de Raad van Bestuur van de zorgorganisatie valt. Met de steeds verdergaande digitalisering in de zorg wordt de zorgorganisatie steeds meer een *digital enterprise*. Slechts zij die de enterprise-architectuur op orde hebben, kunnen innovatief en/of goed gebruik van IT maken (Desmet et al. 2015). Zorgorganisaties in Nederland hebben bijna nooit hun enterprise-architectuur goed ingericht en management ervan is nagenoeg afwezig.

De laatste jaren zien we dat ziekenhuizen (vaak opnieuw) investeren in business intelligence. Dit lijkt een reactie op het vraagstuk dat er gebrek aan informatie, managementinformatie is. Dit is niet nieuw in de gezondheidszorg. Guus de Vries schrijft in 1991: 'Managementinformatie, of beter gezegd het gebrek aan managementinformatie, is een uiterst actuele kwestie voor het ziekenhuismanagement.' (De Vries en Ploos van Amstel 1991). De vraag is of bij de operationele planning zo'n behoefte is aan business intelligence. Hoewel er zeker een business intelligence-groep in een grotere zorgorganisatie aanwezig zal moeten zijn, is de afwezigheid ervan zeker geen belemmering om efficiënt met operationele planningssystemen te werken. Zoals De Vries in 1991 al schreef, logistieke informatievoorziening wordt in zorgorganisaties heel vaak over het hoofd gezien (De Vries en Ploos van Amstel 1991) en de benodigde data is aanwezig in de operationele (transactionele) informatiesystemen. De echte problemen worden meestal veroorzaakt doordat er geen sprake is van een deugdelijk proces van plannen en door de afwezigheid van echte kennis, kunde en (kleinschalige) informatieverwerkende technologie in de zorgorganisatie – kennis die vooral ook buiten de IT-organisatie aanwezig moet zijn (De Vries en Ploos van Amstel 1991). Een bewust, flexibel en degelijk planningsproces is een voorwaarde om de besproken beslissingen over capaciteit goed te doen.

> Om de organisatie te kunnen sturen, heb je dynamische informatie (data) nodig over hoe de organisatie en de processen in elkaar zitten. Echter, voor goede beheersing van processen is, naast informatiesystemen, ook kennis over planning en informatieverwerking nodig.

11.3 Conclusie

De zorgprofessional of zorgmanager wordt dagelijks geconfronteerd met capaciteitsproblemen op de polikliniek. Deze kunnen acuut zijn (is er nog een kamer beschikbaar?), maar zich ook op de langere termijn voordoen (hoeveel polikamers moeten we gaan bouwen?). Het opstellen van een *capaciteitsplan* aan de hand van servicegraad, servicestrategie, aggregatieniveau, beslissingsbevoegdheid, planningstermijn, taakdifferentiatie en informatiesysteem, helpt om betere beslissingen te nemen. Het belangrijkste advies is dat er altijd voorspelbare en onvoorspelbare onzekerheid zal zijn en hiermee altijd rekening gehouden zal moeten worden bij beslissingen. Het nastreven van een maximaal efficiënte polikliniek is daarmee niet alleen onrealistisch, maar ook onwenselijk. Werk toe naar een 'optimale beslissing' over capaciteit, rekening houdend met de dynamische omgeving waarin het ziekenhuis acteert. Het is onbekend welke zorgvraag er over tien jaar zal zijn en daarmee ook onbekend welke capaciteit er dan nodig is. Alleen voortdurende reflectie op vraag en aanbod garandeert goede zorg nu en in de toekomst.

Literatuur

Boersma, H. J., Leung, T. I., Vanwersch, R., Heeren, E., & Van Merode, G. G. (2019). Optimizing care processes with operational excellence & process mining. In P. Kubben, M. Dumontier & A. Dekker (Eds.), *Fundamentals of Clinical Data Science* (pp. 181–192). Cham: Springer.
CBS (2018). *Prognose huishoudens naar type; leeftijd, burgerlijke staat, 2016–2060.* from ▶ https://opendata.cbs.nl/statline/#/CBS/nl/dataset/83228NED/table?fromstatweb.
De Vries, G., & Ploos van Amstel, W. (1991). Logistiek in gezondheidszorginstellingen: Sturing en organisatie. *Handboek logistiek: logistiek management, material management, fysieke distributie*: A0150-0151/0126.
Desmet, D., Duncan, E., Scanlan, J., & Singer, M. (2015). *Six building blocks for creating a highperforming digital enterprise.* McKinsey & Company.
Heizer, J., & Render, B. (2016). *Operations management: sustainability and supply chain management.* Pearson Education Limited: Global Edition.
Ludwig, M., Van Merode, F., & Groot, W. (2010). Principal agent relationships and the efficiency of hospitals. *The European Journal of Health Economics, 11*(3), 291–304.
MediQuest. (2018). *Wachttijd langer dan Treeknorm: polikliniek.* from ▶ https://www.staatvenz.nl/kerncijfers/wachttijd-langer-dan-treeknorm-polikliniek.
Munavalli, J. R., Rao, S. V., Srinivasan, A., Manjunath, U., & Van Merode, G. (2017). A robust predictive resource planning under demand uncertainty to improve waiting times in outpatient clinics. *Journal of health management, 19*(4), 563–583.
Porter, M. E. (2010). What is value in health care? *New England Journal of Medicine, 363*(26), 2477–2481.
Van den Berg, M. J., Kringos, D. S., Marks, L. K., & Klazinga, N. S. (2014). The Dutch health care performance report: Seven years of health care performance assessment in the Netherlands. *Health research policy and systems, 12*(1), 1.
Van Merode, F., Molema, H., & Goldschmidt, H. (2004). GUM and six sigma approaches positioned as deterministic tools in quality target engineering. *Accreditation and Quality Assurance, 10*(1–2), 32–36.

Het toepassen van capaciteitsmanagement op de polikliniek

Henri Boersma en Sanne van Logten

Samenvatting

Poliklinieken vormen een steeds belangrijker onderdeel van het ziekenhuis en hebben veel invloed hebben op het capaciteitsgebruik van het hele ziekenhuis. Hoe te beginnen met het toepassen van capaciteitsmanagement op de polikliniek? Het veranderen van processen en structuren binnen een ziekenhuis is moeilijk en eindigt vaak met een niet-duurzaam resultaat. In dit hoofdstuk bespreken we een stappenplan, gebaseerd op ervaring en literatuur, dat de zorgmanager of zorgprofessional helpt om capaciteitsmanagement succesvol te introduceren, implementeren en controleren op de polikliniek. Het opstellen van een capaciteitsplan is aan bod gekomen in ► H. 11 'Optimaal beslissen over capaciteit op de polikliniek'.

12.1   Inleiding – 200

12.2   Toepassen van capaciteitsmanagement – 201
12.2.1 Doelstelling – 201
12.2.2 Basisanalyse – 203
12.2.3 Capaciteitsplan – 206
12.2.4 Implementatie – 206
12.2.5 Monitoring – 208

12.3   Conclusie – 210

        Literatuur – 210

© Bohn Stafleu van Loghum is een imprint van Springer Media B.V., onderdeel van Springer Nature 2021
B. Berden et al. (Red.), *Capaciteitsplanning in de zorg*, https://doi.org/10.1007/978-90-368-2567-2_12

12.1 Inleiding

Er is de laatste jaren steeds vaker een roep om capaciteitsmanagement toe te passen in de ziekenhuiszorg. Dit is te begrijpen aangezien er verschillende uitdagingen voor het Nederlandse zorglandschap verwacht worden. Een toename van complexe, multidisciplinaire zorg, gecombineerd met een groeiend tekort aan zorgprofessionals en alsmaar stijgende kosten, zorgen voor spanning op de beschikbare capaciteit (CBS 2019; Scheffler en Arnold 2019). Met capaciteit bedoelen we verschillende personeelscategorieën, apparatuur en ruimten. Het doel van capaciteitsmanagement is de aanwezige capaciteit zo goed mogelijk te gebruiken om vooraf gestelde doelstellingen te behalen.

Aangezien een ziekenhuis bestaat uit verschillende subonderdelen (zoals poliklinieken, spoedeisende hulp, klinische afdelingen en het operatiekamercomplex), die allemaal met elkaar in verbinding staan, is de eerste vraag waar te beginnen met het toepassen van capaciteitsmanagementprincipes. Vaak wordt eerst gekozen voor de duurste capaciteit die een ziekenhuis heeft: het operatiekamercomplex. Echter, verschillende ontwikkelingen zorgen ervoor dat de polikliniek ook veel behoefte heeft aan goed capaciteitsmanagement. De polikliniek is het vertrekpunt voor veel patiënten in het ziekenhuis en een slechte match tussen vraag en aanbod aldaar zal zich doorvertalen naar pieken of dalen in toestroom naar andere poliklinieken, operatiekamers en zelfs eerstelijnsverblijven of verpleeghuizen.

Een van de uitdagingen voor de polikliniek is de toename van vraag. Dit kan verklaard worden doordat steeds meer ziekenhuizen zorg die voorheen enkel klinisch mogelijk was, nu ook op de polikliniek aanbieden. Dit komt onder andere doordat ziekenhuizen door technologische ontwikkelingen steeds meer in staat zijn gespecialiseerde diagnostiek en zelfs operatieve behandelingen poliklinisch uit te voeren. Deze ontwikkeling is natuurlijk fijn voor de patiënt, die niet meer de agenda vrij hoeft te maken voor een opname, maar slechts een afspraak hoeft te maken op de polikliniek. Ook zijn opnamen erg kostbaar en zorgt deze transitie ervoor dat een ziekenhuis meer beddencapaciteit over heeft.

Een andere uitdaging is de toenemende mate van specialisatie en personalisatie van het zorgaanbod. Door meer beschikbare logistieke en medische data is het steeds beter mogelijk om 'op-maat-gemaakte' zorgtrajecten aan te bieden. Anderzijds proberen ziekenhuizen zich steeds meer te onderscheiden met 'profielen' en zogenoemde 'centers of excellence'-predicaten, waarbij behandelingen en diagnostiek aangeboden worden voor groepen patiënten met specifieke ziektebeelden. Hierdoor is er de afgelopen jaren een wildgroei ontstaan aan type spreekuren en subspecialisaties die veel capaciteit vragen.

Hoe te beginnen met het toepassen van capaciteitsmanagement op de polikliniek? Het veranderen van processen en structuren binnen een ziekenhuis is moeilijk en eindigt vaak met een niet-duurzaam resultaat (BDO 2016). In dit hoofdstuk zullen we daarom een stappenplan uiteenzetten, gebaseerd op ervaring en literatuur, dat de zorgmanager of zorgprofessional helpt om capaciteitsmanagement succesvol te introduceren, implementeren en controleren op de polikliniek. In ◘ fig. 12.1 is dit stappenplan weergegeven. In deze bijdrage zullen we de volgende stappen uitdiepen: doelstelling, basisanalyse, capaciteitsplan, implementatie en monitoring. Enkele stappen worden ondersteund met voorbeelden uit de praktijk.

We onderscheiden twee situaties: één waarbij al veel ervaring en kennis met betrekking tot het aansturen en managen van vraag en aanbod bestaat, en één waarbij capaciteitsmanagement nog in de beginfase verkeert. De stappen *doelstelling* en *basisanalyse* zijn in principe enkel van toepassing op de situatie waarbij nog weinig ervaring met capaciteitsmanagement is. De afwegingen die op strategisch, tactisch, operationeel en realtime niveau genomen moeten worden om een goed capaciteitsplan op te stellen, zijn

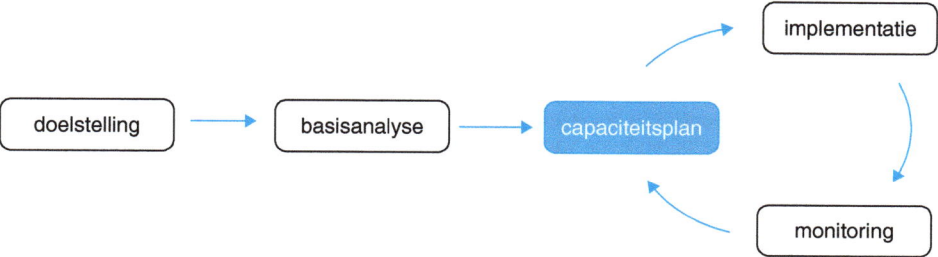

◘ **Figuur 12.1** Stappen bij het (voor de eerste keer) toepassen van capaciteitsmanagement op de polikliniek

uitgebreid besproken in ▶ H. 11. Dit hoofdstuk richt zich volledig op capaciteitsmanagement. Dit betekent dat er bij de verschillende stappen geen verbinding gemaakt is met de overige doelstellingen van een afdeling, zoals inhoudelijke kwaliteitsdoelen. De verbinding van capaciteitsmanagement met deze doelen en de brede monitoring en sturing ook op deze doelen kan plaatsvinden op het niveau van de tactische, operationele en realtime overleggen en is sterk aan te bevelen.

> De polikliniek is een interessante plek om te beginnen met het introduceren van capaciteitsmanagement aangezien er verschillende uitdagingen zijn en het veel invloed heeft op de doorstroom door het ziekenhuis. Verandermanagement in ziekenhuizen is moeilijk en eindigt vaak in een niet-duurzaam resultaat. Aan de hand van een stappenplan kan succes van implementatie verhoogd worden.

12.2 Toepassen van capaciteitsmanagement

12.2.1 Doelstelling

Bij poliklinieken waar voor het eerst gewerkt wordt met capaciteitsmanagement is het uiteraard erg belangrijk om algemene doelstellingen te formuleren. Het is gebruikelijk dat er doelstellingen geformuleerd worden voor de lange termijn (strategisch niveau), maar dit is niet noodzakelijk. Ook kortetermijndoelstellingen op operationeel niveau kunnen een goede aanleiding zijn om te starten met capaciteitsmanagement. Het is in deze stap nog niet de bedoeling om alle strategische, tactische en operationele capaciteitsbeslissingen te nemen. Zodra men een capaciteitsplan heeft, worden daar de uiteindelijke afwegingen gemaakt rond doelstellingen en servicegraden.

De ervaring leert dat interpretaties van doelstellingen vaak sterk kunnen verschillen tussen verschillende stakeholders betrokken bij een polikliniek. Dit kan leiden tot een capaciteitsmanagementtraject waarbij verschillende belangen naast elkaar lopen. Des te meer afdelingen, specialismen en capaciteitsgroepen betrokken zijn, des te groter de kans dat er onenigheid ontstaat. Wie er betrokken worden, is natuurlijk ook belangrijk voor de doelstelling. Een capaciteitsmanagementtraject op een polikliniek van één specifiek specialisme kan vaak al uitdagend genoeg zijn en wanneer meerdere specialismen, of zelfs meerdere onderdelen van het ziekenhuis, bijvoorbeeld in het kader van Integraal Capaciteitsmanagement (ICM), betrokken zijn, wordt het nog moeilijker. Als er een specifieke hulpvraag bij een afdeling of het management ligt, is het een goed idee om

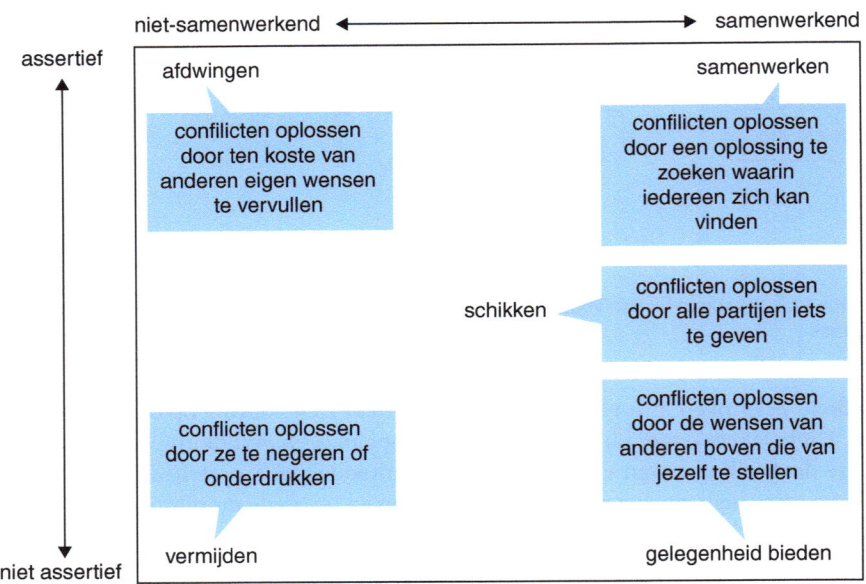

Figuur 12.2 Methoden voor conflictoplossing (Thomas 1992)

die vraag als gelegenheid te gebruiken om een traject op te starten. Van daaruit kan er dan de keuze gemaakt worden welke capaciteiten interessant zijn om erbij te betrekken. Vervolgens is het verstandig de basiskennis van alle betrokkenen op hetzelfde niveau te krijgen, zodat vanuit dezelfde taal en kennis meegedacht kan worden bij de volgende stappen (zie ▶ H. 3, randvoorwaarden voor ICM).

Beslissingen over capaciteit leveren inherent discussies of zelfs conflicten op. Een toename van een gedeelde capaciteit bij de één, betekent, bij een gelimiteerde hoeveelheid, een afname bij de ander. Het is daarom belangrijk voordat een capaciteitsmanagementtraject begint alle belangen boven tafel te krijgen. Juist bij het bepalen van de doelstellingen, kan er nog vrijuit gesproken worden en consensus gevonden worden. In ◘ fig. 12.2 is een matrix van conflictoplossingsmethoden weergegeven op basis van mate van samenwerking en mate van assertiviteit. De essentie is dat gewerkt moet worden naar een betrokken groep die op een constructieve manier de discussie voert en akkoord is te schikken voor het algemeen belang: de doelstelling. In ▶ H. 2 bespraken we daartoe de Hoshin Kanri-methode.

Belangrijk bij het bepalen van doelstellingen om hiermee een capaciteitsmanagementtraject te starten, is het benoemen van de *urgentie* (Jacobs et al. 2014). Het is essentieel dat men zich eerst afvraagt of capaciteitsmanagement nodig is en of er data beschikbaar is die de probleemstelling duidelijk maakt. Een voorbeeld is het benoemen van financiële problemen die, zonder capaciteitsmanagement, kunnen leiden tot het moeten weigeren van zorg. Voorbeelden van doelstellingen uit de literatuur zijn de gewenste instroom-doorstroom-uitstroom per afdeling, treeknormen, toegangstijden, wachttijden, doorlooptijden, benuttingspercentages en spreekuurtijden (Hopp en Lovejoy 2014; Rahimi et al. 2017; Manuvalli et al. 2017; Munavalli 2017; Munavalli et al. 2019; Munavalli et al. 2020).

Gestelde doelstellingen kunnen ook met elkaar conflicteren. Niet alleen kunnen langetermijndoelstellingen met kortere doelstellingen elkaar in de weg staan, ook kunnen bepaalde doelstellingen in de knel komen omdat er bewust andere keuzes gemaakt worden. Zo kan een ziekenhuis er namelijk ook voor kiezen om in plaats van de algemene toegangstijd bijvoorbeeld een bepaald type spreekuur als speerpunt neer te zetten en hier meer capaciteit aan toe te kennen om zo bijvoorbeeld een competitief voordeel te verkrijgen ten opzichte van andere ziekenhuizen. Hierbij kunnen ook kosten en opbrengsten een rol spelen. Zo kan het ook beleid zijn om juist patiënten met bepaalde ziekten door te verwijzen naar andere ziekenhuizen of wachtlijsten op te laten lopen voor specifieke patiëntengroepen omdat met dezelfde capaciteit andere patiënten gezien kunnen worden die meer opleveren. Dit zal duidelijk worden met behulp van informatie uit de volgende stap: de basisanalyse. De uiteindelijke afwegingen en de gekozen servicegraden worden vertaald naar het capaciteitsplan.

> Het bepalen van de doelstellingen voor een capaciteitsmanagementtraject op een polikliniek is een belangrijke eerste stap. Er moet gestreefd worden naar een betrokken groep waar iedereen akkoord is te schikken voor het algemeen belang. Hiervoor is het bespreken van urgentie essentieel. Dit veronderstelt een proces van alignment met alle betrokkenen.

12.2.2 Basisanalyse

Nadat de doelstelling is vastgelegd en is bepaald welke polikliniek of patiëntengroep het startpunt zal zijn, kan het uitvoeren van een basisanalyse van de huidige situatie een goede tweede stap zijn. Doel hiervan is om inzicht te krijgen in de zorgvraag (en eventuele productieafspraken) en geleverde zorg op basis van data uit vorige jaren. Op basis van deze informatie en data kan dan in de volgende stap een capaciteitsplan opgesteld worden.

Belangrijkste onderdelen van een goede basisanalyse zijn:
1. zorgvraag en productie;
2. huidige capaciteit (personeel, infrastructuur, type spreekuren);
3. case-mixanalyse;
4. werksysteemanalyse.

Om deze onderdelen in kaart te brengen gebruikt men verschillende soorten analyses.

Startend met de *zorgvraag* en *productie* is het goed om de productiecijfers uit het verleden te beoordelen: hoeveel nieuwe patiënten, controlepatiënten, belconsulten, telefonische consulten en eventueel verrichtingen zijn er geweest? Wat was de herhaalfactor? Daarnaast is ook de tijdsduur van de verschillende consulten en verrichtingen, en de tijdsduur van een spreekuur belangrijke informatie. De duur kan de planningsduur zijn die geregistreerd wordt, maar idealiter is op basis van metingen bekend hoelang een consult (bij een bepaalde arts) gemiddeld duurt en wat de kans op uitloop is. Deze kans is nodig voor het capaciteitsplan om te bepalen hoe ruim eventuele buffers moeten zijn.

Het is ook inzichtgevend om op spreekuurniveau te kijken naar de verhouding tussen nieuwe en controlepatiënten en of er verschillen zijn tussen artsen en afdelingen in de manier waarop spreekuren worden ingepland. Daarnaast is het belangrijk meer informatie te verkrijgen over de huidige toegangstijden. Daarbij gaat het niet alleen om de huidige toegangstijden, maar ook om op basis van historische gegevens te onderzoeken of er fluctuaties in toegangstijd over de afgelopen jaren zijn. Ook verschillen in de toegangstijd tussen spreekuren, artsen of diagnoses (DBC- of ICD-10-code) zijn interessant om te weten.

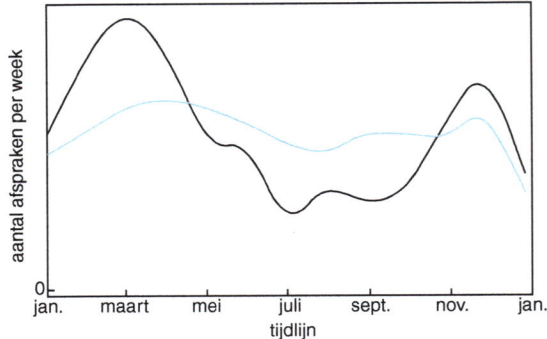

Figuur 12.3 Relatie tussen vraag (blauwe lijn) en aanbod (zwarte lijn) van een bepaald spreekuur op een polikliniek. (Wanneer de twee lijnen niet overlappen, ontstaat er ofwel een wachtlijst (meer vraag dan aanbod per maand) of overcapaciteit (meer aanbod dan vraag) om bijvoorbeeld een achterstand in te halen. Er lijkt een duidelijke dip in het zorgaanbod in de zomermaanden te zijn en een piek in het eerste kwartaal van het jaar)

Een periode van één jaar is het minimum, maar meerdere jaren maken het spotten van trends of seizoensinvloeden natuurlijk makkelijker. Het is van belang om de data kritisch te beoordelen om vast te stellen of er daadwerkelijk een trend op basis van werkelijke zorgvraag is of dat een patroon is ontstaan door eigen planning. De analyse richt zich mede daardoor ook op no-shows, overboekingen en benuttingspercentages. De zorgvraag en de productie kunnen gevisualiseerd worden met een grafiek (zie fig. 12.3) die gemakkelijk pieken en dalen laat zien alsmede de (mis)match tussen beide. Pas echter op met te snel conclusies trekken over trends of patronen! Gedegen trendanalyses zijn noodzakelijk.

De volgende analyse is een overzicht van de *huidige capaciteit*. Dit klinkt als een eenvoudige taak, maar levert vaak veel werk op. Het is niet voldoende om het aantal polikamers, apparaten en personeelsleden te tellen. Veel capaciteiten zijn immers niet enkel toegewezen aan één taak. Zo zijn er polikamers waar verschillende type consulten kunnen plaatsvinden of waar zowel diagnostiek als behandeling plaats kan vinden. Hoeveel uur heeft een afdeling dan daadwerkelijk een kamer beschikbaar voor welke taak? Personeelsleden hebben daarnaast ook meerdere taken en verantwoordelijkheden. Welke artsen en verpleegkundigen kunnen welk spreekuur doen en kunnen we die capaciteit daar ook echt voor gebruiken? Het voorgaande in kaart brengen geeft veel duidelijkheid. Dit maakt het (her)verdelen in het capaciteitsplan makkelijker.

Daarna is het interessant om een *case-mix-* of *patiëntgroepen-mixanalyse* te maken (Asselman 2017). Aangezien het invoeren van capaciteitsmanagement gestart kan worden met meerdere poliklinieken of een polikliniek met veel verschillende type ziektebeelden, is het aan te raden patiëntgroepen te definiëren waarop de basisanalyse uitgevoerd wordt. Een patiëntgroep kan ontstaan wanneer er duidelijke subspecialisaties binnen een specialisme zijn die een andere inrichting van de spreekuren vraagt (Vissers et al. 2001), bijvoorbeeld door een groot verschil in consulttypen of verschillende specialisten die de zorg uitvoeren. Zoals bij chirurgie: algemene chirurgie, traumachirurgie, gastro-enterologie, vaatchirurgie enzovoort. Een ander voorbeeld van het

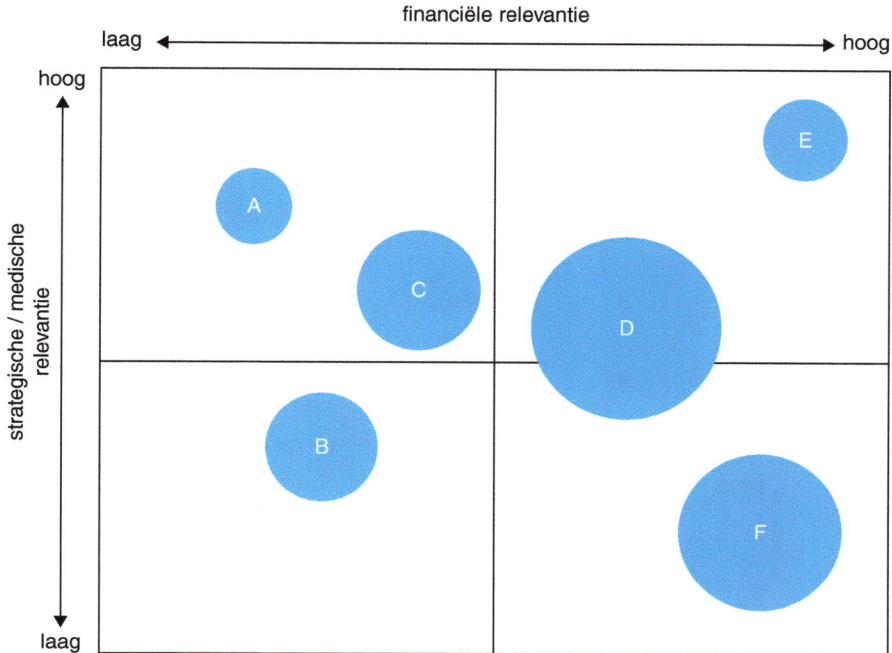

Figuur 12.4 Case-mixanalyse die de verhouding tussen strategisch/medische relevantie en financiële relevantie van verschillende patiëntgroepen (A t/m F) laat zien. De grootte van de bubbel is het volume ten opzichte van het totaal (volume van D is groter dan A)

ontstaan van subgroepen is bij de aanwezigheid van specifieke spreekuren die uit combinatieafspraken bestaan met andere zorgprofessionals (carrouselspreekuren). Let op: als de complexiteit van het systeem toeneemt, neemt het prestatieniveau van het systeem af. Kiest men voor specifieke spreekuren, dan dient de verhoging van de kwaliteit en de servicegraad dusdanig hoog te zijn dat dit een verminderd logistiek prestatieniveau rechtvaardigt. Die discussie dient in het opstellen en bijhouden van het *capaciteitsplan* continu gevoerd te worden, wat is besproken in ▶ H. 11.

Hier volgt een voorbeeld van een case-mixanalyse (fig. 12.4 en tab. 12.1) die ook conflicterende doelstellingen zichtbaar maakt. In het voorbeeld is medische of strategische relevantie (speerpunt van een vakgroep/ziekenhuis of een prestatieafspraak met een zorgverzekeraar) gewogen tegen de financiële relevantie (patiëntgroepen die relatief veel geld opleveren) en is tevens het volume zichtbaar van de verschillende patiëntgroepen. Hier zijn nu financiën gekozen als voorbeeld, maar dit kan ook toegangstijd of een ander criterium zijn.

Tot slot is een *werksysteemanalyse* of *sterkte-zwakteanalyse* een mooi onderdeel van een basisanalyse om meer inzicht te krijgen hoe besluiten nu genomen worden en hoe processen rondom planning eruitzien. Hier zijn vele methodologieën voor beschikbaar, zoals Lean (*value-stream-mapping*), design thinking of andere organisatieontwikkelingstools. Deze vallen buiten het bestek van dit hoofdstuk.

◘ Tabel 12.1 Case-mixanalyse van jaar met trend/voorspelling/strategie voor het volgend jaar

patiënt-groepen	huidige productie	netto-opbrengst per patiënt	huidig resultaat	trend of strategie	nieuwe opbrengst per patiënt	nieuw resultaat
A	100	10	1.000	110 (+10 %)	10	1.100
B	200	15	3.000	65 (−67.5 %)	12[a]	780
C	250	20	5.000	250 (0 %)	20	5.000
D	450	35	15.750	450 (0 %)	35	15.750
E	150	50	7.500	250 (+67 %)	52[b]	13.000
F	350	45	15.750	375 (+7 %)	45	16.875
Totaal	1.500	32 (gem.)	48.000	1.500 (0 %)	35 (+9 %)	52.505 (+9 %)

[a]Opbrengst per patiënt kan lager worden bij lage volumes (kost relatief meer capaciteit).
[b]Opbrengst per patiënt kan hoger worden bij hoge volumes (schaalvoordeel).

> Een basisanalyse geeft inzicht in: (1) vraag en productie; (2) huidige capaciteit; (3) case-mix (van patiëntgroepen); en (4) werksysteem. Verschillende analyses kunnen helpen om deze vier punten in kaart te brengen, bijvoorbeeld een productieanalyse, case-mixanalyse of benuttingspercentageberekening.

12.2.3 Capaciteitsplan

Op basis van de basisanalyse en de geformuleerde doelstellingen is de afdeling klaar om een capaciteitsplan te maken. Het capaciteitsplan is een dynamisch plan dat continu aangepast wordt aan de veranderende omgeving en de veranderende capaciteiten (door bijvoorbeeld bezuinigingen of strategische keuzes) op basis van continue (liefst realtime) monitoring (zie laatste stap). Poliklinieken die al monitoren en dus geen basisanalyses uitvoeren, gebruiken deze data voor het opstellen van het capaciteitsplan. Het gebruiken van een capaciteitsplan aan de hand van servicegraad, servicestrategie, aggregatieniveau, beslissingsbevoegdheid, planningstermijn, taakdifferentiatie en informatiesysteem, helpt om capaciteitsbeslissingen te nemen en is uitgelegd in ▶ H. 11.

12.2.4 Implementatie

Alle overwegingen en keuzes vanuit het capaciteitsplan zullen geïmplementeerd moeten worden. Daartoe dienen de verantwoordelijken voor de planning op het juiste moment de juiste informatie en actiemogelijkheden te hebben. Daarom richt de stap implementatie zich met name op het maken van *planregels* en de daarbij horende training, ondersteuning, management en ICT-modules voor het planningsysteem van het capaciteitsmanagement. Dit alles leidt tot een praktisch *planrooster* van waaruit de polikliniek werkt.

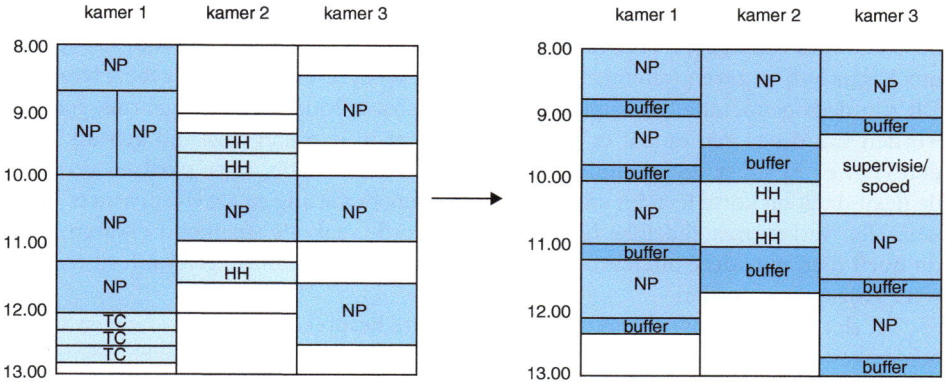

◘ **Figuur 12.5** Voorbeeld van een planrooster dat vrij ingevuld is (links), en een rooster ingevuld op basis van planregels uit een capaciteitsplan (rechts). (NP: consult nieuwe patiënt; HH: herhaalconsult of controlepatiënt; TC: telefonisch consult)

Het is belangrijk dat planregels duidelijk en concreet zijn, zodat planners deze op een uniforme manier kunnen interpreteren en toepassen. Wanneer regels onduidelijk zijn of er geen kaders gesteld worden, zullen roosters vrij ingevuld worden waardoor de effecten van planregels op doelstellingen niet geëvalueerd kunnen worden. Daarnaast maakt dat het plannen voor betrokkenen ook veel moeilijker, wat kan leiden tot fouten of onduidelijkheid. Tot slot wordt in ziekenhuizen vaak met behulp van bepaalde softwaremodules gepland die afgestemd zijn op de planregels. Als daarvan afgeweken wordt, betekent dat vaak dat er omwegen gezocht moeten worden in de software, wat ook extra capaciteit vraagt van de IT en de uniformiteit van werken reduceert.

Als voorbeeld nemen we enkele planregels van een polikliniek en beoordelen we wat de invloed hiervan op een planrooster zal zijn (◘ fig. 12.5).

Wanneer we kijken naar het planrooster in ◘ fig. 12.5 waar geen strikte planregels zijn, kunnen we verschillende situaties herkennen die wellicht niet optimaal zijn voor eerder gemaakte doelstellingen. Zo zien we dat in kamer 1, twee consulten op dezelfde tijd geboekt zijn (dubbelboeking) en dat er een piekbelasting is om 10 uur, terwijl de rest van de dag veel 'gaten' heeft. Ook zien we dat er telefonische consulten (TC) aan het einde van een consult staan ingepland, hoewel deze niet op een polikamer uitgevoerd hoeven te worden en de kamer dus nodeloos bezet houden. Ook zijn er geen buffers of vrije ruimten voor spoed of supervisie gereserveerd en worden er generieke uren voor de plantypen gebruikt die geen rekening houden met type consult of ervaring van de desbetreffende zorgverlener.

Uit een capaciteitsplan kunnen planregels komen die dit basisrooster flink kunnen veranderen. Zo kan besloten worden dat er gemeenschappelijke starttijden zijn voor alle spreekuren en dat deze zo veel mogelijk over de ochtend gespreid moeten worden om pieken of dalen in de bezetting te voorkomen. Ook kan op basis van data besloten worden om niet alle type consulten eenzelfde planduur te geven, maar deze te laten afhangen van type patiënt of de ervaring van de betrokken arts (een ervaren medisch specialist kan wellicht met minder tijd toe dan een minder ervaren arts-assistent). Ook kunnen buffers toegevoegd worden op basis van verwachte uitloop, zodat er een kleine kans is dat het spreekuur aan het eind van de dag uitloopt.

Om onverwachte gebeurtenissen te kunnen verwerken, kan besloten worden om bepaalde spreekuren geblokt te houden en die pas enkele dagen of uren voor het spreekuur begint vrij te geven (afhankelijk van de kans op deze onverwachte gebeurtenissen). Dit zijn de zogenoemde 'vrijvalplaatsen' in een rooster. Mocht er geen gebruik gemaakt worden van deze uren omdat er geen extra patiënt is, dan kan deze tijd gebruikt worden voor extra supervisie of andere taken, zoals administratie. Deze plaatsen verhogen de flexibiliteit op korte termijn en helpen een hogere benutting en serviceniveau te bereiken. Het werken met tijdelijke blokkaderegels wordt vaak als spannend ervaren, maar dit hoeft niet, mits deze uiteraard goed uitgerekend zijn en continu gemonitord en tijdig weer vrijgegeven worden.

Tot slot is het belangrijk om duidelijke regels te bespreken rond het afwijken van de eerder gestelde planregels. Als er te vaak afgeweken wordt van de bedachte planregels, verliezen zij hun effect. Het advies is om frequente aanpassingen bij te houden om zo kritisch te beoordelen of het basisspreekuurraster nog voldoende werkt. Dit kan bij de realtime bijsturing in de stap 'monitoring'.

Zodra de spreekuurrasters op weekniveau zijn bepaald, kan een roostermaker aan de slag met de personele roosters. De combinatie van het vereiste aantal spreekuren per week (stap basisanalyse) en de roostermogelijkheden bepaalt de definitieve toewijzing van spreekuren aan de dagdelen van de week. Na deze stap kan de afdeling dus vaststellen welke spreekuren definitief beschikbaar gesteld worden in het plansysteem.

De planroosters worden definitief gemaakt wanneer het personele rooster daarop aangesloten is. Vervolgens kan men deze invoeren in het plansysteem en kunnen planners de patiënten gaan inplannen.

> Een goede implementatie van een capaciteitsplan leidt tot duidelijke planregels die goed nageleefd kunnen worden en leiden tot een planningsrooster. Manieren om keuzes uit het capaciteitsplan in het rooster te verwerken, zijn bijvoorbeeld 'vrijvalplaatsen', buffers en het verplicht spreiden van afspraken over het gehele spreekuur.

12.2.5 Monitoring

Een belangrijk aspect van goed capaciteitsmanagement is continue evaluatie van het capaciteitsplan in relatie tot het behalen van doelstellingen. Zoals ◘ fig. 12.1 liet zien is het belangrijk dat terugkoppeling bestaat tussen het capaciteitsplan en de uitvoer door middel van implementatie. Hiervoor is de stap 'monitoring' van cruciaal belang.

Op basis van de doelstellingen die gekozen zijn voor de bepaling van de het capaciteitsplan kan een polikliniek of groep van poliklinieken in deze stap bepalen welke Key Performance Indicatoren (KPI's) gelden, die moeten laten zien of de doelstellingen behaald worden. De KPI's worden daarna geanalyseerd, gemanaged en gemonitord in het hele capaciteitsmanagementtraject. Als de doelstelling wachttijd is, is het makkelijk om de KPI 'toegangstijd' continu te registreren. Voor andere doelstellingen, zoals bezettingsgraad, zullen meerdere KPI's van meerdere afdelingen noodzakelijk zijn. Zo zal men willen weten hoeveel spreekuren ingepland waren, hoeveel er niet doorgingen, maar ook hoeveel kamers en artsen beschikbaar waren voor zorg. Liefst zou je zelfs realtime willen zien waarvoor alle kamers gebruikt worden. Is er een patiënt aanwezig of is de kamer

Het toepassen van capaciteitsmanagement op de polikliniek

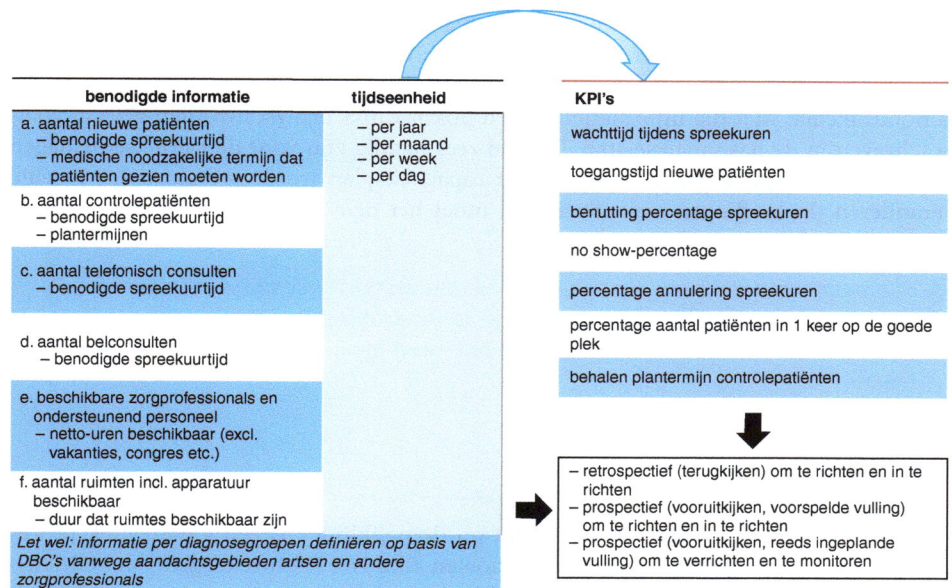

Figuur 12.6 Voorbeeld overzicht benodigde stuurinformatie polikliniek

'bezet' omdat een arts er haar administratie aan het doen is? Of wordt de kamer voor onderzoek gebruikt? Om een gedegen uitspraak te kunnen doen zou realtime monitoring van de bezetting ideaal zijn, maar dit vraagt opnieuw technologische aanpassingen aan zowel systeem als polikliniek. Een voorbeeld van een vertaling van doelstellingen naar KPI's is te zien in ▶ fig. 12.6.

Het is een uitdaging om de juiste informatie te kiezen die gemonitord moet worden. Te veel (onnodige) data kan frustratie opleveren bij diegenen die wellicht extra inspanning moet leveren om het te verzamelen. Te weinig informatie kan een vertekend beeld geven en leiden tot verkeerde conclusies en interventies.

Via de realtime overlegstructuur (zie ▶ H. 2 en 3) kan een afdeling dagelijks bijhouden of de gewenste doelmatigheid, service en kwaliteitsniveau worden behaald of dat bijsturing nodig is. Hier wordt ook besproken of de aanwezige planrasters en indeling van de roosters (zowel voor patiënten als personeel) voldoen en of zij het juiste aanbod zijn op de zorgvraag. Indien hier structurele wijzigingen in nodig zijn, wordt dit ingebracht bij het tactisch planoverleg. Indien de bijsturing om een aanpassing van de inrichting vraagt, kan de afdeling dit opschalen naar het tactisch overlegniveau en kunnen de hiervoor genoemde stappen opnieuw doorlopen worden. In het tactisch overleg wordt gemonitord of de afgelopen weken de productie is behaald, hoe de voorspelling voor de komende weken is en of er moet worden bijgestuurd (eenmalig of structureel).

Belangrijk bij de monitoring is dat goed geluisterd wordt door het capaciteitsmanagement naar signalen van patiënten, artsen en doktersassistenten/planners wanneer uitdagingen ontstaan bij het inplannen van patiënten. Deze knelpunten dienen direct besproken te worden om vast te stellen of dit eenmalige gevallen zijn of dat deze van structurele aard zijn en om een aanpassing van de regels of roosters vragen.

Goede samenwerking met business intelligence en datamanagers is onontbeerlijk. De stuurinformatie moet niet alleen bij de juiste tijdseenheden beschikbaar zijn, maar ook kloppen. Regelmatige toetsing door zorgprofessionals die op de polikliniek werken, is noodzakelijk. Met die informatie kunnen ook jaarlijks analyses worden gedaan zoals beschreven in de basisanalyse-stap. Dit kan zeer handig zijn voor de jaarlijkse heidagen waarop de strategie bepaald wordt en het capaciteitsplan wordt geëvalueerd. Mogelijk veranderen doelstellingen over de tijd en moet het hele capaciteitsmanagementtraject opnieuw doorlopen worden.

> Het afstemmen van benodigde informatie (per vastgestelde tijdseenheid) voor het monitoren van KPI's en doelstellingen is noodzakelijk voor het continue testen en aanpassen van het capaciteitsplan. Samenwerking met business intelligence is belangrijk.

12.3 Conclusie

Het toepassen van capaciteitsmanagement op de polikliniek is een gezamenlijk proces waarbij alle betrokkenen gecommitteerd moeten zijn. Het (1) meekrijgen van betrokkenen door het benoemen van urgentie, (2) verzamelen van data en analyseren van huidige en gewenste situatie, (3) opstellen van een capaciteitsplan, (4) vertalen van beslisregels naar concrete planning, en (5) monitoring en, wanneer nodig, aanpassingen maken aan het capaciteitsplan, is essentieel voor een succesvol capaciteitsmanagementtraject met een duurzaam resultaat. De eerste keer dat capaciteitsmanagement geïntroduceerd wordt, dient veel uitgedacht te worden en is het uitvoeren van het stappenplan een tijdrovend proces. Het goed doorlopen kan echter de kans op succes vergroten. Het belang van betrokkenheid van zorgprofessionals bij de totstandkoming en instandhouding van de inrichting en regels wordt vaak onderschat. De betrokkenheid moet verder gaan dan alleen informeren over het hoe en waarom. Zorgverleners, op alle lagen, verdienen inzicht en kennis van logistieke principes.

De verankering van de benodigde informatie en analyses in een (realtime) informatiesysteem zal de uitvoering van (een gedeelte van) het stappenplan in de toekomst vereenvoudigen. Tevens ondersteunt het de overlegstructuren bij het direct durven nemen van de juiste besluiten, bijvoorbeeld voor een tijdelijke operationele aanpassing of een meer structurele aanpassing bepaald op tactisch niveau.

> Capaciteitsmanagement op de polikliniek implementeren is moeilijk en eindigt vaak met een niet-duurzaam resultaat. De kans op succes kan worden verhoogd door gebruik te maken van de volgende stappen: doelstelling, basisanalyse, capaciteitsplan, implementatie en monitoring.

Literatuur

Asselman, F. F. (2017). Case-mix information makes hospital care cheaper and better. *VBHC Magazine*, 22.
BDO. (2016). *Rapport verandercapaciteit zorg 2016*. Apeldoorn: BDO.
CBS (2019). Zorguitgaven; kerncijfers. from ▶ https://opendata.cbs.nl/statline/#/CBS/nl/dataset/84047NED/table?dl=1D372.

Hopp, W. J., & Lovejoy, W. S. (2014). *Hospital operations: Principles of high efficiency health care*. Upper Saddle River, New Jersey: Pearson Education Inc.

Jacobs, J., Hagenaars, N., & Vee, W. v. d. (2014). De weg naar verandering, Gupta Strategists.

Munavalli, J. R. (2017). *Real-time scheduling in outpatient clinics*. Maastricht: Maastricht University.

Munavalli, J. R., Boersma, H. J., Rao, S. V. & Van Merode, G. G. (2020). Real-time capacity management and patient flow optimization in hospitals using AI methods. *Artificial intelligence and Data mining in healthcare*. M. Masmoudi, B. Jarboui & P. Siarry. Berlin: Springer. *Cham*.

Manuvalli, J. R., Rao, S. V., Aravind, S., Usha, M., & Van Merode, G. G. (2017). A robust predictive resource planning under demand uncertainty to improve waiting times in outpatient clinics. *Journal of Health Management, 19*(4), 563–583.

Munavalli, J. R., Rao, S. V., Srinivasan, A., & Van Merode, G. G. (2019). Integral patient scheduling in outpatient clinics under demand uncertainty to minimize patient waiting times. *Health Informatics Journal 0*(0), 1460458219832044.

Rahimi, H., Kavosi, Z., Shojaei, P., & Kharazmi, E. (2017). Key performance indicators in hospital based on balanced scorecard model. *Journal of Health Management & Informatics, 4*(1).

Scheffler, R. M., & Arnold, D. R. (2019). Projecting shortages and surpluses of doctors and nurses in the OECD: what looms ahead. *Health Economics, Policy and Law, 14*(2), 274–290.

Thomas, K. W. (1992). Conflict and negotiation processes in organizations. In M. D. Dunnette & L. M. Hough (rred.), *Handbook of industrial and organizational psychology* (pag. 651–717). Sunnyvale, CA: Consulting Psychologists Press.

Vissers, J. M., Bertrand, J., & De Vries, G. (2001). A framework for production control in health care organizations. *Production Planning & Control, 12*(6), 591–604.

De statistiek van de polikliniek

André Groen en Dennis Moeke

Samenvatting

Een belangrijke uitdaging bij het maken van een operationele planning voor een polikliniek is de personele inzet zo goed mogelijk te laten 'meebewegen' met de productie. Hiervoor is het belangrijk een goed inzicht te hebben in de feitelijke en gewenste verhouding tussen de productie en personele inzet. In het eerste deel van dit hoofdstuk introduceren we een aantal statistische technieken waarmee dit inzicht verkregen kan worden. Vervolgens laten we aan de hand van een reallife casus zien hoe deze technieken zijn toegepast bij het verbeteren van de poliplanning van een ziekenhuis.

13.1 Inleiding – 215

13.2 Inzicht in de kwaliteit van planning – 216
13.2.1 In hoeverre is er samenhang tussen productie en personeelsinzet? – 216
13.2.2 Hoe groot is de variatie tussen productie en personele inzet? – 218
13.2.3 Samengevat: inzicht in samenhang en variatie in werklast – 220

13.3 Casus van poliklinieken in het LangeLand Ziekenhuis; een analyse van planning en capaciteit – 221
13.3.1 Personeelsinzet voor de ondersteuning van spreekuren – 221
13.3.2 Benutting spreekuurcapaciteit – 224

Met aanvullingen van Roland van der Wolk, LangeLand Ziekenhuis.

© Bohn Stafleu van Loghum is een imprint van Springer Media B.V., onderdeel van Springer Nature 2021
B. Berden et al. (Red.), *Capaciteitsplanning in de zorg*, https://doi.org/10.1007/978-90-368-2567-2_13

13.3.3 Samenhang tussen variatie in werklast en
 spreekuurbenutting – 225
13.3.4 Implementatie in het LangeLand Ziekenhuis – 227

13.4 Conclusie – 228

Literatuur – 228

13.1 Inleiding

Poliklinieken zijn veelal de eerste plaats waar patiënten in contact komen met de gespecialiseerde Nederlandse ziekenhuiszorg (zie ook ▶ H. 12). Vanuit het perspectief van capaciteitsplanning is het relevant om de inzet van personeel zo goed mogelijk aan te laten sluiten op de gevraagde productie (patiëntvraag). In de praktijk is de personele inzet (aanbod aan capaciteit) niet altijd even goed afgestemd op de productie (patiëntvraag c.q. vraag naar capaciteit), met over- en/of onderbezetting tot gevolg. Onderbezetting is onwenselijk omdat het kan leiden tot ontevreden patiënten en een hoge (ervaren) werkdruk met mogelijk nadelige effecten op kwaliteit (Kane et al. 2007; West et al. 2014). Overbezetting is een verspilling van schaarse middelen, bijvoorbeeld van tijd van medewerkers.

Een planningsraamwerk voor poliklinieken is uitgewerkt in ▶ H. 12 (Het maken en analyseren van capaciteitsplannen voor de polikliniek). In dit hoofdstuk ligt de focus voornamelijk op de operationele planning van zowel productie alsook van personeel en in mindere mate op de realtime planning. Het is daarom van belang om de relatie tussen vraag en aanbod te analyseren. De daartoe benodigde basisanalyse kan als volgt worden omschreven:

Een basisanalyse geeft inzicht in:
1. vraag en productie;
2. huidige capaciteit;
3. case-mix (van patiëntgroepen);
4. werksysteem.

Verschillende analyses kunnen helpen om deze vier elementen in kaart te brengen, zoals een productieanalyse, case-mixanalyse en benuttingspercentageberekening (zie ook ▶ H. 12). In dit hoofdstuk zullen we vooral ingaan op de statistische techniek 'discriminantanalyse' om inzicht te krijgen in de feitelijke en de gewenste verhouding tussen vraag en aanbod in spreekuren. De personeelsformatie, die voorafgaand aan het roosteren wordt bepaald, wordt in dit hoofdstuk als gegeven beschouwd.

In het eerste deel van het hoofdstuk wordt een aantal handvatten aangereikt waarmee de kwaliteit van de planning inzichtelijk kan worden gemaakt. De volgende vragen staan daarbij centraal:
– Wat is de samenhang tussen productie en personele inzet?
– Hoe groot is de variatie in de verhouding tussen productie en personele inzet?
– Hoe kan deze variatie naar een gewenst niveau worden gebracht?

Het tweede deel richt zich op de toepassing van de aangereikte handvatten. Aan de hand van een casus wordt getoond hoe deze hebben bijgedragen aan het verbeteren van de poliplanning in het LangeLand Ziekenhuis. In de casus staan de volgende vragen centraal:
– Wat is de benutting van de spreekuurcapaciteit van de poli in het LangeLand Ziekenhuis?
– In hoeverre is de variatie van personele inzet te relateren aan de benutting van de spreekuurcapaciteit?

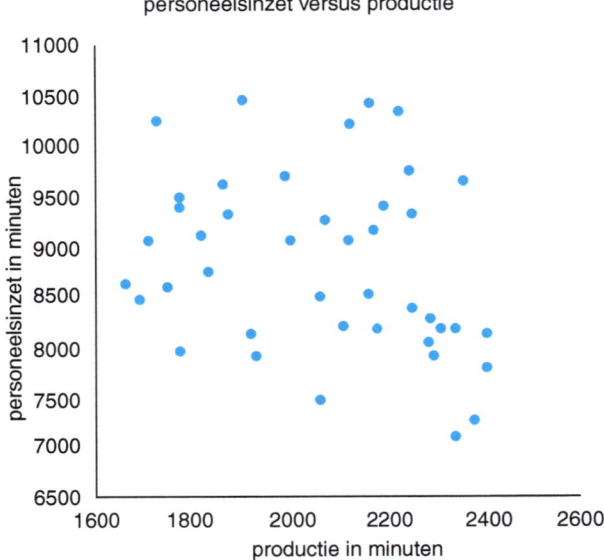

◘ **Figuur 13.1** Spreidingsdiagram; elk punt is een dag met op de horizontale as de productie en op de verticale as de personeelsinzet, beide in minuten weergegeven (gegevens *niet* van LangeLand Ziekenhuis)

13.2 Inzicht in de kwaliteit van planning

Door een mismatch tussen productie en personele inzet kan het zogenoemde 'hollen en stilstaan' worden veroorzaakt. Om dit te voorkomen, moet de planning worden verbeterd. De eerste stap is inzicht te creëren in het verband tussen enerzijds de productie en anderzijds de personele inzet. ◘ Figuur 13.1 laat een voorbeeld zien van de samenhang tussen productie en personeelsinzet van een zorgafdeling. Ieder datapunt in de figuur staat voor een specifieke dag met een bepaalde productie (geplande minuten, op de X-as) en een geplande hoeveelheid personeelsinzet (in minuten, op de Y-as). Uit de figuur valt op te maken dat er vrijwel geen samenhang is tussen productie en personeelsinzet.

Het is mogelijk om de kwaliteit van de planning te meten en verbeteringen door te voeren aan de hand van een degelijke analyse. In het volgende deel van dit hoofdstuk wordt een aantal praktische handvatten gepresenteerd die helpen bij het inzicht krijgen in de mate waarin de personele inzet is afgestemd op de productie.

13.2.1 In hoeverre is er samenhang tussen productie en personeelsinzet?

Om de kwaliteit van de planning te kunnen beoordelen, dient eerst de mate van samenhang tussen productie en personeelsinzet te worden bepaald. Hiervoor kan gebruik worden gemaakt van een spreidingsdiagram zoals in ◘ fig. 13.1. Het voorbeeld in de figuur is een puntenwolk, zonder een (duidelijke) samenhang tussen productie en personele inzet. Op basis hiervan kunnen we concluderen dat de kwaliteit van de planning te wensen over laat.

De statistiek van de polikliniek

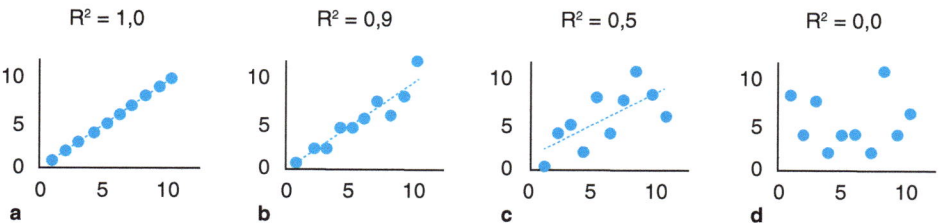

Figuur 13.2 (a) t/m (d) Voorbeelden van samenhang tussen productie en personele inzet

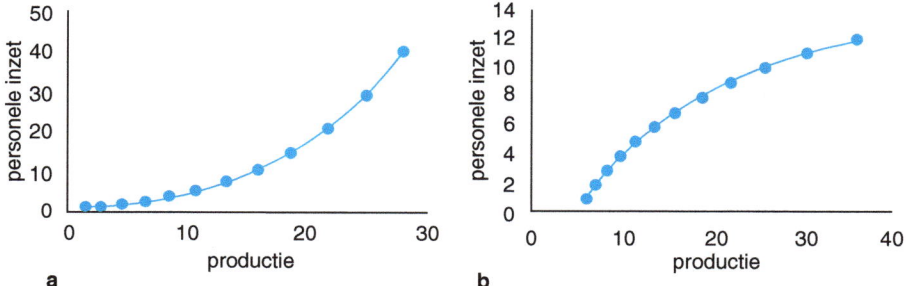

Figuur 13.3 (a) en (b) Een meer (a) of minder (b) dan evenredige toename van personele inzet bij groeiende productie

Figuur 13.2a toont een situatie waarbij er sprake is van een lineaire samenhang tussen productie en personeelsinzet. De samenhang wordt lineair genoemd omdat de punten in deze figuur volledig samenvallen met een rechte lijn. De mate waarin de datapunten samenvallen met een rechte lijn kan worden uitgedrukt in een maat: de determinatiecoëfficiënt (R^2). De determinatiecoëfficiënt ligt altijd tussen de 0 en +1 en valt als volgt te interpreteren: hoe groter de waarde van R^2, des te meer vallen de datapunten samen met een rechte lijn. De determinatiecoëfficiënt geeft een indicatie in hoeverre de personele inzet meebeweegt met de productie. Een determinatiecoëfficiënt van bijvoorbeeld 0,49 wil zeggen dat 49 % van de personele inzet te verklaren valt door de variatie in productie.

In fig. 13.2a tot en met d worden vier situaties gepresenteerd met elk een andere determinatiecoëfficiënt. De mate waarin de datapunten samenvallen met de lijn is per figuur verschillend. Figuur 13.2a en b laten een voorbeeld zien waarin de samenhang tussen de productie en de personele inzet goed kan worden samengevat in een rechte lijn (R^2 dicht bij de +1). Figuur 13.2c laat een voorbeeld zien waarbij de datapunten slechts beperkt samenvallen met een rechte lijn. Figuur 13.2d toont een situatie waarbij de samenhang tussen de productie en de personele inzet niet valt te vertalen in een rechte lijn ($R^2 = 0$).

In uitzonderlijke gevallen is er een niet-lineaire samenhang, bijvoorbeeld als bij een toename van de productie de personele inzet meer dan evenredig toe- of afneemt (zie fig. 13.3a en b). Bij het ontbreken van een lineaire samenhang kan er geen gebruik worden gemaakt van de determinatiecoëfficiënt als maatstaf. In dat geval is het van belang om de oorzaak te achterhalen van de meer dan evenredige toe- of afname van personele inzet.

13.2.2 Hoe groot is de variatie tussen productie en personele inzet?

De verhouding tussen productie en personeelsinzet in een specifieke tijdsperiode wordt ook wel 'werklast' genoemd. De determinatiecoëfficiënt geeft inzicht in de mate waarin er een lineaire samenhang bestaat tussen de productie en de personeelsinzet. Dit wil echter niet zeggen dat de samenhang tussen productie en personeelsinzet (= werklast) dan ook constant is. Ter illustratie drie voorbeelden. In ◘ fig. 13.4a en b zijn twee voorbeelden gegeven met een lineaire samenhang ($R^2 = 1$). Het verschil is echter dat in voorbeeld a de werklast stabiel is, terwijl in voorbeeld b de werklast toeneemt naarmate er meer productie is. In het geval van voorbeeld b zou er sprake kunnen zijn van schaalvoordelen. Dit zijn voordelen die ontstaan door de 'schaal van productie' te vergroten. Over het algemeen zijn de potentiële schaalvoordelen binnen één afdeling echter beperkt. ◘ Figuur 13.4c laat een derde voorbeeld zien met een vrijwel constante werklast, zonder een lineaire samenhang; hier is de determinatiecoëfficiënt niet toereikend.

Inzicht in hoe de werklast varieert over de tijd helpt om aanvullend inzicht te krijgen in de kwaliteit van de planning; deze indicator komt in de volgende alinea's aan de orde.

Om de kwaliteit van de planning te kunnen beoordelen, is het ook van belang inzicht te hebben in hoe de werklast varieert over de tijd. Wanneer er geen schaalvoordelen zijn, dan is het wenselijk om de werklast zo constant mogelijk te houden. Hoe kleiner de variatie in de werklast, hoe beter de personeelsinzet is afgestemd op de productie. ◘ Figuur 13.5 laat een voorbeeld zien van de manier waarop de variatie in werklast inzichtelijk gemaakt kan worden. De dikke lijn is de werklast per dag. De twee andere lijnen zijn de geïndexeerde productie en de personeelsinzet ten opzichte van het gemiddelde. Zo is op dag 3 is de productie meer dan 120 % hoger dan gemiddeld. De personele inzet is 110 % hoger dan gemiddeld. De werklast is daarmee ook hoger dan gemiddeld. Op dag 5 en 6 ligt de werklast, door een relatief hoge productie, boven het gemiddelde. Ook op dag 11 is een bovengemiddelde werklast, maar in dit geval komt dat door een relatief lage personele inzet. De relatief lage productie op de dagen 2 en 13 zorgt voor een werklast die beneden het gemiddelde ligt.

Daarnaast is het zinvol om te onderzoeken hoe de werklast fluctueert per dag van de week of zelfs gedurende de dag. Dit kan op dezelfde wijze worden gedaan als in ◘ fig. 13.5.

Naast inzicht in de mate van variatie van de werklast over de tijd is het nuttig om de variatie in de werklast te verwerken in een frequentietabel (zie ◘ fig. 13.6). Een frequentietabel is een tabel waarin staat weergegeven hoeveel keer een bepaalde waarde voorkomt. ◘ Figuur 13.6 laat de frequentie zien van de werklast in aantal weken voor een tijdsperiode van een jaar. Uit de figuur kan worden geconcludeerd dat een werklast tussen de 2,4 en 3,6 het meest voorkomt. Hoge (> 3,4) en lage (< 2,2) werklast komen in dit voorbeeld nauwelijks voor. Dergelijke uitschieters kunnen bijvoorbeeld veroorzaakt worden door het onverwacht uitvallen van personeel.

◘ Figuur 13.6 laat zien dat de werklast varieert tussen de 2,2 en 4,4; een totale variatie van ruim 100 % (4,4/2,2 = 2). In de meeste gevallen kunnen de uitschieters buiten beschouwing worden gelaten. Dit kan bijvoorbeeld door de tijdsperioden met de '10 % hoogste en laagste werklast' niet mee te nemen. In ◘ fig. 13.6 hebben de 10 % hoogste en laagste werklast een lichtere kleur balk. De wel geïncludeerde weken (donkere balken) hebben een variatie in werklast van: 3,6/2,4 = 1,5. Deze maatstaf kan worden gebruikt om de mate van variatie in de werklast tussen afdelingen te vergelijken.

De statistiek van de polikliniek

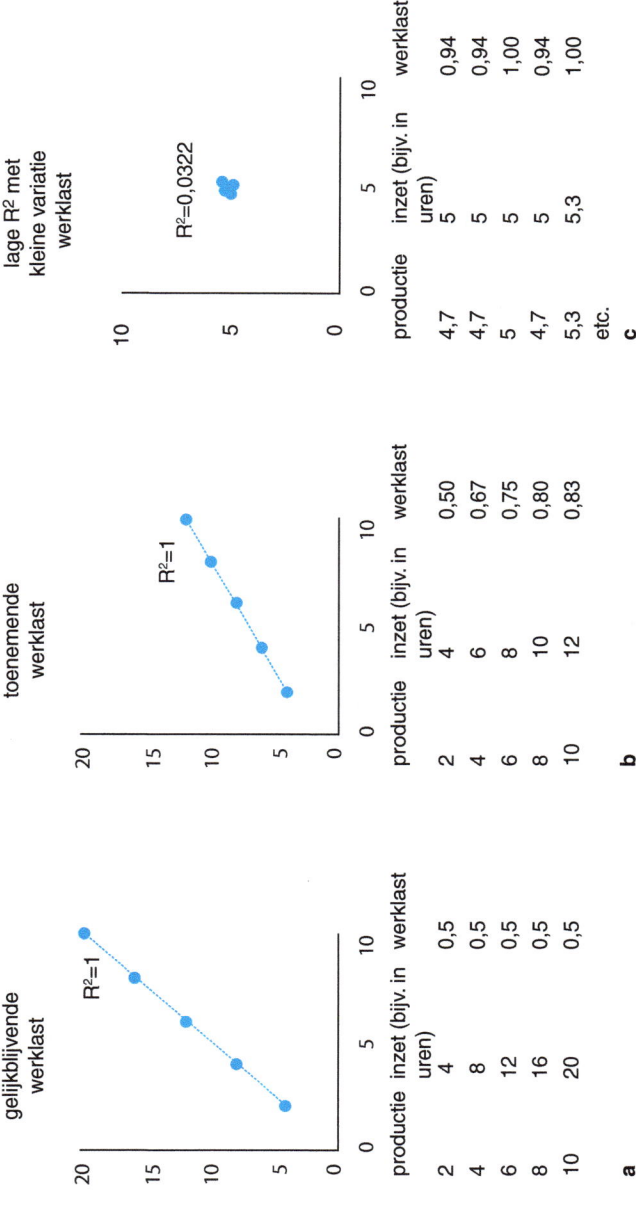

Figuur 13.4 (a), (b) en (c) Grafieken met een verschillende variatie van de werklast bij een verschillende determinatiecoëfficiënt

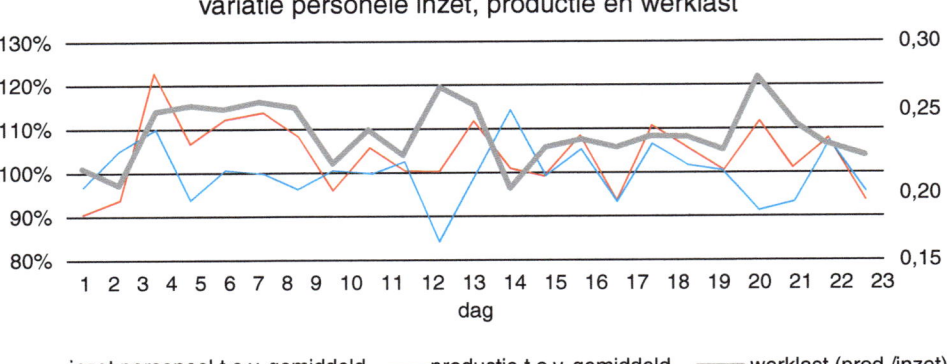

□ **Figuur 13.5** Personele inzet en productie geïndexeerd ten opzichte van het gemiddelde, met werklast als uitkomst

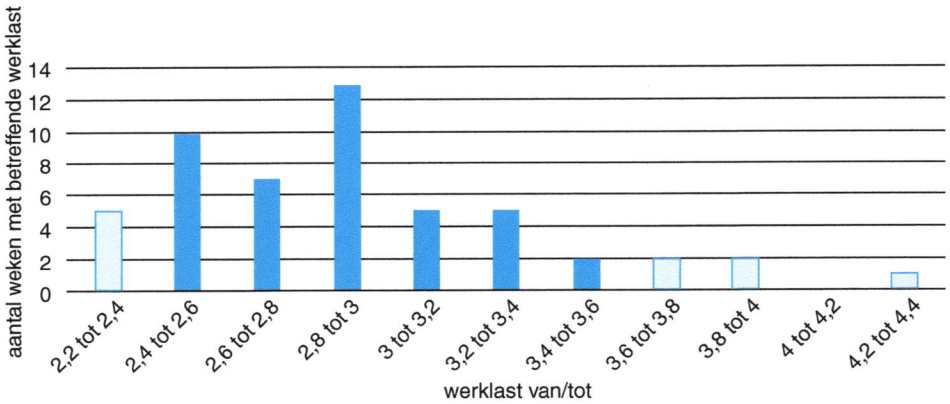

□ **Figuur 13.6** Histogram met telling van het aantal keren dat een bepaalde werklast voorkomt per week gedurende een jaar

13.2.3 Samengevat: inzicht in samenhang en variatie in werklast

Om de kwaliteit van de planning te kunnen beoordelen, is het van belang om inzicht te hebben in (1) de mate van samenhang tussen productie en personeelsinzet, en (2) de variatie in werklast. De mate van samenhang tussen productie en personeelsinzet kan worden gevisualiseerd met een spreidingsdiagram. Inzicht in de mate van lineaire samenhang kan worden verkregen door de determinatiecoëfficiënt te berekenen. De variatie in werklast is inzichtelijk te maken door te visualiseren hoe de werklast fluctueert over de tijd. Daarnaast kan een frequentietabel helpen om inzicht te krijgen in de fluctuatie van de werklast en in de uitschieters.

Als de werklast constant is en ligt op een door het management en de professionals gewenst niveau, dan is sprake van een 'gezonde' relatie tussen de omvang van het ingezette personeel en de omvang van het werk dat wordt uitgevoerd. Als dat niet zo is, dan dient men zich af te vragen wat daarvan de oorzaak is. Er kunnen meerdere redenen zijn:

– De omvang van de beschikbare spreekuurcapaciteit komt niet overeen met wat nodig is. Of de vraag fluctueert over de tijd, terwijl de spreekuurcapaciteit constant is.
– De vraag naar spreekuurcapaciteit is samengesteld uit verschillende soorten vragen. Ieder van die verschillende soorten vragen kan fluctueren.

De vraag naar spreekuren zal sterk worden beïnvloed door de gekozen combinatie van verschillende soorten zorgvraag. Ieder daarvan heeft mogelijk een eigen fluctuatie en onzekerheidspatroon. Hoe we over het organiseren daarvan in spreekuursystemen kunnen beslissen, wordt besproken in ▶ H. 11. In het onderhavige hoofdstuk gaat het vooral om de statistische analyse en in het bijzonder het gebruik van de determinatiecoëfficiënt. In de volgende paragraaf wordt aan de hand van een praktijkcasus aangetoond hoe deze aanpak kan worden gebruikt om te komen tot een betere capaciteitsplanning.

13.3 Casus van poliklinieken in het LangeLand Ziekenhuis; een analyse van planning en capaciteit

Deze casus speelt zich af in 2014/2015 in het LangeLand Ziekenhuis te Zoetermeer. Binnen het LangeLand Ziekenhuis heeft elk specialisme een eigen polikliniek met spreekkamers en ondersteuning. Totaal is ruim 90 fte beschikbaar voor de ondersteuning van alle poliklinieken. Personeel wordt per weekdag ingeroosterd en er is een kleine flexibele pool om pieken en dalen op te vangen. De personeelsplanning wordt op dagniveau gemaakt, zodat de personele inzet afgestemd kan worden op het spreekuurrooster. Als er bijvoorbeeld veel spreekuren op een maandag zijn, kan daarop worden ingespeeld door meer personeel in te plannen. Ruwweg kunnen er binnen de poliklinieken twee capaciteitssoorten worden onderscheiden:
– personele inzet voor de ondersteuning van spreekuren (doktersassistenten en baliepersoneel);
– spreekuurcapaciteit bestaande uit spreekuurtijd en de beschikbare kamers.

In de volgende subparagraaf maken we een analyse van de personele inzet waarbij inzicht wordt verschaft in (1) de samenhang tussen productie en personele inzet, en (2) de variatie in de werklast. De daaropvolgende subparagraaf gaat in op de benutting van spreekuurcapaciteit. In het laatste deel van de paragraaf wordt de samenhang tussen de variatie in werklast en de spreekuurcapaciteit nader beschouwd.

13.3.1 Personeelsinzet voor de ondersteuning van spreekuren

De personele inzet voor de ondersteuning van spreekuren bestaat uit doktersassistenten en baliepersoneel. Per specialisme is er een polikliniek met eigen balie en doktersassistenten beschikbaar. In de personeels- en organisatieregistratie wordt per specialisme per dag bijgehouden wie wanneer gewerkt heeft en voor welk specialisme. In het geval van poliklinieken is de productie te duiden met het aantal afspraken. Per specialisme is zodoende per periode de werklast te bepalen.

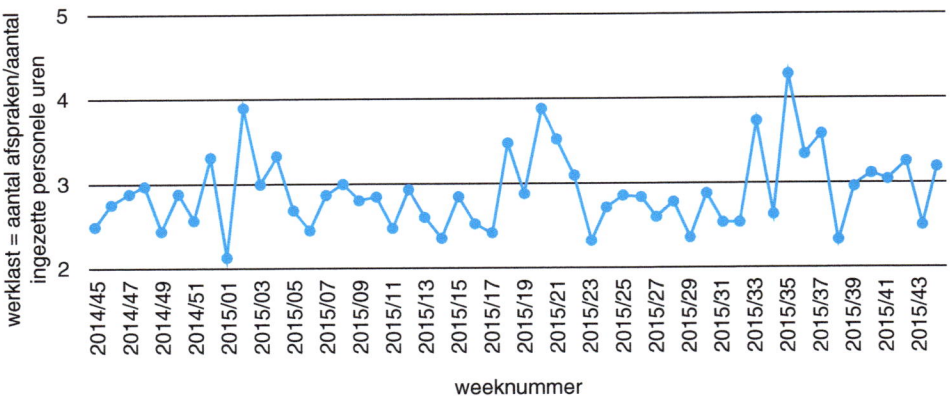

◘ **Figuur 13.7** Variatie werklast per week van de poliklinische afdeling X

In afstemming met de leidinggevenden van de polikliniek is de werklast op weekniveau bepaald. Het is namelijk mogelijk dat naast de werkzaamheden gedurende de dag, er voorbereidende werkzaamheden in de dag voorafgaand zijn gedaan en/of afrondende werkzaamheden de dag erna. Door de werklast op weekniveau te bekijken worden deze variaties in werklast meegenomen.

Per afdeling is gevisualiseerd hoe de werklast fluctueert per week, waarbij de werklast als volgt is berekend: aantal afspraken/aantal uren personele ondersteuning. ◘ Figuur 13.7 toont voor de poliklinische afdeling X de fluctuatie in de werklast op weekniveau. Uit de figuur blijkt dat in sommige weken de werklast vier afspraken per ondersteuningsuur bedraagt. Ofwel, er is gemiddeld zo'n 15 minuten ondersteuningstijd per afspraak gebruikt. Er zijn ook weken waarin de werklast in de richting van 30 minuten per afspraak gaat (oftewel twee afspraken per ondersteuningsuur). Gemiddeld is iets meer dan 20 minuten ondersteuningstijd per afspraak beschikbaar. 10 minuten verschil voor één afspraak lijkt weinig, maar met driehonderd afspraken per week is 10 minuten verschil gelijk aan 50 uur personele inzet in die week.

Als voor afdeling X een spreidingsdiagram gemaakt wordt met voor elke week een punt, dan is een beperkt verband te zien tussen personele inzet en productie (zie ◘ fig. 13.8). De determinatiecoëfficiënt (R^2) is 0,32, wat betekent dat 32 % van de variatie in personele inzet verklaard wordt door de variatie in productie. De conclusie is dat afstemming tussen de personeelsinzet en het aantal afspraken (de productie) beter kan.

◘ Figuur 13.9 toont een frequentietabel van de werklast voor afdeling X. De variatie van de werklast van deze afdeling is maximaal twee (4,4/2,2 = 2). Indien de tijdsperioden met de 10 % hoogste en laagste werklast niet meegenomen worden, komt de variatie in de werklast uit op 3,6/2,4 = 1,5. Deze berekening is uitgevoerd voor alle afdelingen.

◘ Tabel 13.1 geeft een overzicht van de determinatiecoëfficiënt en de variatie van werklast (exclusief de 10 % uitschieters) van een aantal van de onderzochte afdelingen. Voor elk van de afdelingen geldt dat de R^2 kleiner is dan 0,5; een niet- of zwakke lineaire samenhang tussen het aantal afspraken en de personeelsinzet. Opvallend zijn ook de grote verschillen tussen de variatie in de werklast van de afdelingen. Deze tabel laat zien

De statistiek van de polikliniek

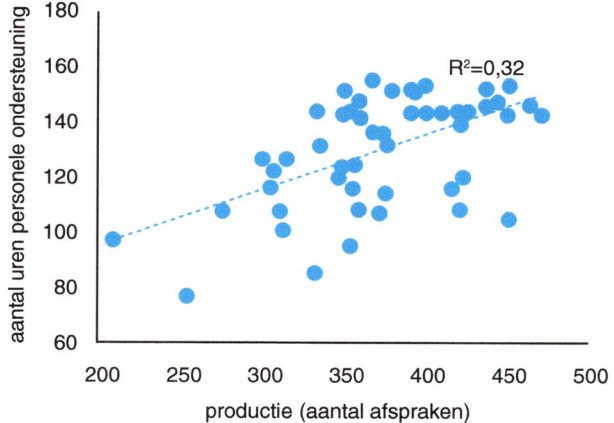

Figuur 13.8 Spreiding personele inzet en productie per week

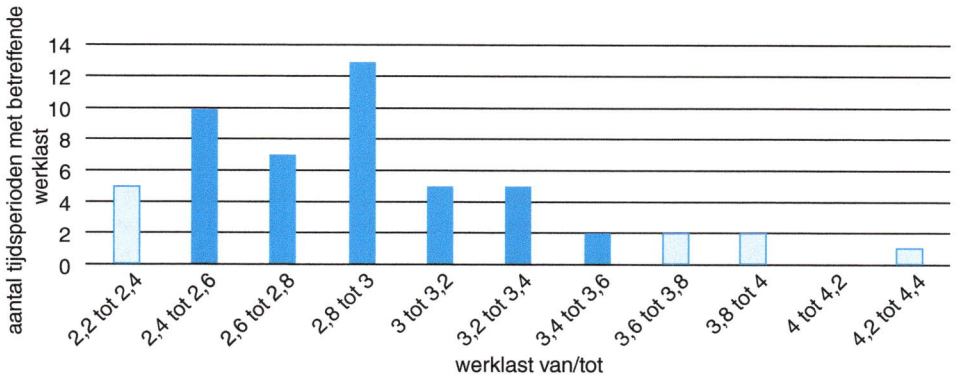

Figuur 13.9 Histogram met telling van aantal keren dat een bepaalde werklast voorkomt

dat de R^2 alleen niet alles zegt. Zo zijn er drie afdelingen met een gelijke determinatiecoëfficiënt (van 0,3) terwijl de werklast varieert van 1,5 tot 3,4. Dit toont aan dat men in de analyse naar beide indicatoren moet kijken.

Op basis van ◘ tab. 13.1 kan worden geconcludeerd dat er bij veel afdelingen verbeteringen mogelijk zijn in de planning. De variatie in werklast voor de medewerker is een belangrijke indicator, want er zijn weken waarin soms wel meer dan twee keer zoveel werk verricht moet worden dan in andere (rustigere) weken. De verschillen in de variatie in werklast tussen de afdelingen hangt evenwel niet altijd samen met een hogere of lagere determinatiecoëfficiënt. Om meer inzicht te krijgen in de verbetermogelijkheden vergelijken we in de volgende paragraaf de variatie in werklast met de benutting van de beschikbare spreekuurcapaciteit.

◘ Tabel 13.1 De determinatiecoëfficiënt en de variatie van werklast per afdeling

afdeling	determinatiecoëfficiënt (R^2)	variatie werklast
afdeling 1	0,3	2,2
afdeling 2	0,4	1,6
afdeling 3	0,1	2,4
afdeling 4	0,3	3,4
afdeling 5	0,2	1,7
afdeling 6	0,4	1,4
afdeling 7	0,2	2,0
afdeling 8	0,4	1,5
afdeling 9	0,3	2,2
afdeling 10	0,2	2,3
afdeling 11	0,3	1,5
afdeling 12	0,2	2,4

13.3.2 Benutting spreekuurcapaciteit

De tweede indicator waarmee in de planning van de poliklinieken rekening moet worden gehouden is de benutting van de spreekuurcapaciteit. Daartoe is van november 2104 tot november 2015 het totaal aan geplande spreekuurtijd vergeleken met het totaal aantal beschikbare uren zoals gedefinieerd in het spreekuurrooster. Het aantal beschikbare uren is als volgt vast te stellen:

- Het spreekuurrooster bevat bijvoorbeeld 15 spreekuurblokken van 4 uur. Op jaarbasis is er dus 3.120 uur aan spreekuurcapaciteit beschikbaar ($=$ 15 spreekuurblokken $\times$ 4 uur $\times$ 52 weken).
- Door vakantie, feestdagen, ziekte e.d. valt de netto-beschikbare spreekuurcapaciteit lager uit. Stel dat dit ongeveer 20 % van de totale spreekuurcapaciteit bedraagt, dan komt de totale netto-beschikbare spreekuurtijd uit op zo'n 2.500 uur.
- Per specialisme is per afspraaktype de geplande duur van de afspraak bekend. De som van alle geplande afspraken (inclusief no shows) vermenigvuldigd met de afspraakduren geeft inzicht in het totaal aan geplande spreekuurtijd. Stel dat in totaal 2.000 uur van de beschikbare 2.500 uur gepland is, dan bedraagt de benuttingsgraad 80 % ($=$ 2.000 uur/2.500 uur).

De benuttingsgraad per specialisme bleek behoorlijk uiteen te lopen, van 36 % tot 72 %. Spreekuren bleken dus lang niet altijd volledige benut te zijn. De oorzaken van een lage benutting waren divers, zoals (tijdelijke) overcapaciteit door seizoenpatronen en variatie in doorverwijzingen. Het kwam ook voor dat van de 4 uur per spreekuurblok minder dan 4 uur beschikbaar was voor het plannen van afspraken. Deze tijd was bestemd voor bijvoorbeeld overleg of administratie. Een andere oorzaak voor de lage benutting was dat de tijd tussen start en einde van het spreekuur korter was dan 4 uur.

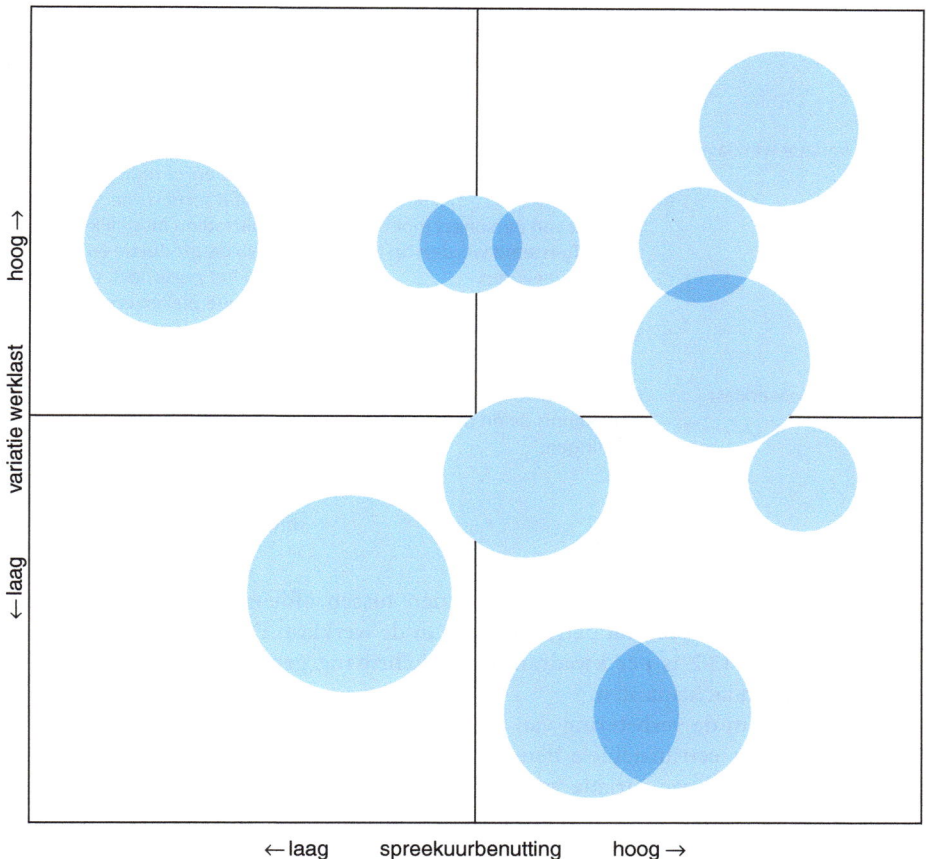

◘ **Figuur 13.10** Poliklinische afdelingen ingedeeld naar hoge/lage benutting en hoge/lage variatie in werklast. De grootte van beide is afhankelijk van het totaal aantal afspraken

13.3.3 Samenhang tussen variatie in werklast en spreekuurbenutting

Wanneer er sprake is van een stabiele benuttingsgraad van de spreekuurcapaciteit dan is de productie vooraf goed in te schatten. Indien de benuttingsgraad sterkt fluctueert, dan is het veel lastiger om een betrouwbare voorspelling van de productie te maken. Uit praktijkervaring blijkt dat een stabiele en hoge benuttingsgraad vaak samengaan, bij lage benutting is er dikwijls een grotere variatie in productie.

Om inzicht te krijgen of er een relatie bestaat tussen de spreekuurbenutting en de variatie in werklast zijn beide samengebracht één figuur (zie ◘ fig. 13.10). Op de horizontale as staat de spreekuurbenutting en op de verticale as de variatie in de werklast. Hoe groter het aantal afspraken per specialisme hoe groter de cirkel.

■ **Tabel 13.2** Mogelijkheden per situatie benutting/variatie werklast

	benuttingsgraad hoog (en stabiel)	benuttingsgraad laag (en instabiel)
hoge variatie werklast	Betrouwbare voorspelling van de productie per spreekuur mogelijk. De inzet van personeel moet beter afgestemd worden op het aantal spreekuren. Resterende pieken en dalen opvangen met een flexibele schil.	Er is ruimte voor groei van de productie en/of reductie van het aantal spreekuren. Gebruik indien mogelijk patronen van de productie en plan daarop het personeel. Resterende pieken en dalen opvangen met een flexibele schil.
lage variatie werklast	Best practice van het ziekenhuis; kennis delen met andere afdelingen.	Focus moet liggen op betere vulling van spreekuren, bijvoorbeeld door sluiting van spreekuren, lagere frequentie (om de week) en/of samenvoegen van spreekuren.

Deze grafiek laat duidelijke verschillen zien tussen afdelingen, zowel wat betreft spreekuurbenutting alsook wat betreft variatie in de werklast. De grafiek heeft vier kwadranten. In ■ tab. 13.2 is per kwadrant een beschrijving gegeven van de belangrijkste kenmerken en aandachtspunten.

Als het gaat om de verbetering van planning dan liggen de grootste uitdagingen bij de spreekuren met een instabiele benuttingsgraad. Die uitdagingen verschillen tussen spreekuren met een hoge variatie aan werklast en die met een lage variatie aan werklast. In ▶ H. 1 werd het onderscheid tussen technische en gedragsmatige uitdagingen beschreven. Bij spreekuren met een lage variatie aan werklast, een lage en instabiele benuttingsgraad, hebben we vooral een gedragsaanpassingsprobleem. De vraag en het aanbod vallen beide goed te voorspellen en 'technisch' is er geen goede reden om dat niet te doen. Een technische uitdaging is er vaak wel bij een hogere variatie aan werklast en een lage en instabiele benuttingsgraad. De vraag wordt dan hoe we verschillende soorten vraag naar type spreekuren gaan 'sorteren'. We proberen dan combinaties van zorgvraag te maken die meer voorspelbaar en qua werklast evenwichtiger zijn dan die van de afzonderlijke typen zorgvraag. In de literatuur zijn verschillende voorbeelden van deze zogenoemde 'portfolio-aanpak' in de gezondheidszorg beschreven, bijvoorbeeld bij het bepalen van de optimale organisatie en productie-lay-out van klinische laboratoria om de fluctuerende omvang en spoedgraad van de vraag te kunnen matchen met de productiecapaciteit (Van Merode et al. 1995). De methode wordt ook toegepast op OK-planning en intensive care of de combinatie van beide, door Erwin Hans en zijn collega's (Fügener et al. 2014; Hans 2007, 2010; Van Essen et al. 2014; Van Houdenhoven et al. 2007).

Bij al deze toepassingen – klinisch laboratorium organisatieoptimalisatie, planning OK's en intensive care-bedden – gaat het om zowel flexibiliteit (inspelen op electieve én acute zorgvraag), alsook het bereiken van een gemiddelde of langere termijn optimum door het combineren van verschillende vraagpatronen.

■ **Voor de statistisch geïnteresseerden**

Een goede combinatie van vraagpatronen dempt als het ware de onzekerheden van de individuele vraagpatronen. Die laatste stellen wij ieder afzonderlijk vast met de eerder beschreven determinatiecoëfficiënt (R^2). Voor het bepalen van de optimale combinatie van soorten vraag naar een bepaald spreekuur zijn we geïnteresseerd in het minimaliseren van de covariantie van de verschillende soorten vraag in een bepaald spreekuur. Statistisch gezien betekent dit dat een spreekuur een verzameling S_j is met een geïndexeerde verzameling van soorten vraag in spreekuur j; $X_j(S_j)$ is de stochastische variabele betreffende de totale werklast van een spreekuur j. De variantie van de totale werklast kan dan als volgt worden berekend (Van Merode et al. 1995):

$$\sigma^2 X_j(S_j) = \sum_{P \in S_j} \sum_{Q \in S_j} \rho_{pq} \sigma_p \sigma_q$$

Waarbij ρ_{pq} de correlatie tussen soort vraag p en q is, σ_p en σ_q de standaardafwijkingen zijn tussen de omvang van de soorten vraag p en q, en $\rho_{pq} \sigma_p \sigma_q$ de covariantie tussen de verschillende soorten vraag aangeeft (Van Merode et al. 1995).

De hiervoor genoemde aanpak is ontleend aan de 'Moderne portefeuilletheorie' zoals die is ontwikkeld door Harry Markowitz in de jaren vijftig van de vorige eeuw en waarvan de principes zijn vastgelegd in zijn artikel in 1952 (Markowitz 1952). Het vormt de basis voor het beleggingsbeleid van de meeste institutionele beleggers (denk aan pensioenfondsen). De doelstelling daarbij is die combinatie van beleggingen te hebben die het rendement op lange termijn optimaliseert. Markowitz won voor het ontwikkelen van zijn theorie de Nobelprijs voor economie in 1990 (Markowitz 1952).

13.3.4 Implementatie in het LangeLand Ziekenhuis

De inzichten die in het laatste deel van dit hoofdstuk zijn gepresenteerd, zijn voor het LangeLand Ziekenhuis aanleiding geweest om de flexpool (geleidelijk) uit te breiden. Een geleidelijke uitbreiding kon in dit geval worden gerealiseerd door het natuurlijk verloop op poliklinieken op te vangen door uitbreiding van de flexibele pool. Op deze wijze duurt uitbreiding van de pool wat langer, maar hoeft er niet onnodig (en ongewenst) geschoven te worden met medewerkers.

Bij poliklinieken met een hoge variatie in werklast is daar waar nodig de personeelsinzet aangepast. Bij poliklinieken met een lage spreekuurbenutting is nader onderzoek gedaan naar de oorzaak ervan. Het bleek dat werkprocessen geoptimaliseerd konden worden. Zo bleek dat onnodig veel tijd besteed werd aan administratieve werkzaamheden door de spreekuurhouder tijdens het spreekuur. De administratie bleek in veel gevallen ook buiten het spreekuur gedaan te kunnen worden. Zo konden extra taken door spreekuurhouders gedelegeerd worden naar de polikliniekondersteuning. De focus hierbij lag op taken die flexibel in te plannen zijn. Dit heeft geleid tot een vermindering van het aantal planningsbeperkingen (blokkades) in de spreekuurplanning.

Verder wordt naar aanleiding van het onderzoek gewerkt aan standaardisatie van processen en taken om de inzetbaarheid van flexibele medewerkers te verhogen.

Naast de analyse van de variatie van de werklast per week is ook gekeken naar de productie en personeelsinzet per weekdag. Van een aantal specialismes bleek de werklast op bepaalde dagen in de week af te wijken van het gemiddelde. Het kwam bijvoorbeeld voor dat werklast op woensdagen fors lager was en op de donderdag fors hoger. Het advies was dan ook om de variatie van werklast per weekdag te reduceren. De eerste stap was een meer passende personeelsplanning, bijvoorbeeld door standaard één persoon minder in te plannen op woensdag en één persoon meer op donderdag. De volgende stappen die kunnen worden overwogen, is het aanbod van typen spreekuren te flexibiliseren en het anders samenstellen van de spreekuren op basis van voorgaande portfoliotheorie.

Flexibilisering is vooral een gedragsmatige aanpassing, maar is ook technisch niet altijd eenvoudig, bijvoorbeeld door beperkingen in de gebruikte software. Toepassing van de portfolioaanpak is een technische uitdaging, maar kan ook gedragsmatig veel vragen omdat zorgprofessionals voorkeuren voor de samenstelling van hun spreekuur zullen hebben en die kunnen afwijken van de optimale combinatie bij toepassing van de portfoliotheorie.

13.4 Conclusie

De in dit hoofdstuk gepresenteerde aanpak is bruikbaar voor de analyse van poliklinieken. Uiteraard dient er bij de analyse rekening te worden gehouden met specifieke kenmerken en karakteristieken van de afdeling. Zo kan er bijvoorbeeld verschil zitten in de tijd die er beschikbaar is voor een poliklinisch consult. Ook zijn er verschillen in de mate waarin gaten in een spreekuur snel opgevuld kunnen worden (bijvoorbeeld in verband met functieonderzoeken die eerst uitgevoerd moeten worden).

Het heeft meerwaarde om de analyse met enige regelmaat (bijvoorbeeld ieder jaar) te herhalen om ervoor te zorgen dat de beschikbare capaciteit zo goed mogelijk afgestemd blijft op de productie.

Ook andere ziekenhuisafdelingen, zoals verpleegafdelingen, operatiekamers, functieafdelingen, radiologie enzovoort, zouden gebruik kunnen maken van de in dit hoofdstuk gepresenteerde handvatten.

Literatuur

Fügener, A., Hans, E. W., Kolisch, R., Kortbeek, N., & Vanberkel, P. T. (2014). Master surgery scheduling with consideration of multiple downstream units. *European Journal of Operational Research, 239*(1), 227–236. ▶ https://doi.org/10.1016/j.ejor.2014.05.009.

Hans, E. W. (2007). *Operating room planning & scheduling.* Paper presented at the PICA Seminar, Enschede. ▶ http://www.choir.utwente.nl.

Hans, E. W. (2010). *OK-planning en scheduling. Een overzicht van het onderzoek binnen CHOIR, Universiteit Twente.* Enschede: Center for Healthcare Operations Improvement & Research, University Twente.

Kane, R. L., Shamliyan, T., Mueller, C., Duval, S., & Wilt, T. (2007). Nursing staffing and quality of patient care. *Evidence report/technology assessment* No. 151 (Prepared by the Minnesota Evidencebased Practice Center under contract No. 290-02-0009.) AHRQ publication no. 07-E005. Rockville, MD: Agency for Healthcare Research and Quality. March 2007.

Markowitz, H. (1952). Portfolio selection. *The Journal of Finance, 7*(1), 77–91. ▶ https://doi.org/10.1111/j.1540-6261.1952.tb01525.x.

Van Essen, J. T., Bosch, J. M., Hans, E. W., Van Houdenhoven, M., & Hurink, J. L. (2014). Reducing the number of required beds by rearranging the OR-schedule. *OR Spectrum, 36*(3), 585–605. ► https://doi.org/10.1007/s00291-013-0323-x.

Van Houdenhoven, M., Van Oostrum, J. M., Hans, E. W., Wullink, G., & Kazemier, G. (2007). Improving operating room efficiency by applying bin-packing and portfolio techniques to surgical case scheduling. *Anesthesia and Analgesia, 105*(3), 707–714. ► https://doi.org/10.1213/01.ane.0000277492.90805.0f.

Van Merode, G. G., Hasman, A., Derks, J., Goldschmidt, H. M. J., Schoenmaker, B., & Oosten, M. (1995). Decision support for clinical laboratory capacity planning. *International Journal of Bio-Medical Computing, 38*(1), 75–87. ► https://doi.org/10.1016/0020-7101(94)01040-8.

West, E., Barron, D. N., Harrison, D., Raffert, A. M., Rowan, K., & Sanderson, C. (2014). Nurse staffing, medical staffing and mortality in Intensive Care: An observational study. *International Journal of Nursing Studies, 51*(5), 781–794.

Geraadpleegde literatuur

Website LangeLand Ziekenhuis: ► https://www.langeland.nl/. Opgehaald op 25-2-2020.

Medisch domein

Inhoud

Hoofdstuk 14 Het transparant maken van medische inzet – 233
Leo Berrevoets, Bart Berden, Nicole van de Kar en Miranda Snoeren

Hoofdstuk 15 De arts in opleiding tot medisch specialist in het ziekenhuis – 245
Leo Berrevoets, Roland Mommers en Bart Berden

Het transparant maken van medische inzet

Leo Berrevoets, Bart Berden, Nicole van de Kar en Miranda Snoeren

Samenvatting

Grotere vakgroepen van medisch specialisten, vrijgevestigd of in loondienst, doen de behoefte aan transparantie toenemen. Transparantie in de vorm van antwoorden op vragen als: is de werklast redelijk in relatie tot de formatie (c.q. de capaciteit)? Moet er werk af of formatie bij? Is werklast goed verdeeld over alle individuen? En, gegeven de hoge loonkosten van naar schatting ten minste 200.000 euro per formatieplaats, zijn er mogelijkheden voor efficiencyverbetering? We berekenen eerst de inzetbaarheid van de gemiddelde medisch specialist en werken drie voorbeelden uit. Het eerste is de kwantificering van het takenpakket van een vakgroep neonatologen. Het tweede voorbeeld is het vertalen van de totale formatie van een vakgroep radiologen naar beschikbare uren en naar deeltaken. En het derde betreft het doorrekenen van de taken van een groep kindernefrologen. De methodiek kan ook toegepast worden voor paramedici.

14.1 Inleiding – 234

14.2 Bruto-nettofactor – 235

14.3 Praktijkanalyse van een specialistengroep, gebruik in de praktijk – 237
14.3.1 Neonatologie, taken patiëntenzorg, casus 1 – 238
14.3.2 Vakgroep kindernierziekten, casus 2 – 239
14.3.3 Vakgroep Radiologie, casus 3 – 241

14.4 Beschouwing – 243

Literatuur – 244

© Bohn Stafleu van Loghum is een imprint van Springer Media B.V., onderdeel van Springer Nature 2021
B. Berden et al. (Red.), *Capaciteitsplanning in de zorg*, https://doi.org/10.1007/978-90-368-2567-2_14

14.1 Inleiding

Medisch handelen is vooral mensenwerk. In de gezondheidszorg is arbeid veruit de belangrijkste productiefactor, uitgedrukt in werkuren. Personele kosten omvatten ongeveer 60 % van de totale kosten van een ziekenhuis. Artsen, maar ook de vele andere professionals in de zorg, worden frequent aangesproken op deze maat. Daartoe dienen de te werken en gewerkte uren bekend te zijn.

Werkuren staan direct in relatie tot het behalen van efficiencywinst. In algemene zin kan dergelijke winst worden behaald door de inzet van arbeid te laten afnemen. Dat is niet altijd makkelijk omdat het snoeien in beschikbare tijd al gauw problemen oplevert. Omdat er altijd situaties kunnen zijn met een overmaat aan beschikbare arbeid lijkt dit vaak toch mogelijk.

Er vinden veranderingen plaats in de medische beroepsgroep, zoals de toename van het aantal artsen in loondienst en schaalvergroting van vakgroepen, met name door fusies van ziekenhuizen. Vroeger bestonden vakgroepen vaak slechts uit 3 à 4 artsen maar nu is de omvang veelal boven de 10. In grote groepen komt de behoefte naar voren naar transparantie, kwantificering van het takenpakket en een eerlijke verdeling van de werklast over alle stafleden. Kwantificering van het takenpakket vraagt inzicht in de capaciteit van een vakgroep in bijvoorbeeld het aantal beschikbare uren per jaar en inzicht in de manier waarop deze capaciteit in uren daadwerkelijk wordt ingezet.

Daarnaast wordt vaak gekozen voor het werken in deeltijd. Arbeidsvoorwaarden als werktijden en het te werken aantal uren worden daarmee steeds belangrijker; immers, als een arts kiest voor werken in deeltijd, wordt daarmee afstand gedaan van een deel van het inkomen.

Inzicht in te werken aantal uren, ofwel transparantie in de medische organisatie, dient bij het (integraal) management, maar behoort ook bij professionals in redelijke mate aanwezig te zijn. Tevens creëert het meer begrip binnen de groep professionals als er transparantie is.

Uitgaande van genoemde ontwikkelingen is het waardevol over een methodiek te beschikken om ook het netto-aantal te werken uren voor medisch specialisten, in loondienst of vrijgevestigd, of voor (vrijgevestigde) paramedici vast te kunnen stellen: immers, expliciete normen zijn de basis voor analyse van de (artsen)organisatie, maken discussies over werkdruk en efficiency mogelijk en zijn aan te wenden voor de berekening van de toeslag voor arbeid in diensturen. In het Radboudumc in Nijmegen en het Elisabeth Twee Steden Ziekenhuis in Tilburg is een instrument ontwikkeld dat stuurt op genoemde transparantie en normen. Daarmee kan een mogelijke overmaat, maar ook een onderbezetting c.q. een tekort aan formatie gesignaleerd worden. Toepassing van het instrument geeft veelal aanleiding voor signalering en verdere analyse. Belangrijk uitgangspunt, dan wel basisvoorwaarde daarbij is dat professionals een juiste taxatie van de zorgzwaarte maken en de inzet van zorg op basis daarvan bepalen.

Het hier gepresenteerde instrument is een hulpmiddel voor het transparant maken van de organisatie van medisch professionals en om op basis daarvan bijvoorbeeld een meer evenwichtige verdeling van taken mogelijk te maken. Voor niet-wetenschappelijk personeel en met name voor verpleegkundigen gebruikt men de zogenoemde 'brutonettofactor' (BNF) om te berekenen wat de inzetbaarheid is van een medewerker in een jaar. Voor artsen wordt dat nog nauwelijks toegepast. Dat komt niet alleen door de specifieke cultuur van artsen, maar ook doordat de betreffende cao's voor artsen in loondienst niet heel expliciet zijn. In academische ziekenhuizen worden artsen bijvoorbeeld geacht 40 tot 48 uur per week te werken, en dat is wel een heel ruime marge.

In dit hoofdstuk wordt dit instrument, de bruto-nettofactor (BNF), uitgelegd en worden praktijktoepassingen beschreven. Er wordt weliswaar uitgegaan van medisch professionals in loondienst, maar het is mogelijk dat ook medisch specialisten in vrije vestiging of paramedici in loondienst of vrijgevestigd het gaan toepassen.

De opbouw van dit hoofdstuk is als volgt: allereerst presenteren we de wijze waarop voor personeel in ziekenhuizen de netto-inzetbare uren in een jaar worden berekend, deze methode passen we vervolgens toe op medisch specialisten die onder een cao vallen. Daarna worden drie praktijkvoorbeelden uitgewerkt. De eerste uitwerking betreft een analyse van een vakgroep neonatologie, de tweede de vakgroep kindernierziekten. De derde uitwerking is een analyse van een grote vakgroep radiologie bestaande uit ruim 30 radiologen. Daar bestond de behoefte aan inzicht in de uit te voeren productie per radioloog voor patiëntenzorg.

We sluiten dit hoofdstuk af met een beschouwing.

14.2 Bruto-nettofactor

De bruto-nettofactor (BNF) is de maat die aangeeft wat de verhouding is tussen het bruto-aantal uren, zoals vermeld in het arbeidscontract, en het netto-aantal uren dat een medewerker daadwerkelijk kan worden ingezet. Deze inzetbare uren zijn de basis voor calculaties. De maat geeft inzicht in vragen zoals: wat is nu de capaciteit en hoe wordt deze ingevuld? Hoeveel inzet vragen de verschillende deeltaken? Komt men uit met de formatie of is bijstelling gewenst? Wellicht valt te overwegen om te kiezen voor werkwijzen die minder tijd vragen. En wat betreft de organisatie van artsen: kunnen taken gedelegeerd worden naar bijvoorbeeld een arts-assistent, een physician assistant of een nurse practitioner? Wat is de omvang van die taken en rechtvaardigt dat de aanstelling van een dergelijke functionaris?

Vervolgens kan men bekijken of men op specifieke taken nader wil inzoomen om meer inzicht te krijgen. BNF heeft de volgende toepassingsmogelijkheden:
- Professionals kunnen zelf hun praktijkvoering gaan kwantificeren.
- Het geeft een basis om per groep resp. per individu productieafspraken te maken.

En het is daarmee een basis voor afstemming van taken met collega's en een betere personele inzet.

Zoals aangegeven is er met name bij de verpleegkundige beroepsgroep ruime ervaring met het rekenen met netto-beschikbare uren. Deze ervaring gebruiken we voor de berekeningen rond netto te werken uren van artsen. Ter illustratie schetsen we de basis van de berekeningen van deze beroepsgroep. Rekening houdend met allerlei vormen van afwezigheid, zoals verlof, ziekte en scholing, komt de gemiddelde medewerker met een fulltime arbeidscontract in de gezondheidszorg uit op een netto-inzetbaarheid van ongeveer 1.540 uur per jaar.

Toelichting: een willekeurige medewerker van het ziekenhuis met een fulltime aanstelling heeft conform de Cao Ziekenhuizen een arbeidscontract voor 1.878 uur per jaar. Dat komt overeen met 52 weken van gemiddeld 36 uur. Dit zijn zogeheten bruto-uren. Om diverse redenen is een werknemer echter minder inzetbaar dan 1.878 uren: door recht op vakantie, vrij voor feestdagen, afwezigheid door cursus en door ziekteverzuim

◘ **Tabel 14.1** Berekening BNF, een voorbeeld

bruto-jaaruren van 1,0 formatieplaats	1.878
af:	
verlofuren	−201
bestemmingsverlof	−47
lestijd	−40
saldo	1.590
af:	
ziekteverzuim excl. gravida (3,0 %)	−48
netto-inzetbaarheid van 1,0 formatieplaats	**1.542**

of bijzonder verlof (zie ◘ tab. 14.1). Er wordt daarom veelal gerekend met de netto-inzetbaarheid van de gemiddelde medewerker.

Met als uitgangspunt de cao in een academisch of perifeer ziekenhuis (Cao Universitair Medische Centra 2018–2020; Arbeidsvoorwaardenregeling medisch specialisten AMS 2017–2019) wordt deze methodiek hier verder uitgewerkt voor medisch specialisten. De respectievelijke cao's bevatten specifieke hoofdstukken voor deze categorie.

De Cao van de Nederlandse Vereniging voor Ziekenhuizen geeft voor medisch specialisten aan:

» De voltijd arbeidsduur bedraagt gemiddeld 45 uur per week, exclusief de uren arbeid tijdens de avond-, nacht- of weekenddiensten. Inclusief de uren arbeid tijdens diensten geldt een maximale arbeidsduur van gemiddeld 52 uur per week. Incidenteel mag deze arbeidsduur maximaal gemiddeld 55 uur per week bedragen.

De Cao Universitair Medische Centra vermeldt in deze:

» De arbeidsduur van de academisch medisch specialist bedraagt gemiddeld per week op jaarbasis ten minste 40 uur en ten hoogste 48 uur (exclusief diensten, arbeid verricht tijdens diensten en in opdracht gewerkte uren waarmee de arbeidsduur wordt overschreden).

Het beleid is om niet zozeer te rekenen met uren maar met dagdelen waarbij een dagdeel ongeveer 4,5 uur is. De achtergrond hierachter is de cultuur waarin het heel precies rekenen met uren niet gebruikelijk is: er wordt extra gewerkt omdat de patiëntenzorg onvoorspelbaar is en dat gewoon vraagt.

Om uit te komen op de inzetbaarheid is het aantal dagen dat een medisch specialist afwezig is in verband met vakantie relevant:
— Cao UMC: 24 dagen per jaar. Daarnaast heeft de academisch medisch specialist jaarlijks recht op zes bijzondere verlofdagen indien en voor zover de productieafspraken als overeengekomen tussen de Raad van Bestuur en het afdelingshoofd in het betreffende jaar zijn gerealiseerd. Totaal derhalve 30 dagen per jaar.
— Cao Ziekenhuizen: de medisch specialist heeft jaarlijks recht op 30 vakantiedagen.

Tabel 14.2 Berekening inzetbare uren/dagdelen

1 jaar met 52 weken van 45 uren	2.340 uur per jaar	520 dagdelen
minus 30 vakantiedagen (30 maal 9 uren)	−270 uur per jaar	−60 dagdelen
minus gemiddeld 6 feestdagen	−54 uur per jaar	−12 dagdelen
minus 10 studieverlofdagen	−90 uur per jaar	−20 dagdelen
subtotaal	1.926 uur per jaar	**428 dagdelen**

Om verder te rekenen nemen we als uitgangspunt een werkweek van gemiddeld ongeveer 45 uur en dus van werkdagen van 9 uur, exclusief uren gewerkt buiten reguliere werktijden (tab. 14.2).

428 dagdelen komen overeen met 214 mensdagen per jaar.

In 2019 bedroeg het percentageziekteverzuim van artsen in een van beide ziekenhuizen 2,7 % (exclusief gravidaverlof). Dat zijn ongeveer 52 uren per jaar, is 12 dagdelen. Wat betreft de netto-inzetbaarheid per fulltime werkend specialist wordt daarom aangehouden: 1.874 uur per jaar, dat zijn 416 dagdelen, 208 hele werkdagen.

14.3 Praktijkanalyse van een specialistengroep, gebruik in de praktijk

De medisch specialismen worden door ons ingedeeld in drie categorieën:
– poortspecialismen acute en/of intensieve zorg;
– poortspecialismen overig;
– ondersteunende specialismen.

Dit onderscheid zien we ook terug in de cao. Voor acute specialisten, zoals intensivisten, neonatologen, SEH-artsen en obstetrici, zijn er in de Cao UMC aparte normen voor het aantal te werken uren vastgesteld. Achtergrond is het gegeven dat er van deze groepen veelal 7 dagen in de week, 24 uur per dag een medisch specialist in het ziekenhuis aanwezig dient te zijn: dus geen achterwachtdienst maar continue aanwezigheid. Met dit verschil houden we in de uitwerking van de casussen geen rekening, maar in de praktijk is dat vaak een punt van onderhandeling.

In de casussen geven we voorbeelden van een praktijkanalyse van:
1. poortspecialisme, acute zorg – neonatologie;
2. poortspecialisme, overig – vakgroep kindernierziekten;
3. ondersteunend specialisme – vakgroep radiologie.

> **Poortspecialismen**
>
> Een poortspecialist is de medisch specialist waarnaar een patiënt wordt verwezen voor medisch specialistische zorg. In sommige gevallen kan een poortspecialist ook als ondersteunend specialist werken (bijvoorbeeld een internist die (diagnostische) scopie uitvoert).

> **Ondersteunend specialist**
>
> Een ondersteunend specialist is een specialist die niet als poortspecialist fungeert. Een ondersteunend specialist voert medisch specialistische handelingen uit in het kader van het zorgtraject van een poortspecialist en heeft geen eigen zorgtraject.

Op basis van het normgetal van '1.874 mensuren = 416 dagdelen = 208 mensdagen' is het mogelijk om analyses te maken van de capaciteit van een specialisme in relatie tot het takenpakket. Dit is hier in drie voorbeelden uitgewerkt.

14.3.1 Neonatologie, taken patiëntenzorg, casus 1

Er is behoefte aan het kwantificeren van het takenpakket van de groep neonatologen voor het onderdeel patiëntenzorg.

Op de neonatale intensive care, bestaande uit een Intensive Care Unit, een post IC-Unit en een High Care Unit, met daarbij een transportfunctie, werken overdag op werkdagen 5 neonatologen. Het betreft diensten van ongeveer 9,5 uur per dag. Er is een avond-/nachtdienst van 15,5 uur. Op feestdagen en in het weekend is er één dagdienst van 12,5 uur en één avond-/nachtdienst eveneens van 12,5 uur. De nazorgpolikliniek kost, volgens de agenda, 73 mensdagen per jaar. Het aantal diensten en het aantal te werken uren in een jaar staan in tab. 14.3 weergegeven.

Tabel 14.3 Kwantificering patiëntenzorg per jaar

werkdagen (254 dagen per jaar)					
			lengte dienst (uren)	uren per jaar	diensten per jaar
5		dagdiensten	9,5	12.065	1.270
1		avond-/nacht-dienst	15,5	3.937	254
		polikliniek	9,5	694	73
weekend en feestdagen (111 dagen per jaar)					
1		dagdienst	12,5	1.388	111
1		avond-/nacht-dienst	12,5	1.388	111
totaal per jaar				19.471	1.819
gemiddelde lengte per dienst				11 uren	
norm voor gemiddelde werkweek voor 1,0 fte				45 uren	
aantal uren per jaar van 1,0 fte (gemiddeld werkt 1,0 fte 208 dagen per jaar à 9 uren per dag)				1874 uren per jaar	
benodigd aantal fte voor patiëntenzorg				10,4 fte	
gemiddeld aantal werkdagen per fte				175 per jaar	

In woorden: de totale werklast in een jaar bedraagt 19.471 uren in 1.819 diensten. Als we uitgaan van 208 werkdagen per jaar (berekening onder ◘ tab. 14.2), dan komen we uit op een benodigde formatie van 10,4 fte. Daarnaast moet er ook nog enige ruimte zijn voor: onderwijs, onderzoek, geven van onderwijs, management. Met enig ziekteverzuim is rekening gehouden, namelijk 10,4 fte maal 6 dagen is ongeveer 62 mensdagen per jaar

14.3.2 Vakgroep kindernierziekten, casus 2

De vakgroep kindernierziekten bestaat uit 4 fulltime medisch specialisten. Het werk in diensten – de avond, de nacht en het weekend – wordt vergoed door middel van een toelage. Het aantal normale werkdagen bedraagt 255 dagen in een jaar: 365 dagen min 104 weekenddagen min 6 feestdagen. Dat komt overeen met ongeveer 51 weken van 5 dagen.

De vakgroep heeft een capaciteit van 4 medisch specialisten maal 208 mensdagen; dat is in totaal 832 mensdagen. Er is behoefte om de beschikbare formatie te ijken aan het totale takenpakket.

Een gegeven is dat er een capaciteit is van 832 mensdagen op 255 werkdagen, gemiddeld zijn er dus in een week per dag 3,3 medisch specialisten aanwezig.

Het takenpakket is op te splitsen in:
- patiëntenzorg (polikliniek, verrichtingen en afdelingstaken);
- management;
- onderwijs;
- algemene taken.

Voor onderzoek was destijds geen tijd gereserveerd. Op basis van registratie, werkschema's en productiecijfers wordt het takenpakket in een kalenderjaar als volgt gekwantificeerd:

Takenpakket in een kalenderjaar
Polikliniek:
Op 5 dagdelen per week en gedurende 50 weken wordt er spreekuur gehouden;
1 dagdeel is een 0,5 dag. Ongeveer 7 maal per jaar vervalt een spreekuur. Dus netto 243 dagdelen polikliniek.
Dat komt overeen met 121,5 mensdagen. De voorbereiding op en de afwerking van deze spreekuren kosten eveneens een dagdeel. Het totale poliklinische takenpakket kost derhalve 243 mensdagen.
Verrichtingen en transplantatie-activiteiten:
De werklast, gemeten op basis van agenda's, bedraagt 173 mensdagen.
Afdelingstaken:
- dagelijkse visite: 2 uur per dag;
- tussentijdse problemen: 1 uur per dag;

- avondronde (dagelijks rond 17 uur): 1 uur per dag;
- gesprekken: 1 uur per dag;
- consulten: 1,5 uur per dag.

Dit takenpakket kost ongeveer 6,5 uur per dag. In totaal derhalve: 255 maal 6,5 uur is 184 mensdagen.

Avond, nacht en weekend:
Werk in de avond, de nacht en het weekend wordt vergoed met een standaardtoelage, de zogenaamde Toeslag Verzwarende Omstandigheden (TVO). Dat kost dus wel geld, maar geen formatie en kan daarom buiten beschouwing blijven.

Management:
Het leidinggeven aan de verpleegafdeling en de verrichtingenafdeling kost 1 specifiek persoon ongeveer 63 mensdagen.

Onderwijs:
Op basis van roosters en normen voor voorbereidingstijd kost het geven van onderwijs 41 mensdagen.

Algemene taken:
De algemene taken omvatten: maandagoverdracht, agendabespreking, stafoverleg, protocolbespreking, multidisciplinair overleg en patiëntenbesprekingen Dit komt neer op ongeveer 6 uur per persoon per week. Met gemiddeld 3,3 medisch specialisten per week is dit: 3,3 maal 51 weken maal 6 uur is 1.010 uur = in totaal 112 mensdagen.

Het totale takenpakket omvat derhalve:
- polikliniek: 243 mensdagen;
- verrichtingen en transplantatieactiviteiten: 173;
- afdelingstaken: 184;
- management: 63;
- onderwijs: 41;
- algemene taken: 112.

Totaal: 816 mensdagen
De 816 mensdagen komen overeen met een benodigde formatie van 3,9 fte medisch specialist (816 mensdagen gedeeld door 208 mensdagen per fte medisch specialist).

Met dit voorbeeld, met als basis de netto 208 werkdagen per specialist, wordt de organisatie van een specialistengroep transparant gemaakt en gekwantificeerd.

Deze casus geeft inzicht in het takenpakket en de beschikbare formatie van deze groep. Tevens blijkt dat er op jaarbasis een goede balans is tussen de formatie en het uit te voeren takenpakket. Het ervaren gevoel dat wetenschappelijk onderzoek in eigen tijd moet worden gedaan, wordt onderbouwd. Als er knelpunten zijn, dan zijn dat veelal incidentele situaties. Transplantaties zijn niet te plannen en veroorzaken pieken in het takenpakket. De taken zijn in omvang gekwantificeerd en dat biedt desgewenst mogelijkheden voor interventies: zijn er taken die door anderen uitgevoerd kunnen worden? Of kunnen taken in minder tijd worden uitgevoerd, bijvoorbeeld door standaardisatie van de afhandeling van spreekuren?

14.3.3 Vakgroep Radiologie, casus 3

De afdeling Radiologie heeft een formatie van 27,6 radiologen en zij wil deze kostbare capaciteit (naar schatting 200.000 euro aan salariskosten per formatieplaats) transparant maken voor de dagplanning: van 'formatieplaatsen per jaar' naar 'aantal radiologen per werkdag'.
De taken zijn, zoals gebruikelijk in een UMC, divers:
- wetenschap: 3,8 fte;
- onderwijs en organisatie: 2,35 fte resp. 0,65 fte is samen 3,0 fte;
- patiëntenzorg: 20,8 fte.

De leiding van de afdeling heeft behoefte aan inzicht in de beschikbare capaciteit per dag. De volgende stappen worden gezet om deze capaciteit transparant te maken.

> **Transparant maken van capaciteit**
> *Aantal werkdagen per fulltime radioloog:*
> Een jaar heeft 52 weken met 5 werkdagen dus totaal 260 dagen, daar is het arbeidscontract op gebaseerd. In de planning wordt uitgegaan van 214 productieve dagen per formatieplaats per jaar; zie ◘ tab. 14.2, dat is dus exclusief ziekteverzuim. Wat betreft ziekteverzuim is de lijn om bij kort ziekteverzuim stafleden die ingepland staan voor wetenschap of organisatie in te zetten voor patiëntenzorg. Als er sprake is van langdurig ziekteverzuim zal een waarnemend radioloog aangesteld worden. Werk in de avond, de nacht en het weekend wordt ook hier vergoed met een standaardtoelage, de TVO. Dat kost dus wel geld, maar geen formatie en kan hier daarom buiten beschouwing blijven.
> *Dagen voor patiëntenzorg:*
> Voor patiëntenzorg is dus beschikbaar: 20,8 fte maal 214 dagen is 4.451 mensdagen per jaar. Deze mensdagen moeten goed over alle werkdagen in een jaar verdeeld worden. Het aantal normale werkdagen in een jaar bedraagt 255 dagen. Dus: 4.451 mensdagen te verdelen over 255 dagen is gemiddeld 17,5 radiologen per werkdag.
> Vraag: wat is de netto-inzetbaarheid per radioloog per werkdag? Uitgangspunt is een werkdag van ongeveer 8¾ uur. Alle radiologen zijn aanwezig bij het ochtendrapport en moeten dagelijks afstemmen met aios en hebben organisatorische taken. Netto blijven er naar schatting 7 uur per dag over, zie ◘ fig. 14.1.
> NB: dit is overigens afgezien van het bijhouden van literatuur, avondoverleg enzovoort.
> Dan kan de volgende stap gezet worden, het aantal uren capaciteit per gemiddelde werkdag. Dat is: 17,5 maal 7 uur is 122 mensuren per werkdag. In een week met 5 dagen zijn dat 610 mensuren.
> Dan is er nog één punt om voor te corrigeren: tijd voor multidisciplinair overleg (zie ◘ fig. 14.2): overleg over radiologische bevindingen met andere specialismen. Dat is, inclusief tijd voor voorbereiding, gemiddeld 11 uur per dag.
> We korten de dagcapaciteit van 122 mensuren met 11 uur en dan is de uitkomst 111 uur per dag.

Conclusie: de afdeling heeft 20,8 formatieplaatsen radiologen voor patiëntenzorg en dat resulteert in gemiddeld 17,5 radiologen per werkdag ofwel 111 mensuren per werkdag.
Productie van afdeling Radiologie:
Men wil de productie van radiologen uitdrukken in normtijden per onderzoek. Vervolgens kan men de totale productie van de hele afdeling relateren aan de totale capaciteit in een jaar: 255 dagen met een capaciteit van gemiddeld 111 mensuren per werkdag dus totaal 28.305 mensuren per jaar.
Wetenschap, onderwijs en organisatie:
Daarvoor in totaal 6,8 fte beschikbaar, dus 6,8 maal 214 mensdagen is 1.455 mensdagen in een jaar.
Ziekteverzuim:
Er is niet gecorrigeerd voor ziekteverzuim: de marge die daarvoor aangehouden kan worden is: 27,6 fte maal 6 dagen per fte is 166 mensdagen in een jaar.

een werkdag

- 8,75 uur

- minus 0,75 uur ochtendrapport

- minus overleg aio en organisatie 1 uur

netto patiëntenzorg per dag: 7 uur

◘ **Figuur 14.1** Besteding werkdag radioloog

multidisciplinair overleg

- maandag   9,5 uur
- dinsdag   13,5
- woensdag   5,5
- donderdag   17,5
- vrijdag   9

Per week 55 uur, gem. 11 uur per dag

◘ **Figuur 14.2** Tijd voor multidiscplinair overleg

Conclusie: de capaciteitsberekening biedt veel mogelijkheden: normen stellen per radioloog, inzetplanning per modaliteit (MRI, bucky, CT-scan enzovoort).

14.4 Beschouwing

Dit instrument werd in praktijk van twee ziekenhuizen ingezet en leverde inzicht en winst op. In de voorbeelden is dat ter toelichting uitgewerkt. In korte tijd werden knelpunten rond de personele formatie onderbouwd, werd te behalen efficiencywinst aangetoond of zijn onderbouwde normen opgesteld.

In het eerste voorbeeld, de vakgroep Neonatologie, werd de ervaring van een hoge werklast onderbouwd.

Bij de vakgroep kindernefrologen was de conclusie dat de formatie op zichzelf voldoende was voor de te verrichten patiëntenzorg, maar dat er incidenteel situaties waren met relatief veel werk in korte tijd. Dan biedt de inzet van extra formatie geen oplossing: er is immers balans tussen takenpakket en inzet van medici. Pieken zijn inherent aan dit takenpakket.

In de derde casus van de radiologen zijn normen vastgesteld voor te behalen productie per individuele radioloog per jaar. Daarbij wordt nadrukkelijk rekening gehouden met deeltaken zoals onderwijs, onderzoek en management. Deze normen zullen worden toegepast om voor deze grote specialistengroep het werk beter te verdelen. Daarnaast is het een eerste referentiepunt om de ontwikkeling van de productie per formatieplaats de komende jaren te kunnen volgen.

- In de eerste casus maken we berekeningen op basis van het standaarddienstrooster, aangevuld met gegevens over de poliklinische taak.
- In de tweede casus kwantificeren we het klinische takenpakket van een specialistengroep door schattingen te maken, door te meten op basis van agenda's en dagelijkse organisatie. De optelsom van deze taken is de totale werklast in een jaar.
- In de derde casus vertalen we formatieplaatsen in uren en in deeltaken. Vervolgens onderscheiden we deeltaken die meer organisatorisch zijn en wat resteert, is beschikbare dagdelen ofwel uren voor productie in een jaar.

Het eindresultaat is meer inzicht, in het takenpakket en in de capaciteit. Deze transparantie biedt zo inzicht om, waar nodig, interventies te doen en normen te stellen. Daarnaast biedt het mogelijkheden om over de tijd ontwikkelingen te volgen. Neemt de werklast toe of af? En wat zijn de consequenties voor het benodigde aantal formatieplaatsen?

Kanttekening is dat geen rekening wordt gehouden met ervaring van stafleden en de verschillen in het tempo waarin zij werkzaamheden uitvoeren.

De BNF is dynamisch, parameters veranderen jaarlijks, zoals ziekteverzuimpercentages en andere factoren die van invloed zijn op de capaciteit van een groep. Dat geldt ook voor de organisatie van een specialistengroep. De capaciteit is met dit model relatief eenvoudig jaarlijks te monitoren en dat geldt ook voor de eigen organisatie en de productie. De eerste opzet van het model vraagt de eerste keer wel inspanning en enige expertise of handigheid.

In de loop van een jaar moet gevolgd worden in welke mate er wezenlijke veranderingen optreden, bijvoorbeeld als de complexiteit van zorg verandert of nieuwe technieken worden geïntroduceerd. Dat betekent dat een dergelijke analyse met enige regelmaat herhaald dient te worden, met aanpassingen aan gewijzigde omstandigheden. Zonder dit instrument zijn argumentaties veelal matig onderbouwd en wordt een discussie over capaciteit pas manifest als er expliciete knelpunten optreden.

Verantwoording van gewerkte uren door professionals is van belang, niet eenmalig maar ook de ontwikkeling ervan over de tijd. Dat betekent dat regelmatige aanpassing aan gewijzigde omstandigheden wenselijk is. Dat geldt zowel voor zorgprofessionals onderling als voor de verantwoording aan de zorgorganisatie.

Om te verantwoorden is het kunnen rekenen met de uren een voorwaarde. Daartoe dient het bruto-aantal uren omgezet te kunnen worden in het aantal gewerkte uren, de netto-inzet. Voor dat doel is de BNF ontwikkeld.

We rekenen hier met data voor artsen in loondienst. Vrijgevestigde artsen en paramedici zijn niet strikt gebonden aan een vast aantal te leveren uren en geven hier zelf invulling aan. Desalniettemin biedt het BNF-instrument ook hun mogelijkheden om de inzet te kwantificeren.

In verband met de behoefte aan transparantie, aan inzicht in complexe processen, voor de calculatie van toelagen en voor het onderbouwen van kostprijzen, is het een waardevol instrument voor zorgprofessionals; de uitkomsten zijn voor de leiding van vakgroepen en voor bestuurders van zorgorganisaties van belang. We tonen dat aan met de drie gepresenteerde casussen. Daarnaast het volgende: stel dat de kosten van een medisch specialist 200.000 euro per jaar bedragen. In ons model is het netto-aantal te werken uren per jaar 1.926. Afgeleide zijn de gemiddelde loonkosten per uur, 104 euro, dus bijna 1.000 euro per dag. bij een werkdag van 9 uur. Vanuit maatschappelijk perspectief rechtvaardigen deze hoge kosten transparantie en een sterke focus op doelmatigheid.

De toepassing van het instrument biedt mogelijkheden om over de tijd de productie in relatie tot de formatie te monitoren, om de efficiency te beschouwen en om de kostprijs van zorgprofessionals in DBC's te onderbouwen en te volgen, een belangrijk element voor de bepaling van de af te geven DBC-prijs en dus voor de concurrentiepositie.

Het zelf omzetten van de productiegegevens in een jaar en de werkorganisatie in maat en getal, zoals gepresenteerd in het voorbeeld, kan voor veel zorgprofessionals een bijdrage zijn om inzicht te krijgen in de eigen organisatie.

Literatuur

Arbeidsvoorwaardenregeling medisch specialisten AMS (2017–2019). ▶ https://cao-ziekenhuizen.nl/arbeidsvoorwaarden-medisch-specialisten-ams.
Cao Universitair Medische Centra (2018–2020). ▶ https://www.nfu.nl/img/pdf/19.2084_Uitgave_2019_-_Cao_umc_NL_2018-2020_v8.pdf.

De arts in opleiding tot medisch specialist in het ziekenhuis

Leo Berrevoets, Roland Mommers en Bart Berden

Samenvatting

Arts-assistenten in opleiding tot medisch specialist (aios) vormen een grote en belangrijke groep medewerkers in veel ziekenhuizen. Door overheidsbeleid zijn substantiële veranderingen te verwachten in aantallen. In dit hoofdstuk worden deze veranderingen toegelicht en gekwantificeerd. Aios leren het vak en worden zo voorbereid op een toekomstige functie als medisch specialist. Maar zij leveren in het kader van hun opleiding ook een zekere arbeidsinzet. Aan de hand van een stappenplan wordt toegelicht hoe de vermindering van hun arbeidsinzet gekwantificeerd kan worden. Dat wordt nader toegelicht aan de hand van een praktijkcasus Dermatologie.

15.1 Inleiding – 247

15.2 Veranderingen in aanbod aan aios – 248

15.3 Modellen – 251
15.3.1 Inleiding – 251
15.3.2 Model taken aios – 251
15.3.3 Netto-inzetbaarheid van een formatieplaats – 252
15.3.4 Ontwikkeling aantal fte aios over de tijd – 252
15.3.5 Gebruik en samenhang van deze drie modellen in een rekenmodel – 252

15.4 De drie modellen, toegepast op de opleiding Dermatologie (casus 1) – 254
15.4.1 Stap 1 Inzetbaarheid van een aios – 254

© Bohn Stafleu van Loghum is een imprint van Springer Media B.V., onderdeel van Springer Nature 2021
B. Berden et al. (Red.), *Capaciteitsplanning in de zorg*, https://doi.org/10.1007/978-90-368-2567-2_15

15.4.2	Stap 2 Verandering capaciteit – 255	
15.4.3	Stap 3 Model indeling taken – 256	
15.4.4	Stap 4 Balans – 257	
15.4.5	Stap 5 Langetermijnplan – 258	
15.4.6	Stap 6 Resultaat – 258	
15.4.7	Uitkomst van de casus – 259	

15.5 Beschouwing – 260

Literatuur – 260

15.1 Inleiding

Arts-assistenten in opleiding tot medisch specialist (aangeduid als aios) zijn een grote en belangrijke groep medewerkers voor ziekenhuizen. Aios moeten goed ingezet worden: voor hun opleiding tot medisch specialist is het van belang om hen zo veel mogelijk te leren, en voor de organisatie c.q. vakgroep dat zij inzetbaar zijn met betrekking tot de patiëntenzorg. Op die manier komt een goede combinatie van leren en werken tot stand.

Het belang van deze groep komt ook naar voren in het aantal. Het is een groep die groeide in omvang (zie ◘ tab. 15.1): thans ruim 10.000 personen in Nederland (KNMG 2019). Het opleiden is gericht op de aanwas en het in stand houden van de groep medisch specialisten. En dat zijn er bijna 46.000.

In ◘ tab. 15.1 staan de aantallen aios en medisch specialisten in Nederland weergegeven over een periode van 10 jaar. We zien dat de verhouding min of meer constant is: ongeveer 1 aios op 4,4 medisch specialismen.

De aios is de medisch specialist van de toekomst, die in een periode van 4 tot 6 jaar wordt opgeleid van basisarts tot medisch specialist. Sommige ziekenhuizen hebben geen aios, maar met name de topklinische ziekenhuizen en de universitair medische centra hebben er vaak tientallen tot honderden – tot wel 600 aios. Vooral in de diensten (avond, nacht en weekend) zijn zij de spil in de medische organisatie: zij zijn in het ziekenhuis aanwezig als voorwacht. De medisch specialist onder wiens eindverantwoordelijkheid zij werken, is dan veelal thuis en oproepbaar als achterwacht.

Het aantal aios en daarmee de toekomstige personele capaciteit van specialismen wordt vastgesteld door het ministerie van VWS op advies van het zogenoemde Capaciteitsorgaan (KNMG 2019). Het ministerie van VWS subsidieert deze opleidingen met een 'beschikbaarheidbijdrage'. Dat bedrag varieert met de omvang van een ziekenhuis en met de status (universitair medisch centrum of perifeer ziekenhuis), waarbij kleinere ziekenhuizen doorgaans een hogere subsidie krijgen (ongeveer 170.000 euro per volledige formatieplaats per jaar) dan de grotere ziekenhuizen en de UMC's (ongeveer 140.000 euro).

Door veranderingen in de opleiding en door een landelijke reductie in het aantal arts-assistenten dat wordt opgeleid tot medisch specialist, neemt het aantal aios in ziekenhuizen de komende jaren flink af. Als we rekenen in formatieplaatsen dan is dat een reductie met 27–31 %. In ▶ par. 15.2 bij punt 4 tonen we de rekensom. Bijgevolg neemt logischerwijs ook hun bijdrage aan de reguliere patiëntenzorg af en dus ook het uit te keren subsidiebedrag.

De Federatie van Medisch Specialisten (FDM) heeft in 2017 het zogenoemde 'Tokio Optimum-model' geïntroduceerd (2017). Dat is een model dat vakgroepen helpt om keuzes te maken in het samenstellen van de formatie van een afdeling of van meerdere afdelingen, waarbij kwaliteitseisen aan de zorg overdag en in de dienst (avond, nacht en weekend) het uitgangspunt zijn. Dat traject start met inventarisatie van de huidige situatie. De focus in dit hoofdstuk is gericht op de nauwkeurige kwantificering van de problematiek en op het ontwikkelen van hanteerbare modellen ter vergroting van inzicht. We illustreren een en ander aan de hand van een praktijkvoorbeeld.

We lichten daarnaast de achtergronden toe en maken het effect transparant van de verminderde aios-instroom op de productiviteit. We maken daarbij gebruik van drie kwantitatieve modellen:
– Model 1 wordt gebruikt om de inzetbaarheid van een aios in een jaar te kwantificeren.
– Model 2 brengt de inhoud van het takenpakket van een aios in kaart.
– Model 3 kwantificeert de ontwikkeling van het aantal aios op lange termijn.

Tabel 15.1 Aantal aios en medisch specialisten periode 2008–2017

jaar	aios	specialisten/profielartsen
2008	7.814	35.955
2009	8.036	37.466
2010	8.410	38.558
2011	8.706	39.432
2012	9.158	40.616
2013	9.623	41.737
2014	10.072	42.006
2015	10.190	43.388
2016	10.231	44.593
2017	10.363	45.969

aantallen op peildatum 31 december van betreffende jaar

Ter toelichting worden de modellen gebruikt in een praktijkcasus. De kwantitatieve modellen worden gebruikt om de reductie in capaciteit inzichtelijk te maken.

Ons doel is om instrumenten te beschrijven waarmee men de omvang van de reductie inzichtelijk maakt. De eerste vraag daarbij is: hoe worden aios nu ingezet? Vervolgens: in welke mate zal die inzet gaan veranderen? En welke scenario's zijn denkbaar om een reductie op te vangen? Dit inzicht kan het hanteren van het Tokio Optimum-model verrijken.

15.2 Veranderingen in aanbod aan aios

Er zijn vier trends van invloed op het aantal aios dat in ziekenhuizen werkzaam is en zal zijn:

- **1. Verminderde instroom van het aantal aios per jaar**

In ◘ fig. 15.1 staat weergegeven hoeveel aios er jaarlijks startten vanaf 2013. We zien landelijk een reductie van de instroom met 225 plaatsen (20 %) in de periode 2013–2021. We vergelijken dan de groep opleidingsspecialismen in 2013 met dezelfde groep in 2021 en laten nieuwe groepen buiten beschouwing (bijvoorbeeld SEH-artsen): we vergelijken dus appels met appels.

Een verminderde instroom heeft weliswaar direct effect op de bezetting, maar het is zoals met de waterstand in een rivier: door regen stijgt het waterpeil, maar het uiteindelijk effect in Nederland wordt pas bereikt als het water van gesmolten sneeuw en regen de Rijn in Duitsland is gepasseerd, dus na enige tijd. Dat geldt ook voor de bezetting op afdelingen van aios; een structurele verminderde instroom heeft pas zijn eindsituatie bereikt in de personele bezetting na een jaar of vijf – het is een 'systeem met looptijd'. De aios die nu in opleiding zijn, vormen een mix van instroom in de afgelopen vijf jaar. Als er vanaf nu, dus dit jaar en de komende jaren, veranderingen plaatsvinden, heeft dat pas over een aantal jaren zijn definitieve effect. Immers: aios die zijn aangesteld, voltooien hun opleiding pas over ongeveer vijf jaar.

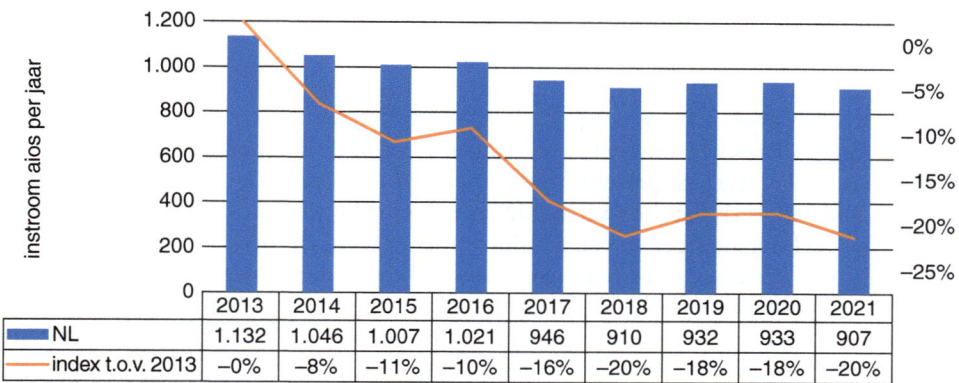

Figuur 15.1 Instroom bruto-aantal aios per jaar, periode 2013–2021 (bron: circulaires Stichting BOLS)

- **2. Verkorting van de opleidingsduur met ongeveer 10 %**

In het Opleidingsakkoord in 2013 is een korting op de opleidingsduur afgesproken van 10 %. Recent is dat aangepast naar 5 %. Als een opleiding in het verleden 5 jaar duurde, gaat dat terug naar een totale opleidingsduur van 4,5 jaar tot 4,75 jaar, met als gevolg een afname van de bezetting met eveneens 5–10 %. We rekenen in dit hoofdstuk verder met 10 % korting (*worst case scenario*).

- **3. Individualisering van de opleiding tot medisch specialist**

In concreto krijgen aios steeds meer mogelijkheden om specifieke verdiepingsstages te doen, ook in andere organisaties, en dat leidt derhalve tot een lagere bezetting. Een aios die bijvoorbeeld in het kader van zijn opleiding gedurende 36 maanden stages liep en in zekere mate productief was, gaat nu terug naar 33 productieve maanden plus een 3 maanden specifieke, zelf te kiezen, verdiepingsstage. De individualisering van de opleiding maakt het bovendien mogelijk de opleiding eerder af te ronden op basis van bijvoorbeeld Eerder Verworven Competenties (EVC), of door een steile leercurve van een excellente aios – 'zo snel als mogelijk, zo lang als nodig', is daarbij het adagium. Hierdoor kan verkorting worden gegeven, hetgeen de bezetting voor de vakgroep eveneens doet verminderen.

- **4. Landelijke herverdeling van de aios over de 7 opleidingsregio's (OOR)**

De verdeling van de instroomplaatsen over de 7 onderwijs- en opleidingsregio's (OOR's) wordt door de Stichting BOLS vastgesteld. Deze verdeling is ongelijkmatig en kan van jaar tot jaar verschillen. Dat kan voordelig of nadelig uitpakken voor een vakgroep in een specifiek ziekenhuis. We kunnen de verandering kwantificeren met twee eenvoudige rekensommen:
— Instroom in 2013 was 1.132 aios die in ongeveer 5 jaar opgeleid worden: dat levert een personele aios bezetting van 5 maal 1.132 fte is 5.560 fte.
— Instroom wordt 907 in 2021; zij zijn 4,5/4,25 jaar (5 tot 10 % kortere opleiding en 3 maanden een specifieke individuele verdiepingsstage) op de werkvloer aanwezig:
  — 4,25 jaar opleiding – 3855 fte – reductie met 31 %;
  — 4,5 jaar opleiding – 4082 fte – reductie met 27 %.

Daarnaast is er een trend die losstaat van aantallen aios maar die effect heeft op de inzet van aios binnen de vakgroep, zoals hier wordt beschreven.

▪▪ De balans tussen werken en leren verschuift in de richting van leren

De rol van afdelingsarts op verpleegafdelingen werd in de jaren negentig van de vorige eeuw, dus zo'n dertig jaar geleden, veelal ingevuld door aios. Door deze werkplekken en met het vele werk dat men uitvoerde, werd het vak geleerd. Naast medische taken betrof het veel organisatorische en administratieve taken. De werktijd was genormeerd op 57 uur per week en daarboven kreeg men een bescheiden toelage uitbetaald.

Dat is geleidelijk veranderd. Het werk dat aios uitvoeren, is gekoppeld aan de beschrijving van aan te leren competenties en leerdoelen. Als stages te lang zijn – als men niets meer leert – wordt dat aangekaart bij de opleider en/of bij opleidingsvisitaties en dan volgt veelal aanpassing van het opleidingsschema. Het karakter van de werkzaamheden is zo steeds meer opgeschoven in de richting van leren. Daarnaast is de werkweek volgens cao gemaximeerd op 46 uur. Organisaties moeten daarop inspelen door de taken van aios beter af te stemmen met medisch specialisten, anios, ziekenhuisartsen, physician assistants en verpleegkundig specialisten, verpleegkundigen en administratief personeel.

▪▪ Effect op geld

De cumulatieve beschikbaarheidbijdrage aan ziekenhuizen zal gaan dalen en daarmee het bedrag voor overheadkosten:
- 225 aios minder komt neer op min 18 %.
- Een verkorting van de opleidingsduur met 10 % komt neer op min 10 %.

De individualisering heeft voor de totale omvang van de subsidie geen consequenties.

We maken een schatting voor de afname subsidie, waarbij we rekenen met een opleidingsduur van 5 jaar (sommige opleidingen zijn langer of korter maar het gaat om de methodiek van rekenen):
- Uitgangssituatie: 1.132 aios maal 5 jaar maal 140.000 euro: 792 miljoen euro per jaar.
- Huidige situatie: 907 aios maal 4,5 jaar maal 140.000 euro: 571 miljoen euro per jaar.

Een verschil van 221 miljoen euro.

Dit is ook het geval voor de beschikbare handen (arbeidspotentieel):
- Uitgangssituatie: 1.132 aios maal 5 jaar: 5.560 fte in ziekenhuis.
- Huidige situatie: 907 aios maal 4 jaar en 3 maanden (dus minus 6 maanden kortere opleidingsduur minus 3 maanden specifieke stages): 3.855 fte: 1.700 fte minder en dat komt neer op min 31 %.

We gaan er in deze rekensom dus van uit dat de individualisering van de opleiding ongeveer 9 maanden vraagt, bestaande uit een verkorting van 6 maanden en een verdiepingsstage van 3 maanden.

De kosten en opbrengst per aios: de beschikbaarheidbijdrage voor een fulltime aios-jaar is ongeveer 140.000 euro. Een aios verdient in een universitair medisch centrum tussen de 3.600 en 4.900 euro per maand (bron: schaal 11a Cao UMC's). Inclusief onregelmatigheidstoeslag en sociale lasten is dat ongeveer 80.000 euro per jaar. Het resterende bedrag van de beschikbaarheidbijdrage, dus na aftrek van de brutoloonlasten, van 60.000 euro wordt ingezet voor de kosten/tijd van degenen die opleiden, voor ondersteunende infrastructuur en als compensatie voor inefficiency bij vertraging van zorg- en behandelprocessen (bijvoorbeeld: een operatie waar een aios bij betrokken is om te leren, kost meestal meer tijd). Dit resterende bedrag voor overheadkosten zal dalen met ongeveer 102 miljoen euro (van 5.560 fte naar 3.855 fte à 60.000 euro). Iedere organisatie bepaalt zelf hoe deze subsidie voor overheadkosten wordt ingezet.

15.3 Modellen

15.3.1 Inleiding

Het is van belang om een goede balans te vinden tussen enerzijds taken en anderzijds formatieplaatsen van aios. Daarvoor is nodig om inzichtelijk te maken hoe aios worden ingezet en om een prognose te maken over de ontwikkeling van het aantal aios in de toekomst. Om dat te verhelderen, werken we eerst elementen uit van het rekenmodel en tonen dan in een casus Dermatologie de toepassing ervan.

Een ander element is het gegeven dat in opleidingsreglementen soms randvoorwaarden staan genoemd over de maximale duur van stages. Ook dat rekenen we door met een casus.

15.3.2 Model taken aios

Het takenpakket van een aios omvat drie taken (zie ◘ fig. 15.2).

De taken van aios zijn een mix van leren, werken en onderwijs volgen. De inzet van een aios om te leren tijdens een gezamenlijke polikliniek met een medisch specialist of tijdens een operatie hoeft bij afwezigheid van de aios niet vervangen te worden, maar diens inzet op een zelfstandige polikliniek wel. De taken voor aios volgens dit model zijn grosso modo:
- productieve taken:
  - spreekuren op polikliniek;
  - zelfstandige operatieve verrichtingen op de poliklinische behandelkamers en operatieafdeling;
  - zaalarts op verpleegafdeling;
  - consulttaken op Spoedeisende Hulp en op verpleegafdelingen;
  - de diensten: avond, nacht en weekend.
- niet-productieve taken:
  - taken samen met een medisch specialist op bijvoorbeeld een polikliniek, een operatieafdeling of een functieafdeling.
- opleidingstaken en scholing:
  - cursorisch onderwijs, (patiënten)besprekingen en scholing;
  - verdiepingsstages;
  - wetenschappelijk onderzoek.

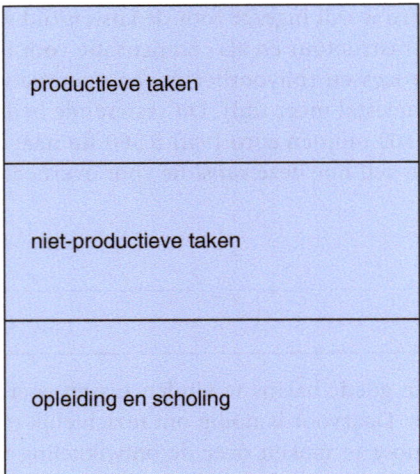

◘ **Figuur 15.2** Model taken aios

15.3.3 Netto-inzetbaarheid van een formatieplaats

De netto-inzetbaarheid berekenen we door het aantal bruto-contracturen (52 weken à 46 uur) te corrigeren voor verlof (vakantie en feestdagen) en ziekteverzuim.

15.3.4 Ontwikkeling aantal fte aios over de tijd

Zoals eerder aangegeven zien we dat zaken veranderen en er is behoefte aan inzicht in welke mate en in welk tempo deze veranderingen effect zullen hebben. Veranderingen in instroom en lengte van de opleiding hebben immers ook op lange termijn effect. Ontwikkeling van formatie over de tijd brengt men in kaart met een bezettingsplan: het aantal formatieplaatsen in de verschillende jaren.

15.3.5 Gebruik en samenhang van deze drie modellen in een rekenmodel

De uitdaging is om deze drie modellen te kwantificeren. We lichten dat toe in ◘ fig. 15.3 en 15.4. Verderop passen we het model toe in een casus.

Elk jaar start een aantal aios met de opleiding. Dat aantal staat in de eerste kolom van ◘ fig. 15.3 weergegeven (a tot en met k). Met gegevens over verwachte opleidingsduur en verwachte instroom is een meerjarenbezettingsplan te maken. We berekenen het verwachte aantal fte aios per jaar en het eindresultaat is onder andere een prognose van de ontwikkeling van het aantal fte's op middellange termijn. In de rij 'totaal fte' staat per jaar het aantal verwachte formatieplaatsen vermeld.

Van het meest recente jaar (in onze casus het jaar 2018) inventariseren we de uitgevoerde taken volgens het model 'indeling van taken aios' (in uren) en dat relateren we aan het daadwerkelijke aantal fte in dat jaar. Dat aantal fte vertalen we met de bruto-

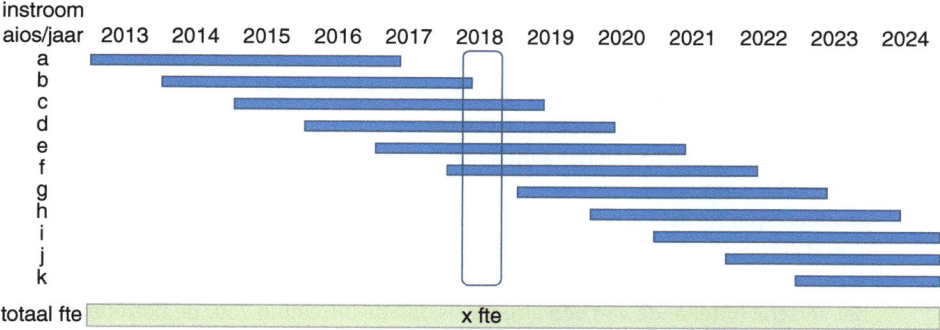

◨ **Figuur 15.3** Integratie drie modellen: fte en uren, meerjarenbezetting en specifieke productie

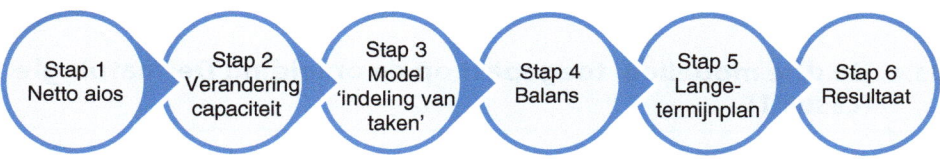

◨ **Figuur 15.4** Stappenplan op weg naar meer transparantie rond aios

nettofactor (BNF) naar uren (zie ook ▶ H. 18). Dat aantal moet in de buurt liggen van het aantal fte's in dit model. Een afwijking is veelal verklaarbaar door parttime werken, door zwangerschapsverloven en door verdiepingsstages. Het eindresultaat is het aantal productieve uren per fte aios. Dat getal vermenigvuldigen we aan het aantal fte's volgens het bezettingsplan op lange termijn en dat levert inzicht op of de productie moet gaan dalen omdat het aantal fte aios is afgenomen. En als dat het geval is, om hoeveel productie dat naar verwachting gaat.

Zoals toegelicht in ▶ H. 1 is het belangrijk om de tijdshorizon (lange of korte termijn) en het besluitvormingsproces (strategisch, tactisch of operationeel) te definiëren bij het nemen van beslissingen over grote investeringen. De structuur bij strategische besluitvorming is veelal laag en we gaan ervan uit dat deze hoog is in operationele besluitvorming. Hoewel het strategische besluitvormingsproces laag van structuur is, moet er in verband met het belang van de impact een rationele beslissing worden genomen. Vooral in complexe situaties is een analytische besluitvormingsmethode nodig, dit ter ondersteuning van de besluitvorming over de veranderende inzet van aios. We werken dat uit met een stappenplan (zie het kader en ◨ fig. 15.4) en met een casusbeschrijving.

Stappenplan
Stap 1 Berekening van de netto-inzetbaarheid van een aios.
Stap 2 Berekenen van de verwachte verandering in capaciteit.
Stap 3 Invullen van het model 'indeling taken aios' over één specifiek jaar.
Stap 4 Balans bepalen van enerzijds taken en anderzijds capaciteit.

Stap 5 Maken van een langetermijnplan waarin het aantal inzetbare fte's aios per jaar berekend wordt.

Stap 6 Eindresultaat: de geïnventariseerde taken in stap drie delen we door het aantal fte in dat jaar. De uitkomst is: 'productie per fte'.

Er is zicht op ontwikkeling van het aantal fte's over de tijd (stap 5) en we maken dan de volgende rekensom:

- productie per fte in jaar n (eindresultaat uit stap 3);
- aantal aios in jaar n + 5 (bijvoorbeeld) (uit stap 5) is productie in jaar n per fte maal aantal fte in jaar n + 5;
- het verschil (uitgaande van een afname) is dan de uitdaging voor de betreffende afdeling: de productie die thans wordt uitgevoerd door aios maar die op termijn niet meer door aios gedaan kan worden in verband met minder instroom en verkorting van de opleidingsduur.

15.4 De drie modellen, toegepast op de opleiding Dermatologie (casus 1)

In ▶ par. 15.3 toonden we drie modellen, de integratie van deze drie modellen en een stappenplan met zes stappen om de situatie rond aios duidelijk te krijgen. In een praktijkcasus Dermatologie werken we ter toelichting dit stappenplan uit. De opleiding Dermatologie duurt 5 jaar.

15.4.1 Stap 1 Inzetbaarheid van een aios

Een arts-assistent met een fulltime arbeidscontract werkt per jaar ongeveer 223 dagen. Conform Cao UMC bestaat een werkweek uit 46 uur, ofwel 9,2 uur per dag.

Rekensom

52 weken maal 5 dagen (à 9,2 uur gemiddeld):	260 dagen
feestdagen (ongeveer 6 per jaar)	−6 dagen
aantal werkdagen:	254 dagen
verlof	−24 dagen
ziekteverzuim (2,75 %, score a.a.)	−7 dagen
netto	**223 dagen in een jaar**

Het bezetten van een werkplek op bijvoorbeeld een verpleegafdeling op alle 254 werkdagen in een jaar kost dus 1,14 formatieplaats, namelijk 254 dagen gedeeld door 223 dagen per fte: 1,14 fte.

15.4.2 Stap 2 Verandering capaciteit

De productiecapaciteit van aios zal veranderen als de instroom van aios per jaar en de lengte van de opleiding veranderen. We brengen de instroom per jaar in de opleiding Dermatologie in kaart:
- instroom was ooit: 4;
- in 2019: 3;
- in 2020: 2;
- in 2021: 3.

De opleidingsduur is 5 jaar maar door eerder als anios opgedane werkervaring en/of een snelle leercurve kreeg bijna iedere aios een korting van 6 maanden. Het grootste deel van de opleiding vindt plaats in een UMC, de perifere stage bedraagt 6 maanden. Nieuw zijn een allergiestage van gemiddeld 2,4 maanden in een geaffilieerd algemeen ziekenhuis en een verdiepingsstage van 3 maanden. We gaan ervanuit dat alle aios de verdiepingsstage niet-academisch wensen in te vullen (zie kader).

Opleiding dermatologie (in maanden)		
	'vroeger'	2019
lengte opleiding	60	60
korting	−6	−6
perifere stage	−6	−6
allergiestage		−2,4
verdiepingsstage		−3
netto-academisch	48	42,6
index	100	89

De inzetbaarheid per aios tijdens de gehele opleiding in het UMC is dus afgenomen met 11 %.

- **Aantal fte 'op de vloer'**

'vroeger':	instroom 4 maal 48 maanden	16 fte	index 100
wordt op termijn:	instroom 3 maal 42,6 maanden	10,65 fte	index 67

- **Inzetbaarheid aios, totaal**

netto-inzetbaarheid van een aios Dermatologie: 223 dagen per 1,0 fte aios per jaar		
was:	16 fte maal 223 dagen	3.568 mensdagen 'op de vloer'
op termijn:	10,65 fte maal 223 dagen	2.375 mensdagen 'op de vloer'

Een afname met 1.193 mensdagen; dat is min 33 %.

15.4.3 Stap 3 Model indeling taken

We brengen, conform het model in ◘ fig. 15.1, in kaart wat aios doen in het specifieke jaar 2018. De bezetting in dat jaar was 14,37 fte.

- **Productieve taken**

We halen de data rond de productie van alle aios uit het ZIS (EPIC) in uren in 2018 (zie ◘ fig. 15.5). In totaal 17 categorieën (bijna 30.000 patiëntencontacten) vragen 89 % van de directe tijd: 8.891 uren.

Voor voorbereiding en administratieve afhandeling is dit takenpakket opgehoogd met een opslag van gemiddeld 22 %. Per patiëntencontacttype is deze opslag bepaald door de opleider. De gemiddelde opslag is 22 % op de spreekuurtijd. Het totale takenpakket komt hiermee op 10.818 uur in dat jaar.

De overige 11 % krijgt eveneens een opslag van 22 % en komt dan op 1.404 uur per jaar.

Het totale takenpakket omvat 12.222 uur per jaar = 1.328 mensdagen (van gemiddeld 9,2 uur) (◘ fig. 15.5).

Daarnaast is er inzet op een specifieke afdeling: de 'Arbeids- en Tijdintensieve Behandel (ATB)-unit'. Schatting van het werk op deze unit:
— Deze unit is 9 van de 10 dagdelen in een week geopend; 90 % van 254 werkdagen is 229 dagen in een jaar.
— Elk dagdeel wordt bezet door 1 aios of anios.
— In 2018: 75 % door anios en 25 % door aios; dus voor aios: 57 mensdagen.

code		aantallen	spreekuur-tijd (min.)	UREN	tijdopslag voor admin.	totaal tijdbeslag (min.)	uren per jaar
1	CONTROLE 15	11.900	15	2.975	30%	19,5	3.868
2	NP ALG SU ARTS-ASS	2.822	30	1.411	30%	39	1.834
3	TELEFOON 10	7.284	10	1.214	0%	10	1.214
4	NP ALG SU ARTS ASS TERTIAIR	1.078	30	539	30%	39	701
5	CP BIOL	1.068	20	356	30%	26	463
6	DERMA OK GEVORDERDEN	507	40	338	0%	40	338
7	CONTROLE 30	666	30	333	0%	30	333
8	TC AIOS SU	1.500	10	250	0%	10	250
9	CONTROLE 20	741	20	247	30%	26	321
10	NIEUW SPOED 20	699	20	233	30%	26	303
11	WETENSCHAPPELIJK 60	177	60	177	0%	60	177
12	DERMA OK BASIS	310	30	155	0%	30	155
13	NP SPATADERPOLI DERMA	152	60	152	30%	78	198
14	MDS NIEUW GYN/DERM	272	30	136	30%	39	177
15	NP SPOED ALG SU ARTS ASS	256	30	128	30%	39	166
16	CONTROLE SPOED 30	256	30	128	30%	39	166
17	NIEUW SPOED 30	238	30	119	30%	39	155
		29.926		8.891			10.818 uren
				89%	22%		22% gem. opslag
	overig			1.154	22%		1.404 uren
	Totaal 2018			10.045 100%		totaal	12.222 uren per jaar

◘ **Figuur 15.5** Productie van aios dermatologie

Alle aios krijgen per jaar standaard 90 uur compensatie voor werk buiten kantooruren: 14,37 fte maal 90 uur is 141 mensdagen (14,37 fte maal 90 uur gedeeld door 9,2 uur per dag). We tellen dat als zijnde werk.

- **Niet-productieve taken**
- Dermatologen doen spreekuren samen met aios; consulten 'aios en dermatoloog' uit het ZIS: 845 uur = 92 mensdagen.
- Alle aios hebben één vaste dag per week voor administratie, zelfstudie, onderzoek en onderwijs. Dat relateren we aan hun netto-bezetting in fte's in 2018: 14,37 fte (exclusief zwangerschapsverloven).
  a 14,37 gedeeld door 0,85 fte dienstverband is 16,9 personen.
  b Ieder werkt ongeveer 43 weken per jaar: 727 mensdagen.

- **Opleiding en scholing**

Vervolgens is de tijd voor cursorisch onderwijs en scholing gekwantificeerd; dat zijn naar schatting 310 mensdagen (zie kader).

Onderwijs en scholing in werktijd

2018	14,37	fte aios gemiddeld				
	89 %	gemiddelde aanstelling				
	16,1	aantal aios gemiddeld; afgerond:		16		
		percentage aanwezigheid				
		– bruto	260	dagen		
		– netto	220	dagen	85 %	
			aantal	dagen	percentage aanwezig	mensdagen 2018
– wetenschappelijke vergaderingen			16	2	100 %	32
– onderwijsmiddagen			16	12	85 %	162
– DOO, promoties enzovoort			16	2	100 %	32
– landelijk cursorisch onderwijs			16	5,2	100 %	83
						310

15.4.4 Stap 4 Balans

Vervolgens worden de capaciteit en de uitgevoerde taken in kaart gebracht.
Capaciteit:

14,37 fte bezetting dus: 14,37 maal 223 mensdagen   3.200 mensdagen totaal

Uitgevoerde taken:

productie per jaar	1.526 mensdagen
overheadtaken en voorbereidende werkzaamheden	727 mensdagen
onderwijs	310 mensdagen +
totaal	2.563 mensdagen

Met deze berekening maken we derhalve 80 % van hun capaciteit transparant. Mogelijke verklaring voor de overige 20 % (637 mensdagen):
- opslag op productie is geschat op gemiddeld 22 %; wellicht is dat iets meer;
- enige onderwijsactiviteiten (les geven);
- niet-zichtbare 'loze' tijd.

Conclusie: in het betreffende jaar was de bezetting 14,37 fte gekoppeld aan 1.526 mensdagen productieve taken, dus 106 productieve mensdagen per fte.

15.4.5 Stap 5 Langetermijnplan

Hoeveel aios zijn er te verwachten? Dat is in deze casus weergegeven in ◘ tab. 15.2. Toelichting: in 2013 startten 4 aios met hun opleiding. We gaan er in dit model van uit dat zij aan het begin van het jaar starten. Bij een opleidingsduur van 4 jaar (48 maanden) in het UMC betekent dit dat zij tot en met 2016 in opleiding zijn.

Een dergelijk bezettingsplan kan gedetailleerder gekoppeld worden aan de werkelijkheid door andere variabelen mee te nemen zoals:
- exacte startdata;
- gegeven dat men veelal parttime werkt: dan wordt de opleiding verlengd;
- meenemen van zwangerschapsverloven (ook dan volgt een verlenging van de opleiding);
- stages elders (in periferie en verdiepingsstage).

Zoals eerder aangegeven: veranderingen in instroom en in de lengte van de opleiding hebben pas op lange termijn effect, dat zien we ook aan dit bezettingsplan.

De conclusie die uit dit model kan worden getrokken is dat het effect van minder instroom en verkorting van de opleidingsduur, dus van de effectieve periode in het ziekenhuis, pas zijn eindstadium heeft bereikt in 2022, met een reductie van 40 % ten opzichte van het aantal fte in 2017.

15.4.6 Stap 6 Resultaat

De gegevens uit de vijf stappen gebruiken we om een inschatting te maken voor de toekomst.
Rekensom:
- één fte heeft nu 106 productieve dagen (stap 4);
- de 14,37 fte in 2018 daalt naar 9,65 fte in 2022 (stap 5); een daling met ongeveer 5 fte.

◘ **Tabel 15.2**   Bezettingsplan aios dermatologie

	instroom	lengte opleiding	2013	2014	2015	2016	2017	2018	2019	2020	2021	2022	2023	2024	2025
2013	4	48	4	4	4	4									
2014	4	48		4	4	4	4								
2015	4	47			4	4	4	3,7							
2016	4	46				4	4	4	3,3						
2017	4	45					4	4	4	3					
2018	4	44						4	4	4	2,4				
2019	3	42,6							3	3	3	1,7			
2020	2	42,6								2	2	2	1,1		
2021	3	42,6									3	3	3	1,7	
2022	3	42,6										3	3	3	1,7
Totaal fte aios							16	15,7	14,3	12	10,4	9,7			
index							100	97,9	89,6	75,0	65,3	60,3			

Als de omstandigheden min of meer gelijk blijven dan verliest de afdeling capaciteit voor ongeveer 530 dagen productie (5 maal 106).

15.4.7   Uitkomst van de casus

In verband met de veranderingen in de opleiding gaat het aantal aios dalen en daarmee verdwijnt ook enige productiecapaciteit. We rekenden uit dat dit ongeveer 530 mensdagen productie is. De betreffende afdeling dient daar een oplossing voor te zoeken. Er zijn grosso modo vier mogelijkheden:
1. verhogen van de productiviteit per aios;
2. taakverschuiving van deze productie naar bijvoorbeeld dermatologen, physician assistants of verpleegkundig specialisten;
3. verlagen van de productie van de afdeling;
4. algemene efficiencyverhoging (bijvoorbeeld andere verhouding nieuwe consulten versus controles (hoger aandeel nieuw dus minder controles);

of een mix van deze vier mogelijkheden.

De meest simpele manier om de aios-reductie op te vangen is inzet van extra formatie: een mix van anios, physician assistants, verpleegkundig specialisten en medische staf. Maar dat is een kostbare oplossing en dat in een tijd waarin ziekenhuizen worden geconfronteerd met budgetplafonds, een beleid om kosten te stabiliseren (nullijn) of zelfs te reduceren.

De analyse en de eindconclusie zijn aangeboden aan de leiding van de afdeling.

15.5 Beschouwing

Het aantal aios in ziekenhuizen gaat afnemen. Daarnaast zien we steeds meer focus op opleiden in plaats van het productief deelnemen aan de patiëntenzorg.

In dit hoofdstuk hebben we de achtergronden toegelicht van de verwachte reductie van het aantal aios bij vakgroepen in ziekenhuizen. We kwantificeren de landelijke reductie in fte aios. Wij gebruiken een model waarmee men de omvang van de reductie bij een vakgroep kan kwantificeren; reductie in aios-menskracht (aantal fte) en in geld. Om dit inzichtelijk te maken gebruiken we een aantal rekenmodellen.

De gepresenteerde modellen maken het mogelijk om complexe veranderingen in de omgeving door te rekenen. De uitkomsten kunnen worden gebruikt voor het interpreteren van relevante informatie op basis waarvan men beleid kan maken. De rekenexercitie kan na ieder jaar relatief snel uitgevoerd worden en biedt mogelijkheden om te anticiperen op de toekomst op basis van veranderingen in de specialistenopleiding en de toewijzing van opleidingsplaatsen (aios-plekken).

In algemene termen, maar ook in de casus Dermatologie, tonen we aan dat de aios-reductie voor ziekenhuizen een grote uitdaging is. De reductie van het aantal aios kan grote consequenties hebben voor de productie van vakgroepen. Op basis van analyse van productie en inschattingen voor de toekomst is er een basis om oplossingen te zoeken. Evenwel: in een tijd waarin de financiële mogelijkheden nauwelijks toenemen, vraagt dat zeker om creativiteit en inventiviteit.

Verantwoording
Bij het uitwerken van de casus is meegedacht door: mevr. ir. Krisje Hurkens (bedrijfsleider Dermatologie) en de heer Stado Bergervoet (organisatieadviseur), beiden Radboudumc Nijmegen.

Literatuur

Federatie Medisch Specialisten, FDM (2017). ▶ https://www.medischevervolgopleidingen.nl/tokio-traject-en-model.
Federatie Medisch Specialisten, FDM (2019). ▶ https://www.demedischspecialist.nl/nieuws/nieuw-capaciteitsplan-uitgebracht.
KNMG (2019). Aantal nieuwe opleidingsplekken voor 2020 blijft vrijwel gelijk. *Medisch Contact*, 23-07-2019.

Rekenen rond capaciteit

Inhoud

Hoofdstuk 16 De relatie tussen bezettingsgraden en patiëntenstromen: een optimalisatie-aanpak – 263
Leo Berrevoets, Windi Winasti, Maartje van de Vrugt en Frits van Merode

Hoofdstuk 17 Het berekenen van benodigde formatie – 287
Leo Berrevoets en Windi Winasti

Hoofdstuk 18 Naar een dynamische bruto-nettofactor – 305
Leo Berrevoets, Windi Winasti en Bart Berden

Hoofdstuk 19 De kostprijsbepaling van personeel – 321
Leo Berrevoets, Bart Berden en Stado Bergervoet

Hoofdstuk 20 Beddenmonitoring – 329
Leo Berrevoets, Windi Winasti, Sylvia Elkhuizen, Bart Berden en Guus de Vries

De relatie tussen bezettingsgraden en patiëntenstromen: een optimalisatieaanpak

Leo Berrevoets, Windi Winasti, Maartje van de Vrugt en Frits van Merode

Samenvatting

Het bieden van goede en efficiënte patiëntenzorg vraagt onder andere inzicht in procesvariabelen zoals capaciteit, capaciteitsbenutting, beïnvloedbaarheid en sturingsmogelijkheden. Capaciteitsbenutting meten we door het berekenen van de bezettingsgraad. In dit hoofdstuk definiëren we allereerst begrippen met betrekking tot capaciteit en de benutting ervan, en een model om deze begrippen aan elkaar te relateren. Met voorbeelden maken we de stap naar de praktijk van bedrijfsvoering in een ziekenhuis. Hierna beargumenteren we dat de norm voor een bezettingsgraad van een afdeling een forse bandbreedte heeft en in sterke mate situationeel is. Hoe kleiner en/of gespecialiseerder een afdeling is, des te lager zal de bezettingsgraad zijn en/of des te hoger de kosten. Tegelijkertijd kan de bezettingsgraad van een afdeling gevolgen hebben voor de doorstroom van patiënten van en naar andere afdelingen. Bij het bepalen van de gewenste bezettingsgraad van een afdeling moet met al deze factoren rekening gehouden worden.

16.1 Inleiding – 265

16.2 Definities en begrippen rond capaciteit – 266
16.2.1 Begrip 'capaciteit' – 266
16.2.2 Begrip 'bezettingsgraad' – 267
16.2.3 Dilemma – 268

© Bohn Stafleu van Loghum is een imprint van Springer Media B.V., onderdeel van Springer Nature 2021
B. Berden et al. (Red.), *Capaciteitsplanning in de zorg*, https://doi.org/10.1007/978-90-368-2567-2_16

16.3	Meten van productie en capaciteit – 269	
16.3.1	Productie – 269	
16.3.2	Capaciteit – 269	
16.4	Redelijke bezettingsgraad – 272	
16.4.1	Acute opnamen – 272	
16.4.2	Voorspelbare ligduur – 277	
16.4.3	Opname kan worden geweigerd – 277	
16.4.4	Uitwijkmogelijkheden – 277	
16.4.5	Basis versus complexe infrastructuur – 278	
16.4.6	Kapitaalintensieve afdeling – 278	
16.4.7	Logistiek eenvoudig proces – 279	
16.4.8	Capaciteit is passend – 280	
16.4.9	Grootte van de verpleegafdeling – 280	
16.4.10	Dagbehandelingen op de klinische verpleegafdeling – 282	
16.4.11	Sturing op seizoenpatroon – 282	
16.4.12	Verdeling eenpersoonskamers en meerpersoonskamers – 283	
16.4.13	Voldoende personeel – 283	
16.5	Capaciteit in de zorgketen – 283	
16.6	Beschouwing – 284	
	Literatuur – 285	

16.1 Inleiding

Door de stijgende zorgkosten neemt de maatschappelijke druk toe om de beschikbare capaciteiten van ziekenhuizen volledig te benutten. Voor gezondheidszorginstellingen is personeel over het algemeen de meest schaarse capaciteit. De vragen die managers van afdelingen zich kunnen stellen, zijn: in welke mate kan deze capaciteit worden ingezet? en: is het mogelijk om een volledige, dus 100 %, benutting te realiseren? Naast personeel zijn er ook andere capaciteiten in ziekenhuizen die we efficiënt willen inzetten, zoals bedden, operatiekamers, ruimten en röntgenapparatuur. Kunnen we deze capaciteiten volledig benutten, of zijn er nuanceringen en nemen we genoegen met een lagere benutting? Deze vragen zijn relevant door het verband tussen enerzijds het aanbod aan personeel, bedden, röntgenkamers enzovoort, en anderzijds de vraag om adequate en kwalitatief goede patiëntenzorg te bieden. Bij het bepalen van de gewenste capaciteit op een afdeling en de beschikbaarheid daarvan dient niet alleen rekening te worden gehouden met de gewenste doorstroom van patiënten op die afdeling, maar ook met de doorstroom en capaciteit op andere afdelingen. De doorstroom in het hele netwerk van afdelingen en patiëntenstromen is immers even snel als die van de afdeling met de langzaamste doorstroom.

Een ziekenhuisorganisatie betaalt voor het gebouw onder andere in de vorm van rente en afschrijving van investeringen, energiekosten, onderhoud en schoonmaak. Hoe meer vierkante meters worden gebruikt, hoe hoger de kosten zullen zijn. Het is zaak om daar goed mee om te gaan. Als er plannen zijn voor nieuwbouw dan biedt dat kansen om de benodigde ruimte goed in te schatten en om het juiste volume te gaan bouwen. Ook dan komt de vraag naar voren: wat is een redelijke benutting? Hiermee worden de benodigde ruimten voor verpleegafdelingen, ruimten voor staf en ondersteunend personeel, voor röntgenapparatuur enzovoort ingeschat. En, als afgeleide daarvan, wordt de benodigde capaciteit die in deze ruimten komt ingeschat; hoeveel MRI-apparaten, bedden enzovoort zijn nodig?

In de genoemde voorbeelden zijn vierkante meters, bedden, röntgenkamers en de diverse categorieën personeel verschillende vormen van capaciteit die een organisatie inzet (Hopp en Lovejoy 2014). Capaciteit kost een ziekenhuis geld, dus zal er uit oogpunt van goede bedrijfsvoering altijd behoefte zijn aan inzicht in welke mate de capaciteit wordt benut en hoe de benutting vergroot kan worden.

Een redelijke bezettingsgraad is het balanceren van enerzijds de inzet van capaciteit (bijvoorbeeld bedden, personeel) en anderzijds goede patiëntenzorg. In andere woorden is een ideale bezettingsgraad een evenwicht waarin er een geringe kans is op:
- onderbezetting (veel personeel en weinig patiënten, dus onnodige kosten) c.q. overcapaciteit;
- overbezetting (veel patiënten per verpleegkundige met risico van fouten en/of overbelasting van personeel);
- het moeten weigeren van een patiënt.

Voor sommige afdelingen lijkt een hoge bezettingsgraad haalbaar en voor andere afdelingen niet. En soms is de bezettingsgraad zelfs minder relevant, bijvoorbeeld bij een brandweerkazerne of bij een ambulance.

In dit hoofdstuk presenteren we allereerst begrippen rond capaciteit en de benutting ervan, en een model om deze begrippen aan elkaar te relateren. Met enkele voorbeelden maken we de stap naar de praktijk van bedrijfsvoering. Hierna beargumenteren we dat

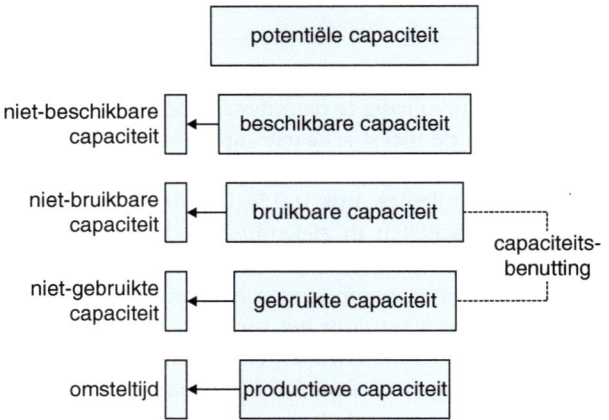

Figuur 16.1 Begrippen rond capaciteitsgebruik (Vissers 2005)

de bezettingsgraad van een afdeling gevolgen heeft voor de doorstroom van patiënten van en naar andere afdelingen. We sluiten af met een beschouwing.

16.2 Definities en begrippen rond capaciteit

Het begrip 'capaciteit' kan leiden tot spraakverwarring. Vissers en Beech (2005) maken het volgende onderscheid, dat in ◘ fig. 16.1 wordt gevisualiseerd.

Een voorbeeld ter toelichting van ◘ fig. 16.1: Een ziekenhuis heeft 10 operatiekamers. Dat is het bovenste blok, de *potentiële capaciteit*. Evenwel: 2 operatiekamers worden niet gebruikt, dat is niet-beschikbare capaciteit. Wat resteert is een *beschikbare capaciteit* van 8 operatiekamers. Daarvan is 1 operatiekamer gereserveerd voor acute operaties en deze is dus voor het standaardoperatieprogramma niet bruikbaar. De *bruikbare capaciteit* is dus 7 operatiekamers. Een deel van deze capaciteit wordt niet gebruikt, blijft *onbenut*. Dat kan komen doordat een operateur zijn programma schrapt of omdat een operatie sneller wordt uitgevoerd dan was gepland. Het deel van de capaciteit dat de operatiekamers bezet zijn door patiëntenzorg noemen we de *gebruikte capaciteit*. Voor een realistische meting van bezettingsgraad is de benodigde *omsteltijd* relevant. In het voorbeeld van de operatieafdeling is dat bijvoorbeeld tijd die nodig is om een operatiekamer voor te bereiden voor een volgende operatie, omdat er eerst schoongemaakt moet worden of speciale apparatuur geïnstalleerd moet worden. Als we die tijd afhalen van de gebruikte capaciteit dan resteert uiteindelijk de *productieve capaciteit*.

In dit voorbeeld meet men de capaciteitsbenutting, de bezettingsgraad, door de gebruikte capaciteit te relateren aan de bruikbare capaciteit.

16.2.1 Begrip 'capaciteit'

Een aantal begrippen rond capaciteit is nu toegelicht. Dan resteert nog de focus op capaciteit die wel beschikbaar is maar niet wordt gebruikt. In ◘ fig. 16.2 wordt dat

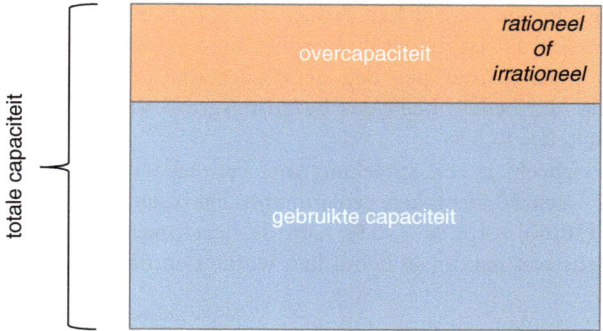

Figuur 16.2 Beschikbare capaciteit en het gebruik ervan

visueel gemaakt. In het blok staat de beschikbare capaciteit. De feitelijke productie geeft aan welk deel van de beschikbare capaciteit wordt gebruikt.

Wanneer de feitelijke productie kleiner is dan de totale capaciteit, is er overcapaciteit. Er is dan sprake van onderbenutting van de totale beschikbare capaciteit. Kennelijk is er productiecapaciteit die niet noodzakelijk is voor het realiseren van de normale productie. Overcapaciteit die niet wenselijk en bovendien vermijdbaar is, wordt *irrationele overcapaciteit* genoemd. Een voorbeeld van irrationele overcapaciteit is als er planningsfouten zijn gemaakt en geplande productie uitvalt of wanneer er geen goed zicht is op de benodigde capaciteit en men de productiecapaciteit te ruim heeft gepland (Encyclo 2015).

Rationele overcapaciteit is het gevolg van een doordachte en bewuste keuze en is gewenst en/of onvermijdelijk. Enige overcapaciteit kan noodzakelijk zijn met het oog op het opvangen van storingen of van pieken in de vraag. Technisch onvermijdelijke overcapaciteit ontstaat als gevolg van de ondeelbaarheid van productiemiddelen zoals machines. Het verschijnsel overcapaciteit komt het meest uitgesproken voor bij bedrijven die niet op voorraad kunnen produceren en waar de productie niet gelijkmatig over de tijd verdeeld is, zoals bedrijven met seizoenproductie. Ook ziekenhuizen en veel andere gezondheidszorginstellingen vallen in deze categorie, met name omdat de vraag naar medische zorg en behandeling soms acuut is en dus niet of nauwelijks uit te stellen is.

Illustraties van overcapaciteit in een ziekenhuis zijn: de afdeling Spoedeisende Hulp, die personeel heeft om in urgente situaties ingezet te kunnen worden, en een verpleegafdeling met enige ruimte voor acute opnamen en voor seizoenfluctuaties. Duidelijk zal zijn dat de voorspelbaarheid van het aanbod een rol speelt in de capaciteit die noodzakelijk is om alle patiënten binnen redelijke toegangstijd te behandelen. Is de vraag voorspelbaar en goed in te plannen, zoals in een gespecialiseerde orthopedische kliniek, of is de vraag deels onderhevig aan toeval zoals bij hartaanvallen en herseninfarcten?

16.2.2 Begrip 'bezettingsgraad'

Capaciteitsbenutting meet men door het berekenen van de bezettingsgraad. Dat is het percentage dat aangeeft in welke mate de totaal beschikbare capaciteit daadwerkelijk benut wordt. Dit percentage wordt bepaald door de benutte capaciteit te delen door de beschikbare capaciteit.

Een voorbeeld: in een bedrijf kan gedurende 8 uren per dag en 5 dagen per week geproduceerd worden. De capaciteit is derhalve 40 uren per week. Toch wordt er door omstandigheden maar 7 uren per dag geproduceerd, dus de feitelijke productie is 35 uren per week. Het bedrijf heeft een bezettingsgraad van 7 uren productie gedeeld door 8 uren capaciteit = 87,5 %.

Een ander voorbeeld is een spreekuur met een capaciteit van 60 afspraken, waar in een specifieke week 30 afspraken gepland zijn. De bezetting is dan 30 afspraken, de bezettingsgraad (30/60) × 100 % = 50 %. Om de bezettingsgraad te berekenen gebruiken we dus datgene wat maximaal benut kan worden en datgene wat we daadwerkelijk benutten.

De gebruikte formule is: $bezettingsgraad = \frac{feitelijke\ productie}{productiecapaciteit} \times 100\ \%$

16.2.3 Dilemma

We hebben nu een aantal begrippen uitgelegd over beschikbare capaciteit en het gebruik ervan en hoe op basis hiervan een bezettingsgraad berekend kan worden. De vraag rijst: wat is een redelijke bezettingsgraad? Het dilemma moge duidelijk zijn: als de bezettingsgraad te hoog is, dan is er geen speling voor onverwachte situaties en als de bezettingsgraad te laag is, dan wordt capaciteit niet benut en worden dus onnodige kosten gemaakt. De gewenste speling op een bepaalde afdeling wordt ook mede bepaald door andere afdelingen. Een voorbeeld betreft de doorstroomproblematiek van patiënten van de intensive care- naar verpleegafdelingen. Door gebrek aan speling op verpleegafdelingen moeten patiënten langer op de intensive care-afdeling verblijven dan medisch noodzakelijk is, terwijl de kosten van verblijf op een intensive care-afdeling hoger zijn dan die van verpleegafdelingen. Verpleegafdelingen hebben op hun beurt regelmatig patiënten liggen die wachten op een plek in een nazorginstelling.

In de volgende paragraaf gaan wij in op het begrip bezettingsgraad aan de hand van voorbeelden van typen verpleegafdelingen in een ziekenhuis. Bij ieder voorbeeld komen specifieke aspecten naar voren die van invloed zijn op het beantwoorden van de kernvraag 'wat is een redelijke bezettingsgraad?' Deze voorbeelden zijn te vertalen naar en toepasbaar op andere afdelingen, zoals het gebruik van apparatuur op de afdeling Radiologie, operatietijd op de operatieafdeling, het personeel op functieafdelingen en poliklinieken enzovoort.

Gegeven de formule van bezettingsgraad met 2 variabelen (feitelijke productie en capaciteit), impliceert dit dat de productie en de capaciteit op een transparante en duidelijk gedefinieerde manier gemeten moeten kunnen worden. Een voorbeeld waarin deze voorwaarden niet voldaan zijn, is de 'capaciteit van één verpleegkundige'; hoeveel patiënten kan één verpleegkundige tegelijkertijd verzorgen? Dit hangt samen met vele factoren die niet duidelijk gedefinieerd zijn, zoals zorgzwaarte.

16.3 Meten van productie en capaciteit

16.3.1 Productie

Het meten van productie is wezenlijk en komt in andere hoofdstukken nog, geïllustreerd met voorbeelden, aan de orde. Hier gaan we in op het meten van productie aan de hand van een voorbeeld van bedden op verpleegafdelingen. Wij meten de productie ofwel de bezetting van bedden op een verpleegafdeling op basis van de zogenoemde 'warme bedtijd'. De warme bedtijd per patiënt wordt gemeten met het aantal uren van opnametijdstip tot ontslagtijdstip, dus met de exacte periode die een patiënt opgenomen was. In het hoofdstuk over beddenmonitoring (▶ H. 20) tonen we de meerwaarde van de methode aan ten opzichte van meten met verpleegdagen.

> **Voorbeeld van het meten van de 'warme bedtijd' van een opname**
> Als een patiënt op maandag om 10 uur wordt opgenomen en diezelfde week op vrijdag om 15 uur wordt ontslagen dan scoort deze patiënt 3 hele dagen warme bedtijd (dinsdag, woensdag en donderdag), dus 72 uren plus 14 uur op maandag (van 10 uur tot 24 uur) en 15 uur op vrijdag (van 0 uur tot 15 uur). Dat zijn in totaal 101 uren warme bedtijd oftewel (101/24 =) 4,2 warme beddagen.

De som van de warme bedtijd van alle patiënten op een afdeling is de bedbezetting van die afdeling. De totale warme bedtijd over bijvoorbeeld een maand gedeeld door het aantal dagen in die betreffende maand is de gemiddelde bedbezetting.

> **Voorbeeld van het berekenen van de gemiddelde bedbezetting**
> Van een bepaalde afdeling willen we de gemiddelde warme bedbezetting van de maand juni berekenen. We tellen daarom van alle patiënten die op deze afdeling lagen de warme bedtijd bij elkaar op. Let op: voor de patiënten die al op de afdeling liggen op 1 juni, tel je niet hun totale warme bedtijd bij de som op, maar de tijd die ze na 1 juni 0:00 op de afdeling liggen. Hetzelfde met patiënten die na 30 juni nog op de afdeling liggen. We krijgen bijvoorbeeld een som van 360 warme beddagen op 30 dagen, de gemiddelde productie c.q. bedbezetting is dan 12 warme bedden (360 warme beddagen gedeeld door 30 dagen).

16.3.2 Capaciteit

Voor het berekenen van de bezettingsgraad relateren we, conform de formule, de bedbezetting aan de beddencapaciteit van een verpleegafdeling. Evenwel: de capaciteit is geen statische parameter, omdat er op een afdeling soms ook bedden gesloten worden. De begrippen zoals weergegeven in ◘ fig. 16.1 maken dit duidelijk. We werken eerst de diverse soorten van capaciteit uit en vatten dat vervolgens samen zoals in ◘ fig. 16.1, maar dan toegespitst op de bedden.

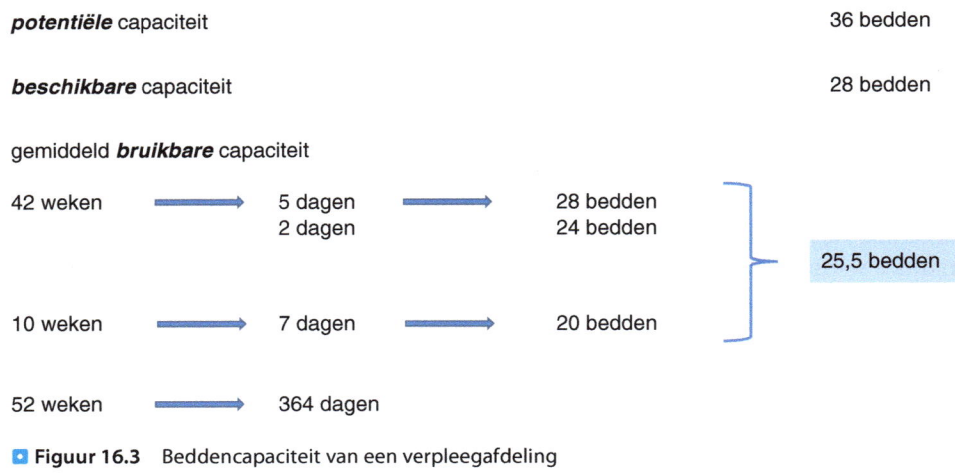

 Figuur 16.3 Beddencapaciteit van een verpleegafdeling

> **Voorbeeld**
> Een chirurgische verpleegafdeling heeft 36 bedden. In de loop van de tijd blijkt dat het aantal bedden, bijvoorbeeld door verkorting van ligduur en door meer behandelingen op het dagbehandelingscentrum, te ruim is. Om die reden worden 8 bedden niet meer gebruikt. In de praktijk gaat men nu uit van 28 bedden.
> Als gevolg van het operatieprogramma op werkdagen is de bedbezetting in het weekend lager dan op werkdagen. Het blijkt mogelijk om in het weekend uit te gaan van maximaal 24 bedden en de inzet van iets minder personeel.
> Daarnaast zijn er jaarlijks zogenoemde 'laagproductieperioden'. Er is dan minder vraag naar behandeling en zorg, dus minder aanbod aan patiënten. Meer dan gemiddeld gaan medewerkers op vakantie en dat geldt ook voor de operateurs. Dat zijn 10 weken per jaar: 6 weken in de zomer, 2 weken rond kerst en oud en nieuw en tweemaal 1 week in het voorjaar en het najaar. In deze perioden worden 20 bedden gebruikt.

We maken daarom, conform fig. 16.1, een onderverdeling in het begrip capaciteit:
- *Potentiële capaciteit*: het aantal bedden op de verpleegafdeling; in het voorbeeld heeft de verpleegafdeling een fysieke capaciteit van 36 bedden.
- *Beschikbare capaciteit*: de verpleegafdeling gebruikt maximaal 28 bedden en heeft daar de personele formatie op gebaseerd.
- *Bruikbare capaciteit*: de beschikbare capaciteit wisselt soms binnen een week: de afdeling heeft op werkdagen 28 bedden en in het weekend 24 bedden.

De verpleegafdeling gebruikt daarnaast gedurende vakantieperioden 8 bedden niet in verband met minder aanbod in combinatie met het beleid om extra vakantiedagen op te laten nemen. De bruikbare capaciteit is in die perioden 20 bedden.
- De gemiddeld bruikbare capaciteit: het gemiddelde capaciteit over een periode. In dit voorbeeld is dat van deze verpleegafdeling 25,5 bedden (zie fig. 16.3).

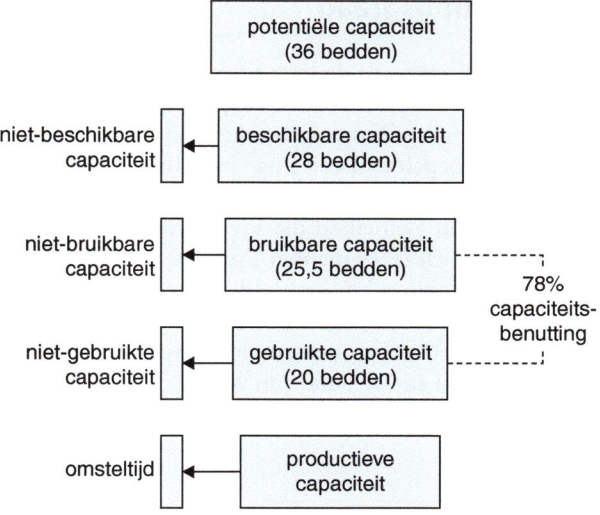

○ **Figuur 16.4** Begrippen rond capaciteitsgebruik van bedden

> **Voorbeeld – vervolg**
> Data uit het ziekenhuisinformatiesysteem (ZIS) geven aan dat deze afdeling in een jaar een productie van 7.300 warme beddagen heeft gescoord. Dat is gemiddeld 20,0 bezette bedden per dag (7.300 gedeeld door 365 dagen). De bezettingsgraad is nu te berekenen:
> - op basis van potentiële capaciteit: 20/36 × 100 % = 56 %;
> - op basis van beschikbare capaciteit: 20/28 × 100 % = 71 %;
> - op basis van de gemiddeld bruikbare capaciteit: 20/25,5 × 100 % = 78 % (○ fig. 16.4).

Waarom maken we dit onderscheid in soorten capaciteit? Dat heeft de volgende achtergrond. De bezettingsgraad op basis van potentiële capaciteit geeft een indicatie hoeveel extra bedden er nog gebruikt kunnen worden, wat relevant is voor bijvoorbeeld een beddenschuifoperatie en voor het maken van bouwplannen. Dit geldt ook voor de bezettingsgraad op basis van de beschikbare capaciteit: is er binnen de gebruikte capaciteit ruimte, evenwicht of schaarste wat betreft het aantal bedden? De bezettingsgraad op basis van de gemiddeld bruikbare capaciteit is het gemiddelde van de bruikbare capaciteiten in een periode en geeft inzicht in het gebruik van bedden, maar ook van de effectiviteit van de daaraan gekoppelde inzet van personeel. Zie daarvoor ook ▶ H. 17 over het berekenen van benodigde formatie.

In het voorbeeld scoort de verpleegafdeling een bezettingsgraad op basis van beschikbare capaciteit van 71 %. De beschikbare capaciteit wordt min of meer standaard als parameter gebruikt in ziekenhuizen om de bezettingsgraad te berekenen. De vraag is: wat is een redelijke bezettingsgraad – niet alleen in het heden, maar ook in de toekomst?

16.4 Redelijke bezettingsgraad

Het dilemma is eerder aangegeven: als de bezettingsgraad te hoog is, dan is er geen speling voor onverwachte situaties en als de bezettingsgraad te laag is dan wordt capaciteit niet benut en worden dus onnodige kosten gemaakt. Hoe dient men daarmee om te gaan?

Er zijn veel factoren die bepalen of een hoge bezettingsgraad haalbaar is. We vatten ze samen in ◘ fig. 16.5 en vervolgens lichten we ze per element toe.

◘ Figuur 16.5 bevat dertien elementen die invloed hebben op het al dan niet hoog zijn van de bezettingsgraad. Deze elementen kunnen evenwel soms strijdig zijn met elkaar; een afdeling Neonatologie is bijvoorbeeld kapitaalintensief en zou dus een hoge bezettingsgraad moeten realiseren, maar heeft veel acute opnamen en een opname kan nauwelijks geweigerd worden. Die argumenten pleiten voor een lage bezettingsgraad. We gaan deze elementen toelichten aan de hand van voorbeelden.

16.4.1 Acute opnamen

Een verpleegafdeling waar ook acute patiënten worden opgenomen moet plaats reserveren voor deze acute opnamen. De vraag is of ingeschat kan worden hoeveel bedden voor deze patiënten standaard gereserveerd moeten worden; is dat te voorspellen? Het aantal acute opnamen is aan toeval onderhevig. Het is als met een munt: als je deze opgooit is de kans op kop of op munt precies 50 %. Maar in de praktijk zal, als het opgooien van de munt frequent herhaald wordt, in het eindresultaat enige variatie te zien zijn: na 20 keer zal het vermoedelijk niet exact 10 maal kop en 10 maal munt zijn. Conclusie: er is een inschatting te maken van het aantal malen kop of munt, maar er is enige variatie die wordt bepaald door het toeval.

> **Voorbeeld**
> Een afdeling heeft ongeveer 1.460 opnamen per jaar waarvan 50 % acuut; dat zijn er 730 in een jaar, dus gemiddeld 2 per dag. Uit onderzoek is gebleken dat het aantal acute opnamen per dag een bepaald statistisch patroon volgt (de zogenoemde 'Poisson-verdeling'). De vraag is: hoeveel acute opnamen zijn er per dag? In ◘ tab. 16.1 is dat op basis van deze statistische verdeling doorgerekend.

- **Wat is de consequentie van** ◘ tab. 16.1 **voor de praktijk?**

Er zijn weliswaar gemiddeld 2 acute opnamen op een dag, maar in dat aantal zit veel variatie. Op ongeveer 40 % van de dagen is er slechts 1 of zelfs geen acute opname. En op 14 % van de dagen zijn er 4 acute opnamen of meer; dat is gemiddeld toch nog eenmaal per week. Als de afdeling precies 2 bedden per dag zou vrijhouden dan is dat één op de drie dagen niet voldoende.

De variatie van een proces – bijvoorbeeld het aantal opnamen per dag, of de werkdruk – wordt doorgaans uitgedrukt in de zogenoemde 'variatiecoëfficiënt'. Deze coëfficiënt wordt als volgt berekend:

$$variatiecoëfficiënt = \frac{standaardafwijking}{gemiddelde}$$

De relatie tussen bezettingsgraden en patiëntenstromen ...

voorbeeld	bezettingsgraad laag												
	1. veel acute opnamen	2. ligduur moeilijk voorspelbaar	3. opname weigeren kan nauwelijks	4. geen uitwijkmogelijkheden of kostbaar	5. zeer specifieke infrastructuur	6. niet kapitaalintensief	7. logistiek complex	8. overcapaciteit	9. kleine afdeling	10. geaccepteerde leegstand door dagbehandelingen	11. sturing is mogelijk	12. veel zalen	13. soms te weinig personeel
	acute opnameafdeling (piekcapaciteit)	hematologie	helitransport neonaat	kunstlongbehandeling (ECMO) neonaten	neonatale IC	neurologie	rekening houden met operatieprogramma's	afdeling heeft 15 bedden nodig, maar heeft 21 bedden	grotere weigerkans	afdeling heeft zowel klinische opnamen alsook dagbehandelingen	heelkunde	grotere kans dat bed 2 niet gebruikt kan worden door een infectiepatiënt op bed 1	weinig personeel, dan bedden sluiten

voorbeeld	bezettingsgraad hoog												
	1. weinig acute opnamen	2. voorspelbare ligduur	3. opname weigeren kan	4. uitwijkmogelijkheden voor opnamen naar andere verpleegafdeling	5. weinig specifieke infrastructuur	6. kapitaalintensief	7. logistiek simpel	8. capaciteit is passend	9. grote afdeling	10. geen dagbehandelingen op verpleegafdeling	11. sturing op seizoenpatroon is niet mogelijk	12. veel eenpersoonskamers	13. voldoende personeel
	oogheelkunde	short stay	uitwijk naar ander ziekenhuis	interne geneeskunde	heelkunde	intensive care	geriatrie	lage weigerkans					

Figuur 16.5 Variabelen van invloed op de bezettingsgraad

Tabel 16.1 Verwachting frequentie acute opnamen per dag in een jaar bij gemiddeld 2 per dag

aantal opnamen	kans	te verwachten aantal dagen in een jaar
0	13,5 %	49
1	27,1 %	99
2	27,1 %	99
3	18,0 %	66
4	9,0 %	33
5	3,6 %	13
6	1,2 %	4
7	0,3 %	1
8	0,1 %	0
meer dan 8	0,0 %	0
totaal	100 %	365

Tabel 16.2 Indeling van variatiecoëfficiënt

variatie	variatiecoëfficiënt c	voorbeeld
Laag	$c < 0,75$	proces zonder onderbrekingen
gemiddeld	$0,75 \leq c < 1,33$	proces met korte onderbrekingen bijvoorbeeld vanwege opnieuw instellen
hoog	$c \geq 1,33$	proces met lange onderbrekingen bijvoorbeeld door storingen

De variatiecoëfficiënt is een maat voor de relatieve spreiding in de data en kan goed gebruikt worden om spreiding van verschillende processen (bijvoorbeeld het aantal opnamen per dag op twee afdelingen van verschillende groottes) met elkaar te vergelijken. In dit voorbeeld is de variatiecoëfficiënt (1,41/2 =) 0,71. Als vuistregel wordt gezegd dat een spreiding groter dan 1,33 een sterke mate van spreiding is. Hoe dichter de variatiecoëfficiënt bij 0 ligt, des te stabieler het proces. Hopp en Spearman (2008) maken dit inzichtelijk (zie ◘ tab. 16.2).

Als de afdeling te weinig bedden vrijhoudt, moeten acute patiënten uitwijken naar een andere verpleegafdeling of naar een ander ziekenhuis, of moet de afdeling een geplande opname afzeggen.

Veel ziekenhuizen nemen acute patiënten eerst op een acute-opnameafdeling op (Moloney et al. 2005). Dat heeft voor- en nadelen. Een nadeel is dat het kennisniveau op een acute-opnameafdeling heel breed moet zijn om allerlei categorieën patiënten te kunnen verplegen. Daarnaast moet de bedbezetting laag zijn om haar functie goed te kunnen waarmaken en is er voor de patiënten die doorgaan naar de kliniek een extra overdrachtsmoment. Maar één voordeel is duidelijk: het creëert rust en stabiliteit op de andere verpleegafdelingen. Een verpleegafdeling met alleen geplande opnamen, zoals een *short stay*-afdeling, heeft veel meer mogelijkheden om alle capaciteit optimaal te benutten en kan dus een bedbezetting realiseren die ongeveer overeenkomt met de daadwerkelijke capaciteit – een hoge bezettingsgraad is goed haalbaar (Litvak 2005).

Conclusie: een verpleegafdeling met veel acute opnamen zal voldoende bedden moeten vrijhouden om de kans op het moeten weigeren van een opname laag te houden. En bedden vrijhouden heeft een lagere bezettingsgraad tot gevolg.

- **In welke mate is de bedbezetting te sturen en te beïnvloeden?**

Hoe hoger het percentage acute opnamen, des te minder is sturing in de patiëntvraag mogelijk. Op een afdeling Hartbewaking of op een neonatale intensive care zijn bijna alle patiënten acuut opgenomen. Er zijn wel andere manieren om de capaciteit op dit soort afdelingen aan te passen aan de patiëntvraag. Het beleid rond ontslag vanuit deze afdelingen of overplaatsing naar een *step down unit* met minder intensieve zorg, heeft een grote invloed op de bedbezetting en de werklast. Door een organisatie met flexibele inzet van personeel gekoppeld aan de werklast, kunnen de nadelen van pieken en dalen in werklast ten dele opgevangen worden.

Verpleegafdelingen met een relatief hoog percentage geplande opnamen hebben de mogelijkheid om te kiezen voor aanpassing van hun opnamecapaciteit per tijdseenheid; bijvoorbeeld de keuze voor laagproductieperioden. Dat zijn weken in het jaar waarin de capaciteit gereduceerd wordt om personeel gelegenheid te geven om meer dan gemiddeld vakantie op te nemen. Ook is dan vaak het patiëntenaanbod minder dan gemiddeld, omdat veel patiënten er de voorkeur aan geven om een te plannen ingreep buiten de vakantieperioden te ondergaan.

> **Voorbeeld**
> De grafiek in ◘ fig. 16.6 is een weergave van de bedbezetting van een chirurgische verpleegafdeling in een topklinisch ziekenhuis. Op de x-as staan de dagen in 2019, op de y-as de bedbezetting. Deze afdeling heeft een capaciteit van 22 bedden. De rode staven betreft de bedbezetting van acuut opgenomen patiënten, de blauwe betreft geplande opnamen. Op deze afdeling liggen gemiddeld 7 acuut opgenomen patiënten en 9 electief opgenomen patiënten. Hoewel de grafiek er grillig uitziet, is de variatiecoëfficiënt van het aantal bedden bezet door beide stromen patiënten, laag, namelijk 0,34. Het valt op dat de variatiecoëfficiënt voor de acute stroom gelijk is aan die voor de electieve stroom (0,36); vaak is er veel variatie in het aantal electieve patiënten doordat bijvoorbeeld het OK-rooster of een poli de instroom van patiënten bepaalt. De lagere bedbezetting in de gebruikelijke vakantieperioden (mei, zomer, herfst en rond kerst en oud en nieuw) biedt mogelijkheden om dan minder personeel in te zetten en om afspraken te maken met medisch specialisten over verminderde productie.

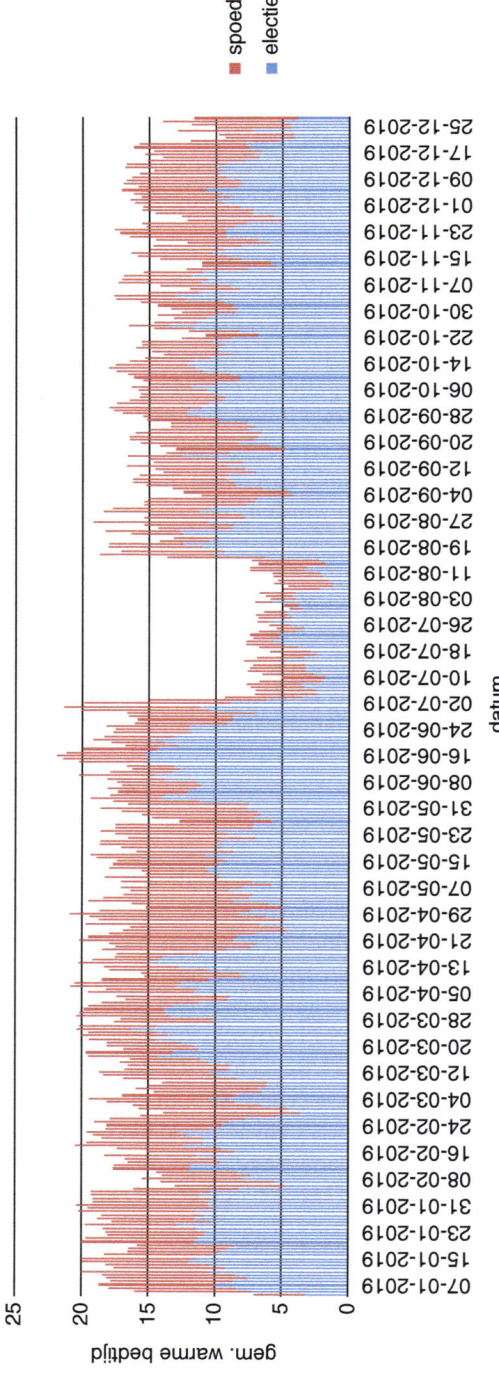

Figuur 16.6 Warme bedtijd per dag op een verpleegafdeling in 2019

16.4.2 Voorspelbare ligduur

Op een afdeling met sterk geprotocolleerde zorg, zoals een short stay-afdeling, is de ligduur van patiënten veelal goed te voorspellen; dat is zelfs een criterium of een patiënt op zo'n afdeling opgenomen wordt. Door dit gegeven is het mogelijk om, bij voldoende aanbod, bedden voortdurend te bezetten en om het daarbij in te zetten personeel niet te veel maar ook niet te weinig te belasten.

Op een afdeling met een moeilijk te voorspellen ligduur is de bedbezetting onzekerder: patiënten die eerder dan verwacht ontslagen worden, veroorzaken onderbezetting van bedden en patiënten die langer blijven dan verwacht veroorzaken mogelijk overbezetting.

16.4.3 Opname kan worden geweigerd

Zijn er regelmogelijkheden voor het bepalen en sturen van de bedbezetting op een verpleegafdeling? Kan een acute patiënt worden geweigerd en worden doorverwezen naar een andere verpleegafdeling of een ander ziekenhuis? Of is dat vrijwel onmogelijk of heel kostbaar bijvoorbeeld in verband met de zeer specifieke expertise van het personeel of van de infrastructuur, zoals de inrichting van de ruimten en de noodzakelijke apparatuur. Als een opname kan worden geweigerd, biedt dat mogelijkheid tot het strakker structureren van de capaciteit.

> **Voorbeeld**
> Nederland heeft de opname en behandeling van te vroeg geborenen geregeld door in totaal 10 ziekenhuizen aan te wijzen als zogenoemde 'centra voor neonatale opvang'. Dat zijn de 8 universitair medische centra en 2 topklinische ziekenhuizen in Veldhoven en Zwolle. Als een centrum geen capaciteit heeft om een te vroeg geborene op te nemen, wordt de baby (extra-uterien transport) c.q. de zwangere vrouw (intra-uterien transport) getransporteerd naar een ander centrum of zelfs naar een buitenlands ziekenhuis. De neonatale zorg is kostbaar en de capaciteit wordt door de overheid geregeld.

16.4.4 Uitwijkmogelijkheden

Een uitwijkmogelijkheid bij capaciteitsproblemen is de mogelijkheid om de functie op een andere capaciteit uit te voeren. Als een capaciteit heel specifiek is, moet men, om de kans op weigeringen gering te doen zijn, daarom veelal genoegen nemen met een lagere bezettingsgraad.

Als een patiënt voor opname een standaardbed en verpleegkundige basiszorg nodig heeft, dan zijn er veelal meerdere mogelijkheden voor opname. Neem bijvoorbeeld een patiënt die opgenomen wordt voor een veel voorkomende ingreep aan de knie. Hij of zij kan worden opgenomen op de verpleegafdeling Orthopedie, op de afdeling Kort Verblijf of op de afdeling Dagbehandeling. Eventueel kan worden uitgeweken naar een bed op de verpleegafdeling Heelkunde. Omdat er meerdere afdelingen mogelijk zijn voor deze patiënt, kan een verpleegafdeling gekozen worden die het beste uitkomt voor de beoogde bedbezetting c.q. beoogde capaciteitsbenutting.

Een te vroeg geborene daarentegen moet op de afdeling Neonatologie opgenomen worden; binnen een ziekenhuis zijn daar geen alternatieven voor.

> **Een ander voorbeeld**
> Er zijn in Nederland twee centra waar een pasgeborene een zogenoemde 'ECMO-behandeling' kan krijgen. Een ECMO (extracorporale membraanoxygenatie) is een kunstlongbehandeling voor pasgeborenen met ernstige specifieke longproblemen. Het Radboudumc en het Erasmus MC hebben ieder twee plaatsen voor deze patiënten. De plaatsen zijn neonatale IC-bedden met specifieke apparatuur voor deze behandeling in combinatie met geschoold personeel.
> Per jaar is het verwachte aanbod ongeveer 20 patiëntjes die gemiddeld 7 dagen gebruikmaken van een bed. Dat zijn dus in totaal 140 dagen per jaar. De capaciteit is 2 bedden met ieder 365 dagen zijn 730 dagen per jaar. De verwachte bezettingsgraad is dus 140 gedeeld door 730 is 19 % per centrum. Een bezettingsgraad van 19 % is laag. Toch is bewust gekozen voor het creëren van deze plaatsen, omdat dit een unieke en levensreddende behandeling is. Bovendien is het vervoeren van deze kwetsbare patiëntengroep onwenselijk. Duidelijk is dat een lage bezettingsgraad een onderbouwde beleidskeuze was. Zie ook ▶ par. 16.4.9 voor een toelichting op het berekenen van de afdelingsgrootte.

16.4.5 Basis versus complexe infrastructuur

De infrastructuur van een afdeling varieert van basaal tot zeer specifiek, zoals op een intensive care. Zoals al aangegeven in ▶ par. 4.4 is voor sommige opnames een basisinfrastructuur voldoende; een patiënt kan dan ook op veel andere afdelingen opgenomen worden. Een hoge bezettingsgraad is derhalve goed haalbaar. Daaruit volgt dat hoe hoger de complexiteit van een afdeling is, hoe lager de bezettingsgraad zal zijn. Als voor een opname een afdeling vereist is met een complexe infrastructuur (bijvoorbeeld een onderdruk-unit, specifieke voorzieningen zoals lood in de wanden in verband met radioactieve behandeling) en speciale kennis bij het personeel, dan is enige buffercapaciteit noodzakelijk om weigeringen zo veel mogelijk te voorkomen. En dat leidt tot een lagere bezettingsgraad.

16.4.6 Kapitaalintensieve afdeling

Of een afdeling kostbaar is qua personele bezetting en/of infrastructuur speelt een belangrijke rol bij het beleid in welke mate men streeft naar een hoge bezettingsgraad. Twee voorbeelden: van een kostbare afdeling en van een relatief goedkope afdeling.

> **Kostbare afdeling**
> In een ziekenhuis krijgen specialismen operatietijd toegewezen op basis van hun specifieke vraag naar capaciteit op de operatieafdeling. Voor ieder uur operatietijd worden de betreffende afdelingen financieel belast: de kosten worden doorberekend. Deze kosten zijn voor één uur operatietijd berekend en vastgesteld op ongeveer 1.000 euro. Dat zijn de kosten van de ruimte, het operatieteam (anesthesioloog, operatieassistenten en anesthesiemedewerker) en van de postoperatieve zorg op de verkoeverkamer. Deze kosten zijn hoog en dat stimuleert specialismen om deze kostbare operatietijd zo goed mogelijk te benutten. De benutting van de operatiekamers is dientengevolge hoog en krijgt in de planning prioriteit ten opzichte van de verpleegafdeling.

> **Relatief goedkope afdeling**
> De afdeling Radiologie beschikt over zogenoemde *bucky's*: doorlichtingsapparatuur. Gezien de snelheid waarmee men röntgenfoto's kan maken, de geringe benodigde inzet van radiologisch laboranten, de lage kosten per jaar en de hoge service die men wil verlenen aan patiënten en aanvragend specialisten, is er een ruime capaciteit aan bucky's beschikbaar en is de bezettingsgraad laag.

Ook verpleegafdelingen kunnen op basis van kapitaalintensiviteit ingedeeld worden. Een intensive care is erg kostbaar zowel wat betreft apparatuur als wat betreft benodigd personeel, technici, medisch specialisten enzovoort. Dit in tegenstelling tot bijvoorbeeld een short stay-afdeling.

16.4.7 Logistiek eenvoudig proces

Voor een logistiek eenvoudige afdeling, zoals een afdeling Dagbehandeling, is het beter mogelijk om een hoge bedbezetting te realiseren dan bijvoorbeeld een chirurgische verpleegafdeling. De achtergrond is de volgende: op een afdeling Dagbehandeling worden enkel patiënten gepland opgenomen voor onderzoek en/of behandeling, er zijn nauwelijks acute opnamen. Het betreft veelal sterk geprotocolleerde behandelingen met een goede voorspelbaarheid van de tijdsduur en van de benodigde nazorg.

Logistiek complexer zijn chirurgische verpleegafdelingen. Daar komen patiënten veelal voor pre- en postoperatieve zorg en voor een operatie. Acute opnamen, onvoorspelbare ligduur en de kans op complicaties maken het proces moeilijker voorspelbaar. Eerder werd in een voorbeeld aangegeven dat een uur operatietijd 1000 euro kost. Een dag op een verpleegafdeling kost, afhankelijk van de zorgzwaarte van de patiënt, naar schatting tussen de 250 en 400 euro per dag. Bij het maken van de planning heeft het goed bezetten en benutten van de dure en schaarse operatietijd de hoogste prioriteit. Dat gaat voor een verpleegafdeling vaak gepaard met een lagere bedbezetting in het weekend en op specifieke dagen van de week omdat het operatierooster leidend is.

16.4.8 Capaciteit is passend

De bouw van een ziekenhuis of een beddenhuis vergt, met voorbereidingen en planning erbij, al gauw een periode van zes tot acht jaar. Tegen de achtergrond van verkorting van ligduur kunnen verpleegafdelingen op een gegeven moment te groot zijn en dan is de bezettingsgraad veelal laag. Nadeel van een te lage bezettingsgraad is dat er in deze situaties veel patiënten van andere specialismen op de afdeling geplaatst zullen worden, wat negatieve gevolgen heeft voor de kwaliteit van zorg en arbeid.

Door schuiven met bedden, indikken en het reduceren van het aantal verpleegafdelingen kan dat soms opgelost worden. Onderliggende doelstelling is dan het verlagen van kosten. Een verpleegafdeling of een ziekenhuis kan dus soms te veel beddencapaciteit hebben.

16.4.9 Grootte van de verpleegafdeling

Een kleine verpleegafdeling heeft diverse nadelen: deze is vaak kostbaar in de avonddienst en de nachtdienst in verband met een benodigde minimale personele bezetting en overheadkosten (hoofdverpleegkundige, seniorverpleegkundigen, secretariaat), maar de kans is ook groter dat de afdeling maximaal gevuld is en dat er dus geen opnamecapaciteit meer is. Een kleine verpleegafdeling zal dus eerder opnamen moeten weigeren omdat de afdeling vol is.

De weigeringskans, oftewel de kans dat alle bedden bezet zijn als een nieuwe opname wordt gemeld, kan worden berekend met behulp van een statistische berekening (het zogenoemde 'Erlang B-model' (De Bruin et al. (2009), zie kader.

> **Het Erlang B-model**
> De benodigde beddencapaciteit kan worden berekend met het Erlang B-model. Dit model berekent de bezettingsgraad en weigeringskans, gegeven het aantal bedden, gemiddeld aantal aankomsten van patiënten per dag en hun gemiddelde ligduur (in dagen). De weigeringskans is de kans dat een nieuwe patiënt aankomt op een moment dat alle bedden bezet zijn, en is dus gelijk aan de kans dat alle bedden bezet zijn.
> Dit model is een versimpelde weergave van de werkelijkheid, omdat er verschillende uitgangspunten zijn die niet voor iedere afdeling realistisch zijn. Eén uitgangspunt van het model is bijvoorbeeld dat een patiënt die aankomt op een moment dat alle bedden bezet zijn, op een andere afdeling geplaatst wordt en 'niet meer terugkomt' (niet alsnog opgenomen wordt zodra er plek is). Bovendien wordt er aangenomen dat de patiënten verspreid over de hele dag binnenkomen en weer vertrekken, dus overdag is het proces hetzelfde als 's nachts, met gemiddeld evenveel opnamen en ontslagen. In de praktijk is de bezettingsgraad daarom vaak hoger dan de schatting van het model.

Het verschil tussen een kleine en een grote afdeling wordt in ◘ tab. 16.3 getoond aan de hand van een theoretisch voorbeeld. Het voorbeeld betreft drie verpleegafdelingen met enkel acute opnamen:

◘ **Tabel 16.3** Kans op weigeren van een opname in relatie tot de omvang van de afdeling

variabelen	afdeling 1	afdeling 2	afdeling 3
aantal bedden	5	15	30
opnamen per dag, gemiddeld[a]	1	3	6
gemiddelde ligduur	4	4	4
bezettingsgraad zonder weigeringen	80 %	80 %	80 %
percentage opnamen geweigerd[b]	19,9 %	8,6 %	4,0 %
daadwerkelijke bezettingsgraad (incl. weigeringen)	64,1 %	73,1 %	76,8 %

[a]Alle opname acuut.
[b]Uitgangspunt Erlang B-verdeling.

- afdeling 1 heeft 5 bedden (gemiddeld 1 opname per dag);
- afdeling 2 heeft 15 bedden (gemiddeld 3 opnamen per dag);
- afdeling 3 heeft 30 bedden (gemiddeld 6 opnamen per dag).

De gemiddelde ligduur is 4 dagen op alle afdelingen. Alle afdelingen hebben op basis van verwachte aantal opnamen en ligduur een bezettingsgraad van 80 % (dus respectievelijk 4, 12 en 24 bezette bedden).

Evenwel er is een probleem: als alle bedden bezet zijn, kunnen geen patiënten meer worden opgenomen. In het voorbeeld bij 5 bedden is de weigeringskans 19,91 %. Dat zijn naar verwachting 73 patiënten per jaar. Op deze afdeling is de geschatte bezettingsgraad daardoor geen 80 % maar slechts 64 %. Vaak streven afdelingen naar een maximale weigeringskans van 5 %. Volgens het Erlang B-model moet in dit geval het aantal bedden verhoogd worden tot 8 om te voldoen aan de maximale weigeringskans. De bezettingsgraad is in dat geval slechts 48 %.

Hoe groter de afdeling, des te kleiner is de kans op weigeren. De afdeling met 15 bedden moet 8,6 % van de opnamen weigeren door plaatsgebrek. De afdeling met 30 bedden hoeft slechts 4 % van de opnamen te weigeren. Deze laatste afdeling zou een bezettingsgraad hebben van 80 %, maar komt nu uit op 76,8 %. Hiermee wordt duidelijk dat een grotere afdeling meer ruimte biedt aan acute opnamen.

Welke bedbezetting kan men verwachten bij bovenvermelde afdeling met 5 bedden? Oftewel: wat is de verwachte bedbezetting en welke spreiding zal zich voordoen? Dat staat weergegeven in ◘ tab. 16.4.

De kans dat de bedbezetting rond de 4 ligt, is 19,5 %. Bij 365 dagen in een jaar zijn dat derhalve ongeveer 71 dagen. Naar verwachting op 57 dagen per jaar is de afdeling vol en kunnen er geen nieuwe patiënten meer opgenomen worden. Jaarlijks moet men op maar liefst 78 dagen opnamen weigeren omdat de afdeling vol is. Grotere afdelingen hebben veel minder 'probleemdagen'.

Dit is een theoretisch voorbeeld. In de praktijk is de beddencapaciteit een beperkende factor en zal bij de kleinste afdeling de bedbezetting het meest gedempt worden omdat opnamen niet terechtkunnen. Als gevolg ondervindt deze afdeling gastplaatsingen elders, weigeringen en doorverwijzingen naar andere ziekenhuizen en daarmee mindere service, kwaliteit van zorg en werkplezier.

◼ **Tabel 16.4** Verwachte bedbezetting voor de afdeling met 5 bedden

		kans op bedbezetting *n* bij gemiddelde van 4					capaciteit weigeren
gemiddeld per dag 4,0	*n* ---->	0	1	2	3	4	5	meer dan 5
		1,8%	7,3%	14,7%	19,5%	19,5%	15,6%	21,5%
		aantal dagen in een jaar met bedbezetting *n* op een dag					
		0	1	2	3	4	5	meer dan 5
		7	27	53	71	71	57	78

De onderliggende boodschap is dat een kleine verpleegafdeling kostbaar is door de benodigde basisoverhead en de personele bezetting in de diensten, en dat de kans groot is op het moeten weigeren van opnamen. Dat laatste veroorzaakt daarnaast ook nog een lage bezettingsgraad. Het combineren van veel kleine verpleegafdelingen tot enkele grotere eenheden verlaagt kosten, verlaagt de kans op het moeten weigeren van opnamen en verhoogt de bezettingsgraad.

16.4.10 Dagbehandelingen op de klinische verpleegafdeling

Eerder werd de mogelijkheid genoemd om een patiënt voor een standaardknieoperatie op te nemen op een short stay-afdeling, op een dagbehandelingsunit of op een verpleegafdeling Orthopedie. Eventueel is uitwijken mogelijk naar een chirurgische verpleegafdeling. Uit oogpunt van capaciteitsbenutting dus ruime mogelijkheden. De vraag is: waar neemt men dagbehandelingen op? Op de verpleegafdeling of op een speciale dagbehandelingsunit? Organisatorische en zorginhoudelijke aspecten bepalen die keuze.

Een dagbehandeling heeft twee effecten op de bedbezetting; allereerst wordt een bed op een dag geblokkeerd en dat heeft effect op de bezettingsplanning: immers, men dient rekening te houden met een weliswaar geringe claim op die capaciteit. Daarnaast gebruikt men een bed voor ongeveer 6 uren en dat is meestal tijdens kantooruren. Dat impliceert een grote kans op leegstand van het bed gedurende de rest van het etmaal.

Conclusie: het opnemen van dagbehandelingen op klinische verpleegafdelingen leidt tot een lagere bezettingsgraad, omdat dit bed buiten kantoortijden waarschijnlijk niet gebruikt wordt.

16.4.11 Sturing op seizoenpatroon

Verschillende afdelingen vertonen een seizoenpatroon in hun productie. De vraag is of afdelingen hun capaciteitsaanbod op dit patroon kunnen afstemmen. De afdeling Heelkunde kan bijvoorbeeld besluiten om in vakantieperioden standaard minder electieve patiënten te opereren. Dan gaat de bezettingsgraad van de chirurgische verpleegafdeling naar beneden. Dit geldt algemeen voor afdelingen met veel geplande opnamen.

Afdelingen met relatief veel acute opnamen, bijvoorbeeld Interne geneeskunde, kunnen moeilijker beleid maken, gericht op een tijdelijk lagere bezettingsgraad. De bezettingsgraad van deze afdelingen zal dus veelal hoog zijn.

16.4.12 Verdeling eenpersoonskamers en meerpersoonskamers

De bouw van de afdeling heeft ook invloed op de benutting van de afdeling. Als een patiënt om specifieke redenen een eenpersoonskamer nodig heeft (ernstig zieke patiënt, infectiepatiënt) en als deze niet beschikbaar is, dan wordt deze patiënt op een kamer bedoeld voor meerdere patiënten gelegd en worden de andere bedden voor opname geblokkeerd.

16.4.13 Voldoende personeel

Verpleegkundige zorg is een combinatie van beschikbare bedden en voldoende personeel. Als er wel beddencapaciteit is maar te weinig personeel, blijven bedden onbenut. In feite is de beschikbare capaciteit dan lager dan het aantal bedden.

16.5 Capaciteit in de zorgketen

Wanneer een patiënt meerdere specialismen en afdelingen nodig heeft, noemen we deze specialismen en afdelingen samen de *zorgketen* van deze patiënt. Patiënten vragen tegenwoordig steeds meer multidisciplinaire zorg, zoals patiënten met kanker die ook diabetes en hartfalen hebben. Daarnaast geldt voor veel patiënten dat zij meerdere contactmomenten met verschillende zorgverleners hebben, zoals poliklinische afspraken, diagnostiek, een klinische opname en een operatie/behandeling. De zorgketen van een patiënt is vaak niet beperkt tot afdelingen en specialismen in één ziekenhuis, maar bevat bijvoorbeeld ook een verpleeghuisafdeling of thuiszorg.

Tussen iedere stap in de zorgketen van de patiënt zit idealiter alleen de medisch noodzakelijke wachttijd. In de praktijk zien we vaak lange wachtlijsten voor bijvoorbeeld operaties of diagnostiek. Het hebben van een kleine wachtlijst is nuttig, omdat er dan een goede planning gemaakt kan worden en ook in tijden van relatief lage zorgvraag de capaciteit goed benut wordt. Lange wachtlijsten zijn echter een teken van een capaciteitsprobleem en/of van slecht doorstroommanagement in de zorgketen.

Bezettingsgraden van verschillende afdelingen in zorgketens beïnvloeden elkaar; een snelle doorstroom op de ene plaats kan lange wachttijden elders in de keten veroorzaken. De doorstroom in de gehele keten wordt beperkt door de afdeling met de hoogste bezettingsgraad in de keten, de zogenoemde *bottleneck*. Zoals eerder gezegd, hangt de ideale bezettingsgraad van een afdeling samen met veel verschillende factoren. Streven naar een bezettingsgraad van minder dan 100 % betekent dat een afdeling buffercapaciteit heeft. Deze buffer is ook noodzakelijk om acute opnamen te accommoderen en variaties in de zorgvraag op te vangen; een buffer is dus belangrijk voor de doorstroom in de gehele zorgketen.

Buffermanagement betekent dat aan de ene kant afdelingen hun capaciteiten zo goed mogelijk gebruiken en tegelijkertijd dat de doorstroom van patiënten door de zorgketen zo goed mogelijk verloopt, dus met zo min mogelijk wachttijd. Bijvoorbeeld de doorstroom van de acute opnameafdeling of IC naar een verpleegafdeling. Het management van bezettingsgraden moet over de verschillende afdelingen heen gecoördineerd worden, zodat er geen grote wachttijden in de keten ontstaan.

De relatie tussen bezettingsgraad en de kans op lange wachttijden in de keten is exponentieel. Dit betekent dat bij hoge bezettingsgraden er grote kans is op lange wachttijden en er dus constante monitoring nodig is om voldoende doorstroming te kunnen realiseren. De complexiteit van het tegelijkertijd realiseren van goede patiëntendoorstroom en efficiënte benutting van capaciteit bestaat dus uit het realtime monitoren en het over de verschillende afdelingen heen afstemmen van de bezettingsgraden. Gebeurt dit niet, dan treden blokkades op afdelingen op terwijl die afdelingen zelf daar niet verantwoordelijk voor zijn. Deze zogenoemde 'blokkadegolven' komen in de gezondheidszorg veel voor (Van Merode 2002).

In een (zorg)keten wordt het effect van een variabele vraag versterkt met ieder volgend onderdeel in de keten. Dit effect wordt ook wel het 'opslingereffect' genoemd. Dit betekent dat de afdelingen aan het eind van de keten een grotere buffer nodig hebben om dezelfde doorstroom te kunnen realiseren dan de afdelingen die in het begin van de keten zitten.

Capaciteitsmanagement en überhaupt het managen van capaciteit vinden nu in zorgorganisaties veelal plaats langs de hiërarchische lijnen van de organisatie (ook wel 'verticaal' genoemd) en niet langs de zorgketens ('horizontaal'). Met verticale aansturing kunnen individuele afdelingen proberen hun capaciteit beter te benutten, terwijl voor de zorgketen de doorstroom en capaciteitsbenutting dan juist suboptimaal wordt. Wanneer bijvoorbeeld een specialisme zijn productie verhoogt zodat de bedden en OK-capaciteit beter benut worden, kan het zijn dat hierdoor de diagnostische afdelingen een capaciteitstekort (en dus lange toegangstijden) krijgen. Een econometrisch onderzoek van Martin Ludwig et al. (2010) naar productiviteit, efficiëntie en kwaliteit van Nederlandse algemene ziekenhuizen toont aan dat ziekenhuizen die sterk sturen op efficiëntie vooral efficiënte afdelingen hebben, maar op ziekenhuisniveau minder efficiënt zijn dan ziekenhuizen die primair op samenwerking (zowel intern als extern) en kwaliteit sturen. Hier zit precies de frictie die Jan Vissers en Guus de Vries noemen tussen *unitlogistiek* (optimale benutting van een capaciteitseenheid) en *ketenlogistiek* (optimale doorlooptijd) – in combinatie kun je dit *netwerklogistiek* noemen (Vissers en Beech 2005).

16.6 Beschouwing

Het bieden van goede en efficiënte patiëntenzorg vraagt inzicht in procesvariabelen zoals capaciteit, capaciteitsbenutting, beïnvloedbaarheid en sturingsmogelijkheden. Vereisten zijn dus goede gegevens en goede informatie. Capaciteitsbenutting meet men door het berekenen van de bezettingsgraad. De norm voor een bezettingsgraad van een afdeling heeft een forse bandbreedte en is in sterke mate situationeel. Het managen van bezettingsgraden kan niet los worden gezien van het doorstroommanagement met betrekking tot patiënten; we noemden dit netwerklogistiek. De organisatie van zorginstellingen moet daarbij aansluiten. Op dit moment wordt in veel zorginstellingen gewerkt aan het ontwikkelen en/of implementeren van zorgpaden (*care pathways*, 'waardegedreven ketens' enzovoort). Dit biedt aanknopingspunten om de sturing op afdelingsniveau te verbinden met netwerklogistiek.

In dit hoofdstuk zijn diverse elementen genoemd die een invloed hebben op de bezettingsgraad van een afdeling. De voorbeelden betreffen met name verpleegafdelingen, maar de onderliggende factoren zijn geldend voor alle afdelingen in een ziekenhuis, zowel afdelingen met patiëntenzorg alsook dienstverlenende en facilitaire afdelingen. Op afdelingen speelt veelal een combinatie van deze algemene en specifieke factoren, waardoor er niet een universele ideale bezettingsgraad te definiëren is.

Hoe kleiner of specifieker een afdeling is, des te lager zal de bezettingsgraad zijn en des te hoger de kosten. Dat pleit voor het streven naar grotere eenheden, wellicht door combinaties te maken met andere eenheden. Ook het percentage acute opnamen en de gemiddelde ligduur zijn belangrijke parameters; veel acute opnamen en een korte ligduur impliceren een grote dynamiek en onvoorspelbaarheid en daardoor zal een hoge bezettingsgraad minder goed haalbaar zijn. Ook de positie van een afdeling in de netwerklogistiek bepaalt in verband met de doorstroomoptimalisatie mede de wenselijke bezettingsgraad.

In de praktijk zien we dat een bezettingsgraad boven de 80 % haalbaar is bij de grote interne verpleegafdelingen, maar niet bij kleine, zeer specifieke verpleegafdelingen. Verpleegafdelingen waar geopereerde patiënten verpleegd worden hebben over het algemeen een lagere bezettingsgraad door weekpatronen in bedbezetting die in belangrijke mate veroorzaakt worden door het operatierooster. Een bezettingsgraad van ten minste 70 % is dan haalbaar. Heel specifieke afdelingen die moeilijk met andere afdelingen te combineren zijn, worden veelal gekenmerkt door een lage bezettingsgraad.

Verantwoording
Dank aan dr. ir. Guus de Vries voor waardevolle adviezen over de tekst en de gebruikte definities.

Literatuur

De Bruin, A., Bekker, R., Van Zanten, L., & Koole, G. (2009). Dimensioning hospital wards using the Erlang loss model. *Ann Operation Research*.
Encyclo (2015). Opgehaald van ▶ http://www.encyclo.nl/begrip/irrationele%20overcapaciteit.
Hopp, W., & Lovejoy, W. (2014). *Hospital operations: Principles of high efficiency health care*. New Jersey: Pearson Education.
Hopp, W., & Spearman, M. (2008). *Factory physics*. Singapore: Mc Graw Hill.
Litvak, E. (2005). Optimizing patient flow by managing its variability. In T. J. Organizations (Red.), *From front office to front line: Essential issues for health care leaders* (pp. 91–112). Joint Commission Resources.
Ludwig, M., Van Merode, F., & Groot, W. (2010). Principal agent relationships and the efficiency of hospitals. *The European Journal of Health Economics*, 291–304.
Moloney, E., Smith, D., Bennett, K., O'Riordan, D., & Silke, B. (2005). Impact of an acute medical admission unit on length of hospital stay, and emergency department 'wait times'. *QJM: An International Journal of Medicine*, 283–289.
Van Merode, G. (2002). Planning en reactie in zorglogistiek. *Planning en reactie in zorglogistiek*. Maastricht: Maastricht University.
Vissers, J., & Beech, R. (2005). *Health operations management: Patient flow logistics in health care*. New York: Routledge.

Het berekenen van benodigde formatie

Leo Berrevoets en Windi Winasti

Samenvatting

Op werkplekken is er sprake van een voortdurend streven naar enerzijds goede zorg en behandeling, en anderzijds een acceptabele werklast. Een vraag die hieruit voortkomt: hoeveel personeel is er ingezet: voldoende, te veel of te weinig? Een evenwichtige werklast komt tot uiting in de kwaliteit van het werk, de veiligheid van patiënten, de mate van doelmatigheid, plezier in het werk en het gevoel 'het werk aan te kunnen'. Een duidelijke en transparante methode om de formatie te berekenen is daarom van wezenlijk belang. Wij presenteren hier het model 'indeling van taken' om formatie te berekenen. Belangrijk onderdeel van het model is het volgen van de vaak variërende productie en als afgeleide daarvan de daarbij behorende wisselingen in benodigd personeel. Ondersteunend aan de productietaken zijn andere taakonderdelen: overhead, scholing en het inwerken van nieuwe collega's. De ideale situatie moge duidelijk zijn: er is een voortdurende balans tussen benodigd en beschikbaar personeel. In dit hoofdstuk presenteren we een rekenmethode voor de zorg met voorbeelden. Deze rekenmethode is echter breder toepasbaar.

17.1 Inleiding – 289

17.2 Het model – 289
17.2.1 Stap 1 De werklast – 291
17.2.2 Stap 2 Het personeel – 291
17.2.3 Stap 3 Balans tussen de werklast en het personeel – 292

17.3 Te inventariseren onderdelen in de praktijk – 293
17.3.1 Stap 1 De werklast – 293
17.3.2 Stap 2 Het personeel – 294
17.3.3 Balans tussen werklast en personele inzet – 298

© Bohn Stafleu van Loghum is een imprint van Springer Media B.V., onderdeel van Springer Nature 2021
B. Berden et al. (Red.), *Capaciteitsplanning in de zorg*, https://doi.org/10.1007/978-90-368-2567-2_17

17.4   Benchmarken – 301

17.5   Beschouwing – 304

17.1 Inleiding

Bij kwaliteit, doelmatigheid en werklastbeleving speelt de vraag of er voldoende, te weinig of te veel personeel is. En als er tekorten worden ervaren, is dat te objectiveren en is dat tekort structureel of incidenteel? En waardoor wordt dit veroorzaakt? Stijgt de werklast of is er soms incidenteel een hoog ziekteverzuim? Of is de planning van het werk, van de personele inzet of wellicht van beide voor verbetering vatbaar? En hoeveel personeel zetten andere afdelingen in de eigen organisatie of afdelingen van andere ziekenhuizen in? Herkenbare vragen voor leidinggevenden en hun managers.

Een duidelijke en transparante methode om de formatie te berekenen is daarom van wezenlijk belang, met daaraan gekoppeld methoden om de gerealiseerde personele inzet en productie te meten. Wij presenteren hier een in de praktijk gevalideerd calculatiemodel voor het berekenen van formatie. We gebruiken informatie en instrumenten die worden toegelicht in diverse hoofdstukken: 'Het raamwerk en het proces van capaciteitsmanagement' (▶ H. 2), 'Naar een dynamische bruto-nettofactor' (▶ H. 18), 'Beddenmonitoring' (▶ H. 20), 'Capaciteitsanalyse gebaseerd op verpleegindexen' (▶ H. 9) en 'De spanning tussen vraag en aanbod van verpleegkundige zorg: flexibiliteitstrategieën' (▶ H. 21).

We tonen eerst de volledige calculatiemethode. Vervolgens wordt het calculatiemodel toegelicht aan de hand van een voorbeeld van de formatieberekening voor verpleegafdelingen. We kiezen om een aantal redenen voor verpleegafdelingen in het voorbeeld:

- De werklast varieert daar vooral door het wisselende aantal te verplegen patiënten.
- Verpleegafdelingen vormen een vitaal element in de zorg en behandeling van patiënten.
- De verpleegkundige beroepsgroep is door de omvang een kostbare groep voor zorgorganisaties.
- En meer algemeen: om de stap te maken van een model naar een concreet en een meerdere malen in de praktijk toegepast voorbeeld.

Deze rekenmethode is echter breed toepasbaar. Wij hebben deze inmiddels uitvoerig ingezet op onder andere de afdeling Radiologie, een laboratorium, de afdeling Katheterisatie, de spoedeisende hulp, op polikliniekunits, de verloskundige organisatie en op de afdeling centrale endoscopie. En daarnaast ook met succes in andere ziekenhuizen.

De rekenmethode en het eindresultaat kunnen in de praktijk onderdeel worden van een beleidscyclus op tactisch niveau. Op diverse afdelingen waar wij deze methodiek hebben toegepast, wordt het model jaarlijks geactualiseerd, worden de data kritisch bezien en vormt het uiteindelijke model, waarover consensus is tussen het hoofd en diens leidinggevende, input voor de begroting.

17.2 Het model

De parameter voor het benodigd aantal personeelsleden is de werklast. De uitdaging is om werklast te kwantificeren en om te bepalen hoeveel personeel daarvoor nodig is. Zie ook het hoofdstuk 'Capaciteitsanalyse gebaseerd op verpleegindexen' (▶ H. 9).

Op een verpleegafdeling wordt de werklast in belangrijke mate bepaald door het aantal patiënten; op de afdeling Radiologie door het aantal uit te voeren onderzoeken, de lengte ervan en door het aantal medewerkers dat bij het onderzoek aanwezig dient te zijn. En op de endoscopiekamer en de katheterisatiekamer door het aantal en het soort onderzoeken en behandelingen dat plaatsvindt en het benodigde personeel per onderzoek of behandeling. Op een polikliniek is het aantal consulten en de lengte ervan een belangrijke parameter. En bij verloskundigen het gegeven dat 7 dagen per week en 24 uur per dag inzet kan worden verwacht.

Daarnaast zijn er andere factoren: heeft een afdeling een functie voor het uitvoeren van acute onderzoeken of behandelingen en is daar een zekere overcapaciteit voor nodig, zoals in een brandweerkazerne? En veelal is er een infrastructuur noodzakelijk om de afdeling te doen functioneren: een leidinggevende, secretariaat, een ontvangstbalie, soms technici enzovoort.

In de praktijk zien we dat de werklast soms flink varieert over de tijd: door wisselende aantallen patiënten, door verschillen in ligduur of behandelduur en door verschillen in zorgzwaarte. Ook het aantal inzetbare medewerkers is aan variatie onderhevig: door ziekte, scholing of verlof. De vraag dient zich dan aan hoe om te gaan met de diverse vormen van variatie. In het hoofdstuk 'De spanning tussen vraag en aanbod van verpleegkundige zorg: flexibiliteitstrategieën' (▶ H. 21) beschrijven we instrumenten om met variatie om te gaan.

De ideale situatie moge duidelijk zijn: er is een voortdurende balans tussen benodigd en beschikbaar personeel (◘ fig. 17.1).

In het verleden zijn veel instrumenten ontwikkeld om het werk ofwel de benodigde formatie te kwantificeren. In de zorg is de zogenoemde 'San Joaquin-methode' een manier om zorgzwaarte te meten. Deze is met wisselend succes in ziekenhuizen toegepast. Onze nadrukkelijke keuze is een model om diverse taken te inventariseren en te kwantificeren. Aan het einde van dit hoofdstuk beschouwen we ons model waarin de nadruk ligt op een goed onderbouwde inventarisatie.

De eerste stap in het berekenen van de benodigde formatie is het creëren van transparantie op verschillende terreinen. Zoals aangegeven doen we dat met een uitgewerkt model voor een verpleegafdeling. We creëren de transparantie door het uitwerken van ◘ fig. 17.1. We lichten dat eerst toe in de paragrafen 17.2.1 tot en met 17.2.3. In ▶ par. 17.3 werken we een praktijkcasus uit ter illustratie.

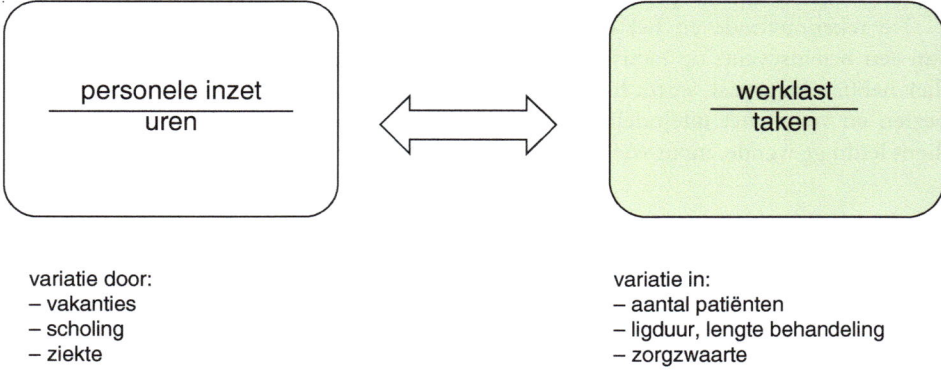

◘ **Figuur 17.1** Afstemming personele inzet en werklast

17.2.1 Stap 1 De werklast

Allereerst gaan we in op de werklast. Voor inzicht in de werklast zijn productiegegevens nodig:
1. Wat is de werklast c.q. het aantal patiënten dat op de verpleegafdeling ligt en zorg vraagt?
2. De fysieke beddencapaciteit van een afdeling: hoeveel patiënten kunnen er maximaal zijn opgenomen? En in welke mate wordt deze capaciteit benut: is de afdeling meestal vol of staan er regelmatig veel bedden leeg? Een antwoord hierop vraagt inzicht in de bedbezetting over de tijd: begroten we op beddencapaciteit of op gemiddelde bedbezetting?
3. Inzicht in de bedbezetting over tijd, uitgesplitst naar acuut en gepland opgenomen patiënten.
4. Zorgzwaarte.

17.2.2 Stap 2 Het personeel

Om te komen tot het gewenste aantal formatieplaatsen voor patiëntenzorg zijn de volgende stappen belangrijk:
1. Hoeveel patiënten kunnen normaliter door één verpleegkundige verpleegd worden in respectievelijk de dagdienst, de avonddienst en de nachtdienst? Dat noemen we de verpleegindex. Zie hierover ook ▶ H. 9.
2. Hoeveel verpleegkundigen moet men per dag of dienst minimaal inzetten? Met name voor de nachtdienst speelt dat het aantal verpleegkundigen niet onder een bepaald minimum mag komen. Veelal zijn hierover binnen een organisatie algemene afspraken gemaakt.
3. Wat is het aantal uren dat een fulltime medewerker jaarlijks daadwerkelijk inzetbaar is? Dat calculeren we met de bruto-nettofactor (BNF), een berekening van de netto-inzetbaarheid van een medewerker. In ▶ H. 18 wordt daar dieper op ingegaan.
4. Naast patiëntenzorg zijn er op een verpleegafdeling ook andere taken, zoals overheadtaken, uren voor zogenoemde 'aandachtsgebieden', tijd voor opleiden en wellicht uren voor het boventallig inwerken door nieuwe collega's.

In ◘ fig. 17.2 vatten we alle taken samen.

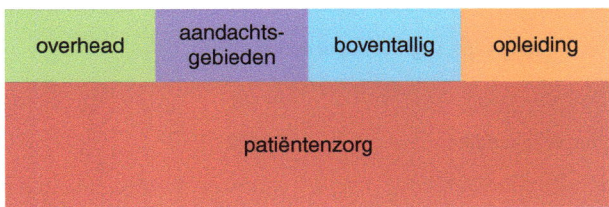

◘ **Figuur 17.2** Model indeling van taken

🔹 Figuur 17.2 is in feite een integratie van beide blokken in 🔹 fig. 17.1: taakonderdelen impliceren werklast, deze moeten in kaart worden gebracht en worden gekwantificeerd. Als de kwantificering in uren heeft plaatsgevonden dan kunnen de uren worden omgerekend naar formatieplaatsen, dus naar de gewenste personele inzet. De volgende concrete stap is deze taken in kaart te brengen en in uren te kwantificeren. De bijbehorende vragen zijn:
a. Welke overheadformatie voor coördinatie en management acht men wenselijk dan wel noodzakelijk? Dat impliceert inventarisatie van de gewenste overhead.
b. Naast patiëntenzorgtaken zijn er de zogenoemde 'aandachtsgebieden'. Dat zijn specifieke taken buiten de directe patiëntenzorg waarin zorggerelateerde onderwerpen uitgewerkt worden.
c. Nieuwe medewerkers worden veelal een periode boventallig ingewerkt. Dat vraagt om normen voor de tijd die nodig is voor het boventallig ingewerkt worden van nieuwe medewerkers. De totale benodigde tijd voor boventallig inwerken is afhankelijk van het aantal nieuwe medewerkers in een jaar en varieert dus. Men kan ervoor kiezen om dit buiten de vaste formatie te houden en ad hoc te regelen als dit zich voordoet.
d. Personeel moet met enige regelmaat geschoold worden: voor persoonlijke ontwikkeling en om bij te blijven in het vakgebied. Dat vraagt inventarisatie van opleidingen in uren en eventueel in geld: het opleidingsplan. Relevant voor de formatieberekening is enkel de tijd voor scholing in werktijd.

De som van het aantal uren van a, b, c en d gedeeld door de netto-inzetbaarheid van 1,0 formatieplaats (in dit voorbeeld 1.584 uur per jaar) levert het gewenste aantal formatieplaatsen voor deze taakonderdelen. Dit bepaalt samen met het onderdeel patiëntenzorg het eindresultaat van de formatieberekening.

In 🔹 tab. 17.1 staat een praktijkvoorbeeld van een verpleegafdeling. Verderop in dit hoofdstuk gaan we in op het verzamelen van deze informatie.

17.2.3 Stap 3 Balans tussen de werklast en het personeel

Om de berekende formatie te toetsen aan de praktijk is meer informatie nodig. Dit betreft analyse op dagniveau: we bezien het daadwerkelijk ingezette personeel en de werklast per dag. Het inzicht dat ontstaan is na de inventarisatie (zie 🔹 tab. 17.1), gaat

🔹 **Tabel 17.1** Uitwerking van 🔹 fig. 17.1 voor een afdeling

parameters	in uur	in fte
patiëntenzorg, verpleegkundigen	52.572	33,23
overhead		2,25
opleidingen in werktijd	1.496	0,95
aandachtsgebieden	1.000	0,63
boventallig inwerken	324	0,2
totaal		37,26

over een periode van een jaar. Personele inzet in formatieplaatsen is een gemiddelde en datzelfde geldt voor de bedbezetting. Het risico van werken met gemiddelden is evident: het zegt niets over specifieke dagen. Om die reden willen we ook inzicht hebben op dagniveau: wat was op de diverse dagen van een nader vast te stellen periode de daadwerkelijke verpleegindex? De verpleegindex is het aantal patiënten, verpleegd door één verpleegkundige. Met andere woorden: voor hoeveel patiënten had de verpleegkundige per dag de verantwoordelijkheid? De gerealiseerde verpleegindex analyseren we als volgt:
- We brengen de bedbezetting op dagniveau of op dienstniveau (bijvoorbeeld dagdienst) in kaart.
- Uit het roostersysteem halen we het aantal ingezette dag-, avond- en nachtdiensten op dagniveau.

Als afgeleide daarvan berekenen we de daadwerkelijk gehanteerde verpleegindex (bedbezetting per dag gedeeld door aantal verpleegkundigen) en zo krijgen we een beeld van de werklast en de kwaliteit van de personele planning. We hebben ervaren dat de codes van gewerkte diensten zoals die worden ingevoerd in een roostersysteem soms aanpassing behoeven. Een dagdienst kan bijvoorbeeld zowel patiëntenzorg betreffen alsook overheadtijd of scholing en dan is de informatie niet eenduidig te interpreteren. Aparte codes voor deze taken bieden uitkomst.

Als deze systematiek op meerdere verpleegafdelingen of zelfs ook in andere organisaties wordt gebruikt, is het mogelijk om te gaan vergelijken (benchmarken) met anderen. Verderop geven we daar voorbeelden van.

17.3 Te inventariseren onderdelen in de praktijk

In de vorige paragraaf hebben we beschreven welke stappen we volgen om de benodigde formatie transparant te maken in relatie tot de verwachte productie. We gaan nu dieper in op deze diverse stappen door ze praktisch uit te werken.

17.3.1 Stap 1 De werklast

Het doel is onder andere inzicht in spreiding van de productie over de tijd en inzicht in de wisselende behoefte aan personeel over de tijd. We maken daartoe een analyse van historische gegevens ter beantwoording van de vraag: is er rond de werklast een herkenbaar en verklaarbaar basispatroon? Om dit inzicht te verkrijgen gebruiken we het ziekenhuisinformatiesysteem (ZIS). Van verpleegafdelingen kunnen historische gegevens uit het ZIS uitgewerkt en geanalyseerd worden. Dat kan voor nagenoeg alle andere afdelingen waar productie wordt gemaakt. Resultaat is een grafiek waaruit blijkt wat de wisseling is van de bedbezetting over de tijd: zie als voorbeeld ◘ fig. 17.3 met het seizoenpatroon van een verpleegafdeling.

◘ Figuur 17.3 toont een min of meer gebruikelijk patroon: een lage bedbezetting in de eerste week van het jaar, een paar korte perioden met relatief weinig patiënten in verband met vakantieperioden, en een periode van 4 tot 6 weken met duidelijk minder patiënten in verband met de zomervakantie met veel vakanties van potentiële electieve patiënten en van personeel.

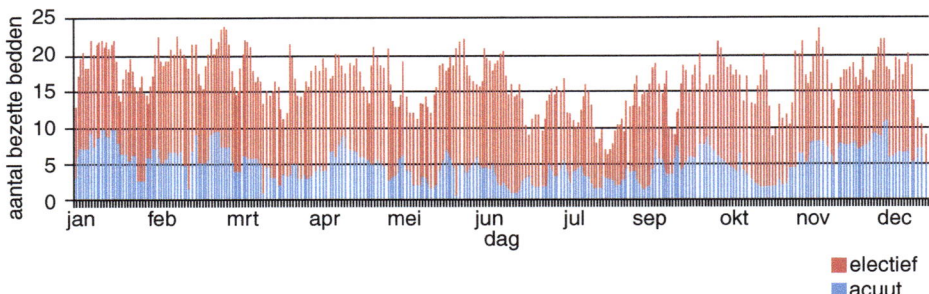

◘ **Figuur 17.3** Bedbezetting per dag op een verpleegafdeling

Deze verpleegafdeling heeft 26 bedden en de vraag is welke spreiding er over de tijd is. Dat werken we uit met een histogram: op alle dagen van het jaar wordt de bedbezetting van die dag geturfd (de zogenoemde 'warme bedtijd', zie ▶ H. 20), uiteraard geautomatiseerd. Het eindresultaat is een histogram 'bedbezetting in een jaar', zoals weergegeven in ◘ fig. 17.4.

Deze verpleegafdeling heeft een beddencapaciteit van 26, maar de daadwerkelijke bedbezetting was gemiddeld 16,5 bezette bedden – een bezettingsgraad van 63 %.

De som van het aantal balken is 365 dagen. Er was een aantal heel drukke dagen (16) met een bedbezetting van 22 of meer, maar er waren ook relatief veel dagen met een bedbezetting van 12 bezette bedden of minder (46 dagen). Vraag is: hoeveel personeel werd ingezet op de heel drukke en op de heel rustige dagen?

Daarnaast kan afgeleid worden wat de gemiddelde bedbezetting was per dag van de week, zie ◘ tab. 17.2.

Het uiteindelijke eindresultaat levert gegevens waarmee de gewenste inzet van personeel op basis van feitelijke bedbezetting c.q. productie onderbouwd vastgesteld kan worden per dag van de week.

17.3.2 Stap 2 Het personeel

1. Verpleegindex

Hoeveel patiënten kan één verpleegkundige normaal gesproken verplegen in dagdienst, avonddienst en nachtdienst? Geïnventariseerd wordt welke maat men wil hanteren voor (◘ fig. 17.5):
— aantal patiënten per verpleegkundige in de dagdienst;
— aantal patiënten per verpleegkundige in de avonddienst;
— aantal patiënten per verpleegkundige in de nachtdienst.

Voor het vaststellen van deze norm gelden de eigen criteria van de zorgleidinggevende of het management, maar het is nuttig om dat te spiegelen aan ervaringscijfers van andere verpleegafdelingen of andere ziekenhuizen.

Soms is het niet mogelijk om alleen de verpleegindex te hanteren, maar speelt ook een minimale personele bezetting een rol. Dat geldt vooral voor het aantal verpleegkundigen in de nachtdienst. Wellicht hanteert men een norm (bijvoorbeeld 1 verpleeg-

Het berekenen van benodigde formatie

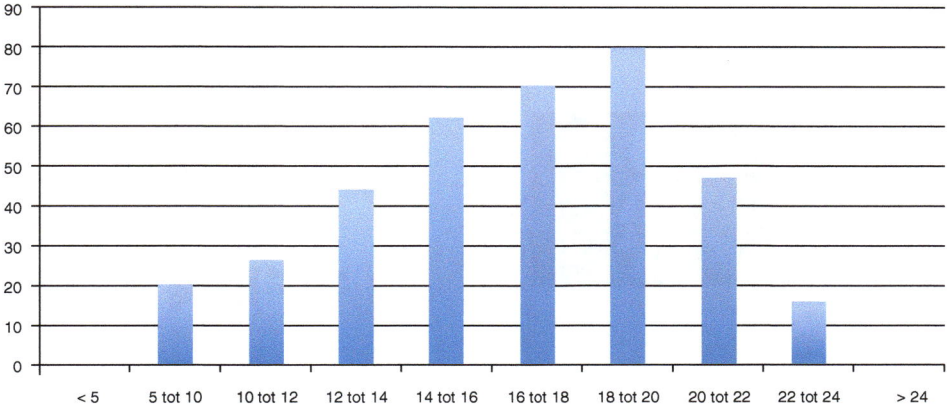

◘ **Figuur 17.4** Frequentie bedbezetting, afgeleid van ◘ figuur 17.3

◘ **Tabel 17.2** Gemiddelde bedbezetting naar dag van de week

dag van de week	gem. bezette bedden
maandag	16
dinsdag	16
woensdag	17
donderdag	18
vrijdag	17
zaterdag	17
zondag	16
gemiddeld	**16,5**

kundige op 12 patiënten), maar wil men niet met minder dan met 2 verpleegkundigen werken in verband met de kans op calamiteiten en het soms noodzakelijk uitvoeren van werkzaamheden waarvoor twee personen noodzakelijk zijn.

Het eindresultaat geeft de basisnormen voor personele inzet in de patiëntenzorg.

2. Calculatie netto-inzetbaarheid van een medewerker

Het berekenen van de netto-inzetbaarheid wordt toegelicht in het hoofdstuk 'Naar een dynamische bruto-nettofactor' (► H. 18). Het doel is om een norm te hanteren voor het aantal uren dat een medewerker ingezet kan worden. We gaan immers alle taken inventariseren en kwantificeren in mensuren per jaar. Het eindresultaat kan met de bruto-nettofactor (BNF) omgerekend worden in formatieplaatsen.

Er zijn organisaties die jaarlijks centraal een norm voor de netto-inzetbaarheid van een fulltime medewerker vaststellen. Het is raadzaam om dit ook op afdelingsniveau te calculeren met specifieke afdelingsparameters zoals het eigen ziekteverzuim. Een voorbeeld van een BNF staat in het kader.

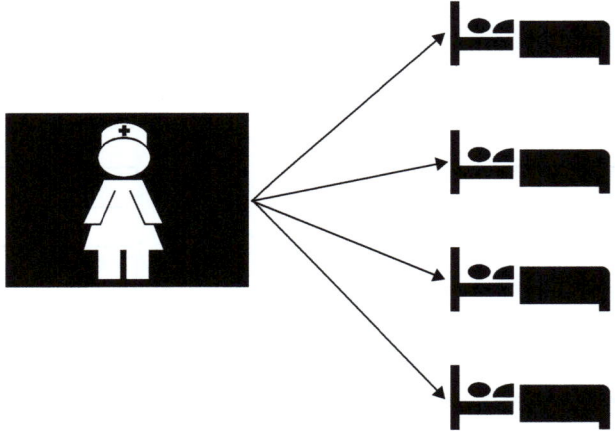

◘ **Figuur 17.5** Visualisatie verpleegindex 1 op 4

Bruto-jaaruren van 1,0 formatieplaats		
bruto-jaaruren van 1,0 formatieplaats		1.878
af:		
verlofuren	−201	
bestemmingsverlof	−47	
lestijd	−40	
saldo		1.590
af:		
ziekteverzuim excl. gravida (3,0 %)	−48	
netto-inzetbaarheid van 1,0 formatieplaats		**1.542**

Wij beschouwen in dit hoofdstuk lestijd op een andere manier: we bezien dit als een apart taakonderdeel, zie ◘ fig. 17.2. Daarom rekenen we met 1582 uren per fte.

3. Inventarisatie verpleegkundige taken

Het doel is om ◘ fig. 17.2 volledig te kwantificeren.

- **Patiëntenzorg**

De leiding van een afdeling hanteert bij het opstellen van een dienstrooster ofwel het calculeren van de benodigde formatie een standaard. In dit schema staat aangegeven wat de normbezetting is van het aantal diensten per dag, wat de lengte is van de diensten in uren en wat de frequentie is van het aantal dagen. Wij hanteren de volgende uitgangspunten wat betreft het aantal dagen in een jaar: een jaar heeft 2 maal 52 weekenddagen en ongeveer 6 feestdagen, dus in totaal 110 weekend- en feestdagen en daarnaast 255 werkdagen (en afgeleid: 51 weken).

Om te rekenen gebruiken we een spreadsheet, zie het voorbeeld in ◘ tab. 17.3.

Als er gekozen wordt voor het apart doorrekenen van perioden met minder patiënten en dan ook minder personeel dan verandert de uitwerking (zie ◘ tab. 17.4).

Het eindresultaat is het benodigd aantal uren per jaar voor patiëntenzorg. Wanneer dit wordt gedeeld door de netto-inzetbaarheid van een formatieplaats, resulteert dit in het benodigde aantal formatieplaatsen. Dus 52.572 uren gedeeld door, zoals eerder aangegeven, 1.582 uur per fte, zijn 33,23 formatieplaatsen voor patiëntenzorg.

- **Overheadtaken**

We willen inzicht hebben in de tijd die besteed zal worden aan overheadtaken. Dit wordt eveneens uitgedrukt in uren per jaar c.q. in aantal formatieplaatsen. In ◘ tab. 17.5 is een voorbeeld uitgewerkt.

Het resultaat is 2,25 fte voor overheadtaken.

- **Opleidingsplan**

We willen inzicht hebben in de tijd die besteed zal worden aan opleidingen, en dat wederom in uren per jaar (◘ tab. 17.6). Daarnaast kan dit plan uitgebreid worden met de kosten van deze opleidingen en wie deze zal betalen: de afdeling, de organisatie of de medewerker. Een opleidingsplan is afgeleide van afdelingsdoelstellingen en afdelingsbeleid. Het betreft het stimuleren van medewerkers om zich te ontwikkelen, het zorgen voor voldoende goed opgeleid personeel (zie 'Berekend opleiden', ► H. 8) en wordt expliciet meegenomen in de begroting.

Resultaat: 1.496 uren dus 0,95 fte.

- **Aandachtsgebieden**

We hebben inzicht nodig in de gewenste tijd voor aandachtsgebieden (◘ tab. 17.7). Ook dat wordt uitgedrukt in uren per jaar. Aandachtsgebieden duiden op wensen van de organisatie op protocollen van beleid en concretiseren van gewenste ontwikkelingen.

Resultaat: 1.000 uren dus 0,63 fte.

- **Boventallig inwerken van nieuw personeel**

De tijd voor boventallig inwerken lichten we toe met een voorbeeld.

> **Voorbeeld**
> Nieuwe medewerkers worden op een afdeling met 38 personeelsleden gedurende de eerste vier weken van hun dienstverband boventallig ingewerkt.
> *Calculatie*:
> - 38 medewerkers;
> - verloop ongeveer 8 % = 3 nieuwe collega's per jaar;
> - 4 weken boventallig inwerken;
> - gemiddelde aanstelling circa 27 uur per week.
>
> Dus: 3 medewerkers à 4 weken à 27 uur zijn circa 324 uren per jaar; 324 uren dus 0,20 fte.

Tabel 17.3 Voorbeeld formatiecalculatie

		regulier					34 bedden			
frequentie per jaar ----->		51	51	51	51	51	55	55	365	dagen
Diensten	uren	maandag	dinsdag	woensdag	donderdag	vrijdag	zaterdag	zondag	uren per jaar	
dagdiensten	8	10	10	10	10	10	8	8	27.440	
avonddiensten	8	6	6	6	6	6	5	5	16.640	
nachtdiensten	8,5	3	3	3	3	3	3	3	9.308	
								Totaal regulier:	**53.388 uren/jaar**	

Toelichting: op bijvoorbeeld maandag zijn er 10 dagdiensten. Dit is een dienst van 8 uur. We rekenen met 51 maandagen in een jaar. Nodig voor deze dienst op alle maandagen in een jaar: 51 maandagen maal 10 diensten à 8 uur zijn 4.080 uren in een jaar. Als we alle diensten doorrekenen zijn in een jaar 53.388 uren nodig voor patiëntenzorg.

17.3.3 Balans tussen werklast en personele inzet

We willen inzicht hebben in de gerealiseerde inzet van de verpleegkundige formatie. Was dat conform de begroting? De diensten die medewerkers hebben gedaan worden vastgelegd in een dienstroostersysteem. Er dienen mogelijkheden te zijn om deze data te exporteren en vervolgens te analyseren. Een afdeling hanteert, zoals eerder aangegeven, normen voor de inzet van personeel. Aan de hand van de realisatie daarvan is te beoordelen in welke mate deze normen gevolgd worden, zie ◘ fig. 17.6.

De vraag is nu: is er onderscheid gemaakt in de gebruikte code voor de dagdienst tussen overheadtaken, lesdagen, aandachtsgebieden en patiëntenzorg? Als dat niet het geval is, is het aan te bevelen daarvoor aparte codes te gaan gebruiken. Bij met name de dagdienst is een interessante volgende stap om de gerealiseerde personele inzet te relateren aan de bedbezetting. Dan krijgt men de gerealiseerde verpleegindex in de dagdienst. Deze informatie geeft het volgende inzicht:
– Is de verpleegindex die men zegt te willen hanteren ongeveer gelijk aan de gerealiseerde verpleegindex?
– Beweegt de personele bezetting mee met de bedbezetting?
– Wat is het beeld van de uitvoering van de personeelsplanning? Is er stabiliteit?
– Zijn er veel perioden met onderbezetting (vraagtekens bij kwaliteit en veiligheid) of overbezetting (te hoge inzet van personeel, verspilling van geld)?

◘ Figuur 17.7 is het resultaat van onderzoek naar de daadwerkelijke verpleegindex in een jaar in de dagdienst. Over een jaar is per dag aangegeven:
– het aantal patiënten;
– het aantal verpleegkundigen in de dagdienst.

We berekenen per dag de verpleegindex in de dagdienst (aantal patiënten in de dagdienst gedeeld door het aantal ingezette dagdiensten). Alle scores turven we over de 365 dagen en we maken daar een grafiek van. Bijvoorbeeld: in een jaar waren er 122 dagen met een verpleegindex met circa 2,5 patiënten per verpleegkundige.

In ◘ fig. 17.7 zien we een grote spreiding: veel dagen met een lage verpleegindex. Dan is er waarschijnlijk te veel personeel (onnodige kosten) en daarnaast ook veel dagen met een hoge verpleegindex: hard werken met vraagtekens bij de gerealiseerde kwaliteit en

Het berekenen van benodigde formatie

Tabel 17.4 Voorbeeld calculatie met laagproductie periode

	regulier							34 bedden		
frequentie per jaar ——>	45	45	45	45	45	49	49	323		dagen
Diensten	uren	maandag	dinsdag	woensdag	donderdag	vrijdag	zaterdag	zondag		uren per jaar
dagdiensten	8	10	10	10	10	10	8	8		24.272
avonddiensten	8	6	6	6	6	6	5	5		14.720
nachtdiensten	8,5	3	3	3	3	3	3	3		8.237

Totaal regulier: 47.229 uren/jaar
Totaal regulier + laagproductie: 52.572 uren/jaar

	laagproductie							28 bedden		
frequentie per jaar ——>	6	6	6	6	6	6	6	42		dagen
Diensten	uren	maandag	dinsdag	woensdag	donderdag	vrijdag	zaterdag	zondag		uren per jaar
dagdiensten	8	8	8	8	8	8	7	7		2.592
avonddiensten	8	5	5	5	5	5	5	5		1.680
nachtdiensten	8,5	3	3	3	3	3	3	3		1.071

Totaal laagproductie: 5.343 uren/jaar

Tabel 17.5 Voorbeeld calculatie overheadtaken

niet-patiëntgebonden taken	fte	aandeel patiëntzorg	overhead
management-hoofdverpleegkundige	1,0	0 %	1,00
senior verpleegkundige 1	0,9	50 %	0,45
senior verpleegkundige 2	0,8	50 %	0,40
senior verpleegkundige 3	0,8	50 %	0,40
totaal			2,25

Tabel 17.6 Voorbeeld opleidingsplan

opleiding/cursus	aantal medewerkers	uren/opleiding	totaal uren
reanimatiecursus	45	2	90
oncologieverpleegkunde	1	174	174
module hematologie	5	72	360
bijscholing verpleegk.	48	8	384
bijscholing verpleegass.	8	8	64
werkbegeleiding	6	4	24
kaderopleiding	1	120	120
symposia (stelpost)	30	8	240
oncologiedagen	4	10	40
totaal			1.496

Tabel 17.7 Voorbeeld calculatie van aandachtsgebieden

aandachtsgebieden	uren per maand
apotheek	8
apparatuur	6
personele planning	16
documentbeheer	16
coaching studenten	16
decubitusbeleid	4
hygiëne	4
arbo en calamiteiten	8
ICT	8
veiligheid	6
voorbehouden handelingen	8
totaal per maand	100
bij 10 maanden inzetbaarheid/verpleegkundige	1.000 uren per jaar

Het berekenen van benodigde formatie

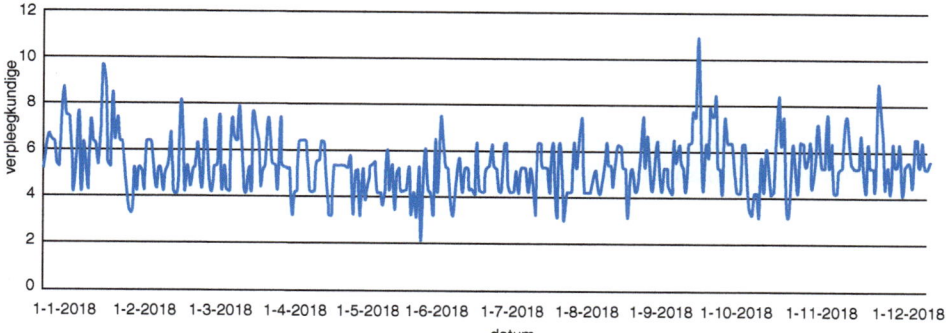

▫ **Figuur 17.6** Patroon aantal dagdiensten in een jaar. (Toelichting: uit het roostersysteem zijn gegevens gehaald over hoeveel verpleegkundigen er per dagdienst zijn ingezet: dat is de lijn in ▫ fig. 17.6. Dat aantal varieert tussen 2 en bijna 11 verpleegkundigen per dag. We zien in het aantal verpleegkundigen per dag een grote spreiding)

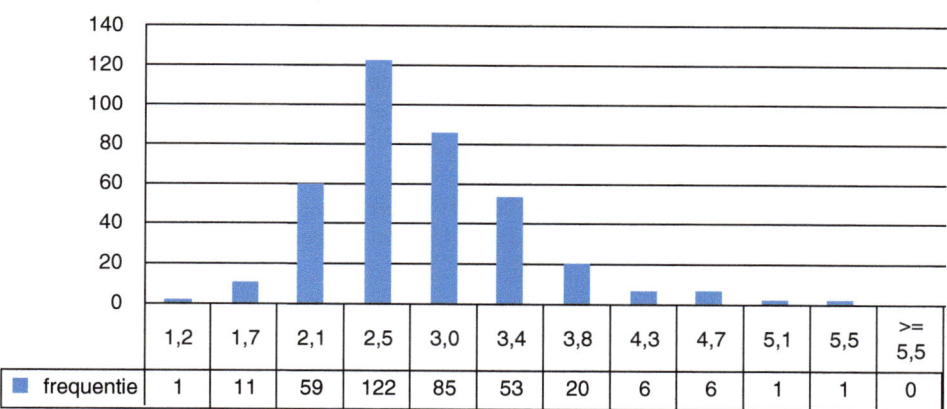

▫ **Figuur 17.7** Gerealiseerde verpleegindex in de dagdienst

veiligheid. Ideaal zou zijn als de verpleegindex in de praktijk ongeveer overeenkomt met de vastgestelde norm. Met verschillende flexibiliteitstrategieën (zie ▶ H. 21) kan dit nagestreefd worden.

17.4 Benchmarken

Onze focus in het benchmarken van verpleegafdelingen ligt op de *inzet* van personeel – niet op kwaliteit, niet op patiënttevredenheid en niet op medewerkerstevredenheid. En ook niet op vierkante meters of exploitatiekosten. Niet omdat dit niet belangrijk zou zijn, maar het is in deze niet de focus. Wij richten ons dus op de personele formatie.

De vraag is: hoe vergelijkt men verpleegafdelingen? Verpleegafdelingen vertonen verschillen, zeker als het gaat om vergelijking met die uit andere organisaties. Verschillen in grootte, in type werkzaamheden (intensive care, medium care, low care), in de opzet van de organisatie (al dan niet met voedingsassistenten); het is dus zaak om de vergelijking goed en genuanceerd te maken.

Benchmarken doen we door het vergelijken van eigen gegevens met:
- data van de eigen afdeling in voorgaande jaren;
- data van andere afdelingen in de eigen organisatie;
- met afdelingen van andere ziekenhuizen.

We doen dat per verpleegafdeling door het vergelijken van ingezette aantal formatieplaatsen (fte's) per bezet bed in een jaar. We gebruiken daarvoor van verpleegafdelingen de volgende gegevens:
- bedbezetting per jaar;
- personele inzet in een jaar.

Met voorbeelden lichten we dit toe.

- **Voorbeeld 1: het aantal fte per bezet bed**

Vraag: hoeveel verpleegkundige formatieplaatsen zetten we in per bed?
- We delen daartoe het aantal ingezette formatieplaatsen door de gemiddelde bedbezetting.
- Een afdeling met 40 fte in een jaar en met een bedbezetting van 20 bezette bedden scoort dus 40 fte gedeeld door 20 bezette bedden is 2,0 fte per bezet bed.

- **Voorbeeld 2: interne benchmark binnen de organisatie en over de tijd**

In fig. 17.8 staat een voorbeeld van alle verpleegafdelingen van een ziekenhuis over een periode van 4 jaar: het aantal fte gedeeld door de bedbezetting (in warme bedtijd).

- **Voorbeeld 3: externe benchmark en interne actie**

Als men gegevens heeft over bedbezetting en personele inzet van de eigen organisatie maar ook van andere ziekenhuizen, is het mogelijk om extern te benchmarken. Bijvoorbeeld: wat is de personele inzet op verpleegafdeling Cardiologie in de eigen organisatie vergeleken met die in andere ziekenhuizen? En zijn er verklaringen voor het verschil (tab. 17.8)?

Op basis van deze data is een analyse van formatie-inzet uitgevoerd in ziekenhuis A.

> **Voorbeeld**
> Kenmerken van de verpleegafdeling Cardiologie:
> - grotendeels acute zorg met veel wisselingen;
> - is met 25 bedden middelgroot;
> - heeft een gemiddelde bezetting van 19,2 bezette bedden; bezettingsgraad 77 %;
> - het aantal fte/bed is in een aantal jaren gedaald van 1,48 naar 1,17;
>
> De daling met 0,31 fte per bezet bed is in formatieplaatsen bij 19,2 bezette bedden: 19,2 maal 0,31 min 6,0 formatieplaatsen is min 375.000 euro.

Het berekenen van benodigde formatie

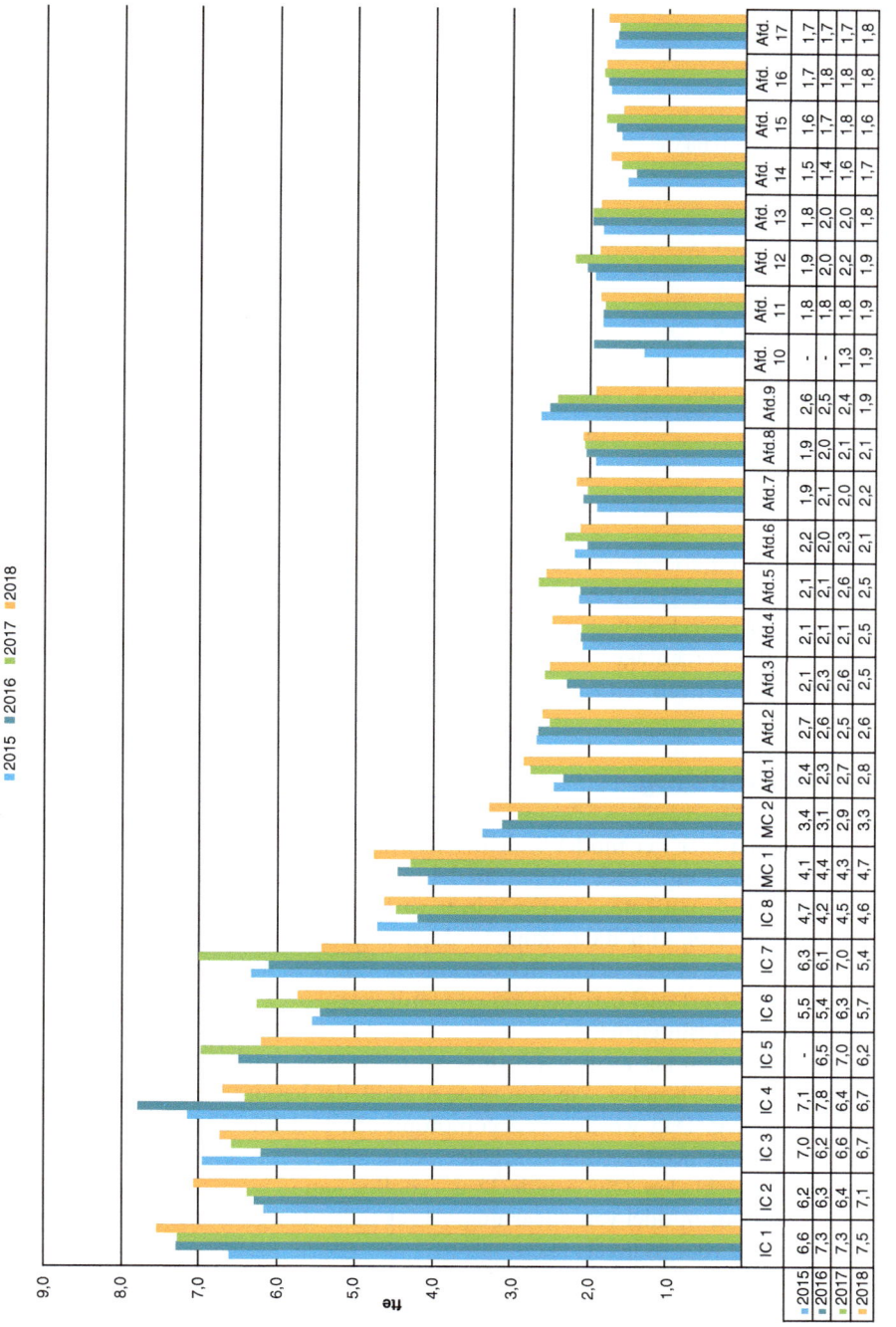

Figuur 17.8 Fte per bezet bed, periode 2015–2018. Op de horizontale as staan de verpleegafdelingen, geordend van een hoge score naar een lage score. Op de verticale as is de score 'fte per bezet bed' weergegeven

◻ Tabel 17.8 Externe benchmark cardiologische verpleegafdelingen in een jaar

ziekenhuis A	ziekenhuis B	ziekenhuis C
1,5	0,9	1,1

◻ Tabel 17.9 Data van drie verpleegafdelingen

taken van verpleegkundige	afdeling 1		afdeling 2		afdeling 3	
	fte	%	fte	%	fte	%
patiëntenzorg	33,3	86 %	27,5	92 %	57,3	81 %
overhead	3,5	9 %	0,5	2 %	4,5	6 %
opleidingen	1,3	3 %	0,8	3 %	5,0	7 %
aandachtsgebieden	0,8	2 %	1,1	4 %	0,8	1 %
inwerken	0,0	0 %	0,0	0 %	3,0	4 %
totaal	38,9	100 %	29,9	100 %	70,5	100 %

- **Voorbeeld 4: benchmark inzake tijdsbesteding**

De uitgewerkte gegevens rond patiëntenzorg, aandachtsgebieden, opleiding, overhead en boventallig inwerken maken het mogelijk om intern met meer diepgang te benchmarken: welke percentages scoren afdelingen? In ◻ tab. 17.9 zijn gegevens van drie verpleegafdelingen van een ziekenhuis samengevat.

17.5 Beschouwing

Wij presenteren hier het model 'indeling van taken' om een formatie te berekenen en te onderbouwen. Onderdeel van het model is het inzichtelijk maken van de productie (onderdeel van de patiëntenzorg) met haar variatie over de tijd en dat in relatie tot de inzet van personeel. Om dit te kunnen doen is goede basisinformatie over personele inzet en productie noodzakelijk. Het verzamelen van deze data was bij aanvang arbeidsintensief maar levert veel inzichten op en wordt gaandeweg meer routinematig en daarmee minder arbeidsintensief.

Het invullen van het model 'indeling van taken' brengt vijf onderdelen in kaart, die verband met elkaar houden. We zien in de praktijk dat het model de basis kan zijn voor begrotingsoverleg. Dan worden veel compromissen gesloten die ook redelijk zijn: bijvoorbeeld bij lage bedbezetting is minder personele inzet nodig en ontstaat er ruimte voor aandachtsgebieden. Ook een deel van scholing kan in rustige periode plaatsvinden, bijvoorbeeld door middel van e-learning. Als er meer dan gemiddeld collega's ziek zijn, is er minder tijd voor indirecte taken.

Het model maakt daarnaast duidelijk dat hoog ziekteverzuim en/of hoog verloop ten koste gaat van de netto-inzet van personeel en dat dit dus consequenties heeft: minder tijd voor scholing, voor overheadtaken of een lagere bedbezetting. Dat laatste realiseert men door tijdelijk de capaciteit (het aantal bezette bedden) te verlagen.

Medewerkers, organisatie en samenleving mogen eisen stellen aan de kwaliteit van het begrotingsproces en de doelmatigheid van personele inzet in de zorg. Derhalve is een inspanning om transparantie te creëren en de formatie te onderbouwen, gerechtvaardigd, mede gezien de bedragen waar het om gaat. Een afdeling met 30 formatieplaatsen kost jaarlijks ongeveer 1,8 miljoen euro aan personele kosten; per dag is dat bijna 5.000 euro.

Een evenwichtige werklast komt tot uiting in de kwaliteit van het werk, de veiligheid van patiënten, de mate van doelmatigheid, plezier in het werk en het gevoel 'het werk aan te kunnen'. Belangrijke gevolgen dus voor de individuele medewerker, de afdeling waar hij of zij werkzaam is en de gehele organisatie.

Deze methode heeft zich in onze organisatie bewezen in financieel en in organisatorisch opzicht. De systematiek is niet gebaseerd op een patiëntenclassificatiesysteem, maar op de inventarisatie van eigen (organisatie- of afdelingsspecifieke) normen, het vertalen daarvan naar formatieplaatsen en vervolgens het onderling vergelijken met andere afdelingen binnen de organisatie. Bij toepassing van deze systematiek in meerdere organisaties wordt het mogelijk om informatie uit te wisselen en data te verkrijgen met als doel benchmarking en uiteindelijk optimalisatie van de personele inzet.

Naar een dynamische bruto-nettofactor

Leo Berrevoets, Windi Winasti en Bart Berden

Samenvatting

Zorg is mensenwerk en arbeid is daarbij veruit de belangrijkste productiefactor. In het verlengde daarvan wordt bij de planning veelvuldig gebruikgemaakt van de zogenoemde bruto-nettofactor (BNF) om de benodigde personele bezetting per week om te rekenen naar formatieplaatsen. De BNF wordt veelal beschouwd als een vast gegeven. Maar ziekenhuizen twijfelen vaak aan de constantheid ervan in verband met variatie in ziekteverzuim, stijging of daling van de productiviteit, veranderingen in de leeftijdsopbouw en scholingsdagen, en zij hebben behoefte aan een eenvoudig toepasbaar planningsinstrument. Bij het ontwikkelen van de BNF was er nadrukkelijk oog voor relevante onderliggende factoren en uitgangspunten zoals de cao en specifieke gegevens van de instelling. In deze bijdrage beschouwen wij de onderliggende uitgangspunten kritisch en worden er aanbevelingen gedaan. Dit hoofdstuk stelt een aangepaste dynamische BNF voor. Deze is door ons inmiddels toegepast in de praktijk met als basis de betreffende cao's.

18.1   Inleiding en aanleiding – 309

18.2   De inzetbaarheid van een medewerker; van bruto naar netto – 310
18.2.1 Verlof – 310
18.2.2 Scholing – 311
18.2.3 Ziekteverzuim – 312
18.2.4 Buitengewoon verlof – 314
18.2.5 De berekening van de BNF – 314

© Bohn Stafleu van Loghum is een imprint van Springer Media B.V., onderdeel van Springer Nature 2021
B. Berden et al. (Red.), *Capaciteitsplanning in de zorg*, https://doi.org/10.1007/978-90-368-2567-2_18

18.3	Toepassing in de praktijk – 315
18.3.1	Seizoensinvloed – 315
18.3.2	Planbaarheid – 318
18.4	Discussie – 320
	Geraadpleegde literatuur – 321

18.1 Inleiding en aanleiding

Zorg is mensenwerk en arbeid is daarbij veruit de belangrijkste productiefactor. Daardoor staat de factor arbeid centraal bij vragen rond de gewenste verhoging van efficiency en productie. Voor de dagelijkse praktijk van medische en overige managers en hoofden van afdelingen is dit een centraal gegeven. In overleg over budgetten en gewenste veranderingen in de productie staan de huidige en de gewenste arbeidsinzet, en de effecten van een afwijking daartussen, voor het benodigd aantal formatieplaatsen centraal.

In het verlengde daarvan wordt bij de planning veelvuldig gebruikgemaakt van de zogenoemde 'bruto-nettofactor (BNF)' om de benodigde personele bezetting per week om te rekenen naar formatieplaatsen. Afdelingen waar gewerkt wordt met een standaard personele bezetting per week, bijvoorbeeld verpleegafdelingen, poliklinieken, laboratoria, röntgenafdeling, functieafdelingen, schoonmaakdienst en keuken, passen deze methode toe of kunnen deze toepassen.

De bruto-nettofactor

Nadere toelichting op de BNF: een medewerker met een fulltime aanstelling heeft een arbeidscontract voor 1.878 uren per jaar (Cao Ziekenhuizen) of 1.872 uren per jaar (Cao UMC's). Dat komt overeen met 52 weken van gemiddeld 36 uur. Dit zijn zogeheten bruto-uren. Om diverse redenen is een werknemer echter minder inzetbaar dan 1.878 uren resp. 1.872 uren: door recht op vakantie, vrij in verband met feestdagen, afwezigheid door cursus, ziekteverzuim of bijzonder verlof. Er wordt daarom veelal gerekend met de netto-inzetbaarheid van de gemiddelde medewerker. Bij bijvoorbeeld 1.565 netto-uren komt dat overeen met een BNF van 1,20 (de 1.878 bruto-uren gedeeld door 1.565 netto-uren). Deze factor wordt vervolgens gebruikt om benodigde formatie te berekenen.

Een voorbeeld: een afdeling heeft in een week voor het bezetten van diverse diensten 360 uren menskracht nodig. Bij een werkweek van 36 uur per fulltime medewerker zijn dat dus 10,0 medewerkers. Vraag is hoeveel formatieplaatsen dit betreft op jaarbasis, rekening houdend met allerlei vormen van afwezigheid. In deze systematiek komt dat overeen met 10,0 medewerkers maal 1,20 zijn 12,0 formatieplaatsen. Dit voorbeeld illustreert het belang en de bruikbaarheid van de BNF.

De BNF wordt veelal beschouwd als een vast gegeven. Echter, in de praktijk van een universitair medisch centrum en een topklinisch ziekenhuis rees twijfel aan de constantheid van de BNF. Dit hing samen met:
- de landelijke variatie in tijd van het gemiddelde ziekteverzuim;
- niet steeds begrepen stijging of daling van de productiviteit;
- de gevolgen van veranderingen in de leeftijdsopbouw van het personeel;
- de wens om het aantal scholingsdagen per medewerker te normeren en meer transparant te maken;
- de behoefte aan een eenvoudig toepasbaar planningsinstrument waarbij nadrukkelijk oog bestond voor relevante onderliggende factoren en uitgangspunten zoals de cao en specifieke gegevens van de instelling.

Eigen praktijkervaring toonde dat de BNF veelal wordt toegepast zonder besef en gebruik van onderliggende factoren en uitgangspunten. Overigens wordt dezelfde BNF in sommige gevallen ook toegepast op personeelscategorieën als arts-assistenten en medisch specialisten in loondienst. Ten onrechte, omdat voor deze groepen de arbeidsvoorwaarden voor te werken uren per week en verlof in een jaar afwijkend zijn. Dit heeft als consequentie dat hiervoor een aan de cao en de specifieke factoren aangepaste BNF bepaald moet worden. Ten slotte wordt in de praktijk bij het gebruik van de BNF uitgegaan van de veronderstelling dat de werkdruk over alle maanden van het jaar stabiel is. Ook dat is veelal niet juist, zoals het seizoenpatroon van een ziekenhuis en een verpleegafdeling toont. We komen daar verderop op terug.

Hoe ernstig is de huidige onjuiste hantering van de BNF? Het antwoord is: ernstig, omdat het leidt tot een uitkomst die qua formatie niet aansluit op de realiteit en niet overeenkomt met datgene wat echt nodig is. Gevolgen: te weinig flexibiliteit in personeelsplanning, onder- of overbezetting en als afgeleide daarvan knelpuntsituaties of onnodige verkwisting.

In dit hoofdstuk beschouwen wij de onderliggende uitgangspunten kritisch en worden er aanbevelingen gedaan. Dit hoofdstuk stelt een aangepaste dynamische BNF voor. Deze is door ons inmiddels toegepast in de praktijk met als basis de betreffende cao's.

18.2 De inzetbaarheid van een medewerker; van bruto naar netto

Van de BNF wordt in de praktijk veelal gebruikgemaakt als ware het een in tijd statisch gegeven. Er zijn echter verschillende redenen om aan de constantheid van de BNF te twijfelen. We gaan in op de diverse variabelen en maken integraal de berekening van bruto- naar netto-uren.

Er zijn vier factoren die het verschil uitmaken tussen bruto-uren (de uren zoals vermeld in het arbeidscontract) en netto-uren:
- verlof: vakantierecht, leeftijdsverlof en bestemmingsverlof (ook wel feestdagenverlof);
- uren voor scholing van medewerkers;
- afwezigheid door ziekteverzuim;
- afwezigheid door specifieke situaties: buitengewoon verlof.

Deze thema's worden verderop nader uitgewerkt. Daarbij kan nog een onderscheid worden gemaakt naar voorspelbaarheid en beïnvloedbaarheid: de hoeveelheid verlof voor alle medewerkers is een gegeven, de te vergeven scholingsuren bepaalt men zelf; ziekte-uren en buitengewoon verlof zijn veel minder voorspelbaar.

18.2.1 Verlof

Iedere medewerker heeft jaarlijks recht op vakantie (Cao Academische Ziekenhuizen: 168 verlofuren; Cao Ziekenhuizen: 201 uren (144 verlofuren en 57 PLB-uren). Overigens: één dag komt overeen met 7,2 uren (namelijk 36 uren in een week gedeeld door 5 werkdagen).

Daarnaast heeft een deel van de medewerkers extra (spaar)verlofuren op basis van hun leeftijd. Ook dat kan tevoren berekend worden.

En er is bestemmingsverlof: het gemiddeld aantal uren bestemmingsverlof per jaar is ongeveer 47 uren (zie kader).

Berekening gemiddeld aantal uren bestemmingsverlof per medewerker
Het aantal uren bestemmingsverlof wisselt per jaar. Minimaal zijn er 3 bestemmingsverlofdagen en maximaal 8:

altijd:	1 dag	tweede paasdag
	1 dag	hemelvaartsdag
	1 dag	tweede pinksterdag
soms:	1 dag	nieuwjaarsdag, 1 januari
	1 dag	koningsdag, 27 april
	1 dag	eerste kerstdag, 25 december
	1 dag	tweede kerstdag, 26 december
	1 dag	specifieke feestdag (bijvoorbeeld Bevrijdingsdag, 5 mei)

Deze laatste dagen zijn bestemmingsverlofdagen, als ze niet op een zaterdag of een zondag vallen; die kans is 5 op 7. Over een langere periode is het gemiddeld aantal bestemmingsverlofdagen per jaar derhalve: 3 dagen plus 5/7 van 5 dagen: totaal 6,57 dagen van 7,2 uur is *totaal 47 uren*. Daarnaast heeft de leiding van een instelling nog de mogelijkheid om een extra bestemmingsverlofdag toe te wijzen.

Er is een steeds beter inzicht in relevante factoren zoals leeftijdsopbouw van het personeel en, als afgeleide daarvan, het gemiddeld aantal uren leeftijdsverlof. In dit kader moet wel opgemerkt worden dat leeftijdsverlof in zowel de Cao UMC alsook in de Cao Ziekenhuizen afgebouwd wordt.

18.2.2 Scholing

De vraag is hoeveel uren moet men per jaar rekenen voor scholing? In de praktijk zien we dat de leiding van afdelingen daar veelal op gevoel of op basis van een algemene norm een getal voor neemt; bijvoorbeeld 40 uren per formatieplaats per jaar. Wij bepleiten om dat te onderbouwen met een scholingsplan. Een scholingsplan is een begroting van de opleidingen die door de medewerkers in een jaar naar verwachting gevolgd zullen gaan worden. Een scholingsplan maakt daarnaast kwaliteitsbeleid meer concreet. Het inhoudelijke plan wordt verder geconcretiseerd met een urenbegroting en een kostenbegroting. Zie ook het hoofdstuk 'Het berekenen van benodigde formatie' (▶ H. 17).

Onze ervaring is dat het aantal uren voor scholing vaak veel meer is dan het normgetal van 40 uren. Dat is zeker het geval als medewerkers langdurige opleidingen volgen, zoals een opleiding tot IC-verpleegkundige, CCU-verpleegkundige, kinderverpleegkundige enzovoort. Zie ook de berekening van de netto-inzetbaarheid van een verpleegkundige in opleiding tot IC-verpleegkundige in het hoofdstuk 'Berekend opleiden' (▶ H. 8).

In ◘ tab. 18.1 is de afwezigheid voor scholing en stages berekend van een verpleegkundige die de opleiding tot CCU-verpleegkundige volgt. Dat zijn 73 dagen (584 uren).

◻ **Tabel 18.1** Scholingsuren voor verpleegkundige in opleiding tot CCU-verpleegkundige, lengte opleiding 12 maanden

					584
scholingsuren				368	
– lessen opleidingsschool	41	dagen à 8 uur	328		
– toetsen	2	dagen à 4 uur	8		
– specifieke scholing op afdeling	4	dagen à 8 uur	32		
niet-productieve uren (stages)				216	
– boventallig inwerken	10	dagen à 8 uur	80		
– stage IC	5	dagen à 8 uur	40		
– stage hartcatheterisatie	10	dagen à 8 uur	80		
– stage ambulance	1	dagen à 8 uur	8		
– stage polikliniek	1	dagen à 8 uur	8		

18.2.3 Ziekteverzuim

- **Landelijke ontwikkeling van ziekteverzuim**

Landelijk is een daling te zien van het gemiddelde ziekteverzuim in de gezondheids- en welzijnszorg (◻ fig. 18.1). In 14 jaar daalde het ziekteverzuim met bijna 40 %: van 7,8 % in 2000 naar 4,8 % in 2013. Overigens zien wij nu weer een stijgende tendens, waarmee de continue variatie in de tijd wordt gedemonstreerd: in 2018 en 2019 was de score 5,7 %.

Uit ◻ fig. 18.1 blijkt een reductie in ziekte-uren per fulltime medewerker tussen 2000 en 2013 van ongeveer 55 uren per jaar: van 143 uren in 2000 naar 88 uren in 2013. In een organisatie met 1.000 formatieplaatsen is dat een equivalent van ongeveer 35 formatieplaatsen c.q. ongeveer 2,3 miljoen euro. Uitgangspunt in deze berekening is 65.000 euro kosten per formatieplaats.

Het getal van 5,7 % ziekteverzuim in 2018 is het gemiddelde over de gehele branche. Er zijn organisaties die een ziekteverzuim hebben onder de 3 %. De inzetbaarheid van medewerkers is daarmee nog hoger geworden. In deze kan worden verwezen naar het hoofdstuk 'Het sturen op inzetbaarheid van medewerkers en op verzuimreductie' (▶ H. 7).

- **Lengte van afwezigheid door ziekte**

Ziekteverzuim kan opgesplitst worden naar de lengte van de afwezigheid. Dat is relevant want kort ziekteverzuim vraagt veelal directe aanpassingen en improvisaties op de werkvloer om de afwezigheid op te vangen. Als een medewerker lange tijd afwezig is, kan meer structureel naar een oplossing gezocht worden om de afwezigheid op te vangen.

Naar een dynamische bruto-nettofactor

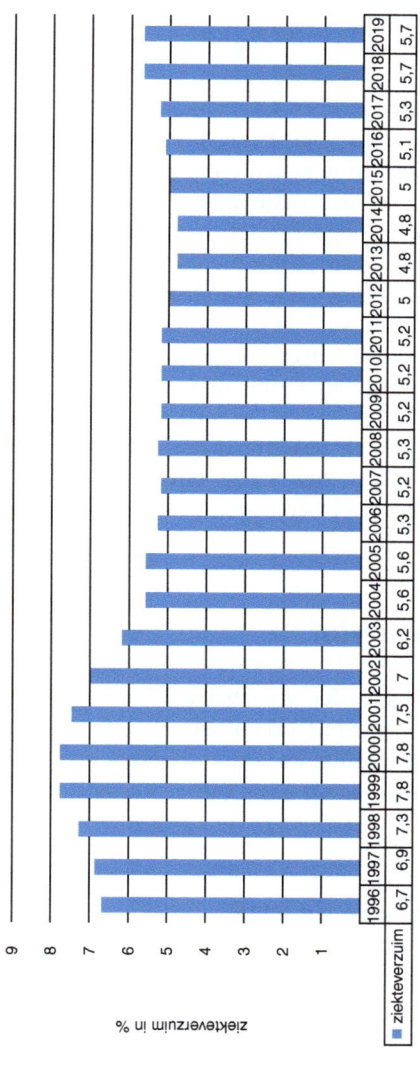

Figuur 18.1 Ziekteverzuim in gezondheids- en welzijnszorg (bron: CBS, ziekteverzuim gezondheids- en welzijnszorg)

> **Een voorbeeld: de opbouw van het ziekteverzuim in een ziekenhuis**
>
> | | | |
> |---|---|---|
> | kort (minder dan 7 dagen) | 0,71 % | 13 uren |
> | middellang (7 tot 42 dagen) | 0,71 % | 13 uren |
> | lang (43 dagen tot 1 jaar) | 2,18 % | 40 uren |
> | extra lang (> 1 jaar) | <u>0,40 % +</u> | <u>7 uren +</u> |
> | Totaal | 4,00 % | 73 uren per fte |

Het is te overwegen om de uren voor ziekteverzuim ofwel het equivalent in formatie voor ziekteverzuim, niet direct in te zetten en te bezetten met personeel. Stel, een afdeling krijgt 30 fte. Daar zit een compensatie in voor ziekteverzuim van 30 maal 73 ziekte-uren is 2.190 uren in een jaar, ongeveer 1,4 formatieplaats; gemiddeld 6 uren per dag uitgaande van 365 dagen in een jaar. Als er medewerkers zijn aangesteld op deze 1,4 formatieplaatsen dan moeten zij worden ingeroosterd. Er zijn dan drie mogelijkheden:
1. Er is niemand ziek en dat zal vaak in overbezetting resulteren.
2. Er is iemand ziek en dan is er 6 uren compensatie aanwezig.
3. Er is meer ziekte op een dag dan 6 uren en dan is er toch nog onderbezetting.

Een oplossing is om een afdeling naast formatie ook budget te geven om vervanging in te kopen bij ziekteverzuim. In deze casus bijvoorbeeld 28,6 fte en een budget van 91.000 euro. In het hoofdstuk 'Het berekenen van benodigde formatie' (▶ H. 17) wordt dat nader uitgewerkt.

18.2.4 Buitengewoon verlof

De cao noemt verschillende gronden voor betaald buitengewoon verlof: door persoonlijke omstandigheden en zogenoemd 'calamiteitenverlof'. Daarnaast is er buitengewoon verlof met gedeeltelijke bezoldiging: kortdurend zorgverlof, ouderschapsverlof en vakbondsverlof. Voor de calculatie is op basis van een schatting uitgegaan van 4 uren per jaar.

18.2.5 De berekening van de BNF

Met gebruikmaking van de vier uitgewerkte factoren kan de berekening nader uitgewerkt worden. Uitgangspunt is een fulltime medewerker. Op basis van deze gegevens is als voorbeeld de BNF berekend in een UMC (zie kader).

Berekening BNF, een voorbeeld

bruto-jaaruren van 1,0 formatieplaats		1.872
af i.v.m. verlof:	vakantie	−168
	bestemmingsverlof	−47
af i.v.m. lestijd	per formatieplaats	−40
saldo:		1617
af i.v.m. ziekteverzuim excl. zwangerschapsverlof (4,0 %)		−73
af i.v.m. buitengewoon verlof		−4
netto-inzetbaarheid van 1,0 formatieplaats		1.540 uren per jaar

De BNF is derhalve 1.872/1.540 = 1,22.

18.3 Toepassing in de praktijk

18.3.1 Seizoensinvloed

In de huidige begrotingsmethodiek is de lijn veelal dat een afdelingshoofd aangeeft wat de benodigde bezetting is voor de 7 dagen van de week. Vervolgens wordt dat resultaat gedeeld door 36 en vermenigvuldigd met de BNF. In deze systematiek wordt er dus impliciet van uitgegaan dat de werklast over alle weken van het jaar min of meer stabiel is. Op basis van een analyse van het seizoenpatroon in een ziekenhuis (zie ◘ fig. 18.2) blijkt dit een onjuist uitgangspunt.

Formatie wordt toegewezen aan een afdeling en een dienstrooster wordt uitgewerkt op afdelingsniveau. Het is daarom noodzakelijk om inzicht te hebben in het productiepatroon van een specifieke afdeling. ◘ Figuur 18.3 geeft een uitwerking op afdelingsniveau weer. Het seizoenpatroon is in kaart gebracht van een chirurgische verpleegafdeling waarbij tevens een onderscheid is gemaakt naar de bedbezetting van acute resp. van electieve patiënten.

Beide grafieken tonen een min of meer standaardseizoenpatroon met de volgende kenmerken:
- een dip in de bedbezetting in mei en oktober door de behoefte van medewerkers aan een korte vakantie;
- een forse dip in de zomermaanden: de periode van de grote vakantie;
- een dip in de laatste week van december en de eerste week van het nieuwe jaar.

De essentie van deze constatering is:
a. Het min of meer vaste seizoenpatroon door de vakantiewensen van medewerkers is dus minder van toevallige factoren afhankelijk dan vaak wordt aangenomen.
b. In de 6 tot 10 laagproductieweken kan met de inzet van minder personeel worden volstaan. In het kader 'Effect van laagproductie-perioden' wordt de correctie daarvoor berekend.

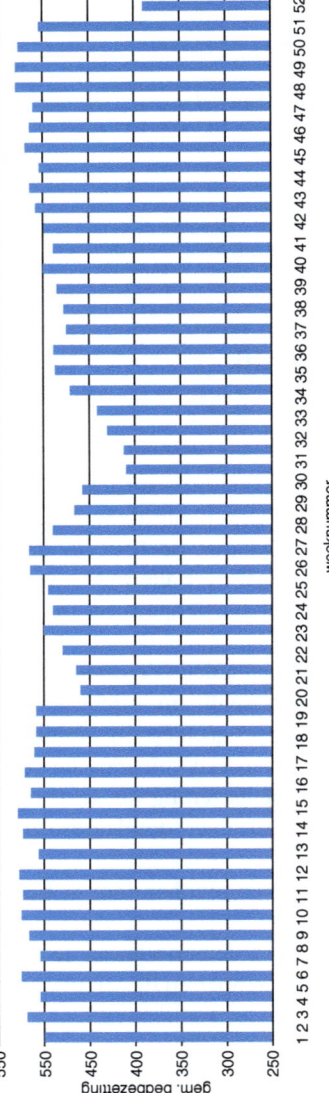

Figuur 18.2 Seizoenpatroon van een ziekenhuis over een jaar

Naar een dynamische bruto-nettofactor

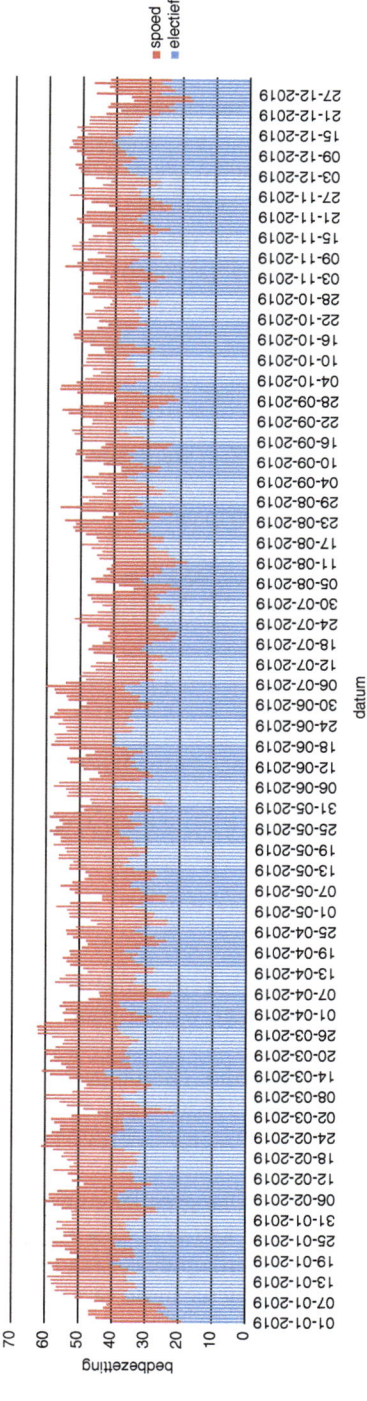

● **Figuur 18.3** Seizoenpatroon van een verpleegafdeling over een jaar

Het verschil in bedbezetting tussen de drukste en de rustigste week (in november versus in augustus) bedraagt, zo toonde specifieke analyse, in het ziekenhuis van ◘ fig. 18.2 maar liefst 140 bezette bedden – dit is een verschil van 26 %. Het ligt voor de hand dat men personeel zo probeert te plannen dat dit verschil in werklast ook in het aanwezige aantal personeelsleden tot uiting komt.

De conclusie die hieruit voortvloeit is dat de BNF dus ook hier niet star mag worden toegepast, maar juist aangepast, met kennis van onderliggende factoren. Bij het begroten van benodigde formatie dient aldus rekening gehouden te worden met te verwachten werkdruk en met min of meer standaard optredende seizoenpatronen. Als daar rekening mee wordt gehouden in de toewijzing van formatie en in de inzet van personeel kan een besparing van enkele procenten bewerkstelligd worden (zie kader).

Effect van laagproductieperioden

Situatie A: 52 gelijkwaardige weken per jaar
- benodigde formatie per week is X;
- benodigde formatie per jaar is 1,22*X; er wordt een BNF van 1,22 gehanteerd.

Situatie B: geen 52 gelijkwaardige weken maar:
- 1 week 20 % minder formatie-inzet in mei;
- 6 weken 20 % minder formatie-inzet in de zomer;
- 1 week 20 % minder formatie-inzet rond de kerst.

De benodigde formatie is:
- 44 weken met X;
- 8 weken met 0,80 X;
- de benodigde formatie per jaar is (44*X + 8*0,8*X)/52*1,22 = 1,18*X.

Het verschil tussen situatie A en situatie B: 1,22*X respectievelijk 1,18*X is 3,1 %.

18.3.2 Planbaarheid

De afwezigheidsuren van medewerkers kunnen onderscheiden worden naar de mate waarin men deze kan plannen dus de mate waarin men hierop kan anticiperen bij het maken van werkroosters.

Goed planbaar is het verlof en de lestijd. Hierbij gaat het, met als uitgangspunt het voorbeeld in ▶ par. 18.2.5, om ongeveer 255 uren per fte per jaar. Niet planbaar is het kort ziekteverzuim en een deel van het buitengewoon verlof, waarbij het gaat om ongeveer 17 uren per fte per jaar.

In termen van planbaarheid is middellang en langdurig ziekteverzuim en zwangerschapsverlof een bijzondere categorie: het kan door de werkgever niet beïnvloed worden, maar er kan wel tijdig worden geanticipeerd op de afwezigheid van de betreffende medewerkers. Daarbij is het een omvangrijke factor in de verminderde inzetbaarheid van een gemiddelde medewerker: 64 uren per fte per jaar.

Tabel 18.2 Afwezigheid van medewerkers naarmate van planbaarheid (met het voorbeeld in par. 18.2.5 als uitgangspunt)

parameters	omvang in uren/jaar	mate van zekerheid	mate van planbaarheid
verlof en lestijd	255	100 %	+++
bijzonder verlof	4	niet	+/−
ziekte		niet	
kort (< 8 dagen)	13		−
middellang (8–42 dagen)	13		+/−
lang (> 42 dagen)	47		++
zwangerschap	p.m.		++
TOTAAL	332 plus zwangerschapsverlof		

Het is zinnig een onderscheid te maken naar de mate van zekerheid van de afwezigheid: zo is verlof een gegeven, evenals lestijd. Ziekte en bijzonder verlof zijn onzekere factoren. In tab. 18.2 is dit samengevat.

De praktijk toont dat er voor afdelingen een grote spreiding is in de mate waarin men al dan niet geconfronteerd wordt met zwangerschapsverlof en langdurig zieken. Een afdeling waar bijvoorbeeld hoofdzakelijk mannen werkzaam zijn, behoeft nauwelijks compensatie voor zwangerschapsverlof. Bovendien staat er tegenover zwangerschapsverlof financiële compensatie door middel van een ziektewetuitkering van het UWV, waardoor men er in de begroting geen extra formatie voor nodig heeft. Er is uiteraard wel behoefte aan extra inzet van personeel. Het ligt derhalve voor de hand om zwangerschapsverlof buiten de BNF te houden.

Als een afdeling de volledige compensatie voor ziekteverlof in de toegewezen formatie heeft, zijn er twee mogelijke valkuilen:
− minder langdurige afwezigheid in een jaar dan het gemiddelde: men zet meer formatie in dan nodig is;
− meer langdurige afwezigheid in een jaar dan gemiddeld: men komt formatie tekort.

De oplossing is om formatie voor compensatie voor langdurig zieke en zwangerschapsverlof op een hoger organisatorisch niveau centraal te houden, bijvoorbeeld op divisieniveau, en om met werkplekken afspraken te maken over spelregels voor toewijzing (zie kader).

Uitsplitsing van de bruto-nettofactor

bruto-jaaruren van 1,0 formatieplaats		1.872 uren per jaar
af: verlof en lestijd		−255 uren
af i.v.m. kort en middellang ziekteverzuim		−26 uren
af i.v.m. buitengewoon verlof		−4 uren
saldo 1		1.587 uren per jaar
afgeleide BNF voor afdelingen	1,18	
af i.v.m. lang ziekteverzuim		−47 uren
saldo 2		1.540 uren per jaar
afgeleide BNF voor formatieberekeningen	1,22	

Bij toewijzing van formatie (conform een BNF van 1,22) is de verdeling:
- toewijzing aan afdeling: 97 %
- centraal (divisie): 3 %

18.4 Discussie

De BNF is een simpele en transparante berekeningsmethodiek om op basis van de afgesproken productie de benodigde personele inzet in een jaar te vertalen naar benodigde formatie. De BNF wordt in praktijk dan ook veel gebruikt door het integrale management van werkplekken, veelal ingevuld door een medicus en een zorgmanager. Echter, het doelmatig toepassen ervan vraagt goed inzicht in de opbouw van de BNF en kanttekeningen bij de methodiek. Onze ervaring is dat er met betrekking tot personele inzet in relatie tot taken en verwachte productie nog onvoldoende en veelal onjuist gerekend wordt. En, *als* er wordt gerekend, meestal niet door verantwoordelijke inhoudelijke managers maar door financieel controllers, gericht op kostenbeheersing.

De BNF-methodiek is een hulpmiddel in het berekenen en toewijzen van formatie en om die reden is een goed inzicht in laagproductieperioden relevant, zodat hierop gestuurd kan worden. Daarnaast biedt het kwantitatieve handvatten om de verantwoordelijkheid voor productie én financiën waar te maken, uitmondend in adequate manpowerplanning. Goede input ook voor het overleg met overig management, zoals divisiemanagement en Raad van Bestuur.

Er zijn in de laatste decennia majeure inspanningen geleverd om het ziekteverzuim in de zorg te reduceren. Het succes dat dit heeft opgeleverd levert extra handen op. Becijferd kan worden dat er in de periode 2000–2013 een winst is van 53 uren per fte per jaar Als gevolg van dit verschil bedraagt de extra inzetbaarheid per 1.000 formatieplaatsen zo'n 35 fte. Dit hogere arbeidsrendement kan uiteraard op tal van manieren verzilverd worden: extra productie, bijstellen van de formatie, verlaging van de werkdruk of voor bijvoorbeeld extra tijd voor scholing van medewerkers. Overigens: het ziekteverzuim loopt de afgelopen jaren helaas weer op.

In dit hoofdstuk tonen we de kracht van het instrument en laten we zien welke nuances er zijn op diverse elementen van de rekenformule. Hoe exacter men rekent, hoe meer informatie men gebruikt, des te preciezer is het resultaat. Uiteraard, de keerzijde is het rekenwerk dat moet worden verricht. Dat is ons inziens de reden dat men het in de praktijk veelal grof, matig onderbouwd en onnauwkeurig hanteert. Toenemend inzicht vanuit geautomatiseerde roostersystemen en informatie over productie zullen steeds beter mogelijkheden geven om enerzijds de inzet van personeel en anderzijds productie aan elkaar te kunnen relateren en stappen te kunnen zetten in het streven naar betere doelmatigheid.

Geraadpleegde literatuur

▶ https://opendata.cbs.nl/statline/#/CBS/nl/dataset/80072ned/table?ts=1582109795487.

De kostprijsbepaling van personeel

Leo Berrevoets, Bart Berden en Stado Bergervoet

Samenvatting

Omdat personeel veruit de belangrijkste productiefactor is in de gezondheidszorg gaan we in op de kostprijs van personeel. De berekeningen van de kostprijs zijn gebaseerd op een model. Men kan ervoor kiezen om op basis hiervan zelf nauwkeuriger berekeningen te gaan maken. De totale kosten van een medewerker in een jaar enerzijds en anderzijds het aantal uren dat die medewerker jaarlijks normaliter werkt, geeft als eindresultaat de directe kosten per uur. Kostenbewustzijn bij medewerkers wordt steeds belangrijker. Projecten worden overtuigender als inzichtelijk wordt gemaakt wat de eventuele besparingen of meerkosten zijn. Inzicht in kosten en opbrengsten maakt medewerkers op diverse niveaus in de organisatie kostenbewust en creatiever.

19.1 Inleiding – 324

19.2 Definitie van personele kosten – 324

19.3 Berekenen van personele kosten – 325
19.3.1 Stap 1 Berekenen van directe personele kosten – 325
19.3.2 Stap 2 Berekenen van inzetbaarheid van medewerkers – 326
19.3.3 Stap 3 Berekenen van kosten per inzetbaar uur – 327

19.4 Beschouwing – 329

Literatuur – 329

19.1 Inleiding

De gezondheidszorg heeft zich bewogen naar marktwerking: concurrentie, scherpe en te onderhandelen prijzen en dat tegen de achtergrond van toenemende schaarste aan personeel. Bijbehorende voorwaarden om hier goed mee om te gaan zijn transparante processen, efficiency, inzicht in kostprijzen, profilering en bedrijfsvergelijking (vaak benchmarking genoemd).

Dan komt de vraag naar voren: wat kost een behandeling en wat is de opbrengst? Ziekenhuizen en andere gezondheidszorginstellingen moeten derhalve hun kostprijzen op orde krijgen en dat is vaak een lastige exercitie. In de praktijk is ons gebleken dat er veelal beperkt of geen inzicht is in de personele kosten per uur of per product en daarmee is het inzicht in kostprijzen van producten of diensten onvoldoende.

Omdat personeel veruit de belangrijkste productiefactor is in de gezondheidszorg (Hopp en Lovejoy 2014), wordt in dit hoofdstuk ingegaan op de kostprijs van personeel. Personele kosten zijn een bouwsteen voor het berekenen van kostprijzen. Daarnaast geeft helderheid in personele kosten nuttige andere inzichten: bijvoorbeeld wat zijn de kosten als iemand een dag boventallig staat ingepland of wat levert het financieel op als op een dag met één dienst van 8 uur minder wordt gewerkt? Inzicht in kosten benadrukt het belang van een efficiënte personeelsplanning.

Het doel van dit hoofdstuk is om inzichtelijk te maken wat een medewerker daadwerkelijk per uur kost. Dit is, zoals aangegeven, vaak onvoldoende bekend; het daadwerkelijke uurtarief is veelal hoger dan men inschat. De definitie van de kostprijs van personeel, zoals die in dit hoofdstuk gehanteerd wordt, is derhalve de totale loonkosten per uur.

Dit hoofdstuk is bedoeld als kwantitatief handvat en beoogt inzicht te geven in de kosten van de diverse categorieën medewerkers. De berekening is uitgewerkt voor zowel de Cao Ziekenhuizen alsook voor de Cao van de universitair medische centra (UMC), op basis van de meest recente gegevens. Het gehanteerde model kan ook breder, met eigen parameters, aangewend worden voor organisaties met een andere cao.

19.2 Definitie van personele kosten

Zoals eerder aangegeven definiëren we de kostprijs van personeel in dit kader als de totale loonkosten per uur. Op basis hiervan kan men de personele kosten verrekenen in de kostprijzen van zorgproducten om hiermee inzicht te krijgen in de totale kosten per zorgproduct. Dit kan gedaan worden door indirecte kosten, zoals kapitaalslasten en overhead, door middel van een opslag op de directe kosten te verrekenen. Een andere methode om tot kostprijzen van zorgproducten te komen is de zogenoemde *Activity Based Costing*. Dat is een veel uitgebreidere, meer realistische benadering waarbij wordt gekeken welke activiteiten en hoeveel tijd (per functie) gemiddeld aan ieder zorgproduct wordt besteed. De berekening van deze kostprijzen voor zorgproducten valt echter buiten de scope van dit hoofdstuk.

Een praktijkvoorbeeld: voor het berekenen van de kostprijs is relevant welke factoren worden meegenomen in de berekening. Als een auto voor een reparatie wordt aangeboden aan een garage, krijgt de klant een nota voor de reparatie waarin het aantal gewerkte uren aan de auto uitgangspunt is. In het gehanteerde uurtarief zijn diverse kosten versleuteld: het uurloon van de monteur maar ook enige improductieve tijd, de afschrijving

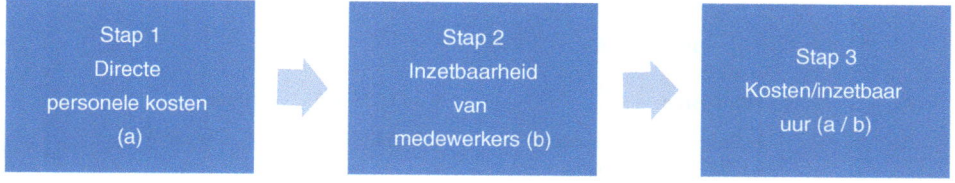

Figuur 19.1 Stappenplan

op apparatuur, kosten van het gebouw waarin de werkplaats zich bevindt, kosten van energie, van degene die het magazijn beheert, van de receptie, de financiële administratie, het automatiseringssysteem, de directie en een winstopslag.

In onze uitwerking houden we het simpel: we rekenen niet met toeslagen voor deze indirecte kosten maar alleen met de directe kosten. Wij laten dus alle overige kosten zoals voor scholing en ontwikkeling, automatiseringsfaciliteiten, indirect personeel, gebouwkosten en apparatuur buiten beschouwing. Daarvoor zijn twee redenen: allereerst omdat we in dit hoofdstuk volledig in willen zoomen op de kosten van personeel en ten tweede door de grote verschillen in de overige kosten per instelling.

19.3 Berekenen van personele kosten

De kostprijs van een medewerker per uur hangt samen met diens totale personele kosten in bijvoorbeeld een jaar en dat afgezet tegen het aantal te werken uren in dat jaar (de netto-inzetbaarheid). We geven daarom inzicht in:
- de opbouw van de directe personele kosten;
- de inzetbaarheid van medewerkers in uren per jaar.

De berekening van de personele kosten wordt in ▸ fig. 19.1 uitgelegd.

19.3.1 Stap 1 Berekenen van directe personele kosten

De direct personeelsgebonden kosten zijn de kosten die samenhangen met de salarisbetaling aan een medewerker: loonkosten, bijkomende salarislasten en sociale lasten. Loonkosten zijn salariskosten. Bijkomende salarislasten zijn extra looncomponenten waarover, net als bij de loonkosten, belastingen en sociale lasten afgedragen moeten worden. Voorbeelden van bijkomende salarislasten zijn: vakantiegeld, eindejaarsuitkering, onregelmatigheidstoeslag, toelages enzovoort. Daar komen dan nog sociale lasten bij, zoals de algemene ouderdomsverzekering en pensioenpremies.

Om het uurtarief te onderbouwen zijn we nagegaan wat onze organisatie (een universitair medisch centrum) uitgaf aan personele kosten in het jaar 2018. Omdat medisch specialisten een heel specifieke groep vormen, hebben we hun kosten buiten beschouwing gelaten.

In dat jaar werd een bedrag van 301 miljoen euro besteed aan loonkosten. De bijkomende salarislasten bedroegen ruim 76 miljoen euro en de sociale lasten die moesten worden afgedragen 97 miljoen euro (zie kader).

Personele kosten van een UMC in 2018

A	loonkosten	€ 300.635.000	100 %
B	bijkomende salarislasten: – ORT = € 11.564.000 – overige kosten = € 64.978.000	€ 76.542.000	25,5 % van A
C	sociale lasten	€ 96.841.000	25,7 % van A en B samen
A + B + C	totale personele lasten	€ 474.018.000	157,7 % van A

Sociale lasten worden berekend op basis van de salarislasten en de bijkomende salarislasten. De opslag op de salarislasten bedroeg derhalve 25,7 %. De totale opslag op de salarislasten bedraagt dus 57,7 %. Iemand die 3.000 euro per maand verdient kost dus 3000 euro plus een opslag van 57,7 % is 4.730 euro per maand.

Daarnaast waren er andere personele kosten, zoals voor personeel niet in loondienst en, zoals aangegeven, medisch specialisten. In totaal waren de personele kosten 633 miljoen euro op totaal 1.130 miljoen euro. Dat impliceert dat de personele kosten in totaal 57 % vormen van de totale kosten van deze organisatie en illustreert het belang van goed inzicht in deze grote kostencomponent.

De opslagpercentages variëren per organisatie, per afdeling en per medewerker. Als men bijvoorbeeld op een afdeling enkel in kantooruren werkt, dan wordt er geen onregelmatigheidstoeslag uitbetaald en dan zijn de bijkomende salarislasten lager. Dit soort gegevens legt iedere gezondheidszorginstelling vast en deze data zijn daarom altijd te genereren.

19.3.2 Stap 2 Berekenen van inzetbaarheid van medewerkers

In het ziekenhuis onderscheiden we het personeel in loondienst in drie categorieën:
- medisch specialisten (in loondienst);
- arts-assistenten al dan niet in opleiding tot medisch specialist;
- overig personeel.

Dit onderscheid wordt gemaakt omdat in de cao's van deze groepen andere uitgangspunten worden gehanteerd inzake het aantal te werken uren. Medisch specialisten hebben een arbeidscontract van ongeveer 45 uur per week in kantooruren; arts-assistenten in opleiding van 46 of 48 uur per week en overig personeel van 36 uur per week.

Verder gaan we bij calculaties uit van uren zoals vastgelegd in het arbeidscontract. We houden geen rekening met het gegeven dat medewerkers, met name in hoge salarisschalen, veelal meer uren werken dan in hun contract is vastgelegd.

De berekeningen in dit hoofdstuk zijn enkel gemaakt voor de categorie overig personeel, maar de methodiek kan ook op de beide andere categorieën toegepast worden.

In het volgende kader worden contracturen per jaar omgerekend naar netto-inzetbare uren. We doen dat voor een UMC en voor een perifeer ziekenhuis. Dit is een voorbeeld; andere normen voor het aantal uren scholing en andere ziekteverzuimpercentages beïnvloeden de uitkomst van het netto-aantal inzetbare uren.

Het vertalen van contracturen naar netto-inzetbare uren

	Cao ziekenhuizen	Cao UMC
contracturen per jaar	1.878	1.872
feestdagen (gem. 6) (werkdag = 7,2 uren gemiddeld)	43	43
buitengewoon verlof	p.m.	p.m.
scholing, schatting	40	40
subtotaal	1795	1789
ziekteverzuim 4,5 %	81	80
vakantie	144	168
persoonlijke levensfase verlof	57	
inzetbare uren	1.513	1.540
kanttekeningen	1. aantal feestdagen wisselt per jaar 2. buitengewoon verlof buiten beschouwing gelaten 3. scholing 40 uur, dat varieert per individu 4. afwezigheid vanwege ziekte: 4,5 % aangehouden 5. excl. leeftijdsverlof en overgangsregelingen	

In de Cao UMC wordt gerekend met 52 weken à 36 uur en dat zijn 1.872 contracturen per jaar; de Cao Ziekenhuizen rekent met gemiddeld 365 ¼ dagen per jaar c.q. 52,14 weken per jaar à 36 uur en dat zijn 1.878 contracturen per jaar.

In productiebedrijven of in de dienstverlening wordt soms het begrip 'productieve uren' c.q. 'declarabele uren' gehanteerd als basis voor doorbelasting van kosten. Niet alle inzetbare uren kunnen namelijk productief ingezet worden, oftewel niet alle uren zijn declarabel. Een deel van de tijd wordt besteed aan bijvoorbeeld acquisitie, overleg, persoonlijke verzorging, pauzes, vergaderingen en interne afstemming, voorlichtingsbijeenkomsten, representatieve verplichtingen enzovoort. In onze calculatie laten we deze niet-productieve uren buiten beschouwing, wederom met de verschillen tussen individuen, afdelingen en organisaties als argument.

19.3.3 Stap 3 Berekenen van kosten per inzetbaar uur

Op basis van deze uitgangspunten zijn uurtarieven berekend. In ◘ tab. 19.1 wordt per schaal voor beide cao's weergegeven:
- maandsalaris voor het maximum van de schaal;
- totale kosten per jaar;
- kostprijs op basis van inzetbare uren.

Voorbeeld: een medewerker, werkzaam in een UMC, met een fulltime contract en met een salarisschaal 8 max., verdient 3.640 euro per maand en kost derhalve 68.190 euro per jaar. Bij 1.540 inzetbare uren komt dat neer op een kostprijs van 44 euro per uur.

Tabel 19.1 Uurtarieven personeel ziekenhuizen (Cao Ziekenhuizen en Cao UMC's)

Cao ziekenhuizen			per jan. 2020	Cao Universitair medische centra			per jan. 2020
	maximumschaal	totale kosten van 1,0 fte	kosten per uur bij inzetbaarheid van 1513 uren per jaar		maximumschaal	totale kosten van 1,0 fte	kosten per uur bij inzetbaarheid van 1540 uren per jaar
functiegroep 5	1.985	€ 37.548	€ 25	schaal 2	2.284	€ 43.215	€ 28
functiegroep 20	2.392	€ 45.256	€ 30	schaal 5	2.756	€ 52.145	€ 34
functiegroep 30	2.661	€ 50.342	€ 33	schaal 8	3.604	€ 68.190	€ 44
functiegroep 40	2.937	€ 55.567	€ 37	schaal 11	5.226	€ 98.879	€ 64
functiegroep 55	4.111	€ 77.777	€ 51	schaal 14	7.085	€ 134.053	€ 87
functiegroep 70	6.636	€ 125.554	€ 83	schaal 16	8.638	€ 163.437	€ 106

Toelichting:
- totale kosten per jaar van 1,0 fte: maandbedrag maal 12 maanden maal 157,7 %;
- inzetbaarheid: zie tekst en berekening in het kader bij stap 2.

19.4 Beschouwing

Onderwerp van dit hoofdstuk is een methode voor het berekenen van kostprijzen van personeel. Medisch specialisten, verpleegkundigen en andere professionals worden vooral aangesproken op de inhoudelijke kwaliteit van de behandeling of de verleende zorg. Wat vaak onderbelicht is, is wat processen of behandelingen precies kosten en wat ze opleveren.

Kostenbewustzijn van medewerkers wordt steeds belangrijker. Projecten worden overtuigender als inzichtelijk wordt gemaakt wat de eventuele besparingen of meerkosten zijn. Inzicht in kosten en opbrengsten maakt medewerkers op diverse niveaus in de organisatie kostenbewust en creatiever.

Het is daarnaast wenselijk om inzicht te krijgen in productie en daarmee samenhangende kosten, ook, ja zelfs met name van personeel. Als we dat inzicht hebben, dan kunnen we kostprijzen berekenen en specifieke vragen beantwoorden zoals: hoe wordt personeel ingezet? Kunnen kosten worden verlaagd c.q. kan met hetzelfde personeel meer productie worden gemaakt? Wat kost het oplossen van knelpunten? Kunnen we werken met goedkoper personeel? Is het nuttig om samen te werken met andere afdelingen of instellingen om kosten te verlagen of zijn sommige taken zo kostbaar dat overwogen moet worden om deze met minder personeel of helemaal niet meer uit te voeren?

Het behouden van inzicht vraagt evenwel onderhoud en inspanningen: om systemen op orde te hebben of te verbeteren wat betreft informatievastlegging, maar ook om ontwikkelingen te volgen over de tijd: neemt de kostprijs af of juist niet en wat zijn daarvan de oorzaken?

De tarieven kunnen voor diverse doeleinden worden aangewend: als parameter voor kostprijsberekening van afdelingen, maar ook als instrument om de efficiency van een afdeling te beoordelen en zo nodig te verhogen c.q. de kostprijs te verlagen.

Literatuur

Hopp, W., & Lovejoy, W. (2014). *Hospital operations: Principles of high efficiency health care.* New Jersey: Pearson Education.

Beddenmonitoring

Leo Berrevoets, Windi Winasti, Sylvia Elkhuizen, Bart Berden en Guus de Vries

Samenvatting

Voor het monitoren van processen is goede informatie van belang. Dat draagt mede bij aan het kunnen leveren van goede kwaliteit en service tegen een lage kostprijs. Op verpleegafdelingen is bedbezetting een maat voor de drukte en dus voor benodigd personeel. Bedbezetting in ziekenhuizen wordt veelal gemeten op basis van financiële parameters zoals verpleegdagen. Het juiste beeld van de bedbezetting komt pas naar voren als de daadwerkelijke opname- en ontslagtijd van patiënten de basis vormen voor berekeningen rond bedbezetting. We noemen de periode tussen opname en ontslag de 'warme bedtijd'. In dit hoofdstuk vergelijken we bedbezetting op basis van verpleegdagen en warme bedtijd. We tonen de gebruikswaarde van warme bedtijd aan met uitgewerkte voorbeelden en laten zien dat verpleegdagen onnauwkeurig zijn als basis voor inzicht in capaciteitsbenutting. Daarnaast presenteren we ons instrument om gegevens te ordenen ten einde inzicht te krijgen in bedbezetting. Dat instrument noemen we het 'beddenmonitorsysteem' en dat wordt nader toegelicht.

20.1 Inleiding – 333

20.2 Begrippen – 334

20.3 Praktische uitwerkingen – 338
20.3.1 Bedbezetting in realtime – 338
20.3.2 Bedbezetting over de dag – 338
20.3.3 Bedbezetting per dag – 339
20.3.4 Gemiddelde bedbezetting over de dagen van de week – 341
20.3.5 Bedbezetting over het jaar, seizoenpatroon – 343

20.4 Parameter warme bedtijd – 344

20.5 Beschouwing – 348

Literatuur – 350

20.1 Inleiding

Ziekenhuizen en andere zorginstellingen hebben in toenemende mate behoefte aan inzicht in zorgprocessen, inclusief de efficiency ervan. Onderliggende doelstelling is goede kwaliteit en service te kunnen bieden aan de patiënt tegen een lage kostprijs. Dit vraagt om adequate informatie om processen te monitoren.

Bedbezetting op verpleegafdelingen bijvoorbeeld, is een maat voor de drukte op verpleegafdelingen en dus ook voor het benodigd aantal verpleegkundigen, voedingsassistenten en ander personeel dat direct of indirect bij de zorg betrokken is. De bedbezetting in ziekenhuizen wordt nu veelal gemeten op basis van financiële parameters zoals ligdagen[1] of verpleegdagen[2]; in het verleden was dit een belangrijke budgetparameter voor de financiering. Deze afgeleide gegevens zijn echter te grof om goede bedrijfsmatige informatie te leveren.

> **Praktijkvoorbeeld**
> Een verpleegafdeling met 1958 opnamen (5.007 verpleegdagen) heeft een gemiddelde ligduur van 2,6 (verpleeg)dagen – een afdeling met een zeer grote doorstroming dus. Wat is de gemiddelde bedbezetting? Op basis van verpleegdagen is de bedbezetting 13,7 bezette bedden: 5007 verpleegdagen gedeeld door 365 dagen in een jaar. Evenwel, als we de ligdagen als uitgangspunt hanteren dan is de bedbezetting 7,7 bezette bedden.
> De keuze van de manier waarop de bedbezetting wordt gemeten, levert dus een verschil op van 44 %. Hoe korter de gemiddelde verpleegduur is, des te groter is het verschil in de uitkomst van beide rekenmethodes. Voor een goed bedrijfsmatig inzicht is bedbezetting op basis van deze gegevens daarom absoluut onbruikbaar.
> Daarnaast constateren we dat bij een opname om bijvoorbeeld 18.00 uur 's avonds dat bed in dat etmaal 18 uur niet gebruikt is, maar wel wordt geteld als een volledig bezet bed. Een bed kan ook een bezetting van 2 scoren in één etmaal als er 's morgens een patiënt is ontslagen en 's middags op datzelfde bed een patiënt wordt opgenomen.

We constateren dus een groot en belangrijk verschil tussen bedbezetting op basis van ligdagen of op basis van verpleegdagen. Het juiste beeld van de bedbezetting komt pas naar voren als de daadwerkelijke opname- en ontslagtijd van patiënten de basis vormen voor berekeningen rond de bedbezetting. We noemen de periode tussen opname en ontslag

---

1 Definitie ligdag: een ligdag wordt gegenereerd als een patiënt om 24.00 uur opgenomen is; het is dus een peilmoment.
2 Definitie verpleegdag: een in rekening te brengen kalenderdag die deel uitmaakt van de periode vanaf de opname tot en met het ontslag, waarbij de opname (mits deze heeft plaatsgevonden vóór 20.00 uur) en de dag van ontslag beide aangemerkt worden als een in rekening te brengen kalenderdag. Per 1 januari 2013 is de definitie aangepast: een verpleegdag is een te registreren kalenderdag die deel uitmaakt van een periode van verpleging (welke minimaal één overnachting omvat). Deze periode loopt vanaf de opname tot en met ontslag, waarbij de opname (mits deze heeft plaatsgevonden vóór 20.00 uur) en de dag van ontslag beide aangemerkt worden als een te registreren kalenderdag.

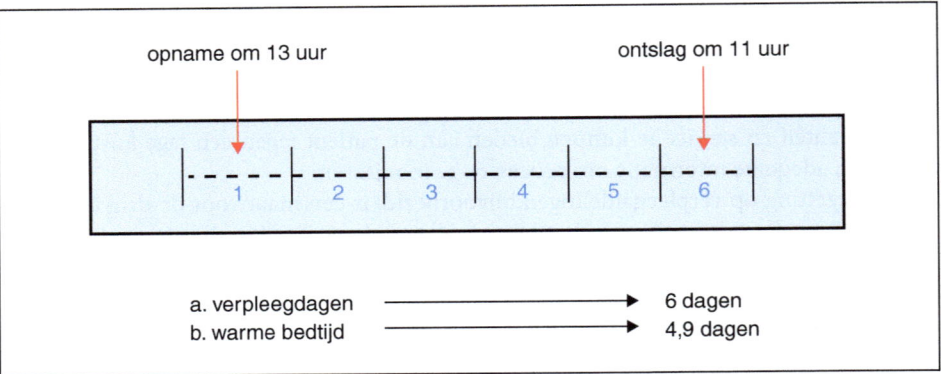

■ Figuur 20.1 Verpleegdagen en warme bedtijd

de 'warme bedtijd' (■ fig. 20.1). Deze is relatief makkelijk in kaart te brengen want per opgenomen patiënt wordt in ziekenhuizen standaard geregistreerd:
- het tijdstip van opname;
- eventueel het tijdstip van overdracht naar een andere verpleegafdeling of naar een ander specialisme;
- het tijdstip van ontslag.

Om goed zicht te krijgen op de bedbezetting is van belang hoe groot het verschil is tussen bedbezetting op basis van verpleegdagen – de gebruikelijke manier om bedbezetting te meten – en bedbezetting op basis van warme bedtijd. Door de gehanteerde definitie van warme bedtijd is dit een meer nauwkeurige parameter voor bedbezetting. We tonen de gebruikswaarde van deze manier van meten aan op basis van uitgewerkte voorbeelden en laten zien dat verpleegdagen onnauwkeurig zijn als basis voor inzicht in capaciteitsbenutting.

Naast deze kwantitatieve analyse presenteren we ons instrument om gegevens te ordenen om inzicht te krijgen in bedbezetting naar diverse aspecten. Dat instrument noemen we 'beddenmonitorsysteem'. In de volgende paragrafen wordt nader ingegaan op de ontwikkeling en toepassingsmogelijkheden van dit instrument.

20.2 Begrippen

Een van de grootste uitdagingen in de sturing van zorgprocessen is het beheersbaar maken van en het anticiperen op de variatie in zorgvraag (Litvak 2005). De manier waarop deze vraag naar zorg wordt ingevuld, komt tot uiting in de bedbezetting en de spreiding ervan naar drie dimensies: per organisatieonderdeel, in tijd en per specialisme.

Om het proces van het gebruik van bedden te sturen en te volgen moet men een goed inzicht hebben in de gebruikte definities (Proudlove et al. 2007). Dat wil zeggen dat transparantie nodig is voor goed inzicht in capaciteit en benutting van deze capaciteit (Vissers en De Vries 2001). Daarnaast is de manier waarop bedbezetting, en als afgeleide

Beddenmonitoring

daarvan de bedbezettingsgraad, worden berekend van wezenlijk belang. Dat is enerzijds de gerealiseerde bedbezetting in een vast te stellen periode en anderzijds het aantal beschikbare bedden in die periode (Kokangul 2008; Green 2004).

De formule van bedbezetting is: totale tijd dat een bed c.q. een organisatorische eenheid met bedden, bezet is door opgenomen patiënten, gedeeld door de omvang van de tijdsperiode. In een formule is dat:

$$\text{Bedbezetting} = \sum_{i=1}^{n} Li/t$$

- i: is patiënt
- n: is totaal aantal patiënten
- Li: is warme bedtijd van patiënt i in minuten in een periode
- t: is lengte periode

Toelichting: in een periode met een lengte van t dagen zijn er in totaal n patiënten opgenomen geweest. Als de totale warme bedtijd van alle patiënten (Li) wordt opgeteld, dan heeft men de bedbezetting in die periode.

Een concreet voorbeeld

variabele	voorbeeld
t	31 dagen
n	30 patiënten
Li	de optelsom van de ligduur van 30 patiënten is 432.000 minuten (= 300 eenheden van 24 uur, dus 300 warme beddagen)
Bedbezetting	de bedbezetting in 31 dagen, in totaal 300 warme beddagen (oftewel 300/31) is 9,67 bed per dag

Ingevuld in de formule:

$$\text{Bedbezetting} = \sum_{i=1}^{30} 300/31 = 9,67 \text{ bed per dag}$$

De bedbezettingsgraad is zoals aangegeven de bedbezetting gedeeld door het beschikbare aantal bedden: bedbezettingsgraad = bedbezetting/beschikbare aantal bedden.

Voorbeeld
Stel dat de afdeling 12 bedden heeft, dan is de bezettingsgraad 9,67 bezette bedden gedeeld door een capaciteit van 12 bedden is 80,6 %.

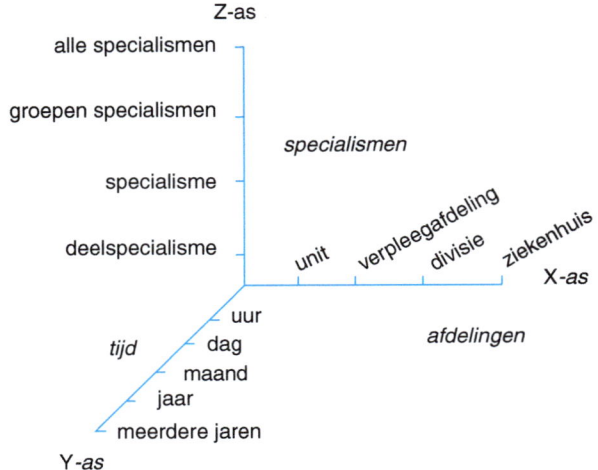

 Figuur 20.2   Ordeningsmodel

Behandeling en zorg worden, zoals eerder aangegeven, geconcretiseerd in de volgende vraag: waar en wanneer wordt een patiënt door wie behandeld? Deze vraag kent drie dimensies:
1. organisatorische eenheid (waar behandeld?);
2. tijd (wanneer behandeld?);
3. specialisme (door wie behandeld?).

De organisatorische eenheid is de unit, de verpleegafdeling, de divisie of de gehele instelling die c.q. het ziekenhuis dat capaciteit biedt voor patiëntenzorg (Green 2004). Gegevens kunnen geordend worden naar diverse dimensies in de tijd. Opgenomen patiënten worden naar behandelend specialisme gegroepeerd (Litvak 2005).

In fig. 20.2 wordt deze ordening in drie aspecten in beeld gebracht. Op de x-as staat de organisatorische eenheid weergegeven: van heel concreet (een unit) naar hogere niveaus: verpleegafdeling of gehele ziekenhuis. Op de y-as staat een weergave van de tijdsperiode waarover men informatie wil hebben: dat is een schaal van een specifiek gekozen uur oplopend naar meerdere jaren. En ten slotte staat op de z-as het behandelend specialisme. De laagste dimensie is het deelspecialisme van één patiënt oplopend naar uiteindelijk alle specialismen van een ziekenhuis.

We werken deze drie dimensies – organisatorische eenheden, tijd en specialismen – nader uit.

- **Ad. 1 Organisatorische eenheden, x-as**

Vissers (2006) onderscheidt de ontwikkeling van logistiek management in een ziekenhuis naar verschillende niveaus in de organisatie. Achtergrond is de aansturing op de verschillende managementniveaus.

De eerste opgave voor het management is om de unit – in dit geval een verpleegafdeling of een deel ervan – te organiseren. In termen van capaciteitsmanagement is het doel – bij een goede service – een hoge en stabiele benutting van de verpleegafdeling, dus een goede afstemming tussen werklast en personele inzet. Units zijn organisatorisch veelal geclusterd in de vorm van een verpleegafdeling en verpleegafdelingen in een divisie. Het volgende niveau in het logistieke model is een ziekenhuisbrede vorm van productie- en capaciteitsplanning. Dit houdt in dat productievoornemens worden vertaald naar de daarvoor benodigde capaciteiten.

- **Ad. 2 Tijd, y-as**

Het is nodig inzicht te verkrijgen in het verloop van de bedbezetting op verschillende niveaus: per uur, binnen de dag, over een maand, per jaar en over meerdere jaren.

- **Ad. 3 Medisch specialismen, de z-as**

Bedbezetting wordt gegenereerd door medisch specialismen die patiënten klinisch opnemen. Een volgende stap is uitsplitsing van bezettingsgegevens naar specialismen. Ook hier zijn diverse niveaus te onderscheiden: subspecialisme (bijvoorbeeld infectieziekten), specialisme (interne geneeskunde), groepen van specialismen (beschouwende vakken, snijdende vakken enzovoort) en ten slotte alle specialismen van een ziekenhuis.

Zoals aangegeven in ▶ H. 2 hebben 'planning en control' een belangrijke functie in het garanderen dat er capaciteit is om zorg te kunnen leveren. Het 'beddenmonitorsysteem', dat in dit hoofdstuk wordt toegelicht, richt zich met name op de controlfunctie. Deze vindt plaats door, gebaseerd op historische gegevens, een betere planning te kunnen maken om aan de vraag naar zorg (combinatie van een bed en een verpleegkundige) te kunnen voldoen.

Dit model van ordening koppelen we aan de volgende indeling: realtime beleid, operationeel beleid, tactisch beleid en strategisch beleid; we maken de stap van het model naar de praktijksituatie, naar hoe er wordt georganiseerd. Afgeleide daarvan is wie de informatie nodig heeft: de operationeel manager van een afdeling voor uitvoerend beleid, de tactisch manager die diverse afdelingen onder zich heeft of de strategisch manager die verantwoordelijk is voor een omvangrijk deel van de organisatie.

— Voor realtime beleid is informatie nodig per afdeling en per specialisme en wel op de heel korte termijn (nu of net daarvoor). Dergelijk realtime inzicht is van belang om te onderzoeken of er een mismatch is tussen de beschikbare capaciteit en de bestaande vraag, zodat een afdeling in voorkomende gevallen actie kan ondernemen.
— Voor operationeel beleid is het relevant om gegevens te hebben waarmee het mogelijk wordt te anticiperen op optredende patronen, bijvoorbeeld op een wisselende inzet van personeel per dag, week of maand. En om bij te sturen om de variatie te dempen of door zorgprocessen anders in te richten.
— Voor tactisch respectievelijk strategisch beleid (bijvoorbeeld de verantwoording aan de Raad van Bestuur) gebruikt men geaggregeerde informatie: per divisie, van meerdere specialismen en meer op lange termijn. Op strategisch niveau is bovendien het in maat en getal bepalen van prioriteiten belangrijk, bijvoorbeeld voor benodigd bouwvolume bij nieuwbouw.

Na de introductie van het begrippenkader demonstreren we ons instrument met praktische uitwerkingen en met voorbeelden van ondersteunende informatie.

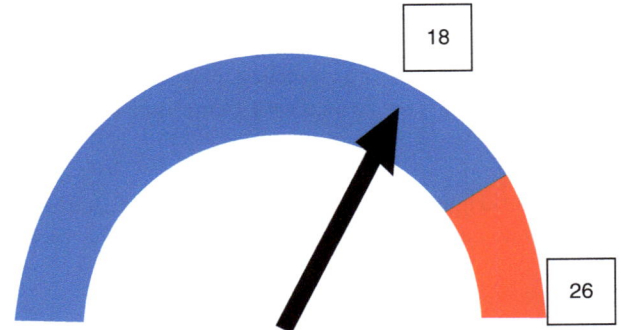

◘ **Figuur 20.3** Bedbezetting nu

20.3 Praktische uitwerkingen

Als we de diverse dimensies in het ordeningsmodel, zoals weergegeven in ◘ fig. 20.1, concreet gaan groeperen en voorzien van relevante voorbeelden, kan op basis hiervan informatie verzameld worden. Deze informatie geeft inzicht op realtime, operationeel, tactisch en strategisch niveau. Informatie op operationeel niveau zit tegen het snijpunt van de x-as, de y-as en de z-as; strategisch niveau op de uiteinden van de assen.; tactisch niveau zit tussen beide andere niveaus in.

20.3.1 Bedbezetting in realtime

Een manager van een eenheid wil inzicht hebben in de actuele bedbezetting van zijn unit om ervan overtuigd te zijn dat wat is gepland ook gerealiseerd kan worden, bijvoorbeeld geplande chirurgische ingrepen. Dit inzicht in de actuele bedbezetting is daarbij een basis voor besluiten over benodigde capaciteit zoals verpleegkundigen.

> **Voorbeeld**
> Stel dat de afdeling 26 bedden heeft. Op dit moment (om 13:00 uur) zijn er 18 bedden bezet; de bezettingsgraad is nu dus 69,2 % en er zijn nog 8 bedden beschikbaar. De planning van electieve patiënten is afgerond: er zijn geen nieuwe opnamen meer gepland. Uit historische data blijkt dat er nooit meer dan 3 acute patiënten per dag te verwachten zijn. Gebaseerd op deze gegevens rijst de vraag of voor vandaag (concreet de avonddienst) met iets minder personeel volstaan kan worden (zie ◘ fig. 20.3).

20.3.2 Bedbezetting over de dag

Een leidinggevende wil inzicht hebben in de bedbezetting over de dag om besluiten te nemen over personele inzet en beschikbare vrije bedden. Deze informatie kan worden gebruikt voor de toetsing van de personele bezetting over de uren van de dag aan de

Beddenmonitoring

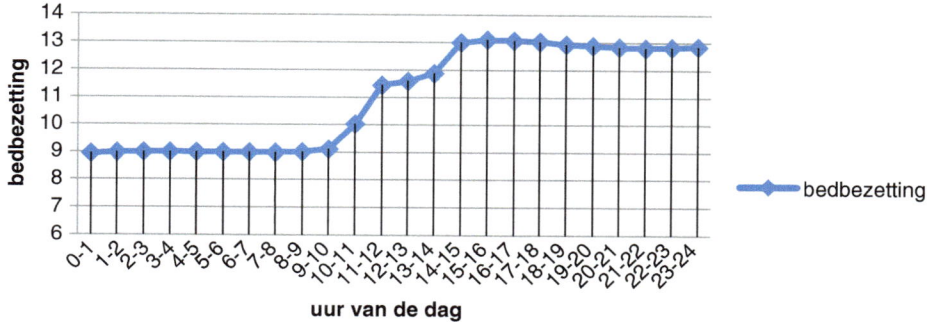

◘ **Figuur 20.4** Bedbezetting per uur van de dag

patiëntenbezetting. Dit is voor het hoofd van belang om te bezien of het beter is om eerder of later op te nemen, en of taken verschoven zouden moeten worden naar rustiger perioden. Past het dagpatroon van de bedbezetting bij de inzet van bijvoorbeeld voedingsassistenten? Onderliggende vraagstelling: in welke mate is er sprake van een stabiele bedbezetting over de dag?

Bedbezetting genereert werk; inzicht hierin is dus wezenlijk, ook al is het achteraf, voor een goede capaciteitsplanning c.q. adequate inzet van personeel. Is de bedbezetting stabiel of zijn er duidelijke patronen te onderkennen? Inzicht is gewenst in de bedbezetting over de uren van de dag: is deze stabiel of varieert deze per uur? De vraag is dus om de bedbezetting per uur van de dag in kaart te brengen.

In ◘ fig. 20.4 staat op de y-as de warme bedbezetting van een verpleegafdeling en op de x-as de uren van de dag. De grafiek geeft de warme bedbezetting weer op de verschillende uren van deze specifieke dag. Uit dit voorbeeld blijkt een oplopende bedbezetting na 9 uur, vermoedelijk door opnamen.

20.3.3 Bedbezetting per dag

De bedbezetting per dag is informatie die onder andere aanduidt hoeveel personeel gemiddeld op dagniveau nodig is. Dit is informatie op een hoger abstractieniveau ten opzichte van het voorbeeld in ▶ par. 20.3.1. We willen geen inzicht in uur van de dag, maar op dagniveau, en niet van slechts één dag, maar van meerdere dagen, niet van één verpleegafdeling, maar van meerdere verpleegafdelingen.

In de praktijk gebruikt men voor het toewijzen van personeel gerelateerd aan bedbezetting de zogenoemde 'verpleegindex' (zie ook ▶ H. 9): de verpleegindex geeft aan hoeveel patiënten door één verpleegkundige verpleegd kunnen worden. In formule: aantal patiënten gedeeld door aantal verpleegkundigen. Daarvoor is informatie nodig over de bedbezetting per dag en de mate van fluctuatie. Verder is inzicht noodzakelijk in pieken: hoe vaak treden er knelpunten op omdat het maximale aantal bedden wordt gebruikt?

In ◘ tab. 20.1 wordt de warme bedbezetting per verpleegafdeling per dag over een periode van 15 dagen weergegeven.

Gegevens zoals in ◘ tab. 20.1 zijn daarnaast bruikbaar om de volgende informatie te leveren: wat is de gemiddelde bedbezetting en wat is de bedbezettingsgraad van een verpleegafdeling? Hoe groot is de spreiding? Is de bedbezetting stabiel? Is er een vast

Tabel 20.1 Gemiddelde warme bedbezetting per verpleegafdeling per dag

Datum	Verpleegafdeling								Totaal
	Neuro- en plastische chirurgie	Ortho	Trauma	Uro en Gyn	MDL	AIG	Neurologie	Geriatrie	
01-02-2019	17,1	14,6	11,5	28,7	12,4	23,2	14,3	9,7	131,5
02-02-2019	17,1	14,1	11,4	24,1	11,4	21,8	14,9	8,7	123,4
03-02-2019	14,6	13,4	11,4	19,7	11,4	21,9	15,0	7,9	115,3
04-02-2019	14,9	15,5	12,5	20,8	11,8	24,3	14,0	7,5	121,3
05-02-2019	16,8	16,8	12,0	23,8	11,9	26,1	14,3	11,6	133,2
06-02-2019	18,6	15,1	12,1	23,9	12,4	27,1	15,1	12,6	136,9
07-02-2019	18,6	12,7	11,6	22,9	12,3	24,4	14,3	12,6	129,5
08-02-2019	15,4	13,3	10,8	23,9	11,3	21,9	14,1	11,5	122,4
09-02-2019	12,6	12,3	10,3	20,2	11,4	20,7	13,7	12,0	113,2
10-02-2019	10,8	10,5	9,1	14,2	12,0	18,9	14,2	11,6	101,4
11-02-2019	11,9	11,5	8,9	19,7	12,5	22,6	14,1	10,5	111,7
12-02-2019	13,3	10,7	9,4	21,1	12,2	26,9	14,8	12,1	120,5
13-02-2019	15,8	13,3	9,7	21,7	11,2	27,5	14,5	10,8	124,6
14-02-2019	14,2	14,2	9,5	23,7	8,4	29,9	14,7	11,3	125,8
15-02-2019	13,4	14,0	9,8	21,3	9,4	29,2	15,1	12,7	124,9

Deze verpleegafdelingen hebben op 1 februari een gemiddelde bedbezetting van 131,5 bezette bedden. Dat getal is het totale aantal bezette bedminuten over de dag van alle op die dag opgenomen patiënten gedeeld door 1440 minuten (= 24 uren).

Beddenmonitoring

patroon te onderkennen? Is afstemming of samenwerking met andere afdelingen wenselijk? Deze informatie kan worden gebruikt in het voortdurend streven naar verhoging van de efficiency: is concentratie van patiënten op een kleiner aantal verpleegafdelingen mogelijk en wenselijk of is uitbreiding van de beddencapaciteit noodzakelijk? We zien bijvoorbeeld een piek op 6 februari van 136,9 bezette bedden en een dal op 10 februari van 101,4 bezette bedden. Onderliggende vragen die een leidinggevende zich kan stellen: waarom is die variatie zo groot? Kon men daar in de toewijzing van personeel op anticiperen, werd een hoge werkdruk ervaren op 6 februari? Hoeveel bedden zijn er beschikbaar? Zou men structureel kunnen volstaan met minder bedden? Of is er een tekort aan bedden?

20.3.4 Gemiddelde bedbezetting over de dagen van de week

Ook hier is de behoefte het verwerven van inzicht in de bedbezetting, met name inzicht in de gemiddelde bedbezetting op de diverse dagen van de week. Doel is een onderbouwing van de personele inzet c.q. het aantal diensten per dag van de week.

> **Voorbeeld**
> In ◘ fig. 20.5 wordt de gemiddelde bedbezetting van een verpleegafdeling per dag van de week weergegeven. Op de y-as staat de gemiddelde bedbezetting en op de x-as de 7 dagen van de week.
> We zien op deze verpleegafdeling dat de bedbezetting in het weekend iets lager is dan op werkdagen. De piek in bedbezetting is op dinsdag, woensdag en donderdag. Relevant is de vraag of op maandag en op vrijdag met iets minder personeel volstaan kan worden.

Vragen die men zich op basis van ◘ fig. 20.5 kan stellen zijn bijvoorbeeld: wat is het basisschema voor de inzet van personeel en sluit deze aan op de wisselende patiëntenbezetting over de dagen van de week? Wil men streven naar een meer gelijkmatige bedbezetting en derhalve gaan bijsturen?

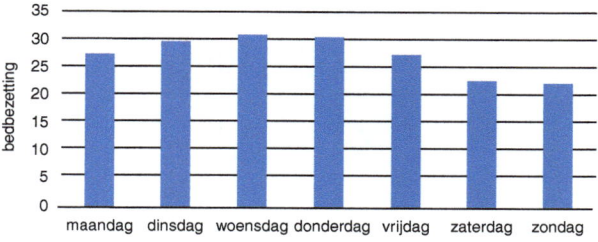

◘ **Figuur 20.5** Weekpatroon verpleegafdeling

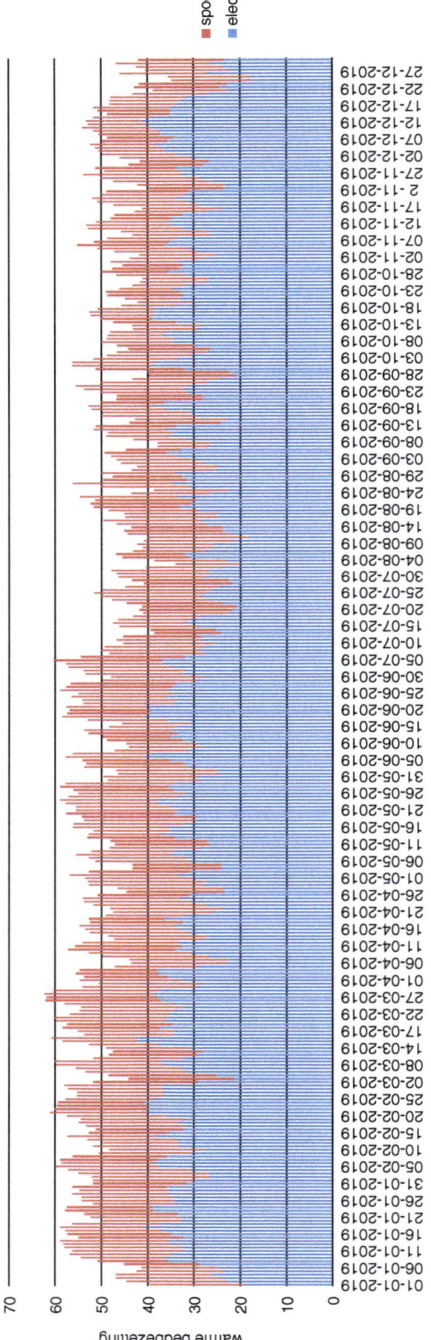

■ **Figuur 20.6** Bedbezetting verpleegafdeling per dag over een periode van een jaar

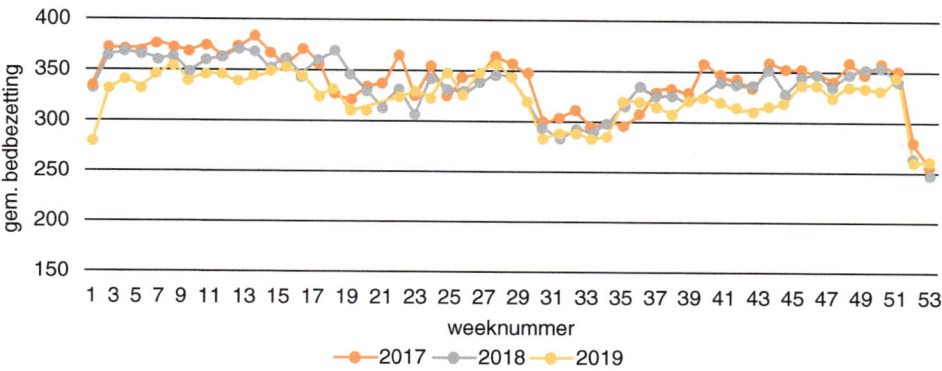

 Figuur 20.7   Seizoenpatroon ziekenhuis over 3 jaar (2017 tot en met 2019)

20.3.5 Bedbezetting over het jaar, seizoenpatroon

Personeel is kostbaar en daarom is inzicht in de vraag naar personeel over de maanden van het jaar wezenlijk. Zijn er perioden in het jaar die relatief rustig zijn met duidelijk minder patiënten, maar daarentegen ook heel drukke perioden? Als de bedbezetting fluctueert dan varieert als afgeleide van de bedbezetting ook de personele behoefte. Zijn de zomermaanden en de weken rond de kerst rustig en kunnen we een piek verwachten in maart en april? Dat vraagt om daadwerkelijk meten.

> **Voorbeeld**
> Figuur 20.6 geeft de gemiddelde bedbezetting weer van een verpleegafdeling over de dagen van het jaar. Op de y-as staat de bedbezetting weergegeven en op de x-as de dagen van het jaar. De blauwe lijnen zijn electief opgenomen patiënten en de rode lijnen zijn spoedopnamen. Deze grafiek laat zien dat er in vakantieperioden (zoals de krokusvakantie, rond Pasen, in de zomermaanden, in de herfstvakantie en rond kerst en oud en nieuw) duidelijk minder patiënten zijn. Op basis van deze informatie kan men besluiten om in de toekomst in deze perioden minder personeel in te zetten. Ook in de berekening van benodigde formatie kan dit gecalculeerd worden (zie ▶ H. 17, 'Het berekenen van benodigde formatie').

Met de gegevens zoals gepresenteerd in de voorgaande tabellen en figuren is inzicht ontstaan in pieken en dalen in de bedbezetting op verschillende tijdsdimensies van een verpleegafdeling: per uur van de dag, per dag, per dag van de week en ten slotte naar weken van het jaar. Op basis hiervan en gekoppeld aan een antwoord op de vraag of dit structurele patronen betreft, kan men de personele planning maken.

Daarnaast is het mogelijk om dezelfde informatie te genereren op een hoger aggregatieniveau, namelijk voor de gehele organisatie (zie fig. 20.7).

Op de y-as staat de bedbezetting van een ziekenhuis, op de x-as de weken van een jaar. De drie lijnen geven de bedbezetting weer per week in drie verschillende jaren. Deze informatie is relevant voor dienstverlenende afdelingen als laboratoria en radiologie om hun inzet over de tijd adequaat te plannen. Maar ook voor het management en de Raad van Bestuur zijn deze cijfers van belang, omdat de bedbezetting structureel lijkt te dalen.

- **Units, de tijdsdimensie en medisch specialismen**

In de eerdere voorbeelden hebben we ons gericht op bedgebruik op verpleegafdelingen. Evenwel: bedbezetting wordt in gang gezet door medisch specialismen. Daarom is inzicht gewenst in het gebruik van bedden door specialismen op verpleegafdelingen.

Het beddenmonitorsysteem geeft informatie op welke verpleegafdelingen medisch specialismen hun patiënten opnemen en wat het capaciteitsbeslag van de bedden is. Dat geeft antwoord op de vraag in welke mate het capaciteitsbeslag stabiel is en in hoeverre men moet uitwijken naar andere verpleegafdelingen en gebruik moet maken van zogenoemde 'gastbedden'. In ◘ tab. 20.2 staat van de verpleegafdeling Oncologie per maand de bedbezetting weergegeven, met een specificatie per medisch specialisme.

Uit de tabel is op te maken dat het specialisme Oncologie, met een aanverwant specialisme als nucleaire geneeskunde (radioactieve behandeling van bepaalde tumoren), een bedbezetting op deze afdeling heeft van 13,3 bedden. Daarnaast worden er incidenteel patiënten verpleegd van een aantal andere specialismen en de bijbehorende bedbezetting is 4,2 bezette bedden.

Vragen op grond van deze informatie: wat is de achtergrond van dit relatieve hoge aantal gastplaatsingen? Zijn de eigen afdelingen van deze specialismen soms te klein? En kan adequate zorg geleverd worden aan deze gastspecialismen?

20.4 Parameter warme bedtijd

In de inleiding constateerden we in een voorbeeld van een verpleegafdeling een groot verschil tussen bedbezetting op basis van ligdagen of op basis van verpleegdagen; op basis van ligdagen scoort de afdeling 7,7 gemiddeld bezette bedden, op basis van verpleegdagen 13,7. De algemene vraag is: hoe groot is het verschil tussen bedbezetting op basis van verpleegdagen en bedbezetting op basis van warme bedtijd? Door de definitie van warme bedtijd is dit een zeer nauwkeurige parameter voor bedbezetting. Er wordt immers niet op een bepaald moment gemeten of een patiënt is opgenomen, zoals bij de verpleegdagmethode, maar in feite wordt er continu gemeten. Ook ontstaan er geen onzuiverheden als in een etmaal een bed dubbel bezet is: door een ontslagen patiënt en door een later opgenomen patiënt.

Welke rol speelt de gemiddelde ligduur op dit verschil? We verwachten dat het verschil groter is bij een korte ligduur. Het is van belang om daar zicht op te hebben. Heeft een afdeling, zoals in het voorbeeld, een bedbezetting van 7,7 of van 13,7? Inzicht in bedbezetting is noodzakelijk voor het bepalen van de personele formatie en de benodigde beddencapaciteit.

We illustreren dat door te gaan meten. We hebben deze meting uitgevoerd op bijna alle klinische verpleegafdelingen in het Radboudumc in Nijmegen en wel over één jaar. Twee afdelingen zijn buiten beschouwing gelaten: de een in verband met een concentratie en verhuizing in dat jaar; de andere (Cardiac Care Unit) in verband met de verwevenheid van data met de Eerste Hart Hulp.

We zien dat op verpleegafdelingen niet alleen klinische patiënten opgenomen worden maar soms ook patiënten die komen voor een dagbehandeling.

Beddenmonitoring

Tabel 20.2 Bedbezetting per maand en specialisme op verpleegafdeling Oncologie

specialisme	1	2	3	4	5	6	7	8	9	10	11	12	gemiddeld
algem. inwendige ziekten	0,3	0,3	0,3	0,1	0,1			2,6	3,9	3,7	3,2	3,5	1,5
anesthesiologie	0,3	0,3	0,4	0,6	0,3	0,3	0,7	0,3	1,4	0,8	2,4	1,8	0,8
endocriene ziekten	0,9	1,8	1,9	1,5	1,8	1	0,7	1,2	1	2	1,9	1,1	1,4
hematologie	0,2	0,8	0,6	0,9	0,8	0,1	0,2	0,1		0,8		0,1	0,4
longziekten	0,3	0,5	0,2	0,4	0,1	0,1						0,2	0,2
maag-, darm- en leverziekten	0,2	0,1	0,2			0,1	0,1			0,1		0,1	0,1
medische oncologie	15,8	9,7	10,1	10,4	12,7	13,8	11,7	12,7	12,5	14,3	13,7	12,6	12,5
neurologie		0,2	0,1			0,1							0,0
nierziekten		0,4	0,3	0,4						0,1		0,1	0,1
nucleaire geneeskunde	0,9	1	1	1,1	0,9	1,1	0,8	0,6	0,2	1	0,7	0,7	0,8
maandgemiddelde	18,9	15,1	15,1	15,4	16,7	16,6	14,2	17,5	19	22,8	21,9	20,2	17,8

Casus data Radboudumc, 25 verpleegafdelingen
Capaciteit:

1	aantal bedden	636
productieaantallen		
2	aantal opnamen	25.849
3	aantal dagbehandelingen	5.285
financiële parameters		
4	aantal dagbehandelingen	5.285
5	aantal verpleegdagen	173.486
capaciteitsbeslag		
6	warme bedtijd klinische opnamen	151.468 eenheden van 24 uur
7	warme bedtijd dagbehandelingen	1.369 eenheden van 24 uur
8	totale warme bedtijd	152.837 eenheden van 24 uur

Afgeleide gegevens:
Gemiddelde bedbezetting:
- op basis van verpleegdagen en dagbehandelingen: (item 4 plus 5)/366 dagen = 488,4
- op basis van warme bedtijd: item 8 gedeeld door 366 dagen = 417,6
   a. klinische opnamen: 413,8 bezette bedden
   b. dagopnamen op verpleegafdelingen: 3,7 bezette bedden

Het verschil tussen 'exacte bedbezetting op basis van warme bedtijd' en 'bedbezetting op basis van verpleegdagen en dagbehandelingen' is dus 17,0 %.

Gemiddelde ligduur (op basis van warme bedtijd):
- van klinische opnamen: 5,9 dagen
- van dagbehandelingen: 6,2 uren
- op verpleegafdelingen: 4,9 dagen (mix van dagbehandelingen en opnamen)

Focus op klinische opnamen:
- gemiddelde bedbezetting op basis van verpleegdagen: 474,0 bezette bedden
- gemiddelde bedbezetting op basis van warme bedtijd: 413,8 bezette bedden

Conclusie: bij klinische opnamen is het verschil tussen 'exacte bedbezetting op basis van warme bedtijd' en 'bedbezetting op basis van verpleegdagen' dus 14,5 %.

Eerder gaven we aan dat wellicht de gemiddelde ligduur een factor is die invloed heeft op het verschil in uitkomst. Dus: in welke mate is dit verschil, dat gemiddeld dus 14,5 % is, afhankelijk van de gemiddelde ligduur? Kan men het aantal verpleegdagen korten met bijvoorbeeld 14,5 % om de exacte bedbezetting te berekenen?

In het voorbeeld in ▶ par. 20.4 zien we dat het verschil tussen bedbezetting op basis van verpleegdagen en bedbezetting op basis van warme bedtijd samenhangt met de ligduur. Een patiënt kan op dag 1 om 12.00 uur opgenomen worden en op dag 2 om

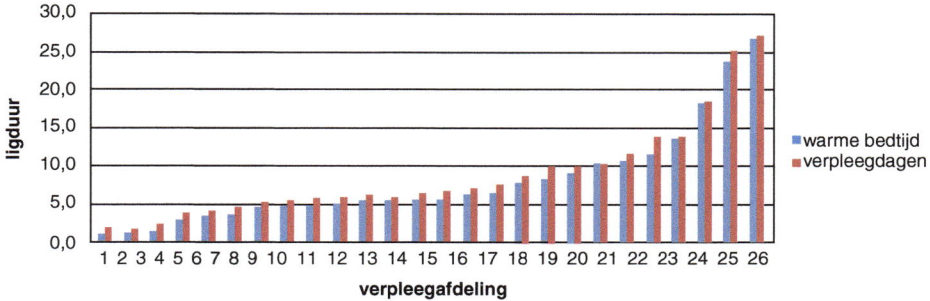

◘ **Figuur 20.8** Gemiddelde ligduur op basis van verpleegdagen en warme bedtijd

12.00 uur ontslagen. Dan is de ligduur op basis van verpleegdagen 2 dagen en op basis van warme bedtijd 1 dag. Hoe langer de ligduur, hoe kleiner dit verschil zal worden. Ook dat onderzoeken we.

We hebben van 25 verpleegafdelingen berekend wat de gemiddelde ligduur is. In ◘ fig. 20.8 staat dat weergegeven op de y-as en varieert tussen de 1 en 30 dagen. Op de x-as staan alle verpleegafdelingen weergegeven, geordend naar lengte van ligduur (de blauwe balken): van lange ligduur (helemaal rechts) naar korte ligduur (helemaal links). Op de rechter verticale as staat het verschil weergegeven tussen de bedbezetting op basis van verpleegdagen en op basis van warme bedtijd. Bijvoorbeeld de afdeling 'kort verblijf – kinderen' scoort een bedbezetting van resp. 5,2 en 3,2; het verschil is derhalve 2,0 bezette bedden, 63 %.

Het verschil tussen bedbezetting op basis van ligdagen en op basis van warme bedtijd (zie ook ◘ fig. 20.9):

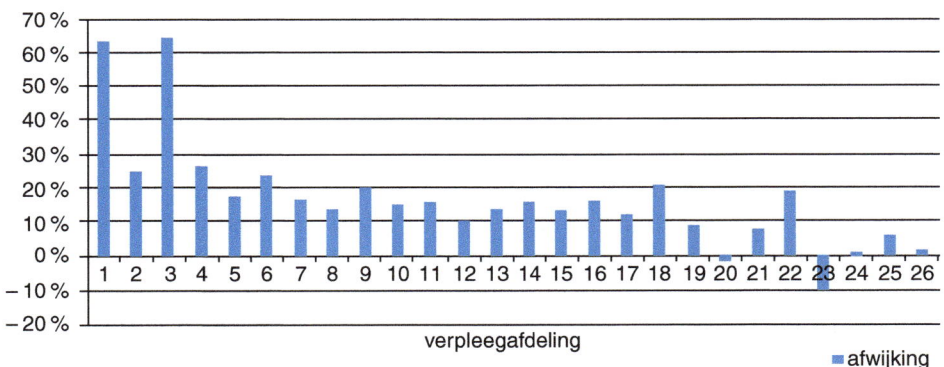

◘ **Figuur 20.9** Verschil ligduur op basis van verpleegdagen en warme bedtijd

gering verschil (minder dan 10 %)	6 verpleegafdelingen
verschil tussen 10 en 20 %	13 verpleegafdelingen
verschil tussen 20 en 30 %	5 verpleegafdelingen
verschil tussen 30 en 50 %	geen
verschil meer dan 60 %	2 verpleegafdelingen

De verpleegafdelingen met een gering verschil hebben een gemiddelde ligduur van veel meer dan 10 dagen: psychiatrie en hematologie.

De verpleegafdelingen met een verschil van meer dan 60 % zijn twee short stay-afdelingen voor respectievelijk volwassenen en voor kinderen met een gemiddelde ligduur van respectievelijk 2 en 2,6 dagen.

We constateren een verschil tussen bedbezetting op basis van warme bedtijd en op basis van verpleegdagen, die samenhangt met de gemiddelde ligduur op een verpleegafdeling. Het gemiddelde verschil blijkt 17 % te zijn.

Gegeven het belang van een goed en gedetailleerd inzicht in bedbezetting concluderen we dat de verpleegdag niet voldoet als basisparameter voor bedbezetting. Gezondheidszorginstellingen dienen bedbezetting te meten op basis van warme bedtijd. Onze ervaring, ook in andere ziekenhuizen, is dat met de huidige stand van zaken van ICT en van gegevensvastlegging dat heel goed mogelijk is. Het beschikbaar stellen van goede, gedetailleerde informatie over bedbezetting opent mogelijkheden op diverse managementniveaus in de organisatie om een betere capaciteitsplanning te bereiken.

20.5 Beschouwing

Gegeven de schaarste aan middelen in gezondheidszorginstellingen worden ziekenhuizen uitgedaagd om middelen, in dit hoofdstuk bedden en personeel, efficiënt en effectief in te zetten. De eerste stap daartoe is om transparant te hebben door welke factoren zorgprocessen worden beïnvloed. Het is dus noodzakelijk inzicht te hebben in het gebruik van bedden, dus inzicht in de bedbezetting. Op verpleegafdelingen bijvoorbeeld is de bedbezetting een maat voor de drukte en dus voor het benodigd aantal verpleegkundigen, voedingsassistenten en ander personeel dat direct of indirect bij de zorg betrokken is.

De informatie uit de beddenmonitor maakt het mogelijk grondige analyses te verrichten, gericht op verbeterde capaciteitsplanning, op de effectieve inzet van personeel en op het verbeteren van de efficiency van zorgprocessen. De gegevens geven nieuwe inzichten en mogelijkheden voor capaciteitsmanagement en sturing.

Uit dit hoofdstuk zijn de volgende conclusies te trekken:

Ten eerste: de bedbezetting in ziekenhuizen wordt veelal gemeten op basis van financiële parameters zoals ligdagen[3] of verpleegdagen[4]; dat komt voort uit het gegeven dat dit in het verleden een belangrijke budgetparameter was voor de financiering. Echter, deze afgeleide gegevens zijn te grof om goede bedrijfsmatige informatie te geven. Data op basis van warme bedtijd zijn te prefereren omdat deze is gebaseerd op nauwkeurige

---

3   Definitie ligdag: een ligdag wordt gegenereerd als een patiënt om 24.00 uur opgenomen en is dus een peilmoment.

4   Definitie verpleegdag: een in rekening te brengen kalenderdag die deel uitmaakt van de periode vanaf de opname tot en met het ontslag, waarbij de opname (mits deze heeft plaatsgevonden vóór 20.00 uur) en de dag van ontslag beide aangemerkt worden als een in rekening te brengen kalenderdag. Per 1 januari 2013 is de definitie aangepast: een verpleegdag is een te registreren kalenderdag, die deel uitmaakt van een periode van verpleging (welke minimaal één overnachting omvat). Deze periode loopt vanaf de opname tot en met ontslag, waarbij de opname (mits deze heeft plaatsgevonden vóór 20.00 uur) en de dag van ontslag beide aangemerkt worden als een te registreren kalenderdag.

en exacte informatie over het bezetten van bedden door patiënten. Aangetoond is dat 'warme bedtijd', door de aard van de definitie, een nauwkeurige parameter is voor het beslag op bedden. Tussen 'warme bedtijd' en de 'verpleegdag' als parameters voor klinisch capaciteitsbeslag zit een verschil van gemiddeld 14,5 %, afhankelijk van onder meer de gemiddelde ligduur. Dat gegeven toont de potentie en rechtvaardigt de verdere analyse. Aldus pleiten wij voor een breed gebruik van het begrip warme bedtijd.

Ten tweede: bij validatie van de gegevens blijkt de essentiële rol van degene die de opname-, de overdracht- en de ontslagtijd invoert. Verder constateren we dat de cijfers op basis van warme bedtijd voor hoofdverpleegkundigen beter herkenbaar zijn en daardoor beter bruikbaar dan gegevens over lig- of verpleegdagen. Dat komt ook door de mogelijkheid om op verschillende niveaus in te zoomen, van verpleegunit naar gehele ziekenhuis en van uur van de dag naar jaarcijfers.

Bij het toepassen van de gegevens worden bestaande inzichten onderbouwd, bijvoorbeeld de relatie tussen de omvang van een verpleegafdeling en de in te zetten formatie per bed. Dit heeft geleid tot het samenvoegen van verpleegafdelingen tot grotere, meer efficiënte eenheden. Daarnaast zijn de gegevens gebruikt voor projecten als de opzet van een short stay-afdeling, het inzichtelijk maken van knelpunten op verpleegafdelingen op gebied van personeel en bedbezetting, het stimuleren van behandeling in dagbehandelingunits en centralisatie van roosterplanning.

Het berekenen van de exacte bezettingsgraad van verpleegafdelingen is praktisch gezien lastig door het in de praktijk wisselend aantal beschikbare bedden. Dit wordt verder uitgewerkt in ▶ H. 17. 'De relatie tussen bezettingsgraden en patiëntenstromen: een optimalisatieaanpak'. Daarnaast is het niet zonder meer mogelijk om bedbezetting één op één te vertalen in benodigde hoeveelheid personeel omdat de factor zorgzwaarte buiten beschouwing is gelaten.

En ten derde: we constateren dat het presenteren van de gegevens uit het beddenmonitorsysteem nieuwe vragen oproept, zoals: wat zijn de oorzaken van wisselingen in de bedbezetting? Kunnen de bezettingsgegevens aangevuld worden met opnamecijfers, uitgesplitst naar acuut en gepland?

Het denken in termen van capaciteit en variatie is voor veel beleidsbepalende medewerkers relatief abstract. Om goed gebruik te maken van de nieuwe inzichten is scholing en begeleiding noodzakelijk. Erg belangrijk is de inspanning die het kost om deze gegevens te verkrijgen en te analyseren: met welke snelheid en op welke wijze kunnen gegevens beschikbaar komen? Onze ervaring in verschillende ziekenhuizen is dat deze inspanning beperkt is. Er wordt immers gebruikgemaakt van gegevens die al in het ziekenhuisinformatiesysteem worden opgeslagen en er is dus geen enkele extra invoerhandeling noodzakelijk.

Het systeem is in feite een analyse van de historische situatie en op basis van onze definities ontwikkeld. Ervaring in meerdere ziekenhuizen leert dat de werkwijze van het verzamelen en ordenen van deze data in overleg met ICT-beheerders op een relatief eenvoudige en uniforme wijze kan worden uitgevoerd. De toegevoegde waarde is in eerste instantie het betere inzicht in bedbezetting en spreiding ervan, en als afgeleide in de hoeveelheid personeel per bezet bed en de knelpunten en rek die we constateren in het aantal bedden op verpleegafdelingen.

De gegevens uit het beddenmonitorsysteem gelden als basale gegevens voor arbeidsintensieve organisaties als ziekenhuizen en zorginstellingen. Deze data moeten worden vertaald in wezenlijke informatie: inzicht in productie, in werkbelasting met pieken en dalen, gedifferentieerd over de tijd, in de plaatsen waar patiënten werden verpleegd, in de eventuele ruimte die er binnen bestaande capaciteit is. Naast dit gebruik ontstaan mogelijkheden voor verdere uitbouw; te denken valt aan een koppeling met gegevens over de inzet van personeel, over acute en geplande opnamen en met de opbouw van de bedbezetting naar patiëntniveau en DBC's.

Literatuur

Green, L. V. (2004). Capacity planning and management in hospitals. *Operations research and health care*, 15–41.

Kokangul, A. (2008). A combination of deterministic and stochastic approaches to optimize bed capacity in a hospital unit. *Comput Methods Programs Biomed*, 56–65.

Litvak, E. (2005). Optimizing patient flow by managing its variability. In J. C. Resources (Red.), *Front office to front line: Essentials issues for health care leaders* (pp. 91–111).

Proudlove, N., Boaden, R., & Jorgensen, J. (2007). Developing bed managers: the why and the how. *Journal Nurse Management*, 34–42.

Vissers, J. (2006). De ontwikkeling van logistiek management in ziekenhuizen en de rol van het middenmanagement. In G. De Vries & T. H. M. van Tuijl, *Gezondheidszorg onder druk, vitaliserende spanning in het middengebied van organisaties*.

Vissers, J., & De Vries, G. (2001). A framework for production control in health care organizations. *Production Planning and Control*, 591–604.

Flexibiliteit

Inhoud

Hoofdstuk 21 De spanning tussen vraag en aanbod van verpleegkundige zorg: flexibiliteitstrategieën – 353
Windi Winasti, Mirjam Peters en Leo Berrevoets

Hoofdstuk 22 RTDC, een instrument van waarde – 371
Windi Winasti, Ernst van Eijk en Marije Hansen-Stoffer

Hoofdstuk 23 Een goed gebruik van de jaarurensystematiek – 387
Windi Winasti en Leo Berrevoets

De spanning tussen vraag en aanbod van verpleegkundige zorg: flexibiliteitstrategieën

Windi Winasti, Mirjam Peters en Leo Berrevoets

Samenvatting

De vraag naar patiëntenzorg in een ziekenhuis is erg variabel en is vaak moeilijk te voorspellen. Variabiliteit en daarop inspelen is een uitdaging in ziekenhuizen en staat veelal op gespannen voet met efficiënte zorgverlening. Daarom is het noodzakelijk om variabiliteit zo vroeg mogelijk te identificeren en vervolgens deze zo mogelijk te elimineren of in ieder geval te reduceren. Een manier om efficiënter en effectiever te werken is door flexibiliteit binnen de bestaande capaciteit te creëren, om zo onzekerheid en variabiliteit in de vraag naar patiëntenzorg te reduceren. Dit hoofdstuk introduceert flexibiliteitstrategieën voor het plannen van personeel in ziekenhuizen. Doel is om zo goed mogelijk in te spelen op de vraag met zo min mogelijk personeel. Aangezien de inzet van personeel veelal de grootste component van zorgverlening in een ziekenhuis is, richten we onze flexibiliteitstrategieën met praktische voorbeelden op de capaciteitsplanning van personeel.

21.1 Inleiding – 355

21.2 Begrip – 355
21.2.1 Variabiliteit – 356
21.2.2 Flexibiliteit voor de capaciteitsplanning van personeel – 357

21.3 Toepassing van flexibiliteitstrategieën op verpleegafdelingen – 360

© Bohn Stafleu van Loghum is een imprint van Springer Media B.V., onderdeel van Springer Nature 2021
B. Berden et al. (Red.), *Capaciteitsplanning in de zorg*, https://doi.org/10.1007/978-90-368-2567-2_21

21.3.1	Scenario 1 Jaarurensystematiek – 361	
21.3.2	Scenario 2 Specialistische versus generalistische verpleegkundigen – 363	
21.3.3	Scenario 3 Flexpool – 365	
21.3.4	Scenario 4 Flexibiliteit in de indeling van taken op een verpleegafdeling – 367	

21.4 Beschouwing – 369

Literatuur – 370

21.1 Inleiding

Bij patiëntenzorg wordt gebruikgemaakt van faciliteiten en apparatuur en speelt personeel een grote rol (Li et al. 2002). Het doel van ziekenhuizen is zorg te bieden, met daarbij als uitdaging continu een goede kwaliteit van zorg en goede dienstverlening te leveren. Echter, de geleverde zorg moet toegevoegde waarde hebben voor de patiënt en tegelijkertijd betaalbaar zijn. Daarom is het vinden van een balans tussen kwaliteit en kosten een voortdurende uitdaging. De besluitvorming op het gebied van planning en management van vraag naar zorg, naar behandeling, naar onderzoek, in het algemeen naar diensten en het aanbod van personeel, beïnvloedt de mogelijkheden om de juiste en kwalitatief goede zorg aan de patiënt te bieden (Harper 2002). Te veel aanbod aan personeel is in het algemeen verspilling, te weinig aanbod leidt tot matige diensten, tot ontevreden en overbelast personeel en mogelijk zelfs tot matige patiëntenzorg.

De vraag naar patiëntenzorg in een ziekenhuis evenwel is erg variabel en vaak moeilijk te voorspellen. Variabiliteit en daarop inspelen is een uitdaging in ziekenhuizen en staat veelal op gespannen voet met efficiënte zorgverlening. Daarom is het noodzakelijk om variabiliteit zo vroeg mogelijk te identificeren en deze vervolgens zo mogelijk te elimineren of in ieder geval te reduceren.

Een manier om efficiënter en effectiever te werken is door flexibiliteit binnen de bestaande capaciteit te creëren, om zo onzekerheid en variabiliteit in de vraag naar patiëntenzorg te reduceren (Green 2004). Flexibiliteit wordt gedefinieerd als het vermogen van een bedrijf om, met een kleine inspanning in termen van kosten, tijd en kwaliteit, op een efficiënte en effectieve manier te reageren op veranderingen.

In moderne productiesystemen is flexibiliteit uitgegroeid tot een van de meest gebruikte strategieën om met onzekerheden en variabiliteit in de vraag van klanten om te gaan. Een strategie is een bewuste keuze uit alternatieven om het probleem in kwestie aan te pakken.

Dit hoofdstuk beschrijft flexibiliteitstrategieën voor het plannen van personeel in ziekenhuizen. Doel is om zo goed mogelijk in te spelen op de vraag met zo min mogelijk personeel. Aangezien de inzet van personeel veelal de grootste component van zorgverlening in een ziekenhuis is, richten we onze flexibiliteitstrategieën, voorzien van praktische voorbeelden, op de capaciteitsplanning van personeel. De flexibiliteitstrategieën zijn bedoeld om inzicht te geven in mogelijkheden. Om die reden zijn praktijkvoorbeelden in dit hoofdstuk opgenomen. Het hoofdstuk wordt afgesloten met een beschouwing waarin wordt aangegeven wat de voordelen zijn van het toepassen van de flexibiliteitstrategieën en wat de uitdagingen voor afdelingen zijn wanneer ze de strategieën willen gaan toepassen.

21.2 Begrip

In dit hoofdstuk beschrijven we soorten van flexibiliteit die in ziekenhuizen toepasbaar zijn en geven aan welke flexibiliteitstrategieën toegepast kunnen worden om met variabiliteit om te gaan. Zoals eerder aangegeven focussen we op flexibiliteitstrategieën voor het plannen van personeel en dus niet voor bijvoorbeeld de inzet van apparatuur.

21.2.1 Variabiliteit

Er zijn twee vormen van variabiliteit:
- een normaal voorkomende (natuurlijke) variabiliteit, die gekenmerkt wordt als willekeurig en door de patiënt veroorzaakt;
- een kunstmatige variabiliteit, die gekenmerkt wordt als niet-willekeurig en niet voorspelbaar (Litvak 2005).

We zullen beide vormen van variabiliteit nader toelichten. Het is voor afdelingen lastig om de capaciteit voortdurend aan te passen op het aankomstpatroon van patiënten, aangezien dit aankomstpatroon deels onzeker is en fluctueert. Patiëntopnamen zijn een voorbeeld natuurlijke variabiliteit. Het is bijvoorbeeld moeilijk om op voorhand te weten hoeveel ongevallen met benodigde medische zorg er vandaag of morgen zullen gaan plaatsvinden. Dit is een willekeurige gebeurtenis.

Echter, wanneer een patiënt op een bepaald moment wordt opgenomen doordat een ander persoon (bijvoorbeeld een arts) dit heeft besloten, op basis van de klachten en het bijbehorend ziektebeeld van de patiënt, en gebaseerd op zijn/haar voorkeuren en soms subjectieve beslissingen, dan wordt dat aangeduid als kunstmatige variabiliteit. De variabiliteit door de voorkeur en veelal subjectieve beslissingen van mensen ten aanzien van patiënten, veroorzaakt variabiliteit in het aankomstpatroon van patiënten. Dit betreft niet een willekeurige gebeurtenis, maar het is wel moeilijk om te voorspellen welke besluiten deze personen nemen over patiënten en op welke momenten ze dat doen. Uiteindelijk ontstaat kunstmatige variabiliteit veelal door een gebrek aan kennis en inzicht ten aanzien van de patiëntenstroom in een ziekenhuis. Deze kunstmatige variabiliteit kan grote variaties veroorzaken in bijvoorbeeld het benodigd aantal verpleegkundigen per dag op een verpleegafdeling.

Zowel natuurlijke als kunstmatige variabiliteit is niet wenselijk voor een ziekenhuis. Natuurlijke variabiliteit is veelal niet te voorkomen, maar kunstmatige variabiliteit is onnodig. Door het verminderen van deze vorm van variabiliteit kunnen ziekenhuizen veel oneffenheden in de planning verminderen en daarmee de veiligheid van patiënten en de kwaliteit van zorg verbeteren (Litvak en Long 2000; Litvak 2005). Het is ons inziens van belang om beide vormen van variabiliteit te onderscheiden. Kunstmatige variabiliteit is te reduceren door beslissers te confronteren met de gevolgen van hun handelen.

In dit hoofdstuk focussen we ons op variabiliteit die in gang wordt gezet door een natuurlijke gebeurtenis, dus op natuurlijke variabiliteit. Een oorzaak van deze vorm van variabiliteit is bijvoorbeeld de wisselende verblijfsduur van een patiënt, bijvoorbeeld door optredende complicaties. Onzekerheid ontstaat ook door het arriveren van een acute stroom patiënten die ongepland aankomen en een snelle behandeling vragen.

Natuurlijke variabiliteit kan onderverdeeld worden in twee categorieën:
1. bekende variabiliteit;
2. onvoorziene variabiliteit.

Bekende variabiliteit is variabiliteit die kan worden voorspeld op basis van bijvoorbeeld het seizoenpatroon in de vraag. Onvoorziene variabiliteit is meer gerelateerd aan het aankomstpatroon van patiënten en dat patroon is, zoals eerder aangegeven, onzeker van

Tabel 21.1	Voorbeelden van verschillende vormen van natuurlijke variabiliteit	
	variabiliteit in aanbod	**variabiliteit in vraag**
bekende variabiliteit	Zwangerschapsverlof: een verpleegkundige meldt in maart dat zij zwanger is. Dat betekent dat zij van augustus tot en met november met zwangerschapsverlof zal zijn. Gevolg is dus minder inzetbare medewerkers in die periode.	Seizoenpatroon: als er elke winter meer patiënten op de SEH arriveren dan in de zomer, dan weet men dat in de winter de vraag naar patiëntenzorg hoger is dan in de zomer.
onvoorziene variabiliteit	Ziekte: een verpleegkundige die zich de dag voor zijn/haar dienst ziek meldt, heeft als gevolg dat er minder personeel is dan gepland.	Acute aankomst van patiënten: op een afdeling met een acute patiëntenstroom (bijv. op de SEH) is het aan het begin van de dag onbekend hoeveel patiënten zullen komen.

aard. Daarom wordt variabiliteit die voorspeld kan worden gecategoriseerd als bekende variabiliteit en variabiliteit die niet voorspeld kan worden als onvoorziene variabiliteit. We gaan daar nu nader op in met voorbeelden.

Afhankelijk van de categorie van de variabiliteit – bekend of onvoorzien – kan variabiliteit verder onderverdeeld worden in *variabiliteit in aanbod* en *variabiliteit in vraag*. Variabiliteit in aanbod is van toepassing wanneer er variabiliteit bestaat in het aanbod van middelen (in ons voorbeeld is dat het aantal verpleegkundigen). Anderzijds ontstaat de variabiliteit in vraag door het aankomstpatroon van patiënten. Tabel 21.1 geeft een voorbeeld bij elke vorm van variabiliteit.

We lichten nu toe waarom en welke vorm van flexibiliteit wenselijk is voor de personeelsplanning op een afdeling.

21.2.2 Flexibiliteit voor de capaciteitsplanning van personeel

Litvak (2005) stelt dat het onmogelijk is om natuurlijke variabiliteit te elimineren en daarom zijn creatieve flexibiliteitstrategieën nodig om op een effectieve manier hierop te reageren. Dit is bruikbaar voor bijvoorbeeld verpleegafdelingen die het aankomstpatroon van patiënten niet kunnen beïnvloeden en dus gedwongen worden om de beschikbaarheid van hun personeel hierop aan te passen. Geïnspireerd door succesvolle methodieken gericht op efficiëntie en effectiviteit in het bedrijfsleven, proberen ziekenhuizen methodieken uit de productiesector toe te passen (Walley 2003).

Bij personeelsplanning worden twee flexibiliteitstrategieën vaak gebruikt. Dat zijn *personele flexibiliteit* en *volumeflexibiliteit*. Beide vormen van flexibiliteit worden hier toegelicht.
1. Personele flexibiliteit ontstaat als medewerkers over diverse vaardigheden beschikken en daardoor breed inzetbaar zijn onder verschillende omstandigheden (Riley en Lockwood 1997). In een productieproces kunnen flexibele medewerkers omgaan met onzekerheid als gevolg van veranderingen in de vraag of afwezigheid van andere medewerkers (Zhang et al. 2003). Riley en Lockwood (1997) definiëren

functionele (of vaardigheden)flexibiliteit als een medewerker die over een diversiteit aan skills beschikt. Bhattacharya en Doty (2005) voegen *gedragsflexibiliteit* toe als een belangrijke vorm van flexibiliteit van medewerkers. Gedragsflexibiliteit is 'het vermogen van mensen om de juiste gedragsrepertoires te vertonen in verschillende situaties'. Een medewerker kan diverse vaardigheden bezitten die nodig zijn om aan de vraag te voldoen (vaardighedenflexibiliteit), maar gebrek aan gedragsflexibiliteit beperkt zijn aanpassingsvermogen.
2. *Volumeflexibiliteit* is het vermogen van een systeem om winstgevend te opereren op andere productieniveaus (Sethi en Sethi 1990). Bijvoorbeeld: het staat een fabriek toe om de productie naar boven of naar beneden bij te stellen afhankelijk van de vraag van de klant. Volumeflexibiliteit is sterk geassocieerd met kosten. Een systeem heeft volumeflexibiliteit wanneer het verschillende hoeveelheden kan produceren zonder grote impact op de kosten (Zhang et al. 2003).

De toepassing van personele en volumeflexibiliteit in een ziekenhuis is interessant. Neem een verpleegafdeling als productie-eenheid; patiënten weerspiegelen de vraag en verpleegkundigen het aanbod. Op een verpleegafdeling wordt verpleegkundige zorg immers geleverd door verpleegkundigen. De planner van een verpleegafdeling hanteert vaak een vaste planning wat betreft het aantal verpleegkundigen gedurende dag-, avond- en nachtdienst. Tijdens piekmomenten (bijvoorbeeld relatief veel patiënten op de verpleegafdeling) en een gelijkblijvend aantal verpleegkundigen, neemt het aantal patiënten per verpleegkundige (de verpleegindex) toe, wat kan leiden tot kwaliteitsproblemen. En in perioden met weinig werk met een gelijkblijvend aantal verpleegkundigen is er sprake van inefficiëntie. In de ideale situatie maakt volumeflexibiliteit het verpleegafdelingen mogelijk om hun verpleegkundige bezetting aan te passen aan dagelijkse schommelingen in de vraag. Echter, de verpleegkundige dient dus bereid te zijn om zich flexibel op te stellen (gedragsflexibiliteit als onderdeel van personele flexibiliteit); zie ◘ fig. 21.1.

In ◘ fig. 21.1 wordt bij a. aangegeven wat de situatie is zonder flexibiliteit. De onderdelen b. en c. geven twee manieren weer waarop verpleegkundige personele flexibiliteit op een verpleegafdeling gemodelleerd kan worden: unitflexibiliteit resp. het gebruik van een flexpool.

Onderdeel b. geeft de situatie weer waarin verschillende verpleegafdelingen (units), indien nodig, verpleegkundigen uitwisselen. In dat geval kan een verpleegkundige die een contract heeft bij een bepaalde unit ook in andere units werken. Echter, om deze vorm van flexibiliteit toe te kunnen passen, moeten de benodigde vaardigheden van verpleegkundigen voor andere units eerst vastgesteld worden. Wellicht moet aanvullende scholing gegeven worden. Verpleegkundigen die in staat zijn om ook in andere units te werken, noemen we generalisten. Scenario 2 in de volgende paragraaf geeft hiervan een voorbeeld.

Flexibiliteit door het creëren van een flexpool, weergegeven bij onderdeel c., is een ander voorbeeld van personele flexibiliteit. De flexpool bestaat uit verpleegkundigen met algemene vaardigheden die op verschillende (bijvoorbeeld zowel interne als chirurgische) units kunnen werken; de flexpool is echter een aparte organisatorische eenheid. De flexpool kan een goede oplossing zijn voor het uitbalanceren van natuurlijke variabiliteit over verschillende gespecialiseerde units (Jack en Powers 2004). Flexibele medewerkers (in dit geval: 'verpleegkundigen met veel algemene vaardigheden') kunnen omgaan

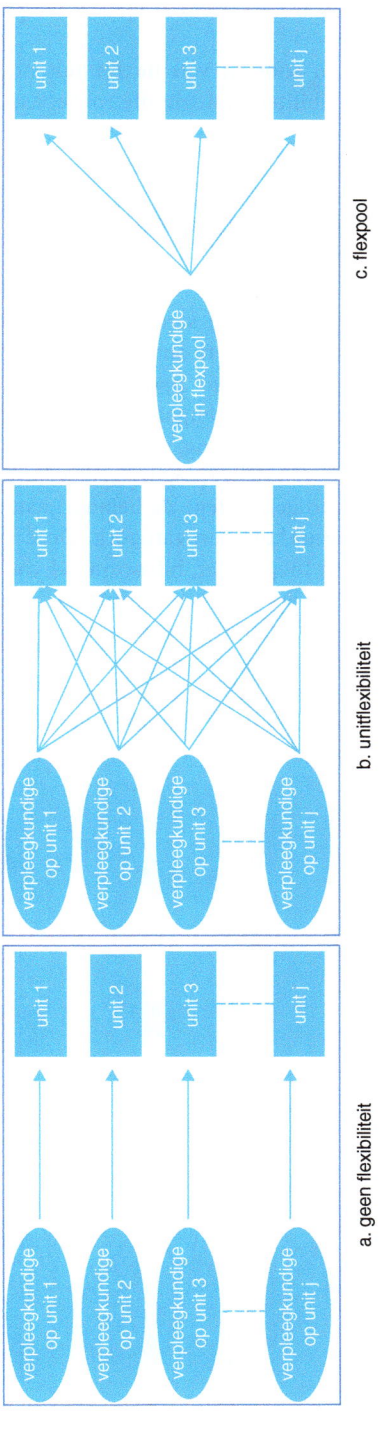

Figuur 21.1 Vormen van verpleegkundige personele flexibiliteit

met de onzekerheid in zorgprocessen die ontstaan als gevolg van variatie en onzekerheid in de vraag naar patiëntenzorg. Een voorbeeld is te zien in scenario 3 van de volgende paragraaf.

We hebben nu variabiliteit en soorten van flexibiliteit uitgewerkt. In de volgende paragraaf gaan we in op een flexibiliteitstrategie die toegepast kan worden op de beide vormen van natuurlijke variabiliteit.

21.3 Toepassing van flexibiliteitstrategieën op verpleegafdelingen

Flexibiliteit in de inzet van personeel, dus in aanbod van capaciteit, is nodig om te kunnen omgaan met natuurlijke variabiliteit en om daarmee mee te bewegen in de wisselende vraag naar patiëntenzorg. In deze paragraaf beschrijven we de praktische toepassing van flexibiliteit om te kunnen omgaan met zowel bekende als onvoorziene natuurlijke variabiliteit op een verpleegafdeling.

Naast het gegeven dat de kosten van verpleging een belangrijk deel van ziekenhuismiddelen omvat, zijn verpleegkundigen in feite de belangrijkste zorgverleners en hebben zij een aanzienlijke impact op de uitkomsten van zorg. Deze flexibiliteitstrategieën zijn evenwel ook voor andere groepen toepasbaar, bijvoorbeeld voor het plannen van radiologisch laboranten, spoedeisende hulp-personeel en medisch specialisten. Een overzicht van de soorten variabiliteit en de mogelijke strategieën als middel om met deze vorm van variabiliteit om te gaan staat weergegeven in ◘ fig. 21.2.

Wanneer er variabiliteit in het aanbod (het beschikbare aantal verpleegkundigen) te verwachten is – bijvoorbeeld door zwangerschapsverlof – of wanneer variabiliteit in de vraag naar patiëntenzorg te verwachten is – bijvoorbeeld in verband met

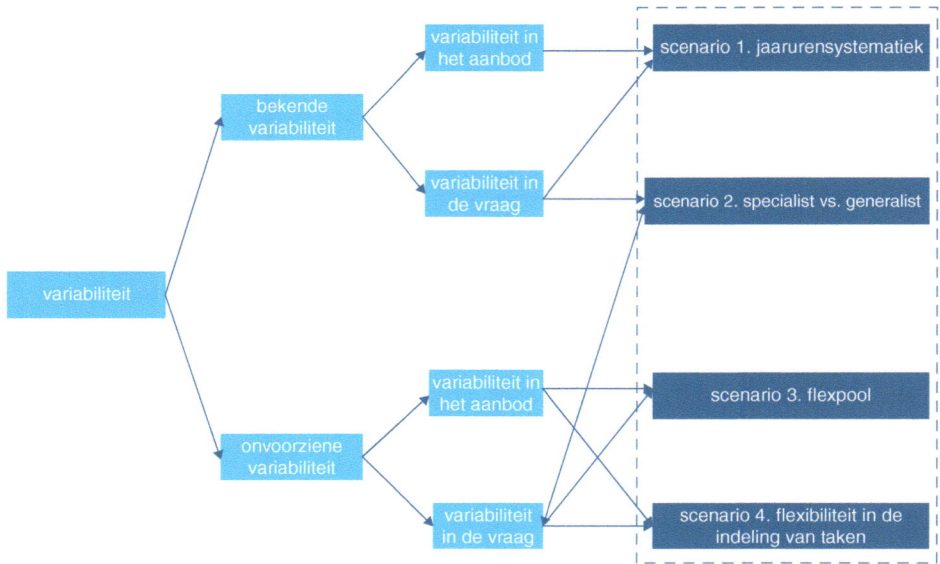

◘ **Figuur 21.2** Variabiliteit en de mogelijke flexibiliteitstrategieën

seizoenpatronen –, is het toepassen van de jaarurensystematiek (scenario 1) een geschikte flexibiliteitstrategie. Jaarurensystematiek houdt in dat medewerkers niet alle weken evenveel uren werken, maar dat er variatie is in het aantal uren dat per week gewerkt wordt. Daarnaast, wanneer er variabiliteit in de vraag te verwachten is, (bijvoorbeeld in verband met seizoenpatronen), kan een ziekenhuis ook een flexibiliteitstrategie hanteren waarbij verpleegkundigen breder opgeleid worden en breed ingezet kunnen worden (scenario 2). Wanneer de variabiliteit in zowel vraag als aanbod onvoorzien is, is het gebruik van flexibele en breed inzetbare verpleegkundigen (scenario 3) een goede flexibiliteitstrategie. Om met onvoorziene variaties in de vraag om te gaan, zijn verpleegkundig generalisten (scenario 2) en flexibele taakverdeling (scenario 4) geschikte flexibiliteitstrategieën. Elk scenario wordt toegelicht in de vorm van een casestudy.

21.3.1 Scenario 1 Jaarurensystematiek

Jaarurensystematiek (JUS) is bedoeld als flexibiliteitstrategie om het aanbod aan personeel aan te kunnen passen aan de hoeveelheid werk: doel is dat er een betere balans ontstaat tussen enerzijds de werklast en anderzijds het aanbod aan personeel. Jaarurensystematiek biedt de mogelijkheid om het benodigde aantal in te zetten medewerkers per periode beter te onderbouwen en te concretiseren: niet te veel en niet te weinig. Bij een dienstverband van 36 uur per week (18 diensten van 8 uur in 4 weken) werkt men dan niet altijd 18 diensten, maar bijvoorbeeld tussen de 16 en de 20 diensten in 4 weken, een JUS-percentage van plus of min 10. Vooral in de vakantiemaanden kunnen medewerkers meer vakantiedagen opnemen als andere collega's in deze maanden meer uren dan gemiddeld werken.

Een voorbeeld van een JUS-berekening staat weergegeven in ◘ tab. 21.2. In dit voorbeeld varieert de beschikbare capaciteit per tijdsblok (1 blok = 4 weken), en dat hangt met name af van het verlofpatroon en het ziekteverzuim in het verleden.

- Het aantal benodigde diensten per blok is vastgesteld op 319 (iets meer dan gemiddeld 11 diensten per dag: 319 diensten gedeeld door 28 dagen). In dit voorbeeld nemen we een afdeling met een vast benodigd aantal diensten per dag, bijvoorbeeld een afdeling Spoedeisende Hulp.
- Wat nodig is aan personeel en wat beschikbaar is, is op jaarniveau bekend. In ◘ tab. 21.2 staat weergegeven wat er per blok over is of wat het tekort is aan diensten. Dat wordt ook weergegeven in ◘ fig. 21.3.

Met JUS worden verpleegkundigen aangemoedigd om in periodes met te veel beschikbare diensten minder diensten te werken. Zo kunnen in het voorbeeld in blok 1 verpleegkundigen 10 % minder werken dan in hun basiscontract staat weergegeven als gemiddelde. Dat zijn 16 diensten in plaats van 18 diensten. In periodes waarin normaliter veel vakantie wordt opgenomen, zoals in blok 8, zouden degenen die dan niet met vakantie zijn 20 diensten in 4 weken moeten werken in plaats van 18. Door JUS in een jaarplanning op te nemen, wordt het aantal dagen met een overbezetting of een onderbezetting sterk gereduceerd.

JUS is een manier om de beschikbaarheid van medewerkers nauw te laten meebewegen met de vraag. Dat verhoogt doelmatigheid en het is ook goed voor de kwaliteit: men mag verwachten dat er minder dagen zullen zijn met te weinig personeel. Een uitgebreide beschrijving van JUS wordt gepresenteerd in ▸ H. 23 'Een goed gebruik van jaarurensystematiek'.

◼ Tabel 21.2 Voorbeeld van JUS-berekening

A	B	C	D	E	F	G	H	I
blok	bruto-capaciteit mensdagen/blok	ziekte in dagen/blok	verlof in dagen/blok	beschikbaar diensten/blok (a)	benodigd diensten/blok (b)	stand van zaken (a − b)	met JUS	diensten per fte/ Blok
1	380	19	5	356	319	36	90 %	16
2	380	22	8	350	319	30	92 %	17
3	380	24	12	344	319	24	94 %	17
4	380	18	40	322	319	2	99 %	18
5	380	13	45	322	319	2	99 %	18
6	380	14	40	326	319	6	98 %	18
7	380	9	58	313	319	−7	102 %	18
8	380	7	100	273	319	−47	112 %	20
9	380	9	84	287	319	−33	109 %	20
10	380	16	59	305	319	−15	104 %	19
11	380	13	30	337	319	17	95 %	17
12	380	12	29	339	319	19	95 %	17
13	380	18	48	314	319	−6	101 %	18
dag 365	14	2		12	11	0		
Per jaar	4.949	196	558	4.195	4.160			

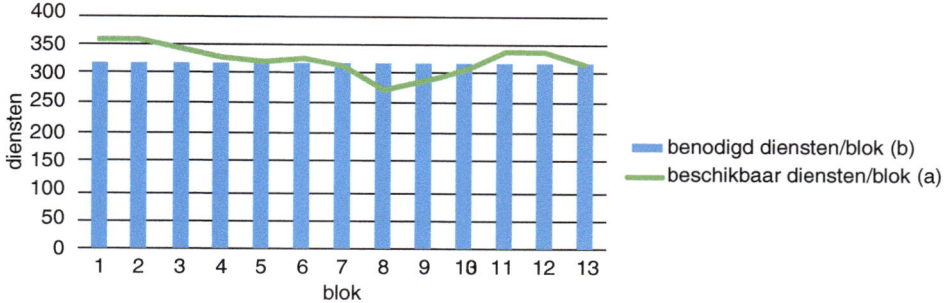

◘ Figuur 21.3 Beschikbare diensten versus benodigde diensten per blok

21.3.2 Scenario 2 Specialistische versus generalistische verpleegkundigen

Een voorbeeld van personele flexibiliteit in een ziekenhuis is het creëren van generalistische verpleegkundigen: verpleegkundigen met een brede kennis en ruime ervaring. Zij zijn in staat om op verschillende afdelingen in het ziekenhuis te werken in plaats van slechts op één afdeling door hun zeer specialistische maar minder brede kennis en vaardigheden. Een generalistische verpleegkundige kan een goede oplossing zijn om de variatie en onzekerheid in de vraag op verschillende gespecialiseerde afdelingen meer in evenwicht te brengen.

◘ Figuur 21.4 geeft een toepassing van de generalistische verpleegkundige weer. In dit voorbeeld is verpleegafdeling A een verpleegafdeling Neurologie. Verpleegafdeling A bestaat uit twee units: A1 en A2. Zoals te zien is in ◘ fig. 21.4, zijn er twee typen verpleegkundigen: de generalistische verpleegkundige en de specialistische verpleegkundigen. A2 is een algemene afdeling Neurologie; A1 is een specialistische afdeling Neurologie (een *stroke unit*). In ◘ tab. 21.3 staan kwantitatieve gegevens van verpleegafdeling A.

Indien A1 en A2 volledig onafhankelijk van elkaar verpleegkundigen inzetten, dan heeft de verpleegindex (het aantal patiënten per verpleegkundige) in één unit geen enkel verband met die op de andere unit. Met andere woorden: op unit A1 kan het heel druk

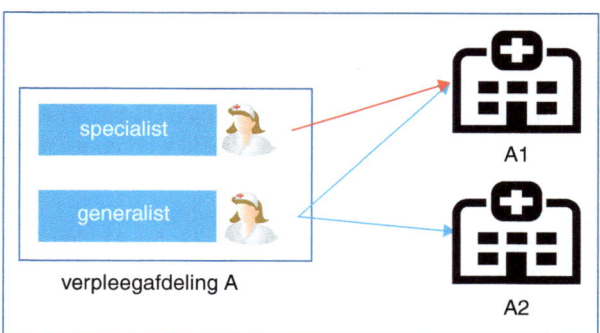

◘ Figuur 21.4 Specialistische versus generalistische verpleegkundige op verpleegafdeling A

● **Tabel 21.3** Parameters verpleegafdeling A: neurologie

parameters	A1	A2	totaal
aantal verpleegkundigen	29 verpleegkundigen	15 verpleegkundigen	44 verpleegkundigen
fte verpleegkundigen	20 fte	15 fte	35 fte
bedbezetting	17 bedden	9 bedden	26 bedden
bedbezetting %	68 %	66 %	67 %

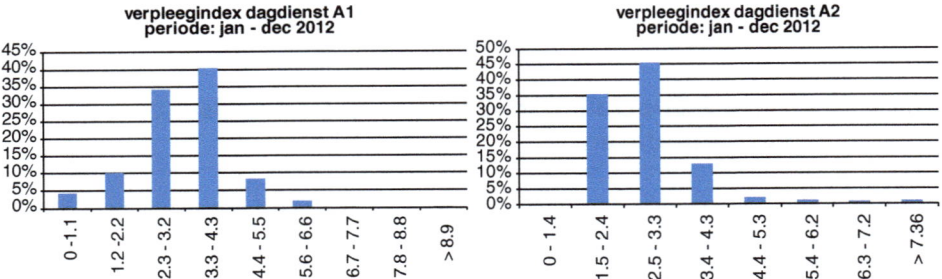

● **Figuur 21.5** Verpleegindex dagdienst A1 en A2 – geen relatie tussen de afdelingen

● **Tabel 21.4** Combinatie van verschillende type verpleegkundigen

type verpleegkundigen	A (A1 + A2)
specialistische verpleegkundigen	10 verpleegkundigen
generalistische verpleegkundigen	34 verpleegkundigen

zijn en op unit A2 helemaal niet. De werkdruk is dan sterk afhankelijk van de bedbezetting per unit en zal behoorlijk fluctueren. Eindresultaat: de verpleegindex varieert per afdeling van dag tot dag.

In ● fig. 21.5 staat de verpleegindex weergegeven als er geen relatie is tussen de personele bezetting van beide units.

Om een gelijkmatiger werklast te krijgen (een meer stabiele verpleegindex) is een alternatief sommige verpleegkundigen in te zetten op zowel unit A1 als op unit A2. Het gaat dan met name om generalistische verpleegkundigen (● tab. 21.4).

Bij dezelfde bedbezetting als in het vorige voorbeeld werken we nu uit wat de effecten zijn als de verpleegkundigen op beide units ingezet kunnen worden. De verpleegindex staat weergegeven in ● fig. 21.6.

De variatie in de verpleegindex in beide situaties (● fig. 21.5 en 21.6) kan door middel van het berekenen van de variatiecoëfficiënt gekwantificeerd worden. In ● tab. 21.5 wordt de vergelijking gemaakt tussen de variatiecoëfficiënt van respectievelijk A1, A2, en A1 plus A2.

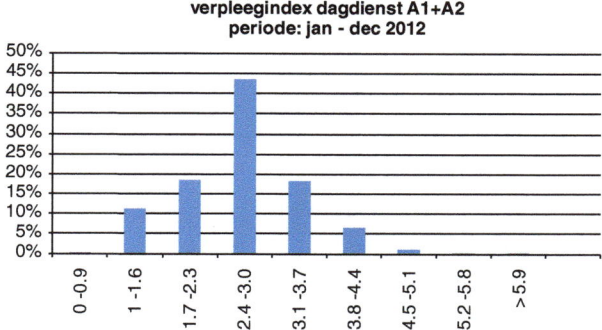

◘ **Figuur 21.6** Verpleegindex dagdienst A1 + A2 – wel relatie tussen de afdelingen

◘ **Tabel 21.5** Vergelijking van de variatie tussen A1, A2 versus A1 plus A2

parameters	A1	A2	A1 + A2
gemiddelde verpleegindex	2,20	1,98	2,02
standaarddeviatie verpleegindex	1,15	1,17	0,79
variatiecoëfficiënt verpleegindex	52 %	59 %	39 %

Het resultaat: als generalistische verpleegkundigen breed worden ingezet, is de variatiecoëfficiënt 39 %; als dat niet gebeurt dan is deze voor A1 52 % en voor A2 59 %. De variatie is dus, zoals verwacht, bij afstemming tussen beide units beduidend lager. En in de praktijk betekent dat een veel evenwichtiger werkdruk.

Conclusie: dit voorbeeld geeft weer hoe de verpleegindex stabiliseert wanneer verpleegafdeling A1 en A2 hun verpleegkundigen combineren.

21.3.3 Scenario 3 Flexpool

Jack en Powers (2004) beschrijven meerdere volumeflexibiliteitstrategieën, afhankelijk van het type vraag. Een van deze scenario's houdt het creëren van een pooling-strategie in, wat nauw verwant is aan personele flexibiliteit (generalistische verpleegkundigen). In deze strategie vormen alle generalistische verpleegkundigen samen een groep. Het samenbrengen van deze verpleegkundigen maakt de coördinatie tussen afdelingen lastiger. Echter, het grote voordeel van deze strategie is dat verpleegkundigen efficiënter kunnen worden ingezet. De flexpool wordt samengesteld door een aantal verpleegkundigen van verschillende verpleegafdelingen samen te voegen in een pool. Deze pool is nauw gerelateerd aan personele flexibiliteit. Dit komt doordat de verpleegkundigen die in deze pool zitten, over het algemeen over veel vaardigheden beschikken en ook bereid zijn om op verschillende afdelingen te werken.

In ◘ fig. 21.7 zijn er drie verpleegafdelingen: A, B en C. Elke verpleegafdeling beschikt over eigen verpleegkundigen die beschikken over afdelingsspecifieke vaardigheden. In de flexpool wordt de groep generalistische verpleegkundigen ondergebracht.

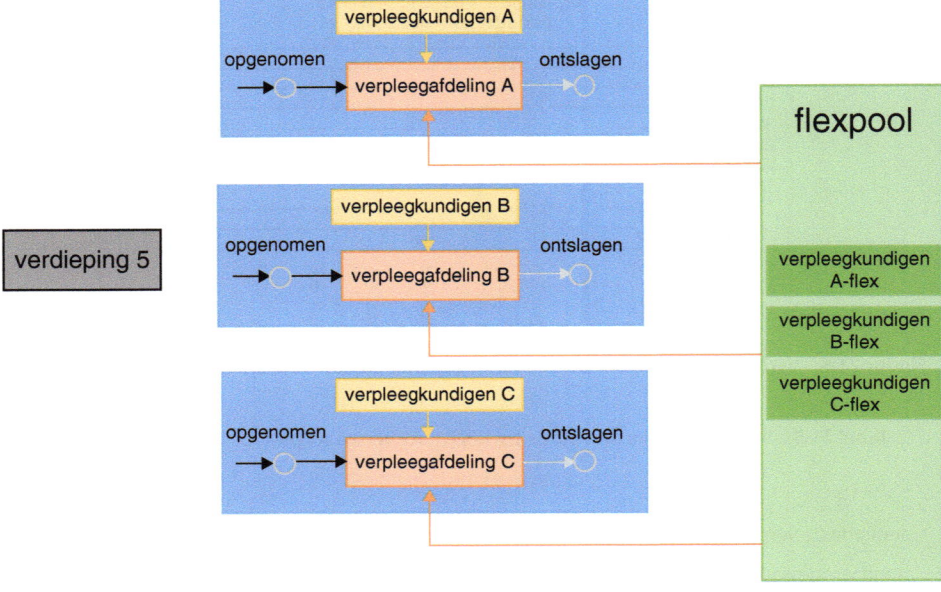

Figuur 21.7 Flexpool tussen drie verpleegafdelingen

Om inzicht te krijgen in de manier waarop een flexpool ingezet kan worden, volgt nu een voorbeeld. In dit voorbeeld wordt de impact van het gebruik van een flexpool geïllustreerd door eerst de verpleegindex per afdeling te bepalen wanneer *geen* flexpool gebruikt wordt en vervolgens de verpleegindex per afdeling te bepalen wanneer wel gebruik wordt gemaakt van een flexpool.

Stel dat op afdeling A, B en C resp. 7, 6 en 6 verpleegkundigen worden ingezet. Bij een bedbezetting van 24, 15 en 12 op afdeling A, B en C resp., betekent dit een verpleegindex van 1:3,4 op afdeling A, 1:2,5 op afdeling B en 1:2 op afdeling C. De verhouding tussen het aantal verpleegkundigen en de bedbezetting is weergegeven in ◘ fig. 21.8. In totaal worden nu 19 verpleegkundigen ingezet.

Echter, op alle verpleegafdeling wordt gestreefd naar een verpleegindex van 1:3. Door het gebruik van een flexpool is het mogelijk om deze verpleegindex te bereiken voor alle verpleegafdelingen. Indien op afdeling A, B en C resp. 5, 4 en 4 vaste verpleegkundigen en 3, 1 en 0 flexpool-verpleegkundigen ingezet worden, dan is de verpleegindex op alle afdelingen 1:3. In dit voorbeeld zitten er dus 4 mensen in de flexpool. ◘ Figuur 21.9 geeft de verhouding tussen het aantal verpleegkundigen en de bedbezetting weer wanneer wel gebruik wordt gemaakt van een flexpool. In totaal worden nu 17 verpleegkundigen ingezet.

Conclusie: dit voorbeeld geeft aan dat er een betere balans tussen de bedbezetting en de verpleegkundige inzet bereikt kan worden wanneer gebruik wordt gemaakt van een flexpool. Daarnaast toont het voorbeeld aan dat er minder verpleegkundigen (17 ten opzichte van 19) nodig zijn wanneer een deel van de verpleegkundigen flexibel inzetbaar is in de vorm van een flexpool.

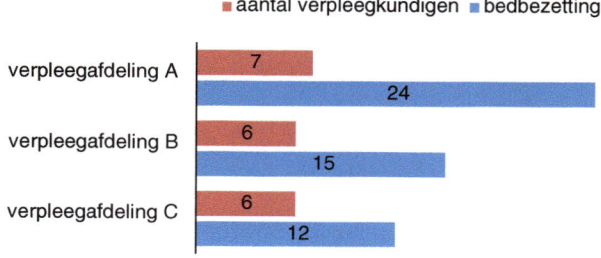

◘ **Figuur 21.8** Verhouding aantal verpleegkundigen en bedbezetting zonder gebruik flexpool

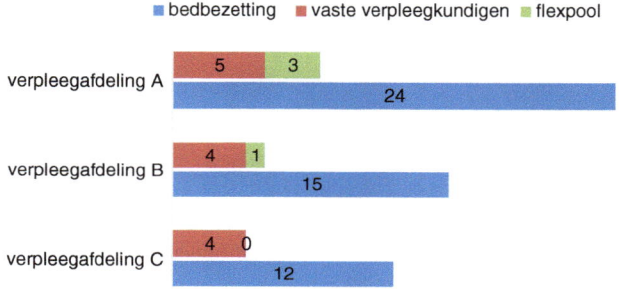

◘ **Figuur 21.9** Verhouding aantal verpleegkundigen en bedbezetting bij gebruik flexpool

21.3.4 Scenario 4 Flexibiliteit in de indeling van taken op een verpleegafdeling

Een belangrijke variabele voor het berekenen van het benodigd aantal verpleegkundigen is het aantal patiënten op een verpleegafdeling. In de praktijk zien we dat dit aantal patiënten soms flink varieert. De vraag dient zich dan aan hoe om te gaan met dit wisselende aantal. Flexibiliteit in de indeling van taken van een verpleegkundige houdt in dat de taak van een verpleegkundige aangepast kan worden aan de werklast. Als het bijvoorbeeld druk is, kan er met behulp van deze flexibiliteit voor gezorgd worden dat er meer verpleegkundigen ingezet worden voor patiëntenzorg. Om deze flexibiliteit te bereiken, is het allereerst noodzakelijk om transparantie te creëren in de indeling van de taken van een verpleegkundige. Op een verpleegafdeling onderscheiden wij vijf verschillende taken voor verpleegkundigen:

1. *Patiëntenzorg*; dit is het aantal verpleegkundigen die worden ingezet in de patiëntenzorg. Over het algemeen is dit aantal afhankelijk van de bedbezetting en van de zorgzwaarte.
2. *Overhead*; hierbij gaat het over de overheadformatie voor coördinatie en management.
3. *Aandachtsgebieden*; dit betreft bijvoorbeeld het uitwerken van beleid, deelnemen aan commissies en protocolontwikkeling.
4. *Boventallig*; nieuwe medewerkers worden soms een periode boventallig ingewerkt.
5. *Opleiding*; personeel moet met enige regelmaat geschoold worden voor persoonlijke ontwikkeling en om bij te blijven in het vakgebied.

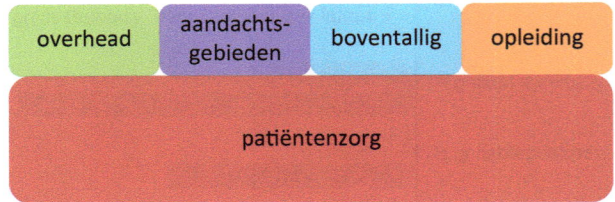

◘ **Figuur 21.10** Indeling van taken van verpleegkundigen op een verpleegafdeling

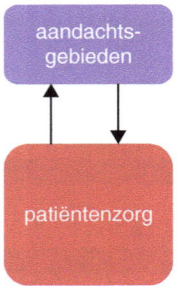

◘ **Figuur 21.11** Voorbeeld van flexibele inzet van aandachtsgebieden

In ◘ fig. 21.10 is dit samengevat weergegeven.

In het hoofdstuk 'Het berekenen van benodigde formatie' (▶ H. 17) staat uitgebreid beschreven op welke manier de benodigde formatie berekend kan worden. Dit hoofdstuk gaat in op de manier waarop flexibiliteit gecreëerd kan worden op basis van de diversiteit aan taken op een verpleegafdeling. Vaak is voor elk van deze taken een aantal uren per jaar genormeerd. Echter, wanneer de tijdsbesteding per taak enigszins flexibel is, kan het aantal uur dat wordt besteed aan patiëntenzorg beter in balans worden gebracht met de bedbezetting (◘ fig. 21.11). Bijvoorbeeld, als de bedbezetting hoog is, kunnen de uren die ingepland staan voor aandachtsgebieden besteed worden aan patiëntenzorg. Dit geldt ook voor overheadgerelateerde taken en boventallig werk; het plannen van uren voor deze taken moet aangepast kunnen worden, afhankelijk van een kleinere of grotere behoefte aan patiëntenzorg. Bij een lage bedbezetting is er meer tijd voor de andere taken.

Om de impact van een flexibele tijdsbesteding per taak in de balans tussen patiëntenzorg en personele inzet inzichtelijk te maken, volgt nu een voorbeeld ter illustratie. In dit voorbeeld worden de uren gepland voor aandachtsgebieden aangepast, afhankelijk van een wisselende behoefte aan patiëntenzorg. We gaan uit van een afdeling waarbij een verpleegkundige in de dagdienst gemiddeld 3 patiënten verpleegt. Dit betekent dat er 4 verpleegkundigen nodig zijn voor patiëntenzorg als er 12 bedden bezet zijn. In een situatie zonder flexibiliteit in de indeling van taken, kan een afdeling ervoor kiezen om elke dag evenveel verpleegkundigen in te zetten. In dit voorbeeld zet een afdeling elke dag 4 verpleegkundigen in. Daarnaast werken verpleegkundigen soms aan aandachtsgebieden. Zowel de verpleegkundige inzet als de bedbezetting van een week is in ◘ fig. 21.12 weergegeven.

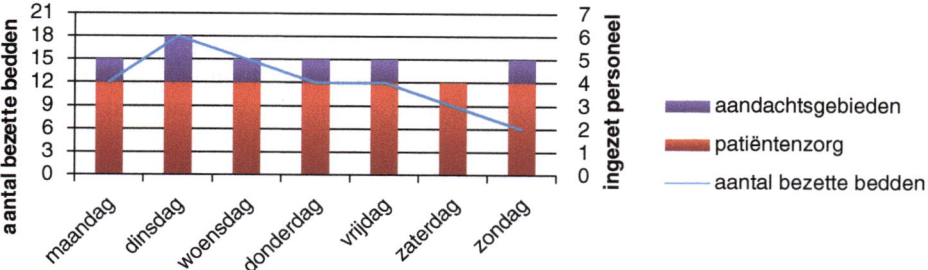

○ **Figuur 21.12** Taakverdeling zonder gebruik van flexibiliteit in de indeling van taken

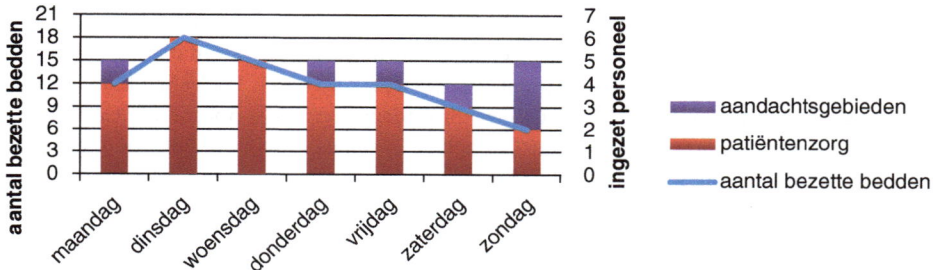

○ **Figuur 21.13** Taakverdeling bij gebruik van flexibiliteit in de indeling van taken

○ Figuur 21.12 geeft weer dat op dinsdag en woensdag het aantal verpleegkundigen ingedeeld voor patiëntenzorg te laag is, terwijl op zaterdag en zondag het aantal verpleegkundigen te hoog is. ○ Figuur 21.13 geeft aan op welke manier taken op een verpleegafdeling beter afgestemd kunnen worden op de behoefte aan patiëntenzorg, wanneer de indeling van taken op een verpleegafdeling flexibel is.

Conclusie: in dit voorbeeld is de basis de inzet van 4 verpleegkundigen. Maar het is beter om soms meer en soms minder verpleegkundigen in te zetten, omdat de behoefte aan patiëntenzorg (c.q. het aantal bezette bedden) varieert. Dan wordt de werklast beter afgestemd met de inzet van personeel.

21.4 Beschouwing

Het creëren van flexibiliteit geeft betere garanties voor het leveren van goede patiëntenzorg met voldoende personeel. Het vraagt bereidheid van medewerkers om zich flexibel op te stellen, en de inzet van de leiding van een afdeling om dat te bewerkstelligen. Dat kan men realiseren door te organiseren, te motiveren en te investeren, bijvoorbeeld in brede scholing. Voor medewerkers is er het voordeel van het voorkómen van pieken in werkdruk, het wegnemen van het gevoel dat te hoge eisen worden gesteld en dat de geleverde zorg onvoldoende is.

Daarnaast biedt flexibiliteit mogelijkheden om beter te schakelen tussen personele inzet en werkbelasting en het reduceert daarmee kosten: het inbouwen van zogenoemde 'slack-capaciteit' om te hoge werkdruk te voorkomen, wordt minder nodig. Slack-capaciteit is structurele overcapaciteit, bijvoorbeeld omdat men begroot op de bedden-capaciteit (bijvoorbeeld 32 bedden) en niet op de benutte capaciteit (bijvoorbeeld 24 bedden).

Scholing wordt nu nog veelal georganiseerd gegeven in Leerhuizen die lessen en programma's aanbieden. De beschikbaarheid van e-learning impliceert nieuwe flexibiliteit: men volgt scholing op een zelf te bepalen moment en dat kan bijna ad hoc geregeld worden. Dat zou goed kunnen bij lage werkdruk.

Flexibele inzet van personeel vraagt een goede planning door goed opgeleide en sociaalvaardige planners, gesteund door relevante managementinformatie en heldere afspraken.

In dit boek wordt ook in andere hoofdstukken aandacht besteed aan flexibiliteit: bijvoorbeeld in het hoofdstuk 'Een goed gebruik van de jaarurensystematiek' (▶ H. 23) en in het hoofdstuk 'RTDC, een instrument van waarde' (▶ H. 22). We gebruikten hier het begrip verpleegindex. Meer informatie over dit onderwerp in het hoofdstuk 'Capaciteits-analyse gebaseerd op verpleegindexen' (▶ H. 9). Daarnaast is in deze het hoofdstuk 'Het berekenen van benodigde formatie' (▶ H. 17) relevant.

Literatuur

Bhattacharya, M., & Dotty, D. (2005). The effect of flexibility in employee skills, employee behaviors, and human resource practices in firm performances. *Journal of Management, 31*, 1–19.

Green, L. V. (2004). Capacity planning and management in hospitals. *Operations Research and Health Care*, 15–41.

Harper, P. (2002). A framerwork for operatinoal modeling of hospital resources. *Health Care Management Science, 5*, 165–173.

Jack, E. P., & Powers, T. L. (2004). Volume flexible strategies in health services: A research framework. *Production and Operations Management, 13(3)*, 230–244.

Li, L. X., Benton, W. C., & Leong, G. K. (2002). The impact of strategic operations management decisions on community hospital performance. *Journal of Operations Management, 20*, 389–408.

Litvak, E. (2005). Optimizing patient flow by managing its variability. In J. C. Resources (Ed.), *Front office to front line: Essentials issues for health care leaders* (pp. 91–111).

Litvak, E., & Long, M. (2000). Cost and quality under managed care; Irreconcilable differences? *American Journal of Managed Care, 3*, 305–312.

Riley, M., & Lockwood, A. (1997). Strategies and measurement for workforce flexibility: An application of functional flexibility in a service setting. *International Journal of Operations & Production Management, 17*, 413–419.

Sethi, A., & Sethi, S. (1990). Flexibility in manufacturing: A survey. *International Journal of Flexible Manufacturing Systems, 2*, 289–328.

Walley, P. (2003). Designing the accident and emergency system: lessons from manufacturing. *Emergency Medicine Journal, 20*, 126–130.

Zhang, Q., Vonderembse, M. A., & Lim, J. S. (2003). Manufacturing flexibility: Defining and analyzing relationships among competence, capability, and customer satisfaction. *Journal of Operations Management, 21*, 173–191.

RTDC, een instrument van waarde

Windi Winasti, Ernst van Eijk en Marije Hansen-Stoffer

Samenvatting

Gezien het tekort aan verpleegkundigen en de toenemende vraag naar zorg, is het efficiënt en effectief beheren van capaciteit een uitdaging voor ieder ziekenhuis. Hiervoor dienen capaciteitsbeslissingen vanuit het zorgketenperspectief te worden gestuurd. Om een dergelijk perspectief mogelijk te maken is een bepaalde mate van integratie nodig; vooral om de afstemming te regelen tussen vraag naar bedden en aanbod van beschikbare bedden tussen de diverse afdelingen. Het gaat om twee aspecten: (1) informatie over beschikbare bedden en de vraag naar bedden is geconcentreerd op ziekenhuisniveau; en (2) beslissingen rond vraag naar en aanbod van bedden worden centraal op ziekenhuisniveau genomen. In dit hoofdstuk delen we onze ervaringen over de implementatie van de methode *realtime demand capacity management* (RTDC). RTDC is een managementsysteem dat vraag naar en aanbod van bedden in het ziekenhuis op elkaar afstemt. RTDC maakt gebruik van kennis en ervaringen van verpleegkundigen. Omdat verpleegkundigen zowel kennis als ervaring hebben met het regelen van afstemmen tussen aanbod van en vraag naar bedden, kan de kwaliteit van zorg beter gegarandeerd worden – patiënten krijgen zorg op het juiste moment op de juiste plek. Ten slotte willen we laten zien dat, ondanks een tekort aan verpleegkundigen, een ziekenhuis nog steeds redelijkerwijs kan voldoen aan de vraag naar bedden als afdelingen bereid zijn om elkaar, indien nodig, te helpen.

22.1   Inleiding – 373

22.2   Realtime demand and capacity management – 374
22.2.1 Verpleegkundigen hebben de leiding – 374

© Bohn Stafleu van Loghum is een imprint van Springer Media B.V., onderdeel van Springer Nature 2021
B. Berden et al. (Red.), *Capaciteitsplanning in de zorg*, https://doi.org/10.1007/978-90-368-2567-2_22

22.2.2	Stappen van RTDC – 374	
22.2.3	Implementatie – 380	

22.3 Ervaringen met RTDC in het Radboudumc – 381
22.3.1	Context en methode – 381	
22.3.2	Resultaten van patiëntendoorstroomparameters – 382	
22.3.3	Empowerment verpleegkundigen – 382	
22.3.4	Wat zien we aan de capaciteit sinds de RTDC-implementatie? – 382	
22.3.5	Wat zijn echte knelpunten? – 384	

22.4 Conclusie en discussie – 384

Literatuur – 385

22.1 Inleiding

Ziekenhuizen ervaren een tekort aan verpleegkundigen, maar ook een groeiende vraag naar ziekenhuiszorg (Buchan en Aiken 2008; MacLean et al. 2014; Dall et al. 2013). Deze combinatie legt druk op de beschikbare capaciteiten: de middelen moeten efficiënter en effectiever ingezet worden.

In ziekenhuizen wordt het managen van capaciteit veelal *decentraal* georganiseerd dus op afdelingsniveau. Zoals in ▶ fig. 2.1 is weergegeven, zijn ziekenhuizen opgedeeld in verschillende functioneel onafhankelijke afdelingen die allen onderdeel zijn van een zorgketen: de Spoedeisende Hulp (SEH), de polikliniek, de diagnostische afdelingen, het operatiekamercomplex en de verpleegafdelingen. Regelmatig hebben afdelingen veel met elkaar te maken (bijvoorbeeld gekenmerkt door grote aantallen patiëntenroutes tussen afdelingen), en zullen besluiten op de ene afdeling de mogelijkheid van andere afdelingen om zorg te bieden, beïnvloeden. Het management van capaciteiten in een zorgketen (zie ook ▶ H. 16) vraagt dat afdelingen aan het einde van een keten een grotere buffercapaciteit nodig hebben om dezelfde doorstroom te kunnen realiseren dan de afdelingen die in het begin van de keten zitten. Dat betekent met andere woorden: buffercapaciteit creëren op verpleegafdelingen die aansluit bij de vraag naar bedden.

De vraag is daarom hoe een ziekenhuis een dergelijke buffer kan organiseren op verpleegafdelingen. Buffers kunnen gecreëerd worden door patiënten op te nemen op verpleegafdelingen met een lage bedbezetting als de bestemde verpleegafdeling vol is. Of door verpleegkundigen van afdelingen met een lage werkdruk tijdelijk in te zetten op verpleegafdelingen met een hoge werkdruk (Hopp en Lovejoy 2014). Randvoorwaarden zijn: goede infrastructuur op de betreffende verpleegafdeling voor adequate zorg en goed en breed geschoolde verpleegkundigen. Een andere mogelijkheid is het ontslag van patiënten sneller te doen plaatsvinden en om daarmee capaciteit te creëren (FitzPatrick et al. 2006).

Om een dergelijke buffer te maken is een bepaalde mate van integratie nodig. Integratie is van belang om te garanderen dat de besluitvorming plaatsvindt met betrokkenheid van alle afdelingen om zo coherentie (samenhang in het netwerk, zie ▶ H. 1) te bewerkstelligen. Met andere woorden, het creëren van buffercapaciteit moet langs de zorgketens verlopen (horizontale integratie, zie ▶ H. 2), om de afstemming te regelen tussen de diverse afdelingen over de vraag naar bedden en het aanbod van beschikbare bedden. Het gaat om twee aspecten:
1. De informatie over beschikbare bedden en de vraag naar bedden is *geconcentreerd* op ziekenhuisniveau.
2. Beslissingen rond vraag naar en aanbod van bedden worden *centraal* genomen op ziekenhuisniveau.

Integratie kan bewerkstelligd worden door middel van een integratie-inrichting (Lawrence en Lorsch 1967). Een voorbeeld hiervan is het vaststellen van een *liaison-* of verbindingspositie (Mintzberg 1979). Deze positie kan gecreëerd worden door het faciliteren van informatie-uitwisseling over vraag naar bedden tussen afdelingen, beschikbare bedden en het oplossen van een verkeerde match tussen vraag en aanbod in de praktijk.

Er zijn verschillende methoden beschreven in de literatuur om een dergelijke buffer te beheren, zoals een bedmanagementteam, flow-coördinatoren en casemanagement (Murphy et al. 2014; Chadaga et al. 2012; FitzPatrick et al. 2006; Sayah et al. 2014). Resar et al. (2011) ontwikkelden een gestructureerde aanpak en maakten gebruik van de kennis en ervaringen van verpleegkundigen en noemden deze aanpak: *realtime demand capacity management* (RTDC). Sinds de eerste implementatie van RTDC in een ziekenhuis in de Verenigde Staten zijn tien jaar verstreken. Ook in andere ziekenhuizen wordt inmiddels met RTDC gewerkt en de resultaten zijn vastgelegd in studies (Driscoll et al. 2015; Lovett et al. 2014). Deze studies toonden positieve resultaten bij de implementatie van RTDC.

In dit hoofdstuk delen we onze ervaringen over de implementatie van RTDC in het Radboud universitair medisch centrum (Radboudumc) in Nijmegen. Gegeven het feit dat verpleegkundigen zowel kennis als ervaring hebben met het regelen van afstemming tussen aanbod van en vraag naar bedden, kan de kwaliteit van zorg – patiënten krijgen zorg op het juiste moment op de juiste plek – beter gegarandeerd worden. Sinds de implementatie van RTDC zien we verbeteringen in patiëntenstroomparameters (percentage acute patiënten dat naar de juiste verpleegafdeling gaat en verblijfsduur op verpleegafdelingen, intensive care-afdelingen en SEH). Verpleegkundigen die de RTDC-methode gebruiken, ervaren ook verbeteringen bij het oplossen van de mismatches tussen vraag en aanbod. Ten slotte willen we laten zien dat, ondanks de tekort aan verpleegkundigen, een ziekenhuis nog steeds redelijkerwijs kan voldoen aan de vraag naar bedden als afdelingen bereid zijn om elkaar, indien nodig, te helpen.

22.2 Realtime demand and capacity management

RTDC is een managementsysteem dat vraag naar en aanbod van bedden in het ziekenhuizen op elkaar afstemt. RTDC maakt gebruik van de kennis en ervaringen van verpleegkundigen. RTDC structureert informatie (hoeveelheid beschikbare bedden, nieuwe patiënten, vertrekkende patiënten) die *gedecentraliseerd* is op verschillende afdelingen. RTDC verzamelt deze gegevens en presenteert deze naar alle afdelingen zodat er *centraal* beslissingen genomen kunnen worden op ziekenhuisniveau.

22.2.1 Verpleegkundigen hebben de leiding

Resar et al. (2011) beschrijven RTDC zeer zorgvuldig in vier stappen: (1) voorspellen van capaciteit; (2) voorspellen van vraag; (3) ontwikkelen en inzetten van een plan; en (4) evaluatie van het plan (zie ◯ fig. 22.1). Verpleegkundigen leiden de RTDC-methode en zijn verantwoordelijk voor deze vier stappen. De kennis, ervaring en vaardigheden van verpleegkundigen zijn van wezenlijk belang bij het voorspellen van capaciteit en vraag. Daarnaast zijn hun kennis, ervaringen en vaardigheden cruciaal bij het afstemmen van vraag naar en aanbod van bedden. Verpleegkundigen hebben niet alleen de leiding bij het ontwikkelen van oplossingen van de mismatches tussen vraag een aanbod, maar zijn uiteindelijk ook degenen die de acties ondernemen om de mismatches te voorkomen. Met andere woorden, verpleegkundigen regelen dat patiënten de juiste zorg krijgen op het juiste moment en op de juiste plaats.

22.2.2 Stappen van RTDC

Zoals hiervoor beschreven, bestaat RTDC uit vier stappen. Het op de juiste manier combineren van vraag en aanbod gebeurt tussen 8.00 uur en 14.00 uur. Resar et al. (2011) veronderstellen dat het afstemmen van vraag en aanbod tussen 8.00 uur en 14.00 uur

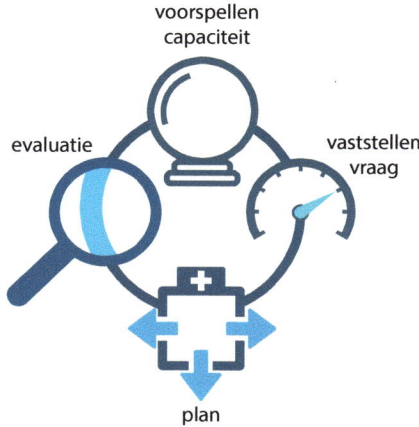

■ **Figuur 22.1** RTDC-processen

voor gemakkelijke doorstroom zorgt later op die dag. Door te focussen op deze tijdsperiode, worden overplaatsingsverzoeken binnen het huis (bijvoorbeeld tussen de SEH, intensive care- en verpleegafdeling) al eerder op de dag gedaan. Omdat afdelingen al in een vroeg stadium (vroeg op de dag) problemen rond afstemming tussen vraag en aanbod kunnen signaleren, kan veelal tijdig actie worden ondernomen om deze op te lossen. We zullen de RTDC-processen beschrijven zoals geïllustreerd in ■ fig. 22.1.

- **Voorspellen capaciteit**

De eerste stap van de RTDC-methode is het voorspellen van de capaciteit (■ fig. 22.2). We onderscheiden twee typen capaciteit: (1) beschikbaarheid van lege, schone bedden, met verpleegkundigen; en (2) spoedig beschikbare bedden doordat verpleegkundigen voorspellen dat de patiënt met ontslag gaat. Verpleegkundigen voorspellen dagelijks welke patiënten met ontslag gaan. Hierdoor zijn ze extra gemotiveerd om dit ontslag of overplaatsing op het juiste moment te laten plaatsvinden (Gonçalves-Bradley et al. 2016).

> **Hoe verloopt het proces van capaciteitsvoorspelling bij RTDC?**
> Elke werkdag tussen 8.00 uur en 14.00 uur gaan verpleegkundigen na welke patiënten de volgende dag (dag *n*) ontslagen kunnen worden. Zij gaan na *wat* er gedaan moet worden, *hoe* dat moet gebeuren en door *wie* er actie genomen moet worden. En als afgeleide van deze acties: *wanneer* kan de patiënt dan ontslagen worden? Dit overzicht wordt up-to-date gehouden gedurende de avond- en nachtdienst. Men weet de volgende dag (dag *n*) om 8.00 uur 's ochtends met 80 % zekerheid of de patiënt die dag (dag *n*) ook daadwerkelijk ontslagen kan worden. Naast het feit dat capaciteit berekend wordt op basis van voorspellingen van ontslag, wordt capaciteit ook gebaseerd op de beschikbare schone bedden met verpleegkundigen. De beschikbare bemenste bedden voor de dag is in deze alleen bekend voor de dag dat gemeten wordt (dag *n*). Beide onderdelen voor capaciteitsvoorspelling worden genoteerd op een standaard RTDC-formulier, het zogenoemde *Responsibility Sheet* of *R-Sheet*.

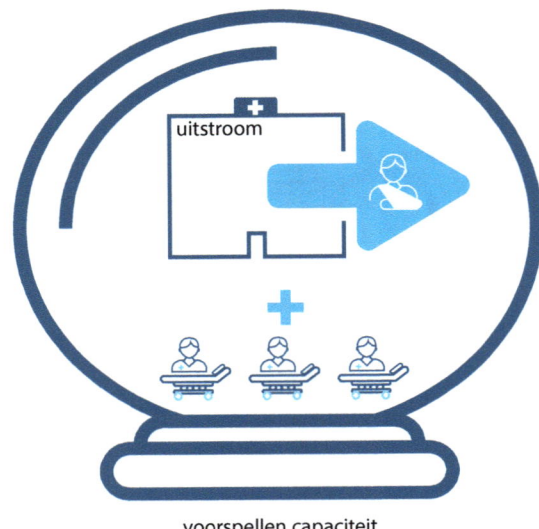

◘ **Figuur 22.2** Voorspellen capaciteit met RTDC

- **Voorspellen van de vraag**

De tweede stap in het RTDC-proces is het voorspellen van de vraag (◘ fig. 22.3). We onderscheiden drie typen vragen: de ongeplande vraag, de geplande vraag en de *high care*-vraag. Ongeplande vraag gaat over acute patiënten die via de SEH naar de verpleegafdeling worden gebracht. Geplande vraag betreft patiënten die gepland naar de afdeling komen. De high care-vraag gaat over patiënten die zeer waarschijnlijk overgeplaatst worden van high care-units zoals de intensive are en de hartbewaking, naar de afdeling.

> **Hoe werkt het vaststellen van de vraag bij RTDC?**
> Om 8.00 uur 's ochtends op dag *n* bepalen de verpleegkundigen het volgende:
> 1. Het aantal geplande patiënten; dit is gebaseerd op een vastgestelde lijst van patiënten die die dag (dag *n*) verwacht worden op de afdeling.
> 2. Het aantal ongeplande patiënten; dit wordt per afdeling bepaald gebaseerd op historische data.
> 3. Het aantal high care-patiënten; dit wordt bepaald in het centrale bedoverleg (stap 3), gebaseerd op informatie aangeleverd door high care-units.
>
> Stap 1 wordt genoteerd op het R-sheet.

- **Ontwikkeling van het plan**

De derde stap (◘ fig. 22.4) vindt plaats tijdens het centrale bedoverleg om 9.00 uur 's ochtends op dag *n* – geleid door een gespecialiseerd team van verpleegkundigen die een liaisonpositie hebben – waar vertegenwoordigers van alle afdelingen aanwezig zijn (verpleegkundigen van afdelingen, intensive care-units, SEH, dienstverlenende afdelingen als de radiologie en ondersteunende afdelingen als de apotheek en de transferafdeling).

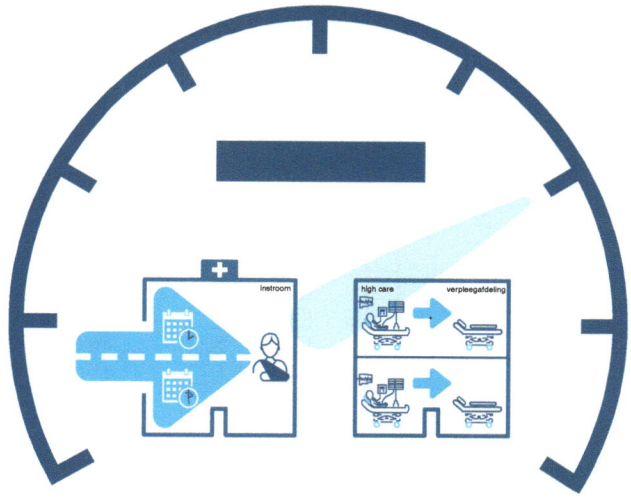

Figuur 22.3 Vaststellen van de vraag met RTDC

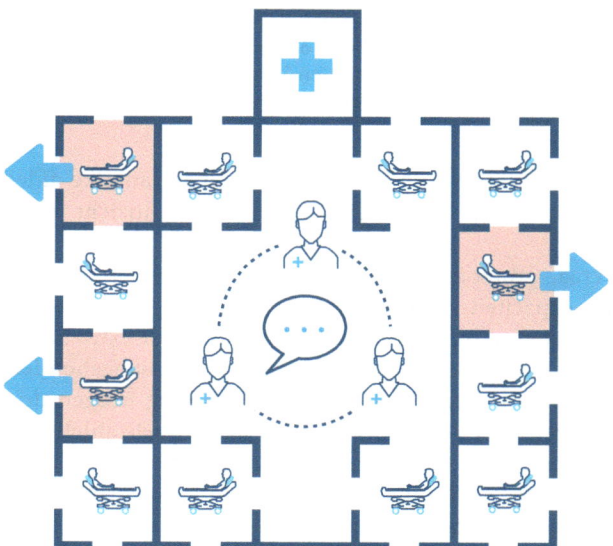

Figuur 22.4 Ontwikkeling van een plan tijdens het centrale bedoverleg van RTDC

Het centrale bedoverleg verzamelt data rond de voorspelde vraag (ongeplande patiënten, geplande patiënten en high care-patiënten) en de capaciteit (beschikbare bemenste bedden en voorspelde patiëntenontslagen) van alle afdelingen. Tijdens het overleg wordt de balans opgemaakt van vraag en aanbod voor alle afdelingen

afdeling	beschikbare bedden	voorspelde ontslagen gehele dag < 14.00	opnamen <14.00 ongepland	opnamen <14.00 gepland	2e vraag stroom <14.00	situatie om 14.00	acties (wie, wat, wanneer)
totaal	83	37	19	13	55	7	27	
afdeling 1	1	2	1	0	2		0	vpk belt transferpunt voor regelen thuiszorg
afdeling 2	0	1	1	1	1		-1	
afdeling 3	4	3	2	0	3	3	2	
afdeling 4	6	2	2	1	4	4	2	
afdeling 5	4	1	1	1	0		4	1. vpk belt ziekenhuis X voor overplaatsing 2 patiënten
afdeling 6	7	2	1	1	7	4	-4	
afdeling 7	12	1	1	1	0		12	
afdeling 8	2	1	1	1	2		0	
afdeling 9	0	1	1	0	0		1	2. arts tekent ontslag-papieren voor 2 patiënten voor 11 a.m.
afdeling 10	11	4	0	0	10		1	
afdeling 11	15	5	0	1	14		0	
afdeling 12	7	1	1	1	2	1	4	
afdeling 13	3	1	1	1	3		3	
afdeling 14							0	
afdeling 15	3	2	2	1	1		1	
afdeling 16	4	6	3	1	4		2	vpk belt radiologie om CT-scan te vervroegen
afdeling 17	2	1	1	1	2		-1	
afdeling 18	2	3	3	1	0		4	

Figuur 22.5 RTDC-overzicht: een online overzicht van de capaciteit en vraag. Deze figuur is gemaakt op basis van de R-sheets van de diverse verpleegafdelingen. (Op afdeling 1 is er 1 bed vrij en er worden daarbij op deze dag nog 2 ontslagen verwacht en 1 ontslag is gepland vóór 14.00 uur. Voor deze specifieke afdeling is de vraag: 0 ongepland, 2 gepland, en 0 high care (tweede vraagstroom). De stand van zaken om 14.00 uur is 0. Er is dus geen actie vereist)

(zie fig. 22.5). Dan blijkt wat de opnamecapaciteit is van elke afdeling en opgeteld dus van het gehele ziekenhuis. De flowcoördinator geeft inzicht in het online RTDC-overzicht.

Wanneer de vraag groter is dan de capaciteit die een afdeling kan bieden, moet een buffer ofwel extra capaciteit gecreëerd worden. Met de RTDC-methodiek ontwikkelt men een concreet plan om binnen de bestaande capaciteit extra bedruimte te creëren. Tijdens het maken van dit plan wordt een vaste methode aangehouden. Alle actieplannen die gemaakt worden tijdens het centrale bedoverleg beogen de ziekenhuisbrede prestaties te verbeteren, niet de prestaties van de individuele afdeling. De eerste actie is altijd het zoeken naar 'te stimuleren ontslagen' om extra capaciteit te creëren door het bespoedigen van ontslag. Als dit niet mogelijk is, is de tweede actie 'resources flexibiliteit'. Het verschil tussen deze twee acties wordt hier toegelicht:

- *Te stimuleren ontslagen*; deze actie gaat over wat we moeten organiseren om het ontslag van de patiënt sneller te doen verlopen door knelpunten weg te nemen die dit ontslag belemmeren en daarmee capaciteit te creëren. Dat doen we door samenwerking tussen verschillende afdelingen. Een voorbeeld is een CT-scan vroeg op de dag uitvoeren, zodat de patiënt aan het eind van de dag ontslagen kan worden.

- *Resources flexibiliteit*; hiermee wordt de mogelijkheid tot aanpassing van de capaciteit (bemenste bedden) bedoeld om de vraag aan te kunnen zonder extra kosten (Hopp en Lovejoy 2014). Hiervoor is het verplaatsen van verpleegkundigen nodig van laag bezette afdelingen naar drukker bezette afdelingen. Om deze capaciteitsbeslissingen te nemen, is informatie over de bedbezetting essentieel (zie ook ▶ H. 20 over Bedmonitoring) Het gaat erom dat de verpleegkundigen de juiste zorg kunnen leveren op beide afdelingen (zie bezettingsgraad in ▶ H. 16). Bijvoorbeeld: orthopedisch verpleegkundigen moeten overgeplaatst kunnen worden naar de verpleegafdeling Heelkunde als dit nodig is. Het kan ook gebeuren dat patiënten van de afdeling Neurochirurgie tijdelijk worden opgenomen op de afdeling Plastische chirurgie.

Hoe verloopt het centrale beddenoverleg met RTDC?

1. Om 8.55 uur op dag *n* nemen verpleegkundigen van verschillende afdelingen plaats in het centrale beddenoverleg. Alle verpleegkundigen nemen het RTDC R-sheet mee.
2. Capaciteit en vraag die op het R-sheet staan – inclusief het aantal high care-patiënten, gebaseerd op informatie aangeleverd door high care-units – worden in het RTDC-systeem ingevuld.
3. Om 9.00 uur 's ochtends begint het overleg met de volgende punten:
   - terugkijken naar gisteren (evaluatie van knelpunten);
   - op een rij zetten van de vraag en aanbod van dag *n*;
   - totaal overzicht; balans van de capaciteit versus de vraag;
   - bepalen van actieplannen;
   - status van de capaciteit na de voorspelde vraag.
4. Na het overleg (9.30 uur) wordt een totaal overzicht tezamen met actieplannen gestuurd naar de vertegenwoordigers.

- **Evaluatie**

De vierde stap van RTDC is het evalueren (zie ◘ fig. 22.6) van de gegevens over knelpunten: (a) patiënten waarvan voorspeld was dat ze ontslagen zouden worden, maar die toch niet ontslagen zijn en (b) actieplannen gemaakt in stap 3 die niet succesvol waren. Deze gegevens worden geregistreerd op het R-sheet en het online RTDC-overzicht. Dit evaluatieproces is onderdeel van het managementproces van vraag en aanbod. Aangezien zowel interne factoren (reorganisatie, voorkeuren van verpleegkundigen enzovoort) als externe factoren (populatieverandering, voorkeuren van patiënten enzovoort) continu veranderen, moet een ziekenhuis in staat zijn om adequaat te handelen en deel te nemen aan een continu leersysteem door constant de ontwikkelingen rond patiëntendoorstroom en optredende knelpunten in de gaten te houden.

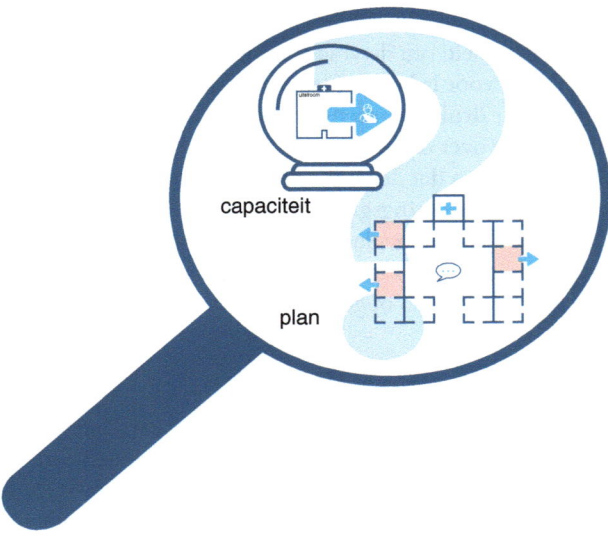

◘ **Figuur 22.6** Evaluatie van het proces met RTDC

> **Hoe gaat het evaluatieproces bij RTDC?**
> 1. Om 14.00 uur controleren verpleegkundigen op elke afdeling of:
>   a. de voorspelde ontslagen daadwerkelijk uitgevoerd zijn;
>   b. de actieplannen die bepaald zijn tijdens het centrale beddenoverleg uitgevoerd zijn.
>   Indien a en b niet gerealiseerd zijn, worden de redenen hiervoor verzameld en genoteerd.
> 2. Resultaten van de dag (dag *n*) worden de volgende dag gepresenteerd tijdens het centrale beddenoverleg.
> 3. Elke twee maanden worden redenen en resultaten besproken tussen de centrale patiëntencoördinator, verpleegkundig flowmanager en de betrokken afdelingen.

22.2.3 Implementatie

De implementatie van RTDC binnen het Radboudumc kende een zorgvuldige voorbereiding. Dit was noodzakelijk omdat allereerst kennis over de achterliggende theorieën en RTDC-werkwijze verkregen moest worden.

Anders dan bij de implementatie van de methodiek in de Verenigde Staten, is RTDC geïmplementeerd zonder de begeleiding van externe consultants. Dit is de eerste geleerde les: goede en complete kennis van de methodiek is noodzakelijk omdat men een dergelijk ziekenhuisbreed implementatietraject maar één keer kan doen – het moet meteen goed gaan. De implementatie van RTDC bestond uit één trainingsweek waarbij alle betrokken medewerkers centraal getraind werden; vervolgens zijn zij op de werkvloer gecoacht (zie ◘ fig. 22.7). Hierbij werd gebruikgemaakt van verschillende ontwerpprincipes (*reliability design principles* van het *Institute for Healthcare Improvement* (IHI) als

Implementatieweek RTDC

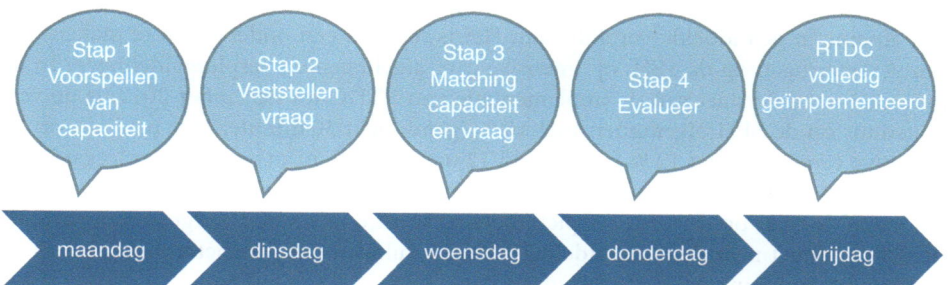

- Na de training vroegen we de verpleegkundigen om dat wat ze net gehoord hadden te implementeren.
- Het projectteam ging telkens naar de units (2 ronden per dag) om de units te coachen bij de implementatie van dit nieuwe proces.
- Telkens 3 vragen: wat ging goed, wat ging fout en wat kun je doen om dit te veranderen?

▣ **Figuur 22.7** Implementatie RTDC

standaardisatie (processtandaardisatie van wat er wordt gedaan, door wie, waar, wanneer, hoe en waarmee), segmentatie (het selecteren van een deel uit de gehele patiëntenpopulatie waar patiënten gemakkelijk te identificeren zijn) en kort cyclisch verbeteren (het plannen, uitvoeren, evalueren aan de hand van resultaten en bezien wat er kan worden geleerd ter verbetering).

Een tweede geleerde les is dat de leiding van het ziekenhuis (Raad van Bestuur en afdelingsleiding) vooraf, tijdens en na de implementatie ondersteuning moet geven aan dit ziekenhuisbrede traject.

Een derde geleerde les is dat de centrale patiëntencoördinator zowel organisatiesensitief als daadkrachtig moet zijn en de minimale functieomvang van deze *firecracker* 1 fte dient te zijn.

22.3 Ervaringen met RTDC in het Radboudumc

22.3.1 Context en methode

Het ziekenhuis dat wij bestudeerd hebben is een universitair medisch centrum (Radboudumc) in Nijmegen, Nederland. Dit ziekenhuis heeft 1 afdeling spoedeisende hulp (17 bemenste bedden), 5 intensive care-units (50 bemenste bedden) en 19 verpleegafdelingen (400 bemenste bedden) voor volwassen patiënten. RTDC is geïmplementeerd in juni 2018. We hebben patiëntenstroomparameters gemeten (percentage van acute patiënten dat opgenomen is op de juiste afdeling en de verblijfsduur) door een retrospectieve analyse uit te voeren. Daarnaast zijn twintig interviews afgenomen met verpleegkundigen van intensive care-units en verpleegafdelingen om hun gedachten hierover te horen.

22.3.2 Resultaten van patiëntendoorstroomparameters

Implementatie van RTDC heeft geleid tot een snellere overdracht tussen afdelingen en een afname in gemiddelde verblijfsduur. Het is relevant een onderscheid te maken tussen verbeteringen op de SEH, op intensive care-afdelingen en verpleegafdelingen. In de periode tussen de start van de implementatie van RTDC tot december 2019, is de verblijfsduur op de SEH afgenomen met 10 % (gemiddeld 30 minuten per patiënt); op de intensive care-units met 12 % (gemiddeld 12 uur per patiënt); en op de verpleegafdelingen met 4 % (gemiddeld 5 uur per patiënt). Bovendien is het percentage acute patiënten dat vanaf de SEH op de juiste verpleegafdeling werd opgenomen, toegenomen (gemiddeld 87 % direct naar de juiste afdeling). Deze resultaten laten verbeteringen zien in de patiëntenstroom binnen het Radboudumc.

22.3.3 Empowerment verpleegkundigen

De RTDC-methode wordt volledig door verpleegkundigen geleid. Om inzicht te krijgen in de ervaringen van verpleegkundigen bij het oplossen van dagelijkse problemen rondom patiëntendoorstroom, zijn er twintig interviews met intensive care-verpleegkundigen en verpleegkundigen van andere afdelingen gehouden.

De resultaten hiervan lieten ten eerste zien dat verpleegkundigen ervaren dat er een meerwaarde is van de RTDC-methode, namelijk dat er sneller beschikbare bedden worden gevonden. Daarnaast ervaren ze een gedeelde verantwoordelijkheid met alle betrokken verpleegkundigen. Dit verbetert de samenwerking rondom de overdracht van patiënten van de intensive care- naar de verpleegafdeling aanzienlijk (zo'n 90 % van de verpleegkundigen). Daarnaast ervaart 75 % van de verpleegkundigen de drang om elkaar te helpen indien er een mismatch blijkt tussen vraag en aanbod tijdens het dagelijkse beddenoverleg. Gedeeld begrip en verantwoordelijkheid bij verpleegkundigen bevorderen de cultuur om elkaar, indien nodig, te helpen.

Ten tweede ervaren verpleegkundigen dat zij in staat zijn om de patiëntendoorstroom te coördineren binnen de ruimte die hun is gegeven. Ongeveer 95 % van de verpleegkundigen voelde zich gesteund om beslissingen rond ontslag te nemen. Omdat verpleegkundigen verantwoordelijk zijn voor het doorstroomproces, voelen zij zich ook meer betrokken. Het eigenaarschap zorgt ervoor dat verpleegkundigen zich inzetten om patiënten de juiste zorg te geven op het juiste moment, op de juiste plek.

22.3.4 Wat zien we aan de capaciteit sinds de RTDC-implementatie?

Een probleem is dat het tekort aan bedden de zorg belemmert. Door RTDC is informatie verzameld die de werkelijke capaciteit laat zien. Als we naar het gehele ziekenhuis kijken, laat RTDC zien dat het ziekenhuis voldoende bemenste bedden heeft. Zoals weergegeven in ◘ fig. 22.8, is het gemiddelde aantal beschikbare bedden 33 over het gehele ziekenhuis. Dit impliceert dat afdelingen die een tekort ervaren, geholpen kunnen worden door andere afdelingen. Als kanttekening moet wel aangegeven worden dat niet alle afdelingen elkaar kunnen helpen. Dit komt vooral omdat soms specialistische zorg nodig is. Maar extra hulp in de basiszorg kan zeker gegeven worden door andere afdelingen.

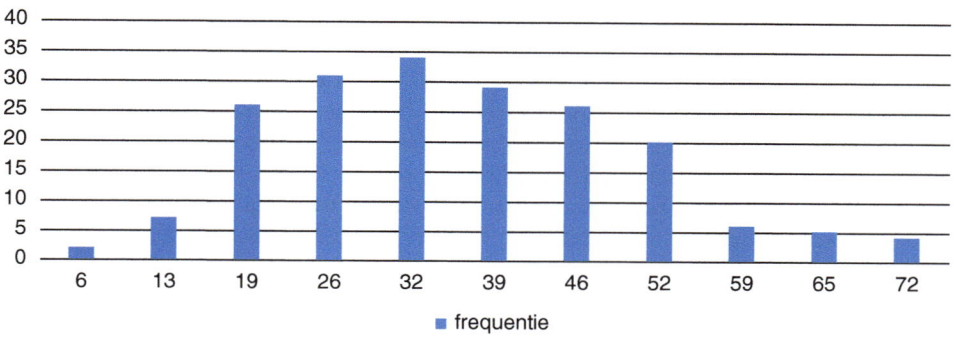

◘ Figuur 22.8 Frequenties beschikbare bemenste bedden, ziekenhuisbreed

Uit informatie vanuit het centrale beddenoverleg bleek dat er wel degelijk een tekort aan bemenste bedden is op sommige afdelingen, maar niet elke dag. Gemiddeld is er een beddentekort op 19 % van de gemeten dagen (51 dagen van de 270 dagen). Logischerwijs verschilt dit percentage per afdeling en dergelijke informatie moet tot structurele interventies leiden. In ◘ fig. 22.9 staat weergegeven dat afdeling 8 een beddentekort heeft op 70 % van de gemeten dagen (189 dagen van de 270 dagen), en afdeling 13 op 9 % van de dagen (24 dagen van de 270 dagen).

Met de informatie vanuit de RTDC-methode ontstaat beter inzicht in de capaciteit op afdelingsniveau en op ziekenhuisniveau. Deze informatie stimuleert de afdelingen om te werken als één systeem.

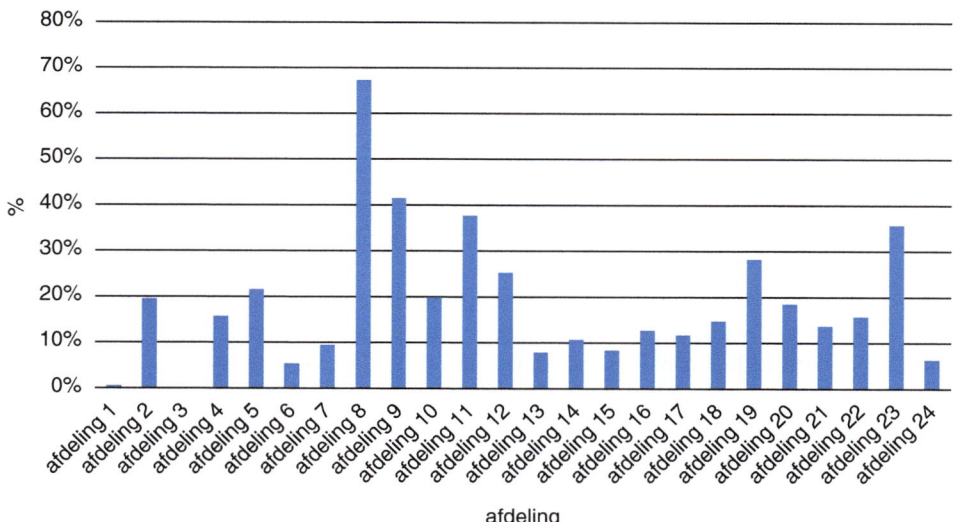

◘ Figuur 22.9 Percentage dagen met tekort aan bedden

22.3.5 Wat zijn echte knelpunten?

Tijdens het dagelijks verzamelen van informatie, kwamen we achter de knelpunten. Sinds de RTDC-implementatie zijn er meer dan 1100 niet-medische redenen (gemeten in 7 maanden) die ontslag hinderen genoteerd. Bijvoorbeeld; geen transport (12 %), ontbreken van complete ontslagpapieren (17 %), en veel knelpunten waren gerelateerd aan het feit dat de afdeling of het ziekenhuis simpelweg nog niet klaar was (46 %). Redenen voor het niet-realiseren van actieplannen waren onder andere het vergeten van het plan en een verschil in medische scherpte tussen high care- en low care-units. Deze informatie is van groot belang als we de patiëntendoorstroom willen gaan verbeteren.

22.4 Conclusie en discussie

Om goed om te gaan met de verhoogde vraag naar ziekenhuiszorg met een gegeven aantal verpleegkundigen moet vanuit ketenperspectief de capaciteit goed georganiseerd worden. Een manier om dat te doen is door extra capaciteit op verpleegafdelingen te creëren. Daartoe is RTDC ingevoerd. RTDC is niet simpelweg een centraal beddenoverleg; RTDC is een systeem dat vraag en aanbod van bedden in het gehele ziekenhuis op operationeel niveau afstemt. RTDC maakt hierbij gebruik van kennis en ervaring van verpleegkundigen. Onze ervaring met RTDC laat zien dat met het gebruik van deze methode de juiste zorg aan patiënten wordt gegeven: op de juiste plek en op het juiste moment. Onze ervaringen vatten we hier samen.

Ten eerste, door het leiderschap van verpleegkundigen bij RTDC voelen zij een bepaalde mate van empowerment; gebleken is dat zij in staat zijn de patiëntendoorstroom te regelen. In plaats van het delen van deze verantwoordelijkheid met verschillende mensen (planners, managers en teamleiders) is de verantwoordelijkheid voor het afstemmen van vraag en aanbod aan verpleegkundigen gegeven. Gedeeld begrip en verantwoordelijkheid tussen verpleegkundigen van verschillende afdelingen faciliteren een cultuur om elkaar, indien nodig, te helpen.

Daarnaast bleek dat de kennis en vaardigheden van verpleegkundigen, nodig om problemen in vraag en aanbod van bedden op te lossen, belangrijk zijn in het gebruik van corrigerende acties. Corrigerende actie is belangrijk om goede kwaliteit van zorg te leveren.

RTDC helpt ook bij het structureren van informatie om betere beslissingen te maken over de capaciteit van het gehele ziekenhuis. Nu de informatie niet meer decentraal op afdelingsniveau blijft, maar beschikbaar komt voor de gehele organisatie, zien we dat patiënten sneller een bed krijgen en dat ontslag op het juiste moment plaatsvindt. Dit leidt uiteindelijk tot een kortere periode van verblijf op de SEH, op de intensive care en op de verpleegafdeling.

Nu ontslag van patiënten dagelijks wordt voorspeld met RTDC, stimuleert dit afdelingen om hun eigen verborgen capaciteitsproblemen op te lossen. Verborgen capaciteit is de capaciteit die gebruikt wordt door patiënten die eigenlijk ontslagen moeten worden maar nog steeds in het ziekenhuis liggen door niet-medische redenen. Het voorspellen van ontslag is belangrijk om ervoor te zorgen dat patiënten die medisch gezien ontslagen kunnen worden snel naar huis gaan of overgeplaatst worden naar een andere afdeling of zorginstelling (Gonçalves-Bradley et al. 2016).

Doordat RTDC de capaciteit van afdelingen elke dag aan verpleegkundigen van verschillende afdelingen laat zien, werd duidelijk dat het ziekenhuis de vraag naar bedden goed aankan, ondanks het tekort aan verpleegkundigen. Het RTDC-beddenoverleg laat iedere dag de capaciteit van elke afdeling zien aan verpleegkundigen van verschillende afdelingen. Dit verbetert de cultuur om elkaar te helpen. Bijvoorbeeld: men prioriteert acties om capaciteit te creëren wanneer dit nodig is en hierdoor kunnen geplande en ongeplande patiënten opgenomen worden zonder dat extra bedden of medewerkers nodig zijn.

Hoewel er veel positieve aspecten zijn, kleeft er ook een aantal nadelen aan de RTDC-methode. De RTDC-methode gebruikt allerlei typen data: data rond ontslag van patiënten, data rond beschikbare bedden, data rond patiëntenvraag enzovoort. Wanneer deze data niet van goede kwaliteit zijn, zullen resultaten niet optimaal zijn. Vooral in stap 1 (voorspellen van capaciteit) en stap 2 (voorspellen van vraag) zijn menselijke fouten niet te voorkomen. Om ervoor te zorgen dat data goed worden ingevoerd bij elke RTDC-stap, is inspanning en consistentie nodig. Desondanks concluderen we dat RTDC een sterk en valide instrument is dat van grote waarde is voor het leveren van onze zorg. In de toekomst kan deze waarde alleen maar groeien als stap 1 en stap 2 geautomatiseerd worden en menselijke fouten hierin worden voorkomen. Daarnaast wordt de waarde van RTDC groter wanneer niet één ziekenhuis RTDC gebruikt, maar alle ziekenhuizen in de gehele regio. Hierdoor kan op regionaal niveau besloten worden in welk ziekenhuis de patiënt het beste geholpen kan worden.

Verantwoording
Met dank aan Brenda Hulscher voor het doen van alle interviews.

Literatuur

Buchan, J., & Aiken, L. (2008). Solving nursing shortages: A common priority. *Journal of clinical nursing*, 3262–3268.

Chadaga, S. R., Shockley, L., Keniston, A., Klock, N. E., Van Dyke, S., Davis, Q., et al. (2012). Hospitalist-led medicine emergency department team: Associations with throughput, timeliness of patient care, and satisfaction. *Journal of Hospital Medicine, 7,* 562–566.

Dall, T. M., Gallo, P. D., Chakrabarti, R., West, T., Semilla, A. P., & Storm, M. V. (2013). An aging population and growing disease burden will require a large and specialized health care workforce by 2025. *Health Affairs, 32.*

Driscoll, M., Tobis, K., & Serafin, F. (2015). Breaking down the silos to decrease internal diversions and patient flow delays. *Nursing Administration Quality, 39,* E1–E8.

FitzPatrick, M. K., Reilly, P. M., Laborde, A., Braslow, B., Pryor, J. P., Blount, A., et al. (2006). Maintaining patient throughput on an evolving trauma/emergency surgery service. *The Journal of Trauma, Injury, Infection, and Critical Care, 60,* 481–488.

Gonçalves-Bradley, D. C., Lannin, N. A., Clemson, L. M., Cameron, I. D., & Shepperd, S. (2016). Discharge planning from hospital to home. *Cochrane Database of Systematic Reviews, 1.*

Hopp, W. J., & Lovejoy, W. S. (2014). *Hospital operations: Principles of high efficiency health care.* New Jersey: Pearson Education.

Lawrence, P. R, & Lorsch, J. W. (1967). Differentiation and integration in complex organizations. *Administrative Science Quarterly*, 1–47.

Lovett, P. B., Illg, M. L., & Sweeney, B. E. (2014). A successful model for a comprehensive patient flow management center at an academic health system. *American Journal of Medical Quality.*

MacLean, L., Hassmiller, S., Shaffer, F., Rohrbaugh, K., Collier, T., & Fairman, J. (2014). Scale, causes, and implications of the primary care nursing shortage. *Annual Review of Public Health,* 443–457.

Mintzberg, H. (1979). *Structuring of organizations: A synthesis of the research.* Pearson Education (US).

Murphy, S. O., Barth, B. E., Carlton, E. F., Gleason, M., & Cannon, C. M. (2014). Does an ED flow coordinator improve patient throughput? *Journal of Emergency Nursing,* 605–612.

Resar, R., Nolan, K., Kaczynski, D., & Jensen, K. (2011). Using real-time demand capacity management to improve hospitalwide patient flow. *The Joint Commission Journal on Quality and Patient Safety, 37.*

Sayah, A., Rogers, L., Devarajan, K., Kingsley-Rocker, L., & Lobon, L. F. (2014). Minimizing ED waiting times and improving patient flow and experience of care. *Emergency Medicine International.*

Een goed gebruik van de jaarurensystematiek

Windi Winasti en Leo Berrevoets

Samenvatting

Elke afdeling heeft als uitdaging dagelijks voldoende personeel in te zetten om een goede kwaliteit te kunnen leveren, om het weigeren van patiënten te voorkómen, maar ook om niet te veel personeel in te zetten waardoor onnodige kosten gemaakt worden. Met andere woorden: we streven naar een voortdurende balans tussen twee elementen: werklast en personeelsaanbod. Om dat te realiseren op alle dagen van het jaar is geen eenvoudige opgave, want beide elementen zijn onderhevig aan een grote mate van variatie. In dit hoofdstuk introduceren we jaarurensystematiek (afgekort: JUS) als een flexibiliteitstrategie om beide elementen meer met elkaar in balans te krijgen. We doen dat door uit te gaan van een vooraf vastgesteld aantal te werken uren per jaar in plaats van een aantal te werken uren per week. Aan de hand van voorbeelden lichten we het gebruik in de praktijk toe.

23.1 Inleiding – 388

23.2 Kader – 389
23.2.1 Variatie in werklast en aanbod van personeel – 389
23.2.2 Planningshorizon – 390
23.2.3 Wat is JUS? – 391

23.3 Praktijkcasus van JUS – 392
23.3.1 Context – 392
23.3.2 Stappenplan – 392

23.4 Beschouwing – 396

Literatuur – 397

© Bohn Stafleu van Loghum is een imprint van Springer Media B.V., onderdeel van Springer Nature 2021
B. Berden et al. (Red.), *Capaciteitsplanning in de zorg*, https://doi.org/10.1007/978-90-368-2567-2_23

23.1 Inleiding

Op afdelingen in zorgorganisaties wordt continu gestreefd naar een goede balans tussen de hoeveelheid werk en het aantal in te zetten mensen. Idealiter wordt personeel zo ingezet dat de vraag naar en de inzet van personeel elke dienst met elkaar in balans zijn. Als de hoeveelheid werk of het aantal benodigde formatieplaatsen meer is dan het aantal beschikbare handen c.q. formatieplaatsen, dan lijdt de kwaliteit van het werk daaronder: dan doet men concessies aan de kwaliteit en soms zelfs aan de veiligheid. Ook voor de medewerkers is dit vervelend want ze moeten dan extra hard werken, taken afraffelen of onderdelen gewoon niet doen. En op de momenten waar er meer handen zijn dan strikt nodig, dan is er sprake van verspilling: men had met minder handen (medewerkers) kunnen volstaan. En soms leidt de overbezetting op een bepaalde dag weer tot knelpunten op andere dagen.

In dit hoofdstuk werken we de flexibiliteitstrategie jaarurensystematiek (JUS) verder uit. De methode kwam al kort aan bod in ▶ H. 21 over het spanningsveld tussen vraag en aanbod van verpleegkundige zorg. Het doel is werklast en personeelsaanbod meer met elkaar in balans te krijgen (Van der Veen et al. 2015). Elke afdeling heeft de verantwoordelijkheid om dagelijks voldoende personeel in te zetten om een goede kwaliteit te kunnen leveren en het weigeren van patiënten te voorkómen, maar ook om niet te veel personeel in te zetten waardoor onnodige kosten gemaakt worden. Doel is dus om een goede afstemming te realiseren tussen:

- *de werklast op een dag*: wat is er op een dag nodig aan personeel (c.q. gewenste aantal handen) gezien de benodigde patiëntenzorg, de aangevraagde onderzoeken of de te geven dienstverlening;
- *het aanbod op die dag*: wat wordt er die dag aan personeel (beschikbare aantal handen) ingeroosterd.

En dat niet voor één dag, maar voor zo veel mogelijk dagen in een jaar. Met andere woorden: we streven naar een voortdurende balans tussen twee elementen: werklast en personeelsaanbod.

Het optimaal afstemmen van de werklast en het personeelsaanbod biedt kansen voor kostenbesparingen en het verbeteren van dienstverlening. Het organiseren van flexibiliteit in zorgaanbod dient om overcapaciteit te vermijden zonder tekort te schieten in zorgverlening. De JUS is een instrument om dat te bereiken.

Voor de werkgever is JUS aantrekkelijk: het is een manier om de beschikbaarheid van medewerkers te laten meebewegen met de vraag. Dat verhoogt doelmatigheid, want er hoeft minder personeel ingehuurd te worden en het is ook goed voor de kwaliteit: men kan erop rekenen dat er minder dagen zijn met te weinig personeel. JUS kan breed worden toegepast, maar wordt soms in de praktijk niet gebruikt door een beperkte kennis van implementatie. Dat is reden waarom JUS hier uitgebreid wordt gepresenteerd. Aan de hand van een casus lichten we het gebruik ervan in de praktijk toe.

23.2 Kader

23.2.1 Variatie in werklast en aanbod van personeel

In de praktijk zien we variatie in de werklast en in het aantal medewerkers dat men inzet. Om de balans te creëren tussen werklast en aanbod van personeel, is het wezenlijk om beide aspecten transparant te maken; enerzijds de wisselingen in de werklast per dag en anderzijds de wisselingen in het aantal in te zetten medewerkers per dag (Hopp en Lovejoy 2014). We zullen beide elementen beschrijven en toelichten.

- **Variatie in de werklast**

De hoeveelheid werk per dag varieert, bijvoorbeeld door variatie in het aantal patiënten per dag. Als afgeleide hiervan zijn er dus dagen dat veel medewerkers nodig zijn (als er bijvoorbeeld op een verpleegafdeling een hoge bedbezetting is) en dagen dat er minder medewerkers ingezet hoeven te worden (dagen met weinig patiënten). Een gegeven is dat dienstroosters veelal enige maanden tevoren opgesteld worden. Medewerkers stemmen hun privéafspraken daar ook op af. Bijsturen is daarom lastig.

Een voorbeeld van de werklast is weergegeven in ◘ fig. 23.1: de bedbezetting van een verpleegafdeling op alle dagen in een jaar. Deze verpleegafdeling heeft een capaciteit van 26 bedden, de daadwerkelijke bedbezetting was gemiddeld 16,5 bezette bedden – een bezettingsgraad van 63 %.

- **Variatie in het aanbod van personeel**

Ook het aantal inzetbare medewerkers per dag varieert: door ziekte, scholingsdagen en vakanties. En ook door hoe men de planning doet. Het ziekteverzuim is gemiddeld ongeveer 4 % (met een sterke variatie per afdeling) en in onze rekenexercitie veronderstellen we dat als een constant gegeven, maar wel met een behoorlijke variatie. Afwezigheid door verlof evenwel komt in praktijk veel vaker voor; verlof plus feestdagenverlof omvat ongeveer 12 % van de contracturen en verlof is in tegenstelling tot ziekteverzuim wel planbaar. Verlof moet immers worden aangevraagd en door de leidinggevende worden goedgekeurd.

In de praktijk zien we dat er weinig uren verlof worden opgenomen in de eerste maanden van het jaar en ook november en begin december zijn geen populaire verlofperioden. Zie ◘ fig. 23.2, met een voorbeeld van het opgenomen verlof van een afdeling. Per week staat weergegeven hoeveel uren verlof er zijn opgenomen. Dit

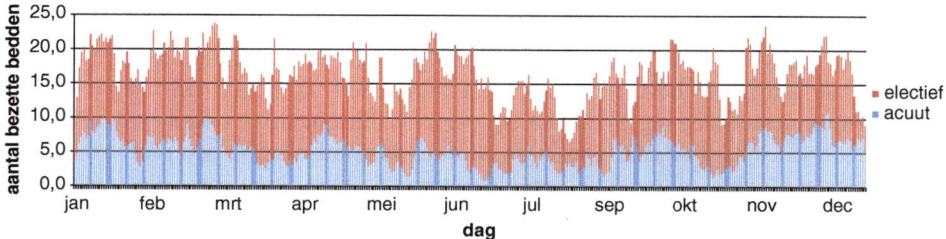

◘ Figuur 23.1 Bedbezetting van een verpleegafdeling. Op de x-as staan de dagen van het jaar, op de y-as de bedbezetting op de betreffende dag. De blauwe staven betreft de bedbezetting van acuut opgenomen patiënten, de rode staven betreft geplande opnamen

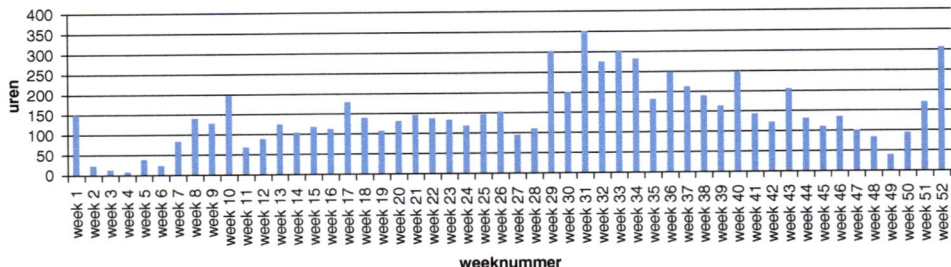

● **Figuur 23.2** Uren verlof opgenomen in een jaar op een verpleegafdeling

verlofpatroon zien we bij veel afdelingen. We constateren over het algemeen dat afdelingen in sommige perioden te veel personeel hebben omdat er dan te weinig verlof wordt opgenomen. Daarnaast moeten soms bedden gesloten worden, omdat er dan te weinig personeel is. De uitdaging is om meer balans te creëren tussen de werklast en het aanbod van personeel.

23.2.2 Planningshorizon

De globale structuur van planning en besluitvorming in relatie tot de tijd is gepresenteerd in ▶ H. 1:
- strategisch (meer dan drie jaar);
- tactisch (drie maanden tot drie jaar);
- operationeel (minder dan drie maanden);
- realtime (nu of net daarvoor).

Uiteraard houden de langetermijnmaatregelen (op strategisch en tactisch niveau) verband met maatregelen die voor de kortere termijn worden (op operationeel en realtime niveau) worden genomen (Hulshof et al. 2012). Daar zijn in ieder geval twee redenen voor:
1. *Lange termijn*: er is een balans nodig tussen het werk en de capaciteit (formatieplaatsen). Het werk moet immers adequaat, dus met voldoende personeel, kunnen worden uitgevoerd.
2. *Korte termijn*: een balans is noodzakelijk om te kunnen reageren op dagelijkse veranderingen zoals onverwacht hoge werkdruk of personeel dat zich ziek meldt.

Zowel op de lange termijn als op de korte termijn is een balans tussen werklast en aanbod van personeel van belang om alle werkzaamheden uit te kunnen voeren. Op de korte termijn nemen de mogelijkheden om personeel flexibel in te zetten en dus het personeelsaanbod aan te passen af. Dat komt doordat de noodzakelijke beschikbaarheid van reservepersoneel soms ontbreekt en snel handelen en organiseren soms niet haalbaar is. Dit benadrukt het belang van het gebruik van langetermijnmaatregelen zoals de invoering van JUS omdat, en dat zien we in de casus, op lange termijn c.q. op jaarniveau, er een basis te leggen is voor een goede afstemming tussen personele inzet en werklast.

In dit hoofdstuk richten we ons op het aanbod van personeel. JUS is bedoeld als flexibiliteitstrategie om het aanbod flexibel aan te kunnen passen, zodat er een betere balans tussen werklast en het beschikbare personeel ontstaat. Met JUS proberen we de inzet van personeel over het jaar beter te sturen, door onder andere inzicht te creëren en minder aan het toeval over te laten.

23.2.3 Wat is JUS?

JUS biedt de mogelijkheid om het aantal in te zetten medewerkers per periode beter te onderbouwen en te concretiseren: niet te veel en niet te weinig. Daarnaast geeft het ook medewerkers mogelijkheden voor meer flexibiliteit: in de vakantiemaanden kunnen meer vakantiedagen opgenomen worden als collega's in deze maanden meer uren dan gemiddeld werken.

JUS maakt deel uit van diverse cao's die in ziekenhuizen en andere gezondheidszorginstellingen worden gehanteerd. De kern van de JUS is dat er niet wordt uitgegaan van een aantal te werken uren per week, maar van een vooraf vastgesteld aantal te werken uren per jaar. Bij een volledig dienstverband (36-urige werkweek) is de arbeidsduur 1.872 uur per jaar (umc) resp. 1.878 uur per jaar (algemene ziekenhuizen). Dat is vastgesteld in de cao. Dit zijn bruto-uren inclusief verlofdagen en feestdagen. De bruto-uren zijn een vast aantal uren, ongeacht schrikkeljaren en het 'voordelig' of 'onvoordelig' vallen van de feestdagen.

Illustraties
- Een aspergesteker meldt de aspergekweker dat hij van medio mei tot medio juni op vakantie wil. De kweker weigert dit: juist dan moeten er asperges gestoken worden.
- Een conciërge van een school wil in januari op vakantie. De leiding van de school geeft aan dat in juli de school dicht is en er dan ook geen werkzaamheden zijn. Dus de voorkeur is dat de conciërge in juli met vakantie gaat.
- Vooral in de horeca is de inzet van personeel koppelen aan (het seizoenpatroon van) de vraag, heel gebruikelijk. Zo zijn in de winter ijswinkels dicht of slechts beperkt geopend.

Werknemer en werkgever moeten jaarlijks afspraken maken over de indeling van werkrooster, over werktijd en vrije tijd. Dit gebeurt in het jaargesprek. In overleg met medewerkers kunnen grenzen gesteld worden aan het JUS-percentage: de zogenoemde 'bandbreedte'.

Voorbeeld van 'bandbreedte' bij JUS
- Bij een dienstverband van 36 uur per week (18 diensten van 8 uur in 4 weken) werkt men niet altijd 18 diensten, maar 16 tot 20 diensten in 4 weken; een JUS-percentage van plus of min 11 % (20 gedeeld door 18).
- Bij een dienstverband van 24 uur per week (12 diensten in 4 weken) werkt men 10 tot 14 diensten in 4 weken; een JUS-percentage van plus of min 17 % (14 gedeeld door 12).

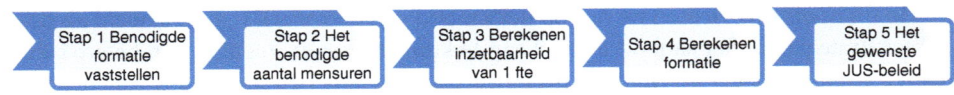

Figuur 23.3 JUS-stappenplan

23.3 Praktijkcasus van JUS

23.3.1 Context

We lichten met een praktijkcasus het toepassen van JUS toe. In eerste instantie doen we dat aan de hand van een relatief eenvoudig voorbeeld. Daarna lichten we toe welke nuances en uitbreidingen mogelijk zijn.

23.3.2 Stappenplan

De JUS-stappen worden weergegeven in fig. 23.3. De praktijkcasus betreft een afdeling met een constante benodigde personele bezetting per dag. Dat is bijvoorbeeld een afdeling Spoedeisende Hulp of een verpleegafdeling met een hoge bezettingsgraad.

- **Stap 1 Benodigde formatie vaststellen**

De eerste stap is het berekenen van de benodigde formatie. Dat doen we door te bekijken wat de gewenste bezetting is per dag en per jaar en op basis daarvan de formatie te berekenen.

Inventarisatie gewenste aantal diensten in een jaar

1. op werkdagen	6 dagdiensten	8 uren	48 uren per dag	
	4 avonddiensten	8	32	12 diensten
	2 nachtdiensten	8	16	
			96 uren per dag	
2. in weekend	5 dagdiensten	8	40	
	3 avonddiensten	8	24	10 diensten
	2 nachtdiensten	8	16	
			80 uren per dag	
dus in een jaar	110 weekenddagen en feestdagen		1.100	diensten
	255 werkdagen		3.060	
			4.160	diensten per jaar
			11,4	diensten gemiddeld per dag

In dit voorbeeld werkt men op werkdagen met 6 dagdiensten, 4 avonddiensten en 2 nachtdiensten. In het weekend en op feestdagen kan zowel overdag als in de avond met één dienst minder worden gewerkt.
Conclusie 1: in een jaar zijn er 4.160 diensten nodig.

Een goed gebruik van de jaarurensystematiek

- **Stap 2 Het berekenen van het aantal benodigde mensuren**

De volgende stap is om het aantal diensten om te rekenen in mensuren.

Inventarisatie gewenste aantal uren in een jaar

	uren per dag	
255 dagen	96	24.480 uren per jaar
110	80	8.800
totaal		33.280 uren per jaar

Conclusie 2: in een jaar zijn er 33.280 mensuren nodig.
Dan komt de vraag naar voren: hoeveel formatieplaatsen zijn er nodig voor het bezetten van 33.280 uren?

- **Stap 3 Het berekenen van de inzetbaarheid van 1,0 formatieplaats**

Daartoe berekenen we eerst de inzetbaarheid van 1,0 formatieplaats.

Inzetbaarheid van een formatieplaats in een jaar

contract 52 weken à 36 uur	1.872 uren
minus 6 feestdagen	43
minus verlof	168,5
minus ziekteverzuim (4,5 %)	75
netto	1.586 uren per jaar
	198 diensten per fte per jaar

Conclusie 3: een medewerker met een fulltime aanstelling werkt, bij een ziekteverzuim van ongeveer 4,5 %, ongeveer 1.586 uren per jaar.

- **Stap 4 Het berekenen van formatie**

Nu kan berekend worden hoeveel formatieplaatsen nodig zijn voor het bemensen van deze afdeling.
 Conclusie 4: 33.280 uren (conclusie stap 2) gedeeld door 1.586 uren per fte (conclusie stap 3) betekent 21 formatieplaatsen.

- **Stap 5 Het berekenen van JUS met het spreiden van verlof**

De volgende gegevens zijn relevant:
— Er wordt uitgegaan van 21 fte maal 75 uur ziekteverlof per fte, dat zijn in totaal 197 ziektedagen in een jaar (21 fte maal 75 uren gedeeld door 8 uur per dag).
— De medewerkers die deze 21 fte bezetten, hebben recht op in totaal 531 dagen verlof (43 plus 168,5 uur per medewerker en dat totaal aantal uren (211,5) maal 20,1 fte is 4442 uren oftewel 555 dagen).

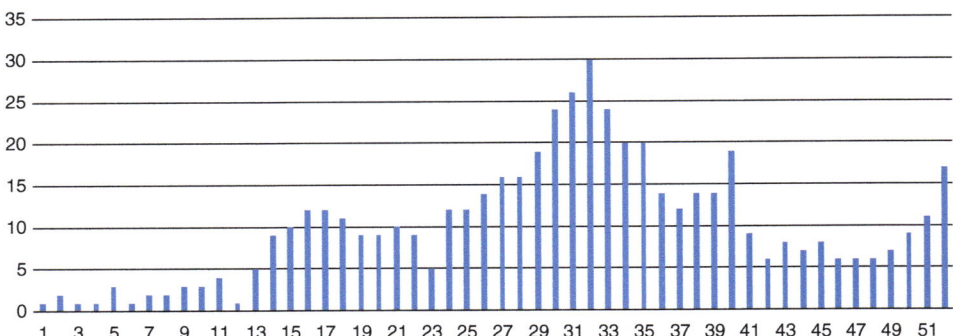

Figuur 23.4 Patroon van opname van vakantiedagen over een jaar. (Toelichting: op de x-as staan de 52 weken van het jaar, op de y-as het aantal opgenomen vakantiedagen per week. Totaal aantal opgenomen dagen is 555)

Het verlof moet idealiter gespreid over het jaar worden opgenomen want anders ontstaan er dagen met onderbezetting of overbezetting. We zien hierbij even af van het wisselende patroon van ziekteverzuim op dagniveau. Onderbezetting leidt tot overbelasting van collega's en veelal matige kwaliteit van het werk; overbezetting is ondoelmatig want dan zijn er te veel medewerkers.

Spreiden van verlof kan gewenst zijn, maar het is een gegeven dat er voorkeur bestaat voor het opnemen van verlof in de zomermaanden en de standaardvakantieweken rond feestdagen. We gaan daar een uitwerking voor maken en delen een jaar op in 13 blokken van 4 weken.

Allereerst gaan we na hoe in een vorig jaar verlof is opgenomen. Dat staat weergegeven in ■ fig. 23.4.

We zien dat de eerste weken van het jaar weinig populair zijn wat betreft het opnemen van verlof. In de praktijk resulteerde dat in te veel personeel in die periode. In ■ tab. 23.1 maken we de balans op.

In ■ tab. 23.1 kunnen we zien wanneer we overcapaciteit of ondercapaciteit hebben. We zullen eerst de tabel toelichten:

— We delen het jaar op in 13 blokken van 4 weken (plus 1 dag).
— De bruto-capaciteit per blok (dus vóór het opnemen van verlof en capaciteitsverlies door ziekte) is dan: 21 fte maal 4 weken per medemerker en 4,5 dienst per week = 378 mensdagen.
— Voor het model gaan we uit van het ziekteverzuim in het vorige jaar (kolom E).
— Op basis van het opnamepatroon in het vorige jaar (■ fig. 23.4) doen we in kolom D een prognose van het aantal dagen verlof per blok.
— Per blok zijn er gemiddeld 319 diensten nodig (afgeleide van het kader *Inventarisatie gewenste aantal diensten in een jaar* (zie onder stap 1).

Dan kan gecalculeerd worden of er nog capaciteit over is: bijvoorbeeld in blok 1 is de bruto-capaciteit 378 mensdagen; dan is er de benodigde beschikbaarheid voor het werk (319 mensdagen) en voor verwachte afwezigheid (ziekte en verlof) 24 mensdagen. Er resteren nog 35 mensdagen. In kolom F staat per blok weergegeven of er mensdagen over zijn of dat er een tekort is. Op jaarbasis komen we uit op 0.

Tabel 23.1 Samenvattende capaciteitselementen in een jaar, ingedeeld in 13 blokken

A	B	C	D	E	F	G	H	I
blok	bruto-capaciteit mensdagen/blok	ziekte in dagen/blok	verlof in dagen/blok	beschikbaar diensten/blok (a)	benodigd diensten/blok (b)	stand van zaken (a – b)	met JUS	diensten per fte/blok
1	380	19	5	356	319	36	90 %	16
2	380	22	8	350	319	30	92 %	17
3	380	24	12	344	319	24	94 %	17
4	380	18	40	322	319	2	99 %	18
5	380	13	45	322	319	2	99 %	18
6	380	14	40	326	319	6	98 %	18
7	380	9	58	313	319	–7	102 %	18
8	380	7	100	273	319	–47	112 %	20
9	380	9	84	287	319	–33	109 %	20
10	380	16	59	305	319	–15	104 %	19
11	380	13	30	337	319	17	95 %	17
12	380	12	29	339	319	19	95 %	17
13	380	18	48	314	319	–6	101 %	18
dag 365	14	2		12	11	0		
Per jaar	4.949	196	558	4.195	4.160			

In blok 1 is de score 91 % (deel van de capaciteit die wordt aangewend). Als de medewerkers met JUS minder ingezet worden, dan is deze overbezetting te voorkomen. De score is 91 %, dus daarom in dit blok geen 18 diensten per fte, maar 91 % van 18 is ongeveer 16 diensten per fte.

Conclusie 5: Als men een bandbreedte hanteert van 10 % dan is deze dus: 18 diensten plus of min 10 % = tussen de 16 en de 20 diensten per blok. Dan wordt de brutocapaciteit in kolom B (gebaseerd op 18 diensten per fte) voor blok 1 van 380 verlaagd met 10 % naar 341, zoals weergegeven in kolom I.

Het effect is dat er in een jaar geen overbezetting is en geen onderbezetting. Eerst waren er 128 mensdagen overcapaciteit (128 dagen is een equivalent van ongeveer 0,65 fte) en 113 mensdagen ondercapaciteit.

23.4 Beschouwing

We zien dat met het toepassen van JUS het aantal dagen met een overbezetting danwel een onderbezetting wordt gereduceerd. In de praktijk spelen er nog meer variabelen, zoals tijd voor scholing en tijd voor overheadtaken. En soms wordt de benodigde capaciteit gereduceerd door bijvoorbeeld laagproductieperioden (zomerperiode en overige vakanties). Kwantitatief is een verdere uitwerking niet heel ingewikkeld, maar het vraagt wel specifieke kennis, ook wat betreft het rekenen met uren, en kan dan het beste worden gedaan met de inachtneming van specifieke factoren van de betreffende afdeling. Voorbeelden van dergelijke factoren zijn de normbezetting, de bezetting in laagproductieperioden, tijd voor overheadtaken en plannen voor benodigde tijd voor scholing.

Voor de werkgever is JUS aantrekkelijk: het is een manier om de beschikbaarheid van medewerkers nauw te laten meebewegen met de vraag. Dat verhoogt doelmatigheid omdat er minder personeel ingehuurd hoeft te worden en het is ook goed voor de kwaliteit: men kan erop rekenen dat er minder dagen zijn met te weinig personeel.

Voor een medewerker is de variatie in aantal te werken dagen per blok gering: het varieert in deze casus tussen de 16 en de 20 dagen. Voor medewerkers heeft het vooren nadelen. Een nadeel is dat het werkpatroon iets minder vast is; dat zal voor sommigen nauwelijks een bezwaar zijn maar voor medewerkers die behoefte hebben aan een strakke planning – bijvoorbeeld in verband met het regelen van oppas – wel. We toonden evenwel aan dat JUS afdelingsbreed grote effecten heeft, terwijl die voor medewerkers relatief gering zijn. Een voordeel is dat de werklast beter verdeeld wordt: er zullen minder dagen zijn met erg hoge en met relatief lage werkdruk. Een ander voordeel is dat in populaire perioden om vakantie op te nemen, zoals de zomermaanden, men langer vakantie kan opnemen als anderen dan meer diensten doen dan gemiddeld.

Het voordeel van het hanteren van een kwantitatief model is de duidelijkheid over perioden met gemiddeld meer of minder diensten. We zien dat in de eerste maanden van het jaar er veelal overbezetting is. Met JUS lossen we dat op doordat men minder werkt. Met het kwantitatieve model kunnen we laten zien wanneer dit tekort aan gewerkte diensten wordt weggewerkt. Dat geeft medewerkers duidelijkheid en daardoor ook de geruststelling dat het op jaarbasis goed geregeld is.

Implementatie van JUS vraagt derhalve goede voorlichting aan medewerkers. Er moet aandacht zijn dat men in de eerste maanden van het jaar iets minder werkt, in de zomer iets meer en in het najaar een fractie minder. In zijn totaliteit werkt men evenveel uren als gebruikelijk. Wellicht moeten speciale afspraken gemaakt worden met sommige medewerkers in verband met hun thuissituatie of met medewerkers die de maximale 36 uur per week werken. Een van de randvoorwaarden is dat er voldaan wordt aan eisen rond rusttijden. De afspraken rond de werktijden worden gemaakt in het jaargesprek tussen leidinggevende en de medewerker en ook vastgelegd.

Wij presenteren hier modellen om roostering, capaciteitsplanning en JUS goed te onderbouwen. Dat vraagt om kennis van vaardigheden van degene die roosters maakt. Roosteren doet men niet voor een periode van bijvoorbeeld een maand; een rooster houdt verband met wat men eerder heeft geroosterd en wat men later in het jaar gaat roosteren en plannen. Degene die het rooster maakt, heeft derhalve adequate competenties nodig om dit werk goed te doen: technisch maar ook wat betreft sociale vaardigheden.

Algemeen geldt dat met een goed, onderbouwd en transparant roosterbeleid er veel doelen worden gediend. Het is goed voor de kwaliteit van het werk en is daarmee aantrekkelijk voor medewerkers en het reduceert verkwisting van menskracht. Daarbij onderbouwt het inzicht in, en als afgeleide, mogelijkheden voor een betere vakantieplanning. Met geven en nemen, tussen werkgever en medewerkers, en tussen medewerkers onderling, kunnen behoorlijke stappen worden gemaakt.

Literatuur

Hopp, W., & Lovejoy, W. (2014). *Hospital operations: Principles of high efficiency health care*. New Jersey: Pearson Education.

Hulshof, P., Kortbeek, N., Boucherie, R., Hans, E., & Bakker, P. (2012). Taxonomic classification of planning decisions in health care: a structured review of the state of the art in OR/OM. *Health Science*, 129–175.

Van der Veen, E., Hans, E. W., Veltman, B., Berrevoets, L. M., & Berden, H. J. J. M. (2015). A case study of cost-efficient staffing under annualized hours. *Health Care Management Science, 18*(3), 279–288.

Bijlage

Register – 401

Register

A

aandachtsgebied 291, 297
adaptieve strategie 191
afstemming 235
- horizontale 17
- verticale 17
aggregatie-/disaggregatieproblematiek 15
aggregatieniveau 192
aios 247
- instroom aantal 248
- inzetbaarheid 255
- opleidingsduurverkorting 249
- productiecapaciteit 255
- productieve taken 256
alignment 83
anticiperen
- op zorgvraag 334
AORTA-model 132
arbeid 309
arbeidsmarkt 133
arbeidsmarktkrapte 115
arts-assistent in opleiding tot medisch specialist (aio). Zie aios

B

balans
- kwaliteit en kosten 355
basisanalyse 203, 215
basisstrategie
- adaptieve 191
- casus- 190
- zorgpad- 191
- zorgstraat- 190
bedbezetting 155, 291, 333
- formule 335
- meten 333
- verloop 337
bedbezettingsgraad 335
beddencapaciteit 269, 291
beddenmonitorsysteem 334
bedrijfsmaatschappelijk werker 121
behavioral performance indicators (BPI's) 77
belangendriehoek 97
beleid
- operationeel 337
- realtime 337

- strategisch 337
- tactisch 337
benchmarken 301
benchmarking 158, 324
benutting 265
benuttingsgraad 224
berekeningsmethodiek 320
beschikbaarheidbijdrage 250
beslissingsbevoegdheid 28
besluitvorming 172
- horizontaal geïntegreerd 30
- operational offline 27
- operational online 27
- strategisch, tactisch of operationeel 10
- verticaal geïntegreerd 30
besluitvormingsproces 9
- en politiek 13
bezettingsgraad 266, 267
- redelijke 268, 272
BIC. Zie Bureau Integraal Capaciteitsmanagement
bijkomende salarislasten 325
BNF. Zie bruto-nettofactor
BPI's. Zie behavioral performance indicators
bruto-nettofactor (BNF) 235, 291, 309
- berekening 315
- dynamische 310
budget 103
budgetparameter 333
buffer 189, 373
buffercapaciteit 169
buffermanagement 284
buitengewoon verlof 314
Bureau Integraal Capaciteitsmanagement (BIC) 177
business intelligence 210

C

calculatiemodel 289
calculeren 295
cao 236
capaciteit 6, 334
- afstemming 77
- beschikbare 266
- bruikbare 266
- gebruikte 266
- huidige 204
- onbenutte 266

- potentiële 266
- productieve 266
- schaarste 265
- voorspellen 375
capaciteit & planning 177
capaciteiten 153, 186, 373
- drie soorten 77
- managen 373
capaciteitmanagement 25
capaciteitsanalyse 155
capaciteitsbenutting 266
capaciteitscentrum 48
capaciteitsinrichting 50
capaciteitskeuze 187
capaciteitsmanagement 5, 166, 176, 200, 284
- doelstelling 201
- en zorglogistiek 58
- functie 8
- integraal 5
- op de polikliniek 200
- polikliniek 187
capaciteitsmodel 155
capaciteitsplan 105, 188, 189, 198, 206
capaciteitsplanning 215
- operationeel niveau 28
- realtime 29
- strategisch niveau 27
- tactisch niveau 28
capaciteitsprobleem 195
capaciteitssoort 221
capaciteitsvraagstuk 188
care pathway 19
case-mixanalyse 205
casusstrategie 190
centraal sturen 71
centralisatie 17
centraliteit 63
closed loop-systeem 26
coherentie 14
- sturen op 20
coherentieperspectief 26
compensatie 319
complexiteit 26, 167, 187
concentratie 17
contractflexibilisering 105
controlsysteemtheorie 26
coördinatiemechanisme 70
cyclisch patroon 131

D

dataverzameling 134
decentraal regelen 71
decentralisatie 9, 17, 45
decentraliseren 192
dé-coincidentie 8
deconcentratie 9, 17, 45
determinatiecoëfficiënt (R²) 217
dienstrooster 296
differentiatie 63
differentiatieprincipe 63
discriminantanalyse 215
doelmatigheid 289
doorgroei- en opleidingsmogelijkheden 122
doorstroomsnelheid 193
duurzaam resultaat 81

E

efficiency 97
efficiencywinst 234
enterprise-architectuur 197

F

feedbackfunctie 26
flexibilisering 176
flexibiliteit 104, 226, 355
- flexpool 358
- gedrags- 358
- in taken 367
- personele 357
- unit- 358
- volume- 357
flexibiliteitsplan 105
flexibiliteitstrategie 355, 360, 388
flexpool 358, 365
fluctuatie
- in bedbezetting 155
Fonds Ziekenhuisopleidingen (FZO) 140
formatie
- berekenen 289
formatiebepaling 180
formatieberekening 292
formatieflexibilisering 107
formatieplaats 291, 393
fragmentatie 63, 64
frequentietabel 218
fte. *Zie* fulltime medewerker
fulltime medewerker (fte) 154
functieflexibilisering 107
FZO. *Zie* Fonds Ziekenhuisopleidingen

G

gedragsflexibiliteit 358
gedragsindicatie 87
guiding principles 77

H

HCC. *Zie* Hospital Control Center
Hoshin Kanri 31
Hoshin Kanri-methodologie 46
Hospital Control Center (HCC) 80

I

ICM. *Zie* integraal capaciteitsmanagement
implementatie 206, 208
indeling van taken-model 287
informatie
- decentraal vs. centraal 374
informatie-uitwisseling 373
informatievoorziening 197
infrastructuur 6
- basis vs. complex 278
integraal capaciteitsmanagement (ICM) 5, 21, 43
- definitie 43
- overleg & communicatie 46
- productie & logistiek 45
- randvoorwaarden 52
- vijf karakteristieken 43
integraal workforce management (WFM) 95
integratie 373
inwerken
- nieuw personeel 292
inzetbaar uur 327
inzetbaarheid 121, 123, 135, 310

J

jaarurensystematiek (JUS) 361, 388, 391
- implementatie 396
- -percentage 391
- praktijkcasus 392
- stappenplan 392
JUS. *Zie* jaarurensystematiek

K

KBI's. *Zie* key behavioural indicators
key behavioural indicators (KBI's) 76, 85

key performance indicators (KPI's) 85
klanttevredenheid 97
knelpunt 384
kosten 137
kostenbewustzijn 329
kosten-effectiviteitsanalyse 11
KPI. *Zie* kritieke prestatie-indicator
KPI's. *Zie* key performance indicators
kritieke prestatie-indicator (KPI) 33
kwantificeren 235
kwantificering
- patiëntenzorg 239
- takenpakket 234

L

laagproductieperiode 270, 318
LangeLand Ziekenhuis
- casus 221
langetermijnmaatregel 390
leeftijdsopbouw 140
leiderschap 14
ligduur 159, 277
ligduurverkorting 159
locatieflexibilisering 107
logistieke sturing 21
loonkosten 325
loopbaanadviseur 121

M

magneetziekenhuizen 166
managementsysteem 374
managers paradox 170
manpowerplanning 131
marktwerking 324
medewerkers 85
medewerkerstevredenheid 97, 122, 153
meetbaarheid 169
metasturing 193
middelen 25
missed care 175
mobiliteit 121
model 'indeling van taken' 287
model van besluitvorming
- incrementeel 13
- rationeel 11
monitoren 333
monitoring 208

N

NASA-TLX (Task Load Index) 174
natuurlijke variabiliteit
- bekend vs. onvoorzien 356

Register

netto-inzetbaarheid 297
netwerk 6
- coherentie 8
- samenhang 8
- van zorg 8

O

omsteltijd 266
onderbezetting 215, 265
ondersteunend specialist 238
onzekerheid
- voorspelbaar en onvoorspelbaar 187
open loop-systeem 26
operationele niveau 195
operationele planning 215
opleiding 133
opslagpercentage 326
overbezetting 215
overcapaciteit 388
- irrationele 267
- rationele 267
overleg 48
overschot en tekort 131

P

patient journey 19
patiëntenlogistiek 76
patiëntenplanning 29
patiëntenstroom 26, 60, 265
- management 25
patiëntontslagen
- stimuleren 378
PDCA-cyclus 78
personeel 294
personeelsaanbod 388
personeelsgebonden kosten 325
personeelsinzet 95
personeelsplanning 29, 95, 121, 132
- integrale 95
personele capaciteit 247
personele inzet 215, 221
personele kosten 324
- berekenen 325
plan
- ontwikkelen 376
planbaarheid 318
Plan-Do-Check-Act-cyclus 51
planning 10
planning en control 27, 337
- geïntegreerd 27
planningsmethodiek 108
planningsschijf van zes 96

planningssysteem 197
planningstermijn 194
planregel 206
planrooster 206
Poisson-verdeling 272
polikliniek 200
polikliniekcapaciteit 191
portfoliotheorie 228
proceseigenaar 101
- taken en verantwoordelijkheden 102
procesoptimalisatie 51
processen 84
productie 203, 269
- feitelijke 267
productiefactor 95, 324
productiegegeven 291
push-pull-vraagstuk 10

R

R^2. Zie determinatiecoëfficiënt
realtime demand capacity management (RTDC) 373
- implementatie 380
- vier stappen 374
realtime overlegstructuur 209
realtime sturing 171
regelbehoefte 171
regelruimte 171
regelsysteemtheorie 26
regelvermogen 171
regressiemethode 170
rendement 135
resources 25
resources flexibiliteit 379
risicomanagement 14
RIV-methode
- Richten, Inrichten, Verrichten 51
roosterflexibilisering 107
RTDC. Zie realtime demand capacity management
ruimtehorizon 68

S

schaalvergroting 234
scholing 292, 311
seizoenflexibilisering 107
seizoenfluctuatie 267
seizoenpatroon 282, 315
service value chain 80
servicegraad 188
servicestrategie 189, 191
Shingo Institute 76

- enterprise excellence 78
Shingo-model 78
- 4 niveaus 79
skillsmatrix 5
Slingeland Ziekenhuis 60
sociale lasten 325
sociale netwerkanalyse 63
spreekuurcapaciteit 215, 224
spreiding
- verlof 394
spreidingsdiagram 216
sterkte-zwakteanalyse 205
stip aan de horizon 80
strategisch niveau 194
stroom 6, 25
- patiënten- 26
stroomdiagram 6
stroommanagement 8
sturing 103
subjective workload assessment technique (SWAT) 175
SWAT. Zie subjective workload assessment technique
synchronisatie 10, 26

T

taakdifferentiatie 195, 197
taaksubstitutie 196
tactisch niveau 195
takenpakket 239
Telford-methode 169
tijd-activiteitmethode 170
tijdhorizon 68
Tokio Optimum-model 247
transformatiefase 76
- ad hoc 88
- principle driven 89
- system driven 89
- tools driven 88
treeknorm 188

U

uitdaging
- adaptieve 14
- technische 14
uitwijkmogelijkheid 277
unitflexibiliteit 358
uren-per-ligdag-methode 170
urgentie 202
uurtarief 324

V

variabiliteit 167, 355
- in aanbod 357
- in vraag 357
- natuurlijk vs. kunstmatig 356
variatie 187
- personeelsaanbod 389
variatiecoëfficiënt 272, 364
varkenscyclus 131
verantwoordelijkheid 99
verlof 310
- buitengewoon 314
verpleegindex 153, 293
verpleegkundige
- specialistisch vs. generalistisch 363
verpleegkundige capaciteit 153
verzuim 115
- gedragsvisie op 119
- medisch model 119
verzuimbegeleiding 117
verzuimvisie en -aanpak 118
VieCuri Medisch Centrum
- praktijkcasus 177
volumeflexibiliteit 357
vraag
- voorspelde 377
- voorspellen 376

W

warme bedbezetting 269
warme bedtijd 269, 334
- als parameter 344
weigeren
- van patiënt 265, 277
werkcel 19
werklast 218, 239, 293, 388
- fluctuatie 222
- kwantificeren 289
- variatie 222, 389
werksysteemanalyse 205
werktijdflexibilisering 107
werkuur 234
WFM. *Zie* integraal workforce management
WFM-Volwassenheidsmodel 110
what if-analyse 159

Z

ziekenhuisbreed perspectief 66
ziekenhuisinformatiesysteem (ZIS) 68
ziekteverzuim 116, 312
ziekteverzuimreductie 116
ZIS. *Zie* ziekenhuisinformatiesysteem

zorgketen 283, 373
zorglogistiek 5, 18, 25, 58
zorgorganisatie 6
- netwerk van voorzieningen 6
zorgpad 6, 19, 285
zorgpadstrategie 191
zorgproduct 324
zorgstraatstrategie 190
zorgvraag 203
zorgzwaarte 153, 159, 291
zorgzwaartemethode 170
zorgzwaarte model 153